保健食品全書

增修版

網羅現代人13大需求項目，
從51項保健成分的作用模式
到100種熱門保健食品的健康
使用與購買門道，徹底解決
所有疑難問題

江省蓉、汪香初、王元媛 等合著
江省蓉 修訂

Chapter1
認識保健食品

Chapter2
保健成分的作用方式

Chapter3
保健食品的使用、購買注意事項

Chapter4
各保健食品的選購與使用指南

從症狀或需求找保健食品

疲勞	保健食品 / 頁碼			
熬夜、生活壓力大,需要提振精神	維生素 B 群	P. 420		
長期熬夜、生活壓力大,導致經常性精神不繼、免疫力下降	西印度櫻桃	P. 185	玫瑰果萃取物	P. 197
	人蔘	P. 268	紅景天	P. 277
	花粉	P. 283	樟芝	P. 391
	金線連	P. 394	維生素 C	P. 427
長途駕駛或勞力工作者,需要提升注意力、提高工作效率	人蔘	P. 268	紅景天	P. 277
	蜆仔萃取物	P. 388	維生素 B 群	P. 420
經常應酬飲酒,恐成為肝臟損壞高危險群	五味子	P. 382	芝麻素	P. 385
	蜆仔萃取物	P. 388	樟芝	P. 391
	金線連	P. 394		
先天體質虛弱、體力差	人蔘	P. 268	冬蟲夏草	P. 271
	明日葉	P. 274	紅景天	P. 277
	花粉	P. 283	靈芝	P. 289
	蜂王漿	P. 366		
鐵質攝取不足,導致缺貧血、疲勞不適者	黑木耳萃取物	P. 122		
過度疲勞引起的偏頭痛	馬黛	P. 331		

失眠	保健食品 / 頁碼			
睡眠品質不佳、神經緊繃難入睡	桑椹萃取物	P. 188	鹿茸	P. 202
	紅景天	P. 277	花粉	P. 283

皮膚毛髮問題	保健食品 / 頁碼			
因生活壓力或用腦過度,引發的少年白	桑椹萃取物	P. 188	何首烏	P. 191
	黑豆	P. 194	芝麻素	P. 385
頭皮不健康而引起的乾燥脫屑(頭皮屑)	月見草油	P. 359	琉璃苣油	P. 362
皮脂腺旺盛,導致毛孔阻塞而長痘痘	月見草油	P. 359	琉璃苣油	P. 362
過敏引發的皮膚紅腫	亞麻籽油油	P. 126		
	月見草油	P. 359	琉璃苣油	P. 362
28 歲後出現皺紋現象	琉璃苣油	P. 362	蜂王漿	P. 366
	胎盤素	P. 370		
因長期處於冷氣房或氣候乾燥地區,而使皮膚保水力變差	琉璃苣油	P. 362	蜂王漿	P. 366
	胎盤素	P. 370		

促進美白	輔酵素 Q10	P. 161	葡萄籽	P. 164
	小麥胚芽	P. 173	蝦紅素	P. 182
	西印度櫻桃	P. 185	木瓜酵素	P. 235
	鳳梨酵素	P. 238	蜂膠	P. 280
	維生素 C	P. 427	維生素 E	P. 433
預防長期受紫外線照射下而使皮膚老化或病變發生	葡萄籽	P. 164	兒茶素	P. 167
	紅酒萃取物	P. 176	松樹皮萃取物	P. 179
微量營養素攝取不足，導致皮膚缺乏潤澤	薏仁	P. 344	珍珠粉	P. 347
	燕窩	P. 350		
水分代謝不佳而引發水腫	鳳梨酵素	P. 238	薏仁	P. 344
易失眠或睡眠品質不佳，導致膚質狀況差	珍珠粉	P. 347		
蛋白質攝取不足而導致肌膚缺乏彈性	膠原蛋白	P. 340	燕窩	P. 350
幫助傷口癒合，免於發炎發生	葡萄籽	P. 164	燕窩	P. 350
	維生素 C	P. 427	鋅	P. 440
預防肌膚鬆弛	葡萄籽	P. 164		
修復或淡化疤痕	小麥胚芽	P. 173		
改善濕疹	月見草油	P. 359	琉璃苣油	P. 362

眼睛不適	保健食品 / 頁碼			
長時間用眼工作或熬夜，使眼睛容易疲勞痠痛	桑椹萃取物	P. 188	藍藻	P. 226
	山桑子	P. 246	金盞花	P. 249
	魚肝油	P. 252	藍莓	P. 255
	黑醋栗	P. 258		
長時間看螢幕或經常近距離用眼的孩童	藍藻	P. 226	山桑子	P. 246
	金盞花	P. 249	魚肝油	P. 252
缺乏維生素 A 所引發的乾眼症	藍藻	P. 226	山桑子	P. 246
	魚肝油	P. 252		
長期曝晒在紫外線下，恐危害黃斑部或水晶體而影響視力者	山桑子	P. 246	金盞花	P. 249
	蝦紅素	P. 182	藍莓	P. 255
	黑醋栗	P. 258		

口腔問題	保健食品 / 頁碼			
因蔬果攝取不足（缺乏維生素）而導致牙齦出血	西印度櫻桃	P. 185		
	玫瑰果萃取物	P. 197		
	維生素 C	P. 427		
因長期生活壓力而引發自律神經失調，導致口角炎	維生素 B 群	P. 420	維生素 C	P. 427
老菸槍引起的口臭	兒茶素	P. 167		

呼吸道感染	保健食品 / 頁碼			
因感冒或過敏引起的咳嗽	冬蟲夏草	P. 271	紫錐花萃取物	P. 286
慢性支氣管炎患者	冬蟲夏草	P. 271	靈芝	P. 289
過敏性氣喘症狀	冬蟲夏草	P. 271	靈芝	P. 289

泌尿感染	保健食品 / 頁碼			
因長期憋尿造成的尿道發炎	蜂膠	P. 280	蔓越莓	P. 376

腸胃不適	保健食品 / 頁碼			
常因緊張而引發胃痛	明日葉	P. 274		
因胃潰瘍引起的疼痛或發炎	蝦紅素	P. 182	明日葉	P. 274
保護胃潰瘍傷口免於持續性傷害	蘆薈	P. 232		
因膳食纖維攝取不足而容易排便困難	黑木耳萃取物 銀耳 膳食纖維 蘆薈 薏仁	P. 122 P. 170 P. 223 P. 232 P. 344	亞麻籽油油 綠藻 牛蒡萃取物 明日葉	P. 126 P. 220 P. 229 P. 274
因腸胃蠕動緩慢而經常便祕	黑木耳萃取物 綠藻 牛蒡萃取物 褐澡醣膠	P. 122 P. 220 P. 229 P. 241	銀耳 膳食纖維 花粉 馬黛	P. 170 P. 223 P. 283 P. 331
經常消化不良	山藥萃取物 綠藻 木瓜酵素 大蒜萃取物	P. 120 P. 220 P. 235 P. 265	黑木耳萃取物 膳食纖維 鳳梨酵素	P. 122 P. 223 P. 238
腸躁症患者	乳酸菌	P. 210	優酪乳	P. 214
因攝取過多蛋白質而引發消化不良	木瓜酵素	P. 235	鳳梨酵素	P. 238
腸胃道機能弱，經常性或長期潰瘍者	左旋麩醯胺酸	P. 410		
胃潰瘍、十二指腸潰瘍、胃炎患者	褐澡醣膠	P. 241		

維護肝功能	保健食品 / 頁碼			
肝指數過高或肝細胞折損患者	人蔘 蜂膠 五味子 蜆仔萃取物 金線連	P. 268 P. 280 P. 382 P. 388 P. 394	冬蟲夏草 靈芝 芝麻素 樟芝	P. 271 P. 289 P. 385 P. 391
預防肝臟發炎與損傷	洛神花	P. 400		
預防脂肪沉積於肝臟，降低肝硬化機率	牛磺酸	P. 404		

新陳代謝症（三高、新血管或腎臟疾病）	保健食品 / 頁碼			
經常喝酒或偏好高澱粉，導致血糖過高者	黑木耳萃取物	P. 122		
新陳代謝慢又缺乏運動，導致血糖過高者	啤酒酵母	P. 262	鉻	P. 443
偏好精緻飲食且缺乏運動，導致新陳代謝差	黑木耳萃取物 納豆激酶 花粉 鉻	P. 122 P. 135 P. 283 P. 443	諾麗果 啤酒酵母 鋅 硒	P. 117 P. 262 P. 440 P. 449
罹患代謝症候群者	紅麴	P. 132	引藻	P. 138
經常大魚大肉且血膽固醇過高者	亞麻籽油 引藻	P. 126 P. 138	植醇	P. 129
高鹽精緻飲食或高血壓患者	亞麻籽油 納豆激酶 紅酒萃取物	P. 126 P. 135 P. 176	紅麴 兒茶素	P. 132 P. 167
高血脂症患者	紅麴 植醇 兒茶素 明日葉	P. 132 P. 129 P. 167 P. 274	亞麻籽油 引藻 人蔘	P. 126 P. 138 P. 268
三酸甘油酯過高	薏仁	P. 344	鉻	P. 443
經常熬夜且偏好高熱量飲食，導致動脈硬化症	輔酵素 Q10	P. 161	兒茶素	P. 167
預防血栓形成，降低腦部或心血管疾病發生	木瓜酵素	P. 235	鳳梨酵素	P. 238
促進重金屬物質或脂溶性毒素排出體外	綠藻 甲殼素	P. 220 P. 301	靈芝	P. 289
減少糖分吸收，維持血糖穩定	武靴葉	P. 328		

骨骼肌肉問題	保健食品 / 頁碼			
長期飲用咖啡或酒而導致鈣質流失	魚肝油	P. 252	鈣	P. 446
關節炎患者	葡萄糖胺 薑黃	P. 144 P. 152	軟骨素 松樹皮萃取物	P. 147 P. 179
經常性抽筋	鈣	P. 446		
關節老化的高危險群（老年、長期久站、運動員）	葡萄糖胺	P. 144	軟骨素	P. 147
運動引發的肌肉酸痛	蝦紅素	P. 182		

肥胖症	保健食品 / 頁碼			
反覆減重而造成新陳代謝變低、體脂比率愈高的患者	共軛亞麻油酸	P. 298		
偏好澱粉的肥胖者	白腎豆萃取物 蘋果醋	P. 305 P. 321	藤黃果	P. 318
偏重油膩食物的肥胖者	甲殼素 茶花萃取物	P. 301 P. 314	肉鹼 藤黃果	P. 308 P. 318
暴飲暴食而無法控制體重者	茶花萃取物 蘋果醋	P. 314 P. 321	藤黃果 寒天	P. 318 P. 325
水腫型肥胖者	肉鹼	P. 308	唐辛子	P. 311
中年發福	肉鹼	P. 308		
抑制甜食誘惑，提高減重成效	武靴葉	P. 328		

強健免疫系統	保健食品 / 頁碼			
預防感冒	西印度櫻桃 大蒜萃取物 維生素 C	P. 185 P. 265 P. 427	玫瑰果萃取物 蜂膠	P. 197 P. 280
預防腸病毒	乳鐵蛋白	P. 293		
體質虛弱	巴西蘑菇 山藥萃取物 乳酸菌 冬蟲夏草 紅景天 花粉 乳鐵蛋白 蜂王漿	P. 114 P. 120 P. 210 P. 271 P. 277 P. 283 P. 293 P. 366	諾麗果 黑木耳萃取物 人蔘 明日葉 蜂膠 靈芝 樟芝	P. 117 P. 122 P. 268 P. 274 P. 280 P. 289 P. 391
抑制細菌孳生（金黃色葡萄球菌、膿桿菌、結核菌、大腸桿菌、鏈球菌、陰道念珠菌、眼部披衣菌）	蜂膠 紫錐花萃取物	P. 280 P. 286	蜂王漿 乳鐵蛋白	P. 366 P. 293

內分泌失調	保健食品 / 頁碼			
因生活壓力大導致易疲倦、反覆口角炎、脾氣暴躁、口乾舌燥者	維生素 B 群	P. 420	維生素 C	P. 427
長期處於高壓環境下使得精神過於緊繃	人蔘 花粉 維生素 B 群	P. 268 P. 283 P. 420	紅景天 靈芝	P. 277 P. 289
過度減肥或只攝取蔬菜，導致內分泌失調	維生素 B 群	P. 420		

發育期滋補

保健食品 / 頁碼			
活化腦部，提升學習力	人蔘	P. 268	紅景天 P. 277
	鋅	P. 440	魚油 P. 407
體型瘦小、抵抗力較弱	乳酸菌	P. 210	乳鐵蛋白 P. 293
	蜂王漿	P. 366	

生理期不適

保健食品 / 頁碼			
改善經前症候群（情緒不穩定、水腫）	大豆異黃酮	P. 356	月見草油 P. 359
生理期不規律、經痛體虛者	紅景天	P. 277	大豆異黃酮 P. 356
	胎盤素	P. 370	
緩解經痛	松樹皮萃取物 P. 179		

懷孕期間和產後

保健食品 / 頁碼			
懷孕腰痠現象	杜仲	P. 150	
促進胎兒發育補充的特定營養素	小麥胚芽	P. 173	卵磷脂 P. 379
	魚油	P. 407	維生素 B 群 P. 420
	葉酸	P. 424	鐵 P. 436
	鈣	P. 446	
產後恢復所需營養素	冬蟲夏草	P. 271	大豆異黃酮 P. 356

更年期不適

保健食品 / 頁碼			
改善更年期症候群（心悸、盜汗、熱潮紅等）	馬卡	P. 205	大豆異黃酮 P. 356
	胎盤素	P. 370	
更年期後鈣質流失快而引發骨質疏鬆症患者	大豆異黃酮	P. 356	維生素 D(D₃) P. 430
	鈣	P. 446	

退化

保健食品 / 頁碼			
預防腦部退化而引發的健忘	薑黃	P. 152	肉鹼 P. 308
預防攝護腺腫大	茄紅素	P. 158	南瓜籽油 P. 397
預防阿茲海默症（老人失智症）	薑黃	P. 152	輔酵素 Q10 P. 161
	小麥胚芽	P. 173	魚油 P. 407
預防眼睛機能退化或病變（白內障）	山桑子	P. 246	金盞花 P. 249
	魚肝油	P. 252	
預防體內氧化壓力增加而導致加速老化	小麥胚芽	P. 173	西印度櫻桃 P. 185
	玫瑰果萃取物	P. 197	人蔘 P. 268
	花粉	P. 283	樟芝 P. 391
	金線連	P. 394	維生素 C P. 427

強健體魄	保健食品 / 頁碼			
緊實肌肉，調整身型	共軛亞麻油酸 P. 298		乳清蛋白	P. 334

貧血	保健食品 / 頁碼			
當懷孕、生理期、產後、痔瘡等特殊情況時，有必要補充紅血球	花粉 葉酸	P. 283 P. 424	維生素 B 群 鐵	P. 420 P. 436
鐵質不足而引起的貧血（缺鐵性貧血）	藍藻 鐵	P. 226 P. 436	花粉	P. 283
食慾不振且缺乏攝取綠色蔬菜和柑橘類水果	維生素 B 群	P. 420	葉酸	P. 424
長期腹瀉	維生素 B 群	P. 420	鐵	P. 436

其他	保健食品 / 頁碼			
預防高山症	紅景天	P. 277		
解酒	明日葉	P. 274	樟芝	P. 391
戒菸	蜂膠	P. 280		
預防靜脈曲張	洛神花	P. 400		

保健食品複合功效速查表

益防癌抗癌	訴求功效	頁碼
巴西蘑菇	提升免疫力、穩定血糖、補充營養,改善肝病	P. 114
諾麗果	抗氧化、止痛消炎、降血壓、改善體質、提升抵抗力	P. 117
山藥萃取物	抗氧化、降肝功能指數、改善體質、增強免疫力	P. 120
黑木耳萃取物	提升免疫力、補充鐵質、清腸道、預防動脈硬化、老年疾病	P. 122

降膽固醇	訴求功效	頁碼
亞麻籽油	降膽固醇和血壓、增加腦部活力,提升學習力	P. 126
植醇	降膽固醇、養護心血管	P. 129
紅麴	降膽固醇和三酸甘油酯、抗氧化	P. 132
納豆激酶	降膽固醇、補充營養,提升免疫力	P. 135
引藻	補充膳食纖維、降低膽固醇、輔助調節血糖、補充營養、補血、恢復體力、改善口臭	P. 138

保養關節	訴求功效	頁碼
葡萄糖胺	養護關節、緩解關節炎	P. 144
軟骨素	延緩關節退化、緩解關節炎	P. 147
杜仲	強壯筋骨、改善腰酸	P. 150
薑黃	減緩關節疼痛、預防腦部功能退化、保護胃黏膜、抗氧化抗皺、保護肝臟、促進血液循環,改善手腳冰冷	P. 152

抗老化	訴求功效	頁碼
茄紅素	抗氧化、預防心血管疾病和紫外線傷害、降膽固醇、預防攝護腺肥大、改善排尿障礙	P. 158
輔酵素 Q10	抗氧化、維護心血管、避免高血壓、防止皮膚老化、減緩帕金森病症	P. 161
葡萄籽	抗氧化、養護心血管、抗老、提高視覺敏銳度	P. 164
兒茶素	抗氧化、延緩老化、消除口臭、減少牙菌斑和牙周病的發生、有助維持腸道健康	P. 167

膳食纖維	促進腸蠕動、改善腸道菌相、降膽固醇、穩定血糖、輔助體重控制	P. 223
藍藻	維持腸道健康、調節免疫機能、預防缺鐵性貧血、維護視力健康、抗氧化，預防老化	P. 226
牛蒡萃取物	維持腸道健康、抗氧化、降血壓和血脂	P. 229
蘆薈	預防便祕導致皮膚粗糙冒痘、保護胃壁	P. 232
褐藻醣膠	提升免疫力、抗發炎、抑制腫瘤、修復胃黏膜、抑制幽門桿菌和保護腸胃	P. 241
木瓜酵素	幫助消化、豐胸、改善體態、輔助排除產後惡露	P. 235
鳳梨酵素	幫助消化、消炎止痛、減輕關節炎症狀、緩解過敏症狀	P. 238

護眼	訴求功效	頁碼
山桑子	抗氧化、提供眼睛營養，預防夜盲症	P. 246
金盞花	抗氧化、保護眼睛，預防老年性黃斑部病變	P. 249
魚肝油	預防夜盲症、乾眼症、維持骨骼健康	P. 252
藍莓	預防近視、夜盲症和老年性白內障	P. 255
黑醋栗	舒緩眼睛疲勞、延緩眼睛功能老化	P. 258

增強免疫力	訴求功效	頁碼
啤酒酵母	促進腸蠕動、有助排便、補充營養，改善虛弱體質、輔助控制體重	P. 262
大蒜萃取物	強健免疫系統、降血膽固醇、預防心血管疾病	P. 265
人參	補充體力、消除疲勞、改善貧血、強化腦功能，提升注意力、提升免疫力、改善血循不佳、降血脂降血壓、養護肝臟	P. 268
冬蟲夏草	抗疲勞、增強體力、維護心血管	P. 271
明日葉	調節過敏、增強抵抗力、抗老、改善貧血、增進食慾、幫助消化、降血脂、養護心血管、緩解胃痛、解酒	P. 274
紅景天	緩解壓力，避免憂鬱、調節荷爾蒙，維持經期規律、改善血循，維持好氣色、改善心臟衰竭、自律神經失調	P. 277

| 珍珠粉 | 有助肌膚新陳代謝、美白、補充鈣質、穩定情緒助眠、補充微量營養素 | P. 347 |
| 燕窩 | 促進傷口癒合、皮膚再生、補充微量營養素 | P. 350 |

調節賀爾蒙	訴求功效	頁碼
大豆異黃酮	輔助改善更年期不適、預防骨質疏鬆、養顏美容、維持肌膚彈性	P. 356
月見草油	改善經前症候群或更年期不適、改善濕疹、預防青春痘、維護頭髮與指甲健康	P. 359
琉璃苣油	改善經前症候群、輔助改善濕疹、維持皮膚、頭髮與指甲健康、降血膽固醇	P. 362
蜂王漿	改善更年期或經前症候群不適、抗老防皺、消除疲勞、提升抵抗力	P. 366
胎盤素	改善更年期不適、預防貧血、改善氣色與膚質	P. 370

器官養護	訴求功效	頁碼
蔓越莓	抗氧化、改善尿道感染	P. 376
卵磷脂	修復人體細胞膜、減少肝損傷、有助腦神經正常發育	P. 379
五味子	對抗肝損傷、增強肝功能	P. 382
芝麻素	保護肝臟、調節血壓、血脂	P. 385
蜆仔萃取物	預防肝臟受損、補充體力、對抗疲勞	P. 388
樟芝	抗氧化、抗發炎、保護肝細胞、提升免疫力	P. 391
金線連	抗氧化、保護肝臟、調節血脂血糖	P. 394
南瓜籽油	維護攝護腺功能、調節血脂和血膽固醇	P. 397
洛神花	抗氧化、降膽固醇和三酸甘油酯、解毒預防肝損傷、補充營養	P. 400
牛磺酸	維持嬰幼兒腦部和視力正常發育、降血壓、強肝利膽	P. 404
魚油	提供腦部基礎營養，提高學習力與記憶力、預防阿茲海默症	P. 407
左旋麩醯胺酸	腸道細胞修復、促進胃黏膜增生、保護胃黏膜及腸胃正常運作、幫助人體組織修復、胃壁黏膜組織修復	P. 410

基礎營養	訴求功效	頁碼
綜合維生素	補充基礎營養	P. 416
維生素 B 群	補充基礎營養、預防貧血、改善害喜症狀	P. 420
葉酸	補充基礎營養、維護胎兒神經管發育、預防貧血	P. 424
維生素 C	補充基礎營養、抗氧化、協助合成膠原蛋白	P. 427
維生素 D（D_3）	補充基礎營養、協助鈣吸收，預防骨質疏鬆	P. 430
維生素 E	補充基礎營養、抗氧化、改善荷爾蒙失調	P. 433
鐵	補充基礎營養、預防貧血	P. 436
鋅	補充基礎營養、提供胎兒正常發育、提升免疫力、加速術後傷口癒合	P. 440
鉻	補充基礎營養、降血膽固醇、調節血糖	P. 443
鈣	補充基礎營養、預防骨質疏鬆	P. 446
硒	補充基礎營養、抗氧化、預防動脈硬化和中風	P. 449

認識保健食品

每個人適合的保健食品，依年紀、健康狀況、生活型態、飲食習慣等條件而大不相同。市面上琳瑯滿目的保健食品，能提供眾多選擇，滿足不同的保健需求；在面對使用說法的眾說紛紜，及產品所標榜的功效與自身不符之虞，認識保健食品是什麼：了解其種類、製造的材料及來源、如何被人體消化吸收、如何經人體代謝產生效用及其所能提供的效用範圍、使用上的限制等，是確保保健食品所帶來效益能與自己的需求相符、安心使用保健食品的第一步。

保健食品是什麼？

現代人忙碌、壓力大，常常沒時間準備營養的食物，三餐不均衡，又加上依賴油膩又重口味的外食，使疲累的身體又增加了許多負擔。因應現在國人的飲食趨勢，保健食品正以驚人的速度在消費市場中崛起。保健食品可以提供營養、維持身體正常機能或特殊保健需求、提升健康，在運用得當的前提下，可以說是忙碌的現代人的營養補充良品。

什麼是「保健食品」與「健康食品」

「保健食品」是指「不具有藥品的療效，不以治療為目的，但是有特定的保健潛力、適合特定族群使用且不對人體產生危害的食品」。保健食品之中有許多是「由衛生署審核通過，具有保健功效，並標示或廣告其產品具該功效，且須具有實質科學證據，但不以治療、矯正人類疾病之醫療效能為目的的食品」，這些食品稱做「健康食品」，在產品包裝上會標註有健康食品的標章。簡單的說，保健食品是一個大族群，指所有具有保健潛力的食品，而其中被衛生署認證過功效的，則稱為健康品。

保健食品的出現，是為了幫助現代人能夠更快速而有效率地得到身體所需的營養。拜現代科技所賜，市面上有許多從天然動植物中萃取濃縮、經過後製作處理、或是化學合成等方法，將原本必須一次吃很多才能供給人體足夠營養的食物，或是一般人較難取得的稀有營養素，製成保健食品提供給消費者。保健食品顧名思義，只是食品不是藥品，所以期待保健食品能夠快速地治療身體不適的症狀，是不切實際的，且過量服用或服用方式錯誤的話，更會造成身體負擔；此外，在商業目的操作下，保健食品也經常被誇大功效，品質與價格是否對等也讓人困惑。因此不當地使用保健食品，是如同藥品一樣會傷身的。正因如此，了解保健食品可以達到的功效，不過度期待，並清楚其可能的副作用與功效的極限，時常觀察自己的身體狀況，才能夠讓保健食品真正達到對身體最好的保養效果。

保健食品有哪些

保健食品琳瑯滿目，提供預防、養生等各式需求。本書按其不同的預期功效或保健目的大致歸為幾類，例如：基礎營養保健產品，如綜合維生素、鈣片等；重要器官機能維護相關產品，如護肝的蜆精以及維持泌尿系統健康的蔓越莓等；維護眼睛健康，如葉黃素等；維持腸道健康產品，如乳酸菌、寡醣等。

什麼是保健食品？

保健食品

不具藥品的療效，但是有特定的保健潛力的所有營養補充品

健康食品

保健食品中，由衛生署審核通過，經過科學化的試驗來評估且認證具有明確保健功效的食品。通過審核的商品即可標示健康食品標章（編注：實際標章圖示為綠色）

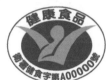

本書依對人體的預期效用分類

● **基礎營養補充產品**　　例如：綜合維生素、維生素 B 群、鈣片、鋅錠⋯

● **重要器官機能維護產品**　例如：蔓越莓、卵磷脂、五味子、魚油⋯

● **護眼產品**　　例如：葉黃素、山桑子、藍莓、黑醋栗⋯

● **維持腸道健康產品**　　例如：乳酸菌、綠藻、寡醣、菊糖（菊苣纖維）⋯

● **防癌產品**　　例如：巴西蘑菇、諾麗果⋯

● **調節荷爾蒙產品**　　例如：大豆異黃酮、月見草油、琉璃苣油⋯

● **養護關節產品**　　例如：葡萄糖胺、軟骨素、薑黃⋯

● **對抗老化產品**　　例如：茄紅素、葡萄籽、兒茶素、白藜蘆醇⋯

● **提升免疫力產品**　　例如：冬蟲夏草、人蔘、蜂王乳、紫錐花、明日葉⋯

一般飲食外，為什麼還需要保健食品？

要有健康的身體，第一要件必然是從飲食中攝取多樣而充足的營養素，但對於忙碌的現代人來說，卻很難達成。不良的飲食習慣、忙碌的生活型態，致使營養失衡成為現代人健康問題的根源，而方便取用的保健食品更是成了現代補充營養的另一選擇。

營養均衡的飲食原則

依照衛生署的建議，每天足量攝取全穀根莖類、肉魚豆蛋類、蔬菜類、水果類、低脂乳品類、油脂與堅果種子類等六大類食物，並飲用充足的水分，此均衡飲食可以供應身體所需的各式營養，維持正常的生理機能。例如每天必須攝取 3 ～ 5 碟的蔬菜（每碟約一個手掌大的分量），以及 2 ～ 4 份的水果（每份約為一個拳頭大的柳丁），才足夠人體一日需要的膳食纖維和其中所含的微量營養素。

為什麼需要保健食品

現代人難以達成營養均衡的飲食，需要額外補充營養的原因如：

1. 緊張忙碌的生活型態。生活步調緊張忙碌，易造成不健康的飲食習慣，例如三餐時間不定時，常因工作而誤餐甚至略餐，或是用餐時因時間匆忙而囫圇吞棗，沒有耐心細嚼慢嚥，有時間吃飯時又暴飲暴食，長期下來可能誘發胃食道逆流或胃腸功能失調，影響身體健康。

2. 偏食的習慣。不只是不吃某些食物，而是現代人多外食，每天三餐多固定吃某一店家或某幾項食物，加上外食多為高油、高鹽或肉類食物，容易導致油脂、蛋白質或澱粉等營養素攝取偏高，蔬果來源的微量營養素與膳食纖維卻偏低，而容易形成「高血糖、高血脂、高血壓」的三高體質，增加了罹癌的風險。

3. 只圖方便的飲食模式。忙碌的生活，現代人容易過度依賴方便卻低營養、高人工添加物的食物（如泡麵、精緻麵包、蛋糕等），而使罹患三高等慢性疾病的機率提升，並增加肝腎負擔，引發慢性衰竭。

4. 改善因不良飲食所形成的後果。不當飲食內容造成微量營養素及抗氧化物質需求增加。攝取過多熱量（如暴飲暴食後）、飲食中過多精緻加工食物（如糕點、汽水、炸物、披薩之類，富含防腐劑及人工色素香料等添加物的食品），都容易使一天的總熱量高於需要量太多，或是讓身體積存太多有害物質，而使身體必須利用更多的微量營養素或抗氧化物質來維持正常代謝。

5. 從天然食物中無法取得完整營養。天然食材的營養價值可能逐漸下降。例如在貧瘠不適耕種或過度耕種的土地上栽種的蔬果，通常需要重藥重肥來幫助其生長，或是過量施打抗生素及生長激素的肉品；這些狀況是在過去的農業社會中較少發生的。這樣的食材即使經由健康的方式烹調，營養價值也比自然生長的食材要低，使得現代人較易發生營養不足或不均衡，甚至代謝紊亂的現象。

6. 身體過度操勞。現代人工作及生活壓力過大，造成特定器官容易因過度或不當使用而產生疾病。例如用眼過度造成眼睛疲勞及視力減退、熬夜加班造成肝指數超標、憋尿而泌尿道感染等。

不均衡的飲食容易產生慢性疲勞、注意力不集中、免疫力降低等不適症狀，甚至形成易過敏體質，呈現並非生了大病但也不健康的「半健康」狀態（「半健康」一詞由日本蒲原聖可先生所提出），而長期持續不良的飲食習慣，更可能引發高血脂、高血壓、高血糖等嚴重的慢性疾病。因此為維持健康，平時就該重視營養的補充。

小知識 維繫生命的微量營養素

微量營養素泛指維生素、礦物質及其他重要但人體需求量少的營養素。相對於碳水化合物、蛋白質與脂肪這些人體需求量大的巨量營養素，微量營養素包含脂溶性維生素（維生素 A、D、E、K）、水溶性維生素（維生素 B 群、C、葉酸、菸鹼酸等）以及各類礦物質（鈣、鐵、鋅、鎂、碘、鉻等），只需要少量就可以使人體維持正常生理機能。

什麼是保健食品？

現代人往往無法均衡攝取每日人體所需的營養

依衛生署訂定的標準，每日人體需要的營養種類與分量為：

- 全穀根莖類：1.5～4 碗
- 蔬菜：3～5 碟
- 豆魚肉蛋類：3～8 份
- 水果：2～4 份
- 低脂乳品類：1.5～2 杯
- 油脂：3～7 茶匙，堅果種子類 1 份
- 水：一天飲水 2000 毫升（成人）

原因與後果

1 緊張忙碌的生活步調導致不良的飲食習慣

例如
三餐時間不定時、誤餐甚至略餐、沒有耐心細嚼慢嚥、暴飲暴食。

後果 胃食道逆流或胃腸功能失調。

2 經常外食容易養成偏食習慣

例如
油脂、蛋白質或澱粉攝取偏高，蔬果來源的微量營養素與膳食纖維卻偏低。

後果 容易造成「高血糖、高血脂、高血壓」的三高體質，並增加罹癌風險。

3 只圖方便或追求精緻的飲食模式

例如
過度依賴方便卻低營養、高人工添加物的食物；食用泡麵、精緻麵包、蛋糕等次數太過頻繁。

後果 容易造成「高血糖、高血脂、高血壓」的三高體質，易引發慢性肝腎衰竭。

4 改善因不良飲食所形成的後果

例如
- 攝取過多熱量，導致肥胖。
- 吃太多精緻加工食物，影響體內代謝。

後果 身體必須利用更多的微量營養素或抗氧化物質，才能維持正常代謝。

5 天然食材的營養價值下降

例如
- 貧瘠或過度耕種的土地，需要重藥重肥來幫助蔬果生長。
- 肉品過量施打抗生素及生長激素。

後果 現代人較易營養不足或不均衡，甚至代謝紊亂。

6 過度使用或不當使用特定器官

例如
用眼過度、經常熬夜、壓力大過度疲勞、憋尿等。

後果 眼睛疲勞及視力減退、肝指數超標、泌尿道感染等。

什麼時候適合使用保健食品？

在自覺身體機能隨著老化、不均衡的飲食或不良的生活習慣逐漸下降，希望可以更積極地用營養補充品來調整身體狀態時，就是適合使用保健食品的時機。

如何在不同階段選擇適合自己的保健食品？

以健康程度區分

健康時期：可選擇綜合維生素類保健食品，以幫助維持健康、預防因缺乏微量營養素所造成的半健康狀態或疾病。

半健康時期：介於健康與生病狀態之間，以矯正身體缺乏的微量營養素，或是改善及增強身體機能為主。例如慢性疲勞可服用維生素 B 群、五味子、芝麻錠等，若為高血脂與高膽固醇危險群，則可使用南瓜籽油、植醇、納豆激酶、紅麴等保健品來做平時保養與改善。

生病及復原時期：生病時應以醫學治療為主，復原期間才輔以適量的綜合維生素或優質蛋白質如雞精等來增加身體抵抗力，促進復原。不過為避免與藥物產生交互作用或對虛弱身體產生副作用，可諮詢醫師或營養師的意見。

以不同年齡階段區分

兒童及青春期：為快速生長階段，應盡量以自然飲食為主。幫助骨骼發育的鈣質、維持每日所需的綜合維生素或健全免疫系統的乳鐵蛋白等可為輔助角色。

懷孕期：以補充因孕吐或害喜而攝取不均衡的營養為主，建議方向為預防貧血（如葉酸、鐵質等）、預防骨質流失（如鈣質等）與綜合維生素等；另外婦女也可在準備懷孕及懷孕前期補充葉酸，預防胎兒發生神經管缺陷。若因營養不均而有便祕現象，也可服用膳食纖維或乳酸菌等。

青壯年期：人體狀態穩定而成熟，但常因生活忙碌、疲勞、壓力等因素，導致營養攝取不均衡或體內代謝不平衡，甚至損害眼睛、肝臟等器官的健康。可選擇如幫助對抗疲勞的維生素 B 群、保護眼睛的葉黃素、幫助養護肝臟的五味子、蜆仔萃取物等。

更年期：以降低更年期所帶來的不適為主，如預防骨質疏鬆可補充鈣質，欲緩解熱潮紅、心悸、盜汗等停經期症狀可選擇補充大豆異黃酮等。

老年期：以補充身體機能因老化衰退所造成的不適為主，例如視網膜黃斑部病變、眼睛乾澀等可服用葉黃素，關節退化疼痛可服用葡萄糖胺與軟骨素，腸道蠕動緩慢造成排便不順則可補充乳酸菌，預防記憶力衰退可補充薑黃、魚油等。老人也是發生貧血與骨質疏鬆的高危險群，所以也適合補充鐵質與鈣質。

什麼時候適合使用保健食品？

以健康程度區分	
健康時期 人體沒有病痛發生或不適的感受	保健方向 以繼續維持健康、預防疾病為主。 補充建議 為維持健康狀態，每日應攝取足夠人體每日所需的營養素，例如透過補充綜合維生素、維生素 B 群等保健品，以維持足夠的營養供給等。
半健康時期 介於健康狀態與生病狀態之間	保健方向 以矯正身體缺乏的微量營養素，或是改善及增強身體機能為主。 補充建議 視各種不適症狀或需求來補充，例如慢性疲勞可透過維生素 B 群、五味子、芝麻錠等來改善不適，並可幫助養護肝臟；若為高血脂與高膽固醇危險群，則可以南瓜籽油、植醇、納豆激酶、紅麴等保健品來做平時保養與改善，預防心血管疾病。
生病與復原時期 發生需要就醫的病痛，及尚未恢復健康的虛弱狀態	保健方向 以醫學治療為主。 補充建議 生病期間為避免與藥物作用衝突，暫不使用保健品。進入復原期可輔佐以適量的優質蛋白質如雞精等，或綜合維生素，來補充體力，協助康復。
以不同年齡階段區分	
兒童及青春期 約 3 歲～ 17 歲之間的時期	保健方向 以均衡而營養的天然飲食為主，視營養攝取情形，保健品輔助補充營養。 補充建議 為提供快速生長發育所需的營養，必要時可補充幫助骨骼發育的鈣質、維持每日所需的綜合維生素、健全免疫系統的乳鐵蛋白等。

懷孕期 女性從受孕至分娩之間的時期	**保健方向** 以補充因孕吐或害喜而攝取不均衡的營養、舒緩孕婦不適或預防胎兒神經管缺陷為主。 **補充建議** 預防貧血可服用葉酸、鐵質等，預防骨質流失可服用鈣質等，綜合維生素可幫助平衡攝取不均的營養素。若發生便祕可補充膳食纖維或乳酸菌。準備懷孕及懷孕前期可補充葉酸。應注意孕婦攝取過量維生素 A 容易造成畸胎。
青壯年期 15 歲～ 64 歲之間的時期	**保健方向** 以修正因生活忙碌、疲勞、壓力等因素所導致的營養攝取不均衡或代謝不正常，或過度操勞而損害器官健康的狀況為主。 **補充建議** 可透過能幫助對抗疲勞的維生素 B 群、保護眼睛的葉黃素、或是幫助養護肝臟的五味子、蜆仔萃取物等維護健康、改善不適。
更年期 常發生於 45 歲～ 55 歲之間的時期	**保健方向** 此時期不適症狀以女性較明顯，以降低更年期所帶來的不適症狀為主。 **補充建議** 骨質流失快，為預防骨質疏鬆症可補充鈣保健品；熱潮紅、心悸、盜汗等停經期症狀可補充大豆異黃酮、蜂王漿等保健品。
老年期 65 歲以上的時期	**保健方向** 以補充身體機能衰退造成的不適為主。 **補充建議** 視網膜黃斑部病變、眼睛乾澀等可服用葉黃素、關節退化疼痛可服用葡萄糖胺與軟骨素、腸道蠕動緩慢造成排便不順則可補充乳酸菌等、貧血與骨質疏鬆可補充鐵質與鈣質。

保健食品的材料來源

保健食品的成分來源可分為人工合成與天然萃取兩種。就學理來看，合成與天然的營養素同樣能被身體利用，且再天然的保健食品，原料不佳（如重金屬汙染的魚所萃取的魚油）或攝取過量也會傷身，所以民眾不需過度迷信天然保健食品，只要選擇有信譽的產品並適量使用，安全性及效用就有保障。

保健食品中有效成分的來源

保健食品可由人工合成，也可自天然物中萃取再濃縮加工成為產品。人工合成的材料主要是以化學方式合成已知結構的營養素，或是從無生命的物質中提煉；例如維生素 C 可以葡萄糖為原料，經一連串化學反應製成，維生素 E 可由松脂或石油中提煉而成。這些由人工合成的成分，因製造時需加入溶劑或化學製劑，並在合成過程中可能產生有害人體的副產物，所以較有可能發生化學物質或製劑殘留於產品的現象，不過若廠商的製作流程嚴謹，絕大部分人工合成的保健成分都是安全無害的。

採用天然物萃取濃縮製成的保健食品，成分即源自天然物，例如萃取自天然藍莓的藍莓保健品、直接取自蘆薈葉肉的蘆薈保健品等，因產品製程大多經過較少的化學反應過程，相對較不易有化學物質殘留。另外，在天然萃取的過程中，除了取得主要的保健成分外，常也會伴隨萃取出其他的效用成分，而更加強化保健產品的效果或因此提供更多元的功效，例如桑椹相關保健食品能同時萃取出豐富的鐵質與維生素 C，維生素 C 可以幫助鐵質吸收，增加人體對鐵的利用。此外，也有許多講求多元化效果的保健食品是天然與人工成分的混合產物，例如天然萃取的膠原蛋白常搭配合成的維生素 C，可以提高膠原蛋白在體內的合成效率，人工合成維生素 E 的抗氧化功效也能幫助天然的維生素 A 不受氧化破壞。

有效成分外，保健食品中還有什麼成分

無論是人工或天然的保健食品，都是為了讓人能一次取用到足夠含量的濃縮保健成分，使補充營養更加便利有效率，因此保健食品中除了有效成分外，也可能添加例如賦型劑、增稠劑等，讓有效成分順利包裏填入膠囊、膜衣錠、飲品、粉末等各式型態的產品中；矯味劑，增加口感使其更可口；著色劑，使保健食品色澤美觀賣相更佳；防腐劑，使保健食品更易保存。這些添加物可能有人工合成來源也有天然來源，但只要製造廠商使用得宜，不過量添加，不違法添加有害成分，且在適當的食用方式下，並不會對人體健康造成太大影響。

保健食品的成分來源

有效成分來源

【來源 1 人工合成】

以化學方法合成已知結構的營養素，或是從不具生命的物質中提煉而成。

例如
將葡萄糖經由化工技術轉化成維生素 C；由松脂或石油中提煉出維生素 E。

優點

價格較低廉，長期服用的經濟負擔較小。

缺點

- 只含有合成的主要營養素，沒有其他伴隨的營養素。
- 產品成分可能有化學物質或有機溶劑殘留。

【來源 2 天然物萃取】

效用成分取自天然生物，包括動物、植物、微生物及其衍生產物等。

例如
藍莓、蘆薈、桑椹等植物類保健食品；魚油、蝦紅素、蜂王乳等動物類保健食品；乳酸菌等微生物類保健食品。

優點

萃取過程中可能伴隨著共同提煉出其他物質，能提升主要營養素的保健效果。

缺點

- 產品價格較高。
- 原料或製程可能發生汙染。

其他可能添加物來源

		人工合成	天然物萃取
添加物種類	賦型劑	硬脂酸鎂、二磷酸鈣	明膠、糊精
	增稠劑	甲基纖維素	澱粉、果膠
	矯味劑	阿斯巴甜、糖精、合成香精	蔗糖、玉米糖漿、甜菊萃取物
	防腐劑	亞硝酸鹽、己二烯酸、苯甲酸	薑萃取物、辣椒萃取物
	著色劑	紅色 6、7、40 號、黃色 4、5 號、綠色 3 號、藍色 1、2 號	花青素、類胡蘿蔔素

優點
- 增加保健食品的方便食用度與可口度。
- 使保健食品更易保存。
- 合法且適度的使用，對人體的影響不大。

缺點
- 過量食用易造成肥胖、肝腎負擔、過敏等問題。
- 不肖廠商若使用違禁的食品添加物，對人體危害更大。

人體如何消化吸收保健食品

保健食品從吃進嘴巴裡，到開始發揮作用甚至過量排出，都需經過一連串的人體反應，包括需先消化溶解產品，使其中的成分能釋出讓腸道吸收後，供身體代謝利用，最後將多餘的成分排出體外。因此可知，除了產品本身的特性外，還需有良好的消化系統，才能讓吃進體內的保健品有效吸收，進而發揮效用。

人體怎麼吸收保健成分

不管保健食品是原本的食物狀態，或是製成錠劑、膠囊、粉末、液態飲品等不同型態，在人體都會經過下列的過程：

Step1：溶解
保健品中的成分逐漸於胃中溶解

所有的保健食品在吞服後都必須先溶解於胃中，才能進入小腸而吸收。而製造成不同劑型的保健食品，則能控制其在人體中所需溶解時間的長短，決定其主要釋放及吸收的位置。例如液態飲品本為水溶性，無溶解問題，能於 5 ～ 30 分鐘快速到達腸胃道；粉末的顆粒小，崩解快速，到達腸胃道後也能很快地溶解成更小的分子；膠囊則是在到達胃後約 15 分鐘內會崩解完畢，進而釋放出其中的粉末；但錠劑顆粒大且外圍多包覆著膜衣，完全溶解需要半天至一天的時間，所以通常用於需緩慢長效釋放的成分。為使保健品順利送達胃部，吞服時應飲用足夠的水，以避免卡在食道中造成刺激或傷害，也協助溶解。

Step2：消化
將大顆粒或大分子分解成可吸收的小分子

腸胃道肌肉透過規律的蠕動將顆粒較大的保健食品成分研磨成較小顆粒，再與消化液（包含胃液、膽汁、胰液、腸液等）混和均勻，藉由消化液中的各種酵素將結構複雜的大分子營養素分解成簡單的小分子，在小腸中經過漫長旅途（約 5 ～ 7 公尺），然後持續往大腸的方向推動。除了維生素、礦物質等原本就小的小分子不需要經過消化作用分解，絕大部分營養素都需被消化成小分子；例如蛋白質一定要先被分解成小分子的胺基酸或小片段胜肽，醣類會被分解成小分子的單醣，油脂則被分解成小分子的脂肪酸或甘油，這些才是腸道能夠吸收的狀態。

Step3：吸收
營養素吸收進入人體

經消化分解成的小分子營養素會透過腸道（主要是小腸的上皮細胞）吸收進入血液或淋巴液中。小腸對不同的成分有不同的吸收率，某些營養素會幾乎完全被吸

收，例如葡萄糖的吸收率高達約 98%；而某些營養素的吸收率則是取決於身體的缺乏程度與其存在型態，例如人體缺乏鐵質時，對鐵質補充劑的吸收率會從 2 ～ 10% 增加至 20% 左右，而牛奶中鈣質吸收率約 30% 以上，草酸低的花椰菜及高麗菜中鈣質吸收率最高可達 50 ～ 60%，草酸高的菠菜中鈣質吸收率則只有約 5%。另外，許多營養素都有吸收量的上限，例如維生素 C 的吸收率約為 90 毫克，若一次補充 1000 毫克，頂多只能吸收不到 10%，但若只補充 50 毫克，吸收率就幾乎是 100% 了。

在吸收之後，大部分的維生素如維生素 C、B 群、葉酸，以及花青素、前花青素、兒茶素等水溶性成分，會透過血液循環全身，而維生素 A、D、E、K 及 DHA、EPA 等不飽和脂肪酸、葉黃素等類胡蘿蔔素類的脂溶性營養素，則需先由淋巴循環系統運送至血液循環系統後，再供應需要的細胞取用。

Step4：代謝
保健成分開始發揮效用

腸道吸收的養分經由血液循環系統運輸到全身，讓身體各處的細胞從中獲取所需的營養素，接著進行精細的再分解（異化作用）或再合成（同化作用），來得到細胞所需的能量或產物。例如葡萄糖可以被細胞利用來產生能量，並會伴隨產生二氧化碳等更小分子的代謝廢物（即異化作用）；又如當細胞收集到足夠種類與數量的小分子胺基酸後，就可以再重組成特定的大分子蛋白質（如各種酵素、荷爾蒙、膠原蛋白等）（即同化作用）。維生素與礦物質等小分子則能扮演輔酵素或抗氧化劑等角色，維持細胞正常運作。人體代謝作用的網路是環環相扣且錯綜複雜的，只要其中一種營養素長期缺乏，即使短時間內可以由其他類似產物代替，但時間一久將可能造成供應不良，影響正常機能。許多保健食品可以幫助維持均衡的營養攝取，正是為了保護代謝作用網路的完整暢通。

不過，在因應現代人需求的眾多保健食品中，有些保健成分並不需經小腸吸收、代謝後才發揮作用，例如寒天、膳食纖維等，進入人體後直接在胃或小腸中吸水膨脹，提供飽足感或在腸道中物理性地刺激蠕動，就可直接發揮作用。

Step5：排泄
過多且不需要的物質排出體外

已被小腸吸收的養分進入血液與淋巴循環系統後，未被細胞利用的部分將隨著代謝後產生的廢物一起從尿液中排出；而未被小腸吸收的多餘養分或大分子殘渣，將被推送至大腸，經由糞便排出。另外，水溶性的營養素較容易排泄出體外，而脂溶性的營養素因易堆積在脂肪組織中，所以相對不容易代謝排泄，過量攝取更易危害健康。

人體如何消化吸收保健食品

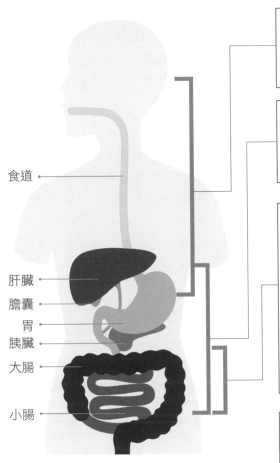

食道

肝臟
膽囊
胃
胰臟
大腸

小腸

Step1　溶解
位置：口腔或胃
吃進保健食品後，其中的成分便開始溶解。

Step2　消化
位置：胃或小腸
溶解後的大顆粒或大分子成分將透過腸胃道中的酵素分解成可吸收的小分子。

Step3　吸收
位置：小腸
小分子營養素成分會透過腸道吸收進入血液或淋巴液中。

水溶性成分
例 維生素 C 或 B 群、花青素等。

脂溶性成分
例 維生素 E、葉黃素、DHA 等。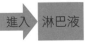

Step4　代謝
位置：全身各處
進入血液或淋巴液的營養素會運輸到全身，供身體各處的細胞所需，以進一步運作代謝機制，得到維持生理所需的能量或其他產物。

Step5　多餘的物質排出體外
位置：大腸、肛門或腎臟、尿道

經過代謝，未被細胞利用的物質以及代謝後產生的廢物

未被小腸吸收的多餘部分或大分子殘渣

例 1： 攝取膠原蛋白膜衣錠
（水溶性營養素）

例 2： 攝取葉黃素膠囊
（脂溶性營養素）

Step1 溶解

以水吞服後直接進入胃中，在胃中完全溶解需要半天～ 1 天的時間，並緩慢釋放出其中的成分。

Step1 溶解

以水吞服後，膠囊殼到達胃後約 15 分鐘內會崩解完畢，進而釋放出其中的粉末。

Step2 消化

透過胃中的酵素，將其中的膠原蛋白分解成胺基酸或小片段的胜肽。

Step2 消化

不經過消化作用分解，粉末會順著胃中食糜進入小腸中。

Step3 吸收

透過小腸的上皮細胞的吸收後，胺基酸（水溶性）進入血液循環。

Step3 吸收

透過小腸的上皮細胞吸收後，葉黃素（脂溶性）進入淋巴循環。

Step4 代謝

經由血液循環，細胞可自血液中取得胺基酸，當細胞收集到足夠種類與數量的小分子胺基酸後，便能重新組成膠原蛋白或其他蛋白質，做為補充肌膚和關節處的結構成分，或維持需要蛋白質的生理運作。

Step4 代謝

經由淋巴液循環進入血液循環後，細胞可自血液中取得葉黃素，葉黃素能幫助平衡細胞中的自由基，消除細胞內的氧化壓力，以緩解細胞損傷或老化。

Step5　多餘的物質排出體外

● 經體內循環後，未被利用的胺基酸及代謝後的廢物進入尿液，排出體外。
● 未被小腸吸收的剩餘物質與食物殘渣形成糞便，排出體外。

保健食品如何產生效用

保健食品中的營養素在被腸道吸收後，就會透過血液及淋巴循環到全身；許多的營養素會幫助人體大部分細胞執行主要的基本功能，有些營養素則是傾向於作用在特定組織器官間，協助維持良好機能。

保健成分有助細胞維持正常的運作

雖說人體有許多不同的器官組織，但大部分的細胞都必須進行共同的基本功能來維持正常的代謝；當營養素經由循環系統運送至身體各處時，細胞會藉由擴散、被動運輸、主動運輸等方式攝入營養素，並指揮其開始依專長發揮功效。例如，當維生素 B 群、葉酸、Q10 等輔酵素及鐵、鋅、硒等輔因子進入細胞後，能扮演酵素的好幫手，幫助完成合成或分解作用，使身體的代謝正常。健康的身體會自動修復體內自由基造成的傷害，但若自由基的修復機制失衡，會造成細胞在氧化壓力下加速老化、訊息傳遞混亂、細胞膜損傷等現象；維生素 A、C、E 等能夠擔任天然的抗氧化物質，幫助消除體內的氧化壓力，使細胞維持正常的機能。

細胞膜上存在各種受器，能接收荷爾蒙的訊息，進而調節細胞內的訊息傳遞路徑；然而女性常因生理期或更年期的荷爾蒙失調，而打亂代謝路徑並產生不適，例如經痛、經前症候群、更年期症候群等。月見草油中含有能代謝成前列腺素的物質，可以幫助減緩經前症候群與經痛，而大豆異黃酮的結構類似雌激素，所以或能幫助緩解停經後所造成的不適。

保健成分能幫助特定器官組織維持健康

除了在細胞中發揮功能外，也有許多保健成分的作用是發生於細胞外、特定的器官組織中。例如膳食纖維、菊糖（菊苣纖維）等不被腸道吸收的成分，會物理性地刺激腸道蠕動，使排便功能更順暢；而甲殼素與白腎豆則分別會在腸道中抑制油脂與澱粉的吸收，減少腸道攝入多餘熱量，幫助體重控制；紅麴中的 monacolin K 能夠幫助抑制體內膽固醇的合成，進而減少血液中的膽固醇濃度以預防血管栓塞；而納豆激酶則可以幫助溶解已形成的血管栓塞，使血液循環更暢通。另外，骨骼是人體的支架，需要大量的鈣質來合成，而維生素 D 能夠促進鈣質吸收，使人體有更充足的鈣質來維持骨本。正常的關節軟骨是充滿水分且潤滑的，但隨著年紀增加或使用過度，容易因軟骨的含水量下降而造成磨損發炎，葡萄糖胺能夠刺激關節軟骨細胞合成多醣類與膠原蛋白，軟骨素則能幫助軟骨保持水分，相輔相成之下能幫助增加關節潤滑度，減緩關節疼痛。

保健食品在人體如何產生效用

產生效用的方式	常見的保健成分
做為人體基礎成分及結構　參見P.42～46 做為骨骼、牙齒、眼睛、血液、皮膚等人體組織器官的基本組成成分或重要營養素。	鈣、維生素A、維生素D、葡萄糖胺、軟骨素、卵磷脂、膠原蛋白等。
擔任酵素　參見P.47～49 酵素是引發多種生理作用的關鍵成分，例如需透過酵素消化分解食物，避免堆積而使胃腸不適，並且才能釋出其中的營養進一步供人體利用。	木瓜酵素、鳳梨酵素等。
擔任輔酵素　參見P.50～52 能進入細胞中與酵素結合，幫助酵素發揮活性，進而促發能量生產等作用機制，維持正常的生理運作。	維生素B群（B1、B2、B3、B6、B12等）。
做為抗氧化物　參見P.58～66 抗氧化物可與體內的自由基結合，減低疲勞、壓力大等因素所提升的氧化壓力，幫助平衡細胞中的氧化壓力，避免細胞損傷、加速老化。	維生素A、C、E、茄紅素、花青素、兒茶素、蝦紅素等。
扮演神經傳導物質或維持神經傳導功能正常　參見P.71～73 幫助維持神經細胞的生長，並使神經細胞的訊息傳導正常順暢。	GABA、DHA、牛磺酸等。
扮演荷爾蒙類似物或前驅物　參見P.53～55 荷爾蒙類似物能代替體內原本的荷爾蒙，與細胞上的受器結合，調節細胞訊息傳遞，進而緩解因荷爾蒙分泌減少或失調而造成的更年期或經前不適。	大豆異黃酮、月見草油等。
調節免疫力　參見P.74~79 幫助增加身體的免疫系統對於外來的物質如病毒、細菌等的對抗能力。	多醣體、三萜類化合物、有機鍺、乳鐵蛋白、紫錐花萃取物、大蒜萃取物等。
抑制生合成路徑　參見P.56～57 這類成分常應用於減少消化道對特定營養素的吸收，以幫助偏好高油高糖分等飲食型態者控制熱量攝取，輔助體重控制。	白腎豆、藤黃果、綠原酸等。
促進腸道蠕動及改善腸道環境　參見P.67～70 不易被腸道吸收且保水性高的成分，能於腸道中吸收水分，增加體積，進而刺激腸道蠕動，順暢排便；並增加腸道益菌的數量，維持良好的腸道環境。	食物纖維、菊苣纖維、綠藻、藍藻、乳酸菌等。

作用方式
保健成分的

保健食品為介於食品與藥品之間的高科技產物，源自天然食物或人工合成的原料，經萃取、濃縮等加工方式，除去原本對人體有害的物質，並大大提升有效成分以及人體吸收度，因此能提供於人體的營養，調節人體機能的效果更多更好。且通常保健食品具有多種功效，不像藥品僅具單一作用。在選購保健食品之前，消費者必須先了解保健食品中的成分，在人體中能產生的各種作用機轉，以針對個人身體狀況以及希望獲得的保健效果，來選擇真正適合自己的保健食品。

做為人體基礎成分及結構

人體是一個極為精密的構造，由無數細胞和細胞外間質組成，再結合成各種組織、器官、系統，以運作特定生理機能。人體的細胞組織均由多種營養素建構而成，在各種營養素的均衡配合之下，才能建構出一個健全的人體，例如構成細胞膜成分之一的卵磷脂，是所有生命必需的基礎物質，具有保護細胞內部物質、調節物質進出細胞的作用；膠原蛋白是人體含量最豐富的蛋白質，占所有蛋白質含量的 25 ～ 35%，幾乎存在於所有組織中，具有很強的伸張能力，能維持組織器官的正常形態與結構。然而，每個人體細胞都有一定的生命期限，例如血液中的紅血球平均壽命為 120 天，凋亡後必須由造血組織整合營養，重新製造生產，才能維持血液中一定的紅血球數目。因此人體必須維持足夠的營養供應，以應付新細胞能持續不斷地生成，維持正常的生理功能。

此外，雖然人體可以自行合成一些營養素，但是隨著人體的老化，合成速度逐漸趕不上耗用而分解的速度，因此必須提升攝取量。例如構成關節軟骨的葡萄糖胺，要從一般食物中取得並不容易，因為天然來源為螃蟹和蝦子，直接食用不易消化的蟹殼和蝦殼，其吸收率與效果其實不高，所以便有必要透過葡萄糖胺保健食品，來預防和減輕關節炎症狀。

保健成分	鈣　　　　　　　　　　　　　　　　　　　　　　　　　　　　【參見 P.446】
成分來源	化學合成或從雞骨、牛骨、珠貝、牡蠣中萃取。
作用位置	骨骼、牙齒、肌肉、神經、血管等全身細胞組織。
目標效益及作用機制	**構成骨骼與牙齒的原料** 鈣在人體中最重要的功能為構成骨骼與牙齒，主要以羥磷灰石（hydroxylapatite）的形式存在，其次為碳酸鈣、檸檬酸鈣以及少量的氯化鈣與氟化鈣。 **負責傳遞體內的生理訊息** 在人體細胞中，鈣為負責傳遞細胞訊號的第二傳訊者（second messenger），一些無法通過細胞膜的水溶性激素（又稱第一傳訊者，如甲狀腺素、胰島素等），必須透過鈣等第二傳訊者，才能將訊號傳入細胞內，以活化蛋白激酶（protein kinase）與磷酸酶（phosphatase）等酵素，再進一步引發一系列細胞反應，調節細胞的生長、代謝等功能。

	維持神經的傳導和肌肉收縮等功能 在肌肉與神經組織中，鈣與鎂、鉀、鈉會保持適當比例，以控制神經感應性與肌肉收縮性。神經脈衝傳遞過程中，神經細胞膜上所具有的鈣離子通道會開啟，使鈣進入細胞中活化鈣敏感性蛋白（calcium sensitive protein），進而引發一連串反應以釋放神經傳導物質。肌肉組織在接收到神經傳導訊號後，一樣會增加肌肉細胞內的鈣濃度，以活化肌動蛋白或肌球蛋白，造成肌肉收縮。 扮演凝血因子 有外傷時等需要血液凝固的時候，鈣為人體中凝血因子之一，用來輔助其他凝血因子與磷脂質結合，以促使傷口上的血液凝固，不再出血。

保健成分	鐵　　　　　　　　　　　　　　　　　　　　　　　　　　【參見 P.436】
成分來源	從動物肝臟、肉類、海產類等食物中萃取。
作用位置	紅血球、肌肉、神經系統、免疫系統等全身細胞組織。
目標效益及 作用機制	構成紅血球中血紅素的基本原料 鐵在人體中最重要的功能為構成紅血球中血紅素的基本原料，負責與氧分子結合，攜帶氧氣到全身細胞組織中，可預防缺鐵性貧血。 製造肌紅素的重要原料 鐵為肌肉細胞的細胞質中肌紅素（myoglobin）的基本原料，負責與氧分子結合，將氧氣儲存在肌肉細胞中，以供肌肉細胞必要時使用。 人體含鐵酵素的重要組成分 鐵是構成以原血紅素（heme）為輔基的細胞酵素、和以鐵硫聚基（iron-sulfur cluster）為輔基的鐵硫蛋白（iron-sulfur protein）這兩大類酵素的重要原料，利用鐵的氧化態轉換，扮演轉移電子的角色，催化氧化還原反應。例如細胞酵素之一的細胞色素 P450 能參與膽固醇的合成和毒物代謝；琥珀酸去氫酶（succinate dehydrogenase）為參與細胞粒線體中的三羧酸循環（TCA 循環）製造細胞能量 ATP 的細胞酵素之一。 維持腦神經系統功能 鐵為合成去甲腎上腺素、血清素、多巴胺等神經傳導物質的必需輔因子，具有保護腦神經系統功能，並能促進腦細胞生長、嬰幼兒腦部發育。 強化免疫力 人體內的免疫細胞能利用含鐵酵素合成殺菌用的自由基，並刺激細胞分泌激素，促進免疫細胞增殖。

保健成分	維生素 A	【參見 P.252】
成分來源	化學合成、魚肝油。	
作用位置	眼睛、上皮組織、骨骼、牙齒、免疫系統、造血細胞等全身細胞組織。	

目標效益及作用機制	**維持視力健康** 維生素 A 是構成視網膜中視紫素的基本物質，可以讓眼睛產生視覺，維持良好的視力，以預防夜盲症和乾眼症。 **調控基因，影響生理運作** 維生素 A 可在細胞內氧化成維生素 A 酸，先與體內的維生素 A 酸受體結合，再跟 DNA 結合成為異二聚體（heterodimer）來調控基因的表現，促進細胞生長，並提高生殖能力。 **維持上皮組織細胞的健康** 維生素 A 能藉由基因調控，使未成熟的角質細胞（keratinocyte）分化成為成熟的上皮細胞，促進上皮組織新陳代謝，維持皮膚與體內器官上皮黏膜組織的健康。 **維護骨骼與牙齒健康** 維生素 A 可促進成骨細胞的分化，促進骨骼與牙齒發育，增加骨質密度，預防骨質疏鬆症。 **增強免疫力** 維生素 A 可增加抗體生產量，促進淋巴細胞的增殖與活性，誘導免疫反應的輔助型 T 細胞的分化，提升人體免疫力。 **促進造血作用** 維生素 A 可促進骨髓造血細胞（hematopoietic cell）的分化與增殖，可提升造血作用（hematopoiesis），預防貧血。 **抗氧化作用** 維生素 A 是一種脂溶性抗氧化劑，能清除人體中的自由基，預防細胞老化與癌症發生。

保健成分	葡萄糖胺	【參見 P.144】
成分來源	從螃蟹、蝦子、玉米萃取。	
作用位置	軟骨。	

目標效益及作用機制	**構成關節軟骨** 葡萄糖胺為糖胺聚糖（glycosaminoglycan）的前驅物，而糖胺聚醣是構成關節軟骨主要物質，具有潤滑和保護關節的作用，可修護受損的軟骨組織並預防關節炎。

保健成分	軟骨素	【參見 P.147】
成分來源	從家禽、家畜或鯊魚軟骨萃取。	
作用位置	軟骨、角膜、血管等細胞外基質。	
目標效益及作用機制	**構成軟骨、角膜、血管等細胞外基質** 軟骨素為細胞外間質中蛋白聚醣（proteoglycan）的組成成分之一，所組成的蛋白聚醣可以構成人體的軟骨、角膜、血管等組織。 **維護關節軟骨正常功能** 軟骨素具有潤滑和保護關節的作用，可促進軟骨蛋白聚醣和玻尿酸的合成，降低蛋白質水解酵素和一氧化氮作用造成的軟骨損壞以及軟骨細胞死亡，也具有修護受損的軟骨組織，預防關節炎的功能。	

保健成分	膠原蛋白	【參見 P.340】
成分來源	從魚類萃取。	
作用位置	皮膚、軟骨、角膜、血管壁、內臟等器官組織。	
目標效益及作用機制	**構成人體器官組織的材料** 膠原蛋白主要存在於結締組織的細胞外間質，為細胞與細胞之間的支架，皮膚、軟骨、角膜、血管壁、內臟等器官組織均含有膠原蛋白，用來維持組織器官的正常結構。 **修復受損組織** 膠原蛋白是修復損傷組織的重要物質，具有保持肌膚彈性、頭髮亮澤柔軟、血管壁彈性功能。	

保健成分	葉黃素	【參見 P.249】
成分來源	從金盞花萃取。	
作用位置	眼睛、血管。	
目標效益及作用機制	**維持正常視力** 葉黃素會累積在眼睛視網膜的黃斑區上，為抗氧化劑的一種，可防止自由基和光線對眼睛的傷害，具維護眼睛健康和預防眼睛疲勞、白內障、老化性黃斑部病變（AMD）等眼睛退化疾病的產生。 **預防心血管疾病** 葉黃素可以和血液中的脂蛋白結合，具有降血脂與膽固醇功能，預防動脈硬化等心血管疾病。	

保健成分	卵磷脂 【參見 P.379】
成分來源	從大豆或蛋黃萃取。
作用位置	神經系統、皮膚、頭髮等全身細胞組織。
目標效益及作用機制	**構成細胞膜** 卵磷脂為構成細胞膜磷脂質（phospholipid）的成分之一，影響細胞的養分吸收和廢物排出，在維持細胞正常運作上極具重要性，具有修復受損的細胞膜、活化細胞新陳代謝、避免細胞老化的功能。 **維持神經系統正常功能** 卵磷脂中的膽鹼（choline）成分為構成神經傳導物質乙醯膽鹼（acetylcholine）的材料，能促進大腦發育、增強記憶力、預防失智症。 **降低血液中脂肪與膽固醇含量** 卵磷脂在人體中具有乳化脂肪與膽固醇功能，能將人體多餘的脂肪與膽固醇代謝排出體外，可有效預防肥胖、脂肪肝、心血管疾病、膽結石等疾病的發生率。 **維護皮膚健康** 卵磷脂具有排毒功能，能消除由體內毒素累積引起的面皰、肝斑、雀斑，再加上卵磷脂分子同時具有親水性和親油性，能保持皮膚的滋潤光澤。 **維護頭髮健康** 卵磷脂成分中的肌醇（inositol）為頭髮的營養物質，能抑制掉髮與白頭髮的產生。

扮演酵素的角色

　　酵素（enzyme）又稱為酶，為體內具有催化功能的蛋白質，人體內必須藉由各種酵素的催化作用，才能有效完成多項生理活動。體內並以不同的酵素來催化各式不同的生理反應，使反應活動能達成。人體中大約有七萬五千種酵素，各司其職缺一不可，若人體中有酵素的活性降低或是酵素反應受到抑制，正常的新陳代謝便會受到干擾，導致疾病的產生。例如患有乳糖不耐症（lactose intolerance）的人，消化道無法分泌足夠的乳糖酶（lactase）分解乳糖，在攝取牛奶等乳糖含量高的食物，便會造成腹脹跟腹瀉症狀。

　　隨著年齡的增長，人類消化道分泌的消化液會逐漸減少，例如研究指出在咀嚼食物時，37 歲的成年人每分鐘可分泌 1.53c.c. 的唾液，但 66 歲的老年人每分鐘卻僅能分泌 1.28c.c. 的唾液。且於唾液中的澱粉酶（amylase）濃度也有所不同，8 歲兒童每 c.c. 唾液含有 101.5 單位的澱粉酶，24 歲成人降到 47.7 單位，而 60 歲老人則僅有 46.6 單位，再加上老年人的咀嚼能力變差、腸道蠕動速度變慢，如果吃太飽會使得食物不能完全被消化，未消化的食糜團在腸道中長時間滯留，經過腸道細菌發酵後產生大量氣體，便會引起腹脹等消化道不適症狀。若能適時額外補充酵素保健食品，則能幫助消化，改善消化不良症狀。

保健成分	植物混合發酵液	【參見 P.321】
成分來源	在各種蔬果或中藥材中添加酵母菌、乳酸菌等益生菌，經過長時間發酵製成。	
作用位置	全身細胞、消化道、肌膚便祕。	
目標效益及作用機制	改善消化道環境 富含大量酵素與纖維素，能促進食物在小腸中的消化與吸收，並協助消化道中老舊廢物的排除，改善便祕。 美肌 酵素能提升肌膚的新陳代謝，且酵素液體含有豐富的維生素與礦物質，具有改善膚質作用。 輔助體重控制 提升人體的基礎代謝率，達到瘦身效果。	

小知識 所有的發酵液都有同樣的功效嗎？

　　植物混合發酵液必須視使用的發酵菌種，才能決定其對人體的效益為何，有些用到兩次發酵，先利用酵母菌在厭氧狀態下產生酒精、再利用乳酸菌在有氧情況下產生乳酸跟醋酸。還要視混合的蔬果及中藥材種類才能確知其對人體的助益為何。例如青木瓜本身含有木瓜酵素以及番木瓜鹼（carpaine），可殺死腸道寄生蟲；梅子可促進食慾跟腸胃道蠕動，含有大量檸檬酸（citric acid）、蘋果酸（malic acid）、琥珀酸（succinic acid）等有機酸，以及鈉、鉀、鈣等礦物質，可促進人體的新陳代謝、提升免疫力等。

保健成分	木瓜酵素	【參見 P.235】
成分來源	萃取純化青木瓜的汁液。	
作用位置	小腸、血管、免疫細胞、癌細胞、黑色素細胞、乳房、子宮。	
目標效益及作用機制	**幫助消化** 木瓜酵素為蛋白質水解酵素，主要是在小腸協助胰蛋白酶分解食物中的蛋白質，促進蛋白質消化與吸收利用，降低因消化不良而引起的腸胃不適症狀。 **改善麩質過敏症狀** 木瓜酵素能分解麩質（俗成麵筋，gluten），促進麩質的消化，避免因消化不良造成腹瀉的麩質過敏症狀。 **提升免疫力** 木瓜酵素能調節免疫反應中白血球的作用，提升人體的免疫力。 **預防心血管疾病的產生** 木瓜酵素可分解血管中小血塊的纖維蛋白（fibrin）（運作機制請參見 P. 237 的小知識），使血液循環順暢，預防心血管疾病的發生。 **抗炎止痛** 木瓜酵素能抑制與發炎反應有關的細胞激素（cytokine）作用，故能消炎止痛。 **協助對抗癌細胞** 木瓜酵素能分解癌細胞外具有保護作用的一層纖維蛋白，並促使白血球對抗癌細胞。 **殺死腸道寄生蟲** 木瓜酵素能殺死阿米巴原蟲和蛔蟲等腸道寄生蟲。 **皮膚美白** 木瓜酵素在黑色素細胞（melanocyte）中，能抑制形成黑色素的關鍵酵素酪胺酸酶（tyrosinase）活性，降低黑色素（melanin）產生量，達到美白。 **具豐胸和通乳效果** 木瓜酵素能分解釋出蛋白質食物中的精胺酸（arginine），提升人體泌乳激素（prolactin）的分泌量，具有豐胸和通乳效果。 **協助產後婦女子宮恢復** 木瓜酵素可以促進子宮收縮，幫助產後婦女子宮的恢復。	

保健成分	鳳梨酵素 【參見 P.238】
成分來源	由鳳梨的莖部萃取純化而來。
作用位置	小腸、血管、免疫細胞、癌細胞等一般組織細胞。
目標效益及作用機制	**幫助消化** 鳳梨酵素為蛋白質水解酵素，能協助分解食物中的蛋白質，幫助人體消化與吸收。 **改善過敏症狀** 鳳梨酵素可藉由降低血液中 T 淋巴球（T lymphocyte）和嗜酸性白血球（eosinophil）的數目，減輕由雞蛋中主要過敏原卵白蛋白（ovalbumin）所引起的過敏性呼吸道疾病（allergic airway disease）。 **提升免疫力** 鳳梨酵素能刺激血液中的白血球分泌介白素（interleukin，簡稱 IL）和腫瘤壞死因子（tumor necrosis factor，簡稱 TNF），並活化巨噬細胞（macrophage）和自然殺手細胞（natural killer cell），強化免疫系統對抗疾病的能力。 **預防心血管疾病的產生** 鳳梨酵素能多方面調控抗凝血作用，包括：降低血液中纖維蛋白原濃度、抑制纖維蛋白形成、活化纖維蛋白分解酵素（plasmin）溶解纖維蛋白、延長血液凝固時間、抑制血小板和血塊凝集到血管壁上。所以消化酵素具有抗血栓功能，防止心血管疾病的產生。 **抗炎止痛** 鳳梨酵素能修飾免疫細胞表面的介白素 IL-8 受體（receptor），使介白素 IL-8 無法活化嗜中性白血球（neutrophil），導致嗜中性白血球活性低下；並能降低血液中血漿激素（plasmakinin）、前列腺素（prostaglandin）等和發炎反應有關的激素濃度，阻斷發炎反應的進行。 **抑制癌細胞增生** 鳳梨酵素能分解癌細胞外具有保護作用的纖維蛋白，促進白血球對抗癌細胞。並抑制可刺激癌細胞分裂的核因子 κB（nuclear factor kappa beta，簡稱 NF-κB）活性，使癌細胞無法增生；並能活化抗癌基因 p53（anti-cancer gene p53）製造凋亡蛋白酶（caspases），使癌細胞自然死亡。 **消除水腫** 鳳梨酵素能增加細胞和組織的通透性，促使細胞外多餘的水分流到血管，消除水腫。 **提高細胞對抗生素的吸收率** 鳳梨酵素可增加細胞和組織的通透性，提高細胞對青黴素（penicillin）、四環黴素（tetracycline）等抗生素的吸收率，使受到微生物感染的病人盡快痊癒。

扮演輔酶的角色

輔酶（又稱輔酵素，coenzyme）為一種分子量小於 1000 的小分子（酵素的分子量通常上萬，例如 α-酮戊二酸脫氫酶（α-ketoglutarate dehydrogenase）分子量約為 46,360）是屬於有機但非蛋白質的物質，在人體中負責協助酵素反應，透過與酵素結合，將化學基團（chemical group）從一個酵素分子轉移到另一個酵素分子上，致使酵素有了活性，開始運行醣類與脂質的代謝、協助電子的傳遞，促發能量的生成、合成胺基酸、蛋白質等多項生理作用。不含輔酶的酵素稱為脫輔基酶（apoenzyme），個別單獨存在的脫輔基酶和輔酶都不具有活性，唯有兩者結合成全酶（holoenzyme）才能催化酵素反應的進行。人體內有許多輔酶為維生素 B 群的衍生物，但由於人體無法自行合成維生素 B 群，且這類維生素為水溶性，容易隨水分流失，因此必須不斷額外從食物中攝取，體內才有足夠的輔酵素，維持酵素反應的正常運作。

保健成分	維生素 **B1** 的衍生物——焦磷酸硫胺素（輔羧酶）	【參見 P.420】
成分來源	啤酒酵母、化學合成。	
作用位置	全身細胞。	
目標效益及作用機制	**幫助醣類代謝產生能量** 維生素 B1 在人體中會轉換成磷酸衍生物參與醣類代謝和人體產能的重要路徑 TCA 循環，使體內的營養能轉換成為人體可用的能量，不僅讓人更有活力，也提升了體內代謝。維生素 B1 主要的輔酶形式為焦磷酸硫胺素（又稱輔羧酶），能攜帶兩個碳分子的化學基團催化酵素作用，例如協助醣類食物分解產生丙酮酸的酵素丙酮酸脫氫酶複合體（pyruvate dehydrogenase complex）需要 TPP 輔酶的參與，使其能轉換成二氧化碳和乙醯輔酶 A 而產生能量。另外維生素 B1 還能將乙醯輔酶 A 帶入 TCA 循環（又稱三羧酸循環）中，啟動循環的運轉，而產出能量。	

保健成分	維生素 **B2** 的衍生物——核黃素	【參見 P.420】
成分來源	啤酒酵母、化學合成。	
作用位置	全身細胞。	

目標效益及 作用機制	**協助電子傳遞產生能量** 維生素 B2 在人體中的衍生物為黃素單核苷酸（FMN）和黃素腺嘌呤雙核苷酸（FAD），能使人體重要的產能路徑電子傳遞鏈順利運行，而提升人體代謝力及活力。FMN 和 FAD 為產能路徑中許多氧化酵素重要的輔酶，例如還原型菸鹼醯胺腺嘌呤雙核苷酸脫氫酶（NADH dehydrogenase）的反應需要 FMN 輔酶的參與。FAD 與 FMN 會將電子傳給下一個代謝物，藉此轉換物質形成能量。

保健成分	維生素 **B3** 的衍生物──菸鹼酸　　　　　　　　　　【參見 P.420】
成分來源	啤酒酵母、化學合成。
作用位置	全身細胞。
目標效益及 作用機制	**執行多項代謝產能作用** 維生素 B3 在人體中以 NAD（菸鹼醯胺腺嘌呤雙核苷酸）或 NADP（菸鹼醯胺腺嘌呤雙核苷酸磷酸）的形式存在，參與體內多項產能路徑包括糖解作用、TCA 循環、電子傳遞鏈，負責電子的傳遞，以及催化酵素參與脂肪酸與膽固醇的合成等重要代謝機制，因此維生素 B3 能提升體內代謝力及人體活力。NAD 和 NADP 都是酵素脫氫酶（dehydrogenase）的輔酶，例如 TCA 循環需要三個 NAD 分子的參與，做為促發循環中各步驟的酵素異檸檬酸脫氫酶、α-酮戊二酸脫氫酶、蘋果酸脫氫酶的輔酶，才能達成產能目的。

保健成分	維生素 **B5** 的衍生物──泛酸　　　　　　　　　　【參見 P.420】
成分來源	啤酒酵母、化學合成。
作用位置	全身細胞。
目標效益及 作用機制	**啟動 TCA 循環而產能** 維生素 B5 可構成產能路徑 TCA 循環重要的輔助因子輔酶 A（CoA），提供人體足夠能量，保持活力。細胞大約有 4% 的酵素反應需要輔酶 A 的參與，主要功能為參與酵素丙酮酸脫氫酶（pyruvate dehydrogenase）的反應，而使代謝食物分子後所產生的丙酮酸氧化形成乙醯輔酶 A（acetyl-CoA），進入 TCA 循環而產能。 **協助脂質的代謝** 維生素 B5 所構成的輔酶 A 能參與脂肪酸的合成與氧化作用，例如做為細胞膜的成分，維持生理機能。

保健成分	維生素 **B6** 的衍生物──吡哆素　　　　　　　　　　【參見 P.420】
成分來源	啤酒酵母、化學合成。
作用位置	骨髓、肝臟、全身細胞。

目標效益及作用機制	參與胺基酸、神經傳導物質合成與肝醣的代謝 維生素 B6 在人體中可轉換成具有生理活性的磷酸吡哆醛（PLP），攜帶胺基跟羧基，在多項蛋白質代謝作用中扮演輔酶的角色，協助胺基酸、神經傳導物質（例如多巴胺）合成和肝醣的分解，例如在肝中分解肝醣（產生能量）的肝醣磷解酶（glycogen phosphorylase）需要 PLP 的活化。 協助造血 維生素 B6 能幫助紅血球組成成分血紫素（hematoporphyrin）的合成，合成反應啟動第一個步驟的酵素胺基酮戊酸合成酶（ALA synthase）的輔酶。

保健成分	維生素 B7（生物素）	【參見 P.420】
成分來源	啤酒酵母、化學合成。	
作用位置	全身細胞。	
目標效益及作用機制	協助醣類、脂肪、蛋白質的代謝與合成 生物素能協助人體內醣類、脂肪、蛋白質代謝與合成作用中酵素的反應，做為作用所需的多種羧化酶的輔酶，例如參與脂肪酸代謝的乙醯輔酶 A 羧化酶（acetyl-CoA carboxylase）需要維生素 B7 做為輔酶。	

保健成分	維生素 B9（葉酸）	【參見 P.424】
成分來源	啤酒酵母、化學合成。	
作用位置	血液細胞、神經細胞、小腸細胞等全身細胞。	
目標效益及作用機制	協助胺基酸的合成 維生素 B9 能協助體內合成所需的胺基酸。因為能攜帶碳分子團，協助胺基酸的轉化，例如協助甲硫胺酸生成酶（methionine synthase）將同半胱胺酸（homocysteine）轉化成甲硫胺酸（methionine）。 促進細胞分化 維生素 B9 可輔助甲硫胺酸生成酶以合成、修復以及甲基化 DNA，使 DNA 能發揮功效，分化出血液細胞、神經細胞、小腸細胞等不同功能的細胞，使細胞能正常增生。對於體內細胞需要快速分裂增生的胎兒來說尤其重要。	

保健成分	維生素 B12（鈷胺素）	【參見 P.420】
成分來源	啤酒酵母、化學合成。	
作用位置	全身細胞。	
目標效益及作用機制	參與葉酸以及蛋白質、脂肪的代謝 維生素 B12 可攜帶氫與烷基活化參與 DNA、葉酸、能量合成以及蛋白質、脂肪代謝的酵素，例如異構酶（isomerase）、甲基轉化酶（methyltransferase）、脫鹵素酶（dehalogenase），以及其中最重要的兩個酵素為甲硫胺酸生成酶（methionine synthase）以及甲基丙二酸輔酶 A 變位酶（MCM）。	

扮演荷爾蒙類似物或前驅物

激素（hormone）又稱荷爾蒙，為人體內分泌腺與細胞所產生的脂肪酸或胺基酸衍生的化學物質，隨著血液運送到目標細胞，負責細胞與細胞之間的訊息傳遞任務，調節人體細胞組織的生理機能。雖然在人體中荷爾蒙的量不多，但對人體的健康表現有重大影響力，例如女性雌激素（estrogen）中的雌二醇（estradiol），在女性青春期後分泌量大幅度增加（血液中濃度 50～400pg／ml），以促進性徵的發育成熟，而懷孕婦女體內的分泌量則要青春期時多一倍之多，才能維持懷孕期孕育胎兒所需的生理狀態，但到了更年期分泌量就會逐漸減少，而開始出現月經混亂、顏面潮熱、失眠等更年期現象，加速老化。

相關的保健食品能從植物中萃取出與荷爾蒙相似的成分如異黃酮；能從蜂王漿中萃取出與人類雌激素、黃體激素和睪固酮相似的成分，或是合成荷爾蒙的前趨物質如 γ - 次亞麻油酸，來調整改善人體因荷爾蒙缺乏所產生的不適症狀。

保健成分	大豆異黃酮　　　　　　　　　　　　　　　　　　　　　【參見 P.356】
成分來源	大豆萃取。
作用位置	乳房、卵巢、子宮、攝護腺、骨骼、血管、癌細胞。
目標效益及作用機制	**舒緩經期與更年期症狀** 大豆異黃酮可做為雌激素的同功異質體，能代替雌激素與其受體結合，以改善經期或更年期因雌激素缺乏或不平衡所帶來的不適症狀。 **預防骨質疏鬆症** 女性在更年期後因雌激素分泌量減少，骨質容易流失而引起骨質疏鬆症，異黃酮可與骨骼細胞上的雌激素受體結合，同樣產生雌激素應有的效用，來減少骨質流失。 **預防男性攝護腺肥大** 大豆異黃酮中的雌馬酚可和男性體內的二氫睪固酮（dihydrotestosterone，DHT）以及雄激素（androgen）結合，抑制二氫睪固酮和雄激素作用，而能預防男性攝護腺肥大。 **預防心血管疾病** 大豆異黃酮可降低血液中總膽固醇含量，且金雀素異黃酮為酪胺酸激酶（tyrosinekinase）的抑制物，能防止血管內皮細胞過度增生，預防動脈粥狀硬化等其他心血管疾病。

預防因性激素過量所引起的癌症和抑制癌細胞增殖

大豆異黃酮具抗氧化力，其中包含的金雀素異黃酮抗氧化能力最強，其次為木質素異黃酮，能清除人體內的致癌物自由基；同時對雌激素具有調節功能，能降低血中游離且帶有活性的性激素濃度，以降低因性激素過多所引起的乳癌、前列腺癌症等罹患風險。此外，金雀素異黃酮還能抑制刺激 DNA 組成所需的酵素，因此能抑制癌細胞 DNA 的分裂增殖，阻斷癌細胞增生；也能抑制酵素活性而阻止癌細胞周圍的血管增生，阻斷血管運送養分給癌細胞，使癌細胞死亡。

保健成分	γ - 次亞麻油酸 【參見 P.359、P.362】
成分來源	從琉璃苣種子、黑醋栗種子、月見草種子萃取。
作用位置	皮膚、神經、血管等全身組織細胞。
目標效益及作用機制	改善女性經前症候群的症狀 γ-次亞麻油酸能合成前列腺素 E1，降低泌乳激素的活性，改善月經前腹痛、胸部脹痛等不適症狀。 減輕發炎與疼痛 由 γ- 次亞麻油酸合成的前列腺素 E1 可以抑制與發炎反應有關的細胞激素（cytokine）生成與作用，改善關節炎等發炎與疼痛的症狀。 降低血栓的發生率 由 γ- 次亞麻油酸合成的前列腺素 E1 可以擴張血管、增加血液的流量，使血壓降低，並可抑制膽固醇與血小板血栓素（thromboxane）的合成，防止血栓的發生。 維持皮膚健康 γ- 次亞麻油酸是維持皮膚健康的必需脂肪酸，可增加皮膚的保濕度、防止老化、改善濕疹等皮膚異常症狀。 保護神經細胞 γ- 次亞麻油酸為神經細胞膜的重要組成，具有保護神經細胞的作用。尤其對糖尿病患者來說，因體內的 delta-6- 去飽和酵素活性受到抑制，無法合成 γ- 次亞麻油酸，導致神經萎縮病變，更需要補充。

保健成分	蜂王漿 【參見 P.366】
成分來源	蜂王漿萃取。
作用位置	性器官、腦神經細胞、肌肉等全身組織細胞。
目標效益及作用機制	**紓解經期不適症狀** 蜂王漿的雌激素類似物可以使女性月經週期規律，紓解經前症候群與經期不適。 **改善更年期症狀** 蜂王漿的雌激素類似物可以延緩女性更年期的來臨，改善更年期症狀，例如熱潮紅、陰道乾澀、心悸、失眠、頻尿、尿失禁等。 **預防女性乳癌與生殖器官癌症** 蜂王漿的黃體激素類似物可以提升女性體內黃體激素的濃度，預防女性黃體激素濃度過低，導致雌激素濃度過高而增加罹患乳癌、子宮癌等生殖器官癌症的機率。 **促進腦神經細胞正常發育** 蜂王漿的黃體激素類似物可以促進腦神經細胞正常發育，具有保護神經的作用，防止睡眠障礙和暈眩。 **預防骨質疏鬆症** 蜂王漿的雌激素和睪固酮類似物可以預防更年期後因骨質快速流失，而引起的骨質疏鬆症。 **促進第二性徵發育** 蜂王漿的雌激素和睪固酮類似物可以分別促進女性雌性化和男性的雄性化，促使性器官成熟。 **維持男性的性慾和性功能** 蜂王漿的睪固酮類似物可以促進男性的性慾，並提升性功能。 **增強體力** 蜂王漿的睪固酮類似物可以促進人體蛋白質的合成，提升肌肉強度與質量，具有提升體能的功效。

抑制生合成路徑

　　台灣人常吃的主食米飯的澱粉含量約 80%，在人體中會經由唾液澱粉酶（salivary amylase）和胰澱粉酶（pancreatic amylase）這兩種酵素分解成葡萄糖，經由小腸吸收供人體利用，但那些人體暫時不用、過多的糖分便會進入 TCA 循環換成檸檬酸而進入脂肪酸的合成步驟，最後形成脂肪累積在脂肪細胞中，導致肥胖。白腎豆中的 α 澱粉酶抑制劑（phaseolamin），能抑制食物中的澱粉分解成葡萄糖。而藤黃果皮所含的的羥基檸檬酸（HCA）為檸檬酸的類似物，因此在人體生化反應中能夠與檸檬酸競爭，抑制連接 TCA 循環與脂肪酸合成的關鍵酵素三磷酸腺苷檸檬酸裂解酶（ATP citrate lyase）的作用，阻礙人體將多餘的糖分轉換為脂肪。此外，馬黛葉、牛蒡、綠咖啡豆所含的綠原酸能抑制脂肪酸生成酶（fatty acid synthase）活性，降低人體脂肪酸生成量。這些成分均是藉由抑制人體內糖分或脂質等易致肥胖物質的生合成路徑，來協助達成體重控制的目的。

保健成分	白腎豆萃取物	【參見 P.305】
成分來源	白腎豆萃取。	
作用位置	消化道中的 α 澱粉酶（α-amylase）。	
目標效益及作用機制	**抑制糖分被人體吸收** 白腎豆含有 α 澱粉酶抑制劑，可抑制食物中的澱粉分解成葡萄糖，減少葡萄糖進一步被人體吸收，因此對正常人來說可輔助減重，對輕度的糖尿病而言可輔助降低血糖。	

保健成分	藤黃果萃取物	【參見 P.318】
成分來源	從乾燥藤黃果果皮中萃取。	
作用位置	肌肉、神經、腸胃道。	
目標效益及作用機制	**抑制脂肪的合成** 藤黃果的有效成分為羥基檸檬酸（HCA），為檸檬酸的類似物，因此能夠與檸檬酸競爭，而抑制連接 TCA 循環與進行脂肪酸合成的關鍵酵素三磷酸腺苷檸檬酸裂解酶的作用，阻礙人體將多餘的糖分轉換為脂肪累積在體內。	

	促進脂肪氧化與肝醣合成
	羥基檸檬酸可提升肌肉粒線體膜上的脂肪酸轉位酶（fatty acid translocase）的表現，加速脂肪氧化與人體骨骼肌中肝醣的合成，以免體內多餘的糖分轉換成脂肪堆積於體內。
	降低食慾
	藤黃果皮所含的羥基檸檬酸可提升血液中神經傳導物質血清素（serotonin）的濃度，血清素會與神經突觸的受體結合控制大腦感知，將飽足感傳給大腦而抑制食慾。
	改善便祕症狀
	藤黃果具有排氣輕瀉的作用，可促進胃與腸道中氣體的排出，改善便祕症狀。

保健成分	**綠原酸（chlorogenic acid）**	【參見 P.229、P.331】
成分來源	從馬黛葉、牛蒡或綠咖啡豆萃取而來。	
作用位置	小腸等全身細胞組織。	
目標效益及作用機制	**抑制脂肪酸合成** 綠原酸可以抑制脂肪酸生成酶（fatty acid synthase）的活性，降低脂肪酸生成量，能輔助體重的控制。 **控制血糖** 綠原酸可以降低葡萄糖在小腸的吸收率，並抑制人體內的糖質新生作用（gluconeogenesis）和肝醣分解作用最後一個步驟的葡萄糖六磷酸酶（glucose-6-phosphatase）活性，以降低血糖。 **抗氧化作用** 綠原酸為一種抗氧化劑，能清除人體中羥基自由基（hydroxyl radical）和超氧陰離子自由基（superoxide anion radical），預防細胞老化與癌症發生。 **殺菌功效** 綠原酸能殺死多種病原性細菌與病毒，例如金黃色葡萄球菌、肺炎鏈球菌、B 型肝炎病毒等，降低生病的機率。 **促進膽汁分泌** 綠原酸能促進膽汁的分泌，具有利膽保肝的功效。 **預防心血管疾病** 綠原酸可抑制血栓素（thromboxane）的合成，具有抗血小板凝集、血栓作用，保持血液循環暢通，且具有降血壓功效，能預防心血管疾病的發生。 **強化免疫功能** 綠原酸能增強免疫細胞單核巨噬細胞的吞噬功能，並活化鈣調磷酸酶（calcineurin），進而活化免疫系統中的 T 細胞，調節人體免疫力。	

做為抗氧化物

地球上大多數的生物利用氧氣進行氧化作用產生能量，以維持生命，但氧化作用是一種使電子自物質轉移至氧化劑的化學反應，過程中可生成過氧化氫等氧化物質、以及羥基自由基（hydroxyl radical，·OH）、超氧陰離子（superoxide anion，O_2^-）等多種自由基。自由基是一種帶有不成對電子的原子、分子、或離子，化學性質不穩定，因此會搶奪其他物質的電子，讓原本不成對的電子變得成對，成為較穩定的化學性質。但被搶走電子的物質卻因此變得不穩定，會再去搶奪其他物質的電子，於是產生一連串的氧化與還原反應，造成細胞中原有物質的正常化學結構遭受破壞。許多人體的老化和疾病，便是自由基引起。例如細胞的 DNA 受到氧化破壞而且沒有及時修復，就會導致細胞功能異常，最後可能誘發癌症。皮膚受到外界紫外線大量自由基的傷害，便會加速老化、產生皺紋；血液中的不飽和脂肪酸受到氧化破壞時，就會產生一連串的脂質過氧化連鎖反應，使脂肪產生聚合作用沈積在血管壁，最後使血管發生硬化或阻塞。

雖然氧化反應對生物而言十分重要，但它同時也產生自由基對生物本身造成傷害，因此生物建立了一套複雜的抗氧化機制，藉由人體內各種抗氧化劑的協同作用，保護重要的細胞成分不會受到氧化損壞。抗氧化劑為自由基的清除物，能終止氧化連鎖反應。抗氧化劑可依照性質，分成還原劑跟酵素兩大類。還原劑在本身被氧化的同時抑制氧化反應繼續進行，例如維生素 C、維生素 E 等。而酵素則是能將自由基傳換成化學穩定性較高的物質，例如超氧化物歧化酶（superoxide dismutase，SOD）與穀胱甘肽過氧化酶（glutathione peroxidase）。此外也可根據溶解性將抗氧化劑分為水溶性和脂溶性兩大類：水溶性抗氧化劑（例如維生素 C、兒茶素等）通常存在於細胞質基質和血液中，保護細胞 DNA 等物質不受氧化破壞；脂溶性抗氧化劑（例如維生素 E、茄紅素等）主要分布在細胞膜表面的磷脂質、血液中的脂蛋白（lipoprotein）等脂質含量高的地方，保護各類細胞的細胞膜脂質、以及富含脂質的神經組織不受氧化破壞。

人體中的抗氧化劑可由自身合成（例如超氧化物歧化酶、穀胱甘肽過氧化酶），也可從食物中攝取（例如維生素 C、蝦紅素）。雖然可從日常食物攝取許多抗氧化物，但食品經過加工或烹飪對其中所含的抗氧化劑的影響，會因為抗氧化劑本身的特性而不同。例如蔬菜水果中的維生素 C 容易因為加熱烹煮而破壞；番茄中的茄紅素是脂溶性，不溶於水，且新鮮番茄中的茄紅素是屬於反式茄紅素（trans lycopene），和植物纖維緊密結合，人體利用率低；但在烹煮過程中經過切碎、加

熱、加入油脂的步驟，後便轉化為順式茄紅素（cis lycopene），才能大大提升吸收率與利用率。此外，抗氧化劑在天然食物中的含量不高，例如天然葡萄籽所含的原花青素僅為 1%，直接將葡萄籽吃進肚子裡，會因為無法消化而原封不動從糞便排出，其中的原花青素根本無法被人體吸收利用。因此攝取以高科技方法萃取、濃縮加工的抗氧化物有其必要性，除了提高抗氧化物的含量，也能提升人體吸收利用率。

【參見 P.185、P.429】

保健成分	維生素 C
成分來源	化學合成、微生物發酵或從柑橘類水果、西印度櫻桃中萃取。
作用位置	血管、肝臟、皮膚、神經、免疫系統等全身細胞組織。
目標效益及作用機制	**抗氧化作用** 維生素 C 為一種抗氧化劑，能清除人體中的自由基，預防細胞老化與癌症發生。 **做為生物代謝作用的輔酶** 維生素 C 具有輔酶的功能，為人體八種酵素反應的電子受體，參與膠原蛋白、肉鹼、去甲腎上腺素（norepinephrine）的合成，調節酪胺酸（tyrosine）代謝等反應，因此可以調節生理機能、維持組織器官的健康、幫助細胞修復、促進傷口的癒合、預防壞血症的產生。 **預防心血管疾病** 維生素 C 能促進肝臟將膽固醇分解成膽酸，降低血液中低密度脂蛋白（LDL）與膽固醇含量，提升高密度脂蛋白（HDL），避免心血管疾病的產生。 **提升免疫力、預防感冒** 維生素 C 可以提升人體免疫系統吞噬細胞的活性，並增加細胞激素、淋巴細胞、白血球、抗體的生成量，具有強化免疫系統的功能，預防感冒，並減輕感冒症狀。 **調節神經訊息的傳遞** 維生素 C 可促進神經傳導物質多巴胺的分泌，調節神經訊息的傳遞，具有穩定情緒的功能。 **提升礦物質在小腸的吸收率** 維生素 C 可和食物中的鈣和鐵結合成為水溶性的鹽類，促進礦物質在小腸的吸收，預防骨質疏鬆症和貧血。 **維護皮膚健康** 維生素 C 具有皮膚美白功效，且為合成皮膚膠原蛋白的必需物質，可以讓肌膚保持彈性，避免皺紋產生。

保健成分	維生素 E 【參見 P.173、P.433】
成分來源	化學合成或從大豆油等植物油中萃取、小麥胚芽中取得。
作用位置	紅血球、女性乳房等全身細胞組織。
目標效益及 作用機制	**抗氧化作用** 維生素 E 為一種脂溶性抗氧化劑，可防止多元不飽和脂肪酸及磷脂質的氧化，維持細胞膜的完整性。尤其是維持紅血球細胞膜的安定性，防止溶血性貧血。 **預防心血管疾病** 維生素 E 能抑制血小板蛋白激酶 C（platelet protein kinase C）的活性，防止血小板過度阻塞血管，降低心血管疾病的發生。 **刺激乳房發育與泌乳** 維生素 E 為製造泌乳激素的原料，可以促進發育期女性乳腺發育，以及在分娩後刺激乳腺分泌乳汁。

保健成分	茄紅素 【參見 P.158】
成分來源	從番茄萃取。
作用位置	皮膚、男性攝護腺、男性精子、淋巴細胞、癌細胞等全身細胞組織。
目標效益及 作用機制	**抗氧化作用** 茄紅素為一種脂溶性抗氧化劑，可以清除人體的自由基，預防細胞老化與病變；並提升血液中超氧化物歧化酶（SOD）與穀胱甘肽過氧化酶的濃度，保護細胞不受氧化損傷。 **降低紫外線對皮膚的傷害** 茄紅素能保護皮膚不受紫外線的傷害，避免皮膚老化預防皮膚癌。 **預防心血管疾病** 茄紅素能抑制合成膽固醇的羥甲基戊二酸單醯輔酶 A 還原酶（HMG-CoA reductase）的活性，降低血液中膽固醇濃度，抑制低密度脂蛋白（LDL）的氧化，預防心血管疾病的發生。 **預防男性攝護腺肥大與攝護腺癌** 茄紅素能降低男性血液中攝護腺特異抗原（prostate specific antigen，PSA）的濃度，減少有害抗原的破壞，預防攝護腺肥大與攝護腺癌。 **提高男性生育力** 茄紅素能避免男性精子受到自由基的破壞，並提升男性製造精子的能力與精子的活動力，改善男性不育問題。 **提升免疫力** 茄紅素可以保護淋巴細胞的 DNA 不受自由基破壞，而導致細胞死亡或細胞膜損傷，因此具有免疫功效。

去除致癌物與抑制癌細胞生長
茄紅素能夠提升肝臟的解毒酵素以及細胞色素 P450 的活性，去除人體中有害的致癌物，降低癌症的產生。茄紅素還能抑制與癌細胞生長有關的類胰島素一號增長因子的作用，使癌細胞無法增殖。

預防骨質疏鬆症
茄紅素能降低血液中骨質分解指標第一類型膠原質 N 端胜肽片段（C-telopeptide of type I collagen，CTX）的濃度，預防骨質疏鬆症。

保健成分	輔酵素 Q10	【參見 P.161】
成分來源	微生物發酵或化學合成。	
作用位置	全身細胞組織。	
目標效益及作用機制	**抗氧化作用** 輔酵素 Q10 為脂溶性抗氧化劑，能抑制脂質過氧化作用，維持人體細胞中脂質的正常功能，防止細胞老化；還能抑制低密度脂蛋白（LDL）的氧化，預防心血管疾病的發生。 **參與能量的合成** 輔酵素 Q10 為主要存在於細胞粒線體中的脂溶性物質，在產生人體所需 95% 能量的有氧細胞呼吸反應中，扮演傳遞電子的角色，能將電子由一個酵素複合體傳到下一個酵素複合體，使產能路徑得以順利進行，達成產能的目的，讓人維持充足的能量、保有精神與活力。	

保健成分	兒茶素	【參見 P.167】
成分來源	從茶葉萃取。	
作用位置	脂肪細胞、消化道、癌細胞等全身細胞組織。	
目標效益及作用機制	**抗氧化作用** 兒茶素為一種水溶性抗氧化劑，可以清除人體的自由基，預防衰老並降低癌症的發生率。此外兒茶素還可促進人體超氧化物歧化酶（SOD）基因的表現，超氧化物歧化酶可清除細胞氧化物，保護細胞不受氧化損傷。 **預防心血管疾病** 兒茶素可以抑制血壓上升與低密度脂蛋白（LDL）的氧化，降低血液中低密度脂蛋白與膽固醇含量，提升高密度脂蛋白（HDL），避免心血管疾病的產生。 **控制體重** 兒茶素中的表沒食子兒茶素沒食子酸酯（EGCG）能抑制兒茶酚甲基轉移酶（catechol-O-methyltransferase）的活性，降低去甲腎上腺素的分解量，提高去甲腎上腺素在人體中的濃度，促進脂肪細胞中脂肪的降解，減少體內脂肪的堆積。	

維護口腔與消化道健康
兒茶素能夠去除口臭，並具有殺菌功能，能預防由口腔細菌引起的牙菌斑以及牙周病。在消化道中，兒茶素可殺死引起胃潰瘍、胃癌的幽門螺旋菌，以及引起食物中毒的腸炎沙門氏菌等有害微生物，維護消化道健康。

抑制癌細胞生長
兒茶素能抑制與癌細胞分化相關的過度表達轉錄因子（Kruppel-like factor 7）的作用，抑制癌細胞的生長與轉移。

抗病毒功效
兒茶素能抑制流行性感冒病毒中核酸內切酶（endonuclease）活性，阻止病毒複製，預防流行性感冒。

保健成分	蝦紅素　　　　　　　　　　　　　　　　　　　　　　　　　【參見 P.182】
成分來源	從夏威夷紅藻（或稱雨生紅球藻，*Haematococcus pluvialls*）或紅酵母（*Phaffia rhodozyma*）萃取。
作用位置	視網膜、神經系統、血管、皮膚、免疫系統、肌肉等全身細胞組織。
目標效益及作用機制	抗氧化作用 蝦紅素同時具有脂溶性和水溶性的特性，因此在兩種環境下均能發揮抗氧化作用；並能穿過血腦障壁與血管視網膜障壁，提供眼睛、腦部、神經系統抗氧化的功效，預防視網膜黃斑病變、老年癡呆症、帕金森氏症等眼睛疾病與神經性疾病的發生。 預防心血管疾病 蝦紅素能減少活性氧化物引起的血管收縮，具有降低血壓功效，此外，還能減少粥樣硬化斑塊的形成，抑制低密度脂蛋白（LDL）的氧化，降低血液中低密度脂蛋白濃度，並提升高密度脂蛋白（HDL）濃度，避免心血管疾病。 維護皮膚健康 蝦紅素能保護皮膚不受紫外線的傷害，清除引起皮膚老化的自由基，並降低黑色素生成量，避免皮膚老化以及黑斑生成。 提升免疫力 蝦紅素能刺激淋巴細胞分裂以及 T 細胞分泌抗體，並提升能增強免疫功能的腫瘤壞死因子 α（TNF-α）和介白素 -1α（IL-1α）的分泌量，具有免疫調節的作用。 抑制發炎反應 蝦紅素能抑制一氧化氮合成酶和環氧合酶（COX-2）的活性，降低發炎因子一氧化氮（NO）和前列腺素 E2（PGE2）的產生量，減輕發炎反應。 強化肌肉運動功能 蝦紅素可清除肌肉運動產生的自由基，避免肌肉痠痛或肌肉組織損傷，並在運動時提升肌肉脂肪代謝，增加肌肉耐力，減輕運動後造成的肌肉疼痛。 減緩糖尿病併發症的產生 蝦紅素能抑制因高血糖產生的活性氧（ROS）的氧化作用，改善糖尿病患因代謝異常引起的腎功能異常、心血管疾病、視網膜病變、神經病變等併發症。

保健成分	紅麴菌素 K 【參見 P.132】
成分來源	從紅麴菌發酵產生的紅麴中萃取。
作用位置	全身細胞組織。
目標效益及作用機制	**抗氧化作用** 紅麴菌素 K 是一種天然抗氧化劑，能清除人體中的自由基，預防細胞老化與癌症發生。 **降血脂功效** 紅麴菌素 K 能抑制人體合成膽固醇路徑中的限速酶（rate-controlling enzyme）及羥甲基戊二酸單醯輔酶 A 還原酶（HMG-CoA reductase）的活性，阻礙膽固醇的合成，因此能降低血液中膽固醇的含量。

保健成分	原花青素 【參見 P.164】
成分來源	從葡萄籽萃取。
作用位置	血管、癌細胞、小腸、肝臟、眼睛、皮膚等全身細胞組織。
目標效益及作用機制	**抗氧化作用** 原花青素為水溶性抗氧化劑，能清除人體中的自由基，預防細胞老化與癌症發生。 **使血管強韌有彈性** 原花青素可抑制蛋白質水解酵素彈性蛋白酶（elastase）和膠原蛋白酶（collagenase）的作用，讓血管壁的彈性蛋白與膠原蛋白含量增加，使血管壁變得強韌有彈性，減少動脈硬化、靜脈曲張的發生。 **預防肥胖與心血管疾病** 原花青素可以抑制脂質在小腸的吸收，並阻止小腸分泌乳糜微粒運輸脂質到全身細胞，具有調節血脂的功能。另外，還能促進肝臟將膽固醇分解成膽酸，降低血液中低密度脂蛋白（LDL）與膽固醇含量，提升高密度脂蛋白（HDL）含量，避免心血管疾病的產生。 **抑制發炎反應** 原花青素可以抑制組織胺的釋放，減少發炎反應；並抑制膠原蛋白酶（collagenase）分解膠原蛋白，減輕關節炎症狀。 **保護肝臟** 原花青素可降低肝臟中脂質被自由基氧化後產生的丙二醛（MDA）濃度，並抑制具有肝臟毒性、致癌性的二甲基亞硝胺（DMN）的作用，並且還能避免過多的膠原蛋白累積於肝臟，導致肝臟纖維化。 **維持視力健康** 原花青素可促進眼睛感光物質視紫質的生成，維持夜間的視力，具有改善視力和預防老年性黃斑點退化（AMD）、白內障等眼部病變的功效用。

	維護皮膚健康
	原花青素能保護皮膚不受紫外線的傷害，清除引起皮膚老化的自由基；促進皮膚彈性蛋白與膠原蛋白的合成，並抑制這些蛋白質的分解；還可抑制黑色素合成酵素酪胺酸酶的活性，具有增加皮膚光澤彈性、除皺、美白等效果。此外，原花青素還能促進血管內皮生長因子（VEGF）作用，加速皮膚傷口復原。

保健成分	**花青素** 【參見 P.246、P.255、P.258】
成分來源	從山桑子、黑醋栗、或藍莓萃取。
作用位置	眼睛、癌細胞等全身細胞組織。
目標效益及作用機制	**抗氧化作用** 花青素為水溶性抗氧化劑，能清除人體中的自由基，預防細胞老化與癌症發生。 **維持視力健康** 花青素可促進視網膜內視紫質的合成、促進眼睛血液循環、減緩眼睛睫狀肌僵硬、維持正常眼壓，能舒緩眼睛疲勞並預防近視、乾眼症、夜盲症、白內障等眼部疾病產生。 **抑制癌細胞生長** 花青素可以抑制癌細胞增殖、血管新生等有關的基因表現，並誘使癌細胞凋亡。

保健成分	**類胡蘿蔔素** 【參見 P.249、P.255】
成分來源	從棕櫚油、萬壽菊（*Tagetes erecta*）、金盞花、藍莓中萃取。
作用位置	作用於全身細胞，尤其是眼睛。
目標效益及作用機制	**抗氧化作用** 類胡蘿蔔素為一群具有脂溶性抗氧化劑功效的天然色素的總稱，能清除人體中的自由基，預防細胞老化與癌症發生。 **維持視力正常** 類胡蘿蔔素中的葉黃素和玉米黃素主要累積在主宰中心視力的眼睛視網膜黃斑區上，可防止自由基和光線對眼睛的傷害，具維護眼睛健康和預防眼睛疲勞、白內障、老化性黃斑部病變（AMD）等眼睛退化疾病的產生。而類胡蘿蔔素中的胡蘿蔔素類（α- 胡蘿蔔素、β- 胡蘿蔔素、γ- 胡蘿蔔素）可在人體中轉換成維生素 A，而維生素 A 是構成視網膜視紫質的基本物質，可以讓眼睛產生視覺，維持良好的視力，預防夜盲症和乾眼症。 **預防心血管疾病** 葉黃素和玉米黃素能抑制膽固醇在人體中累積，以及抑制低密度脂蛋白（LDL）氧化，具有降血脂與膽固醇功能，可防止早期動脈硬化等心血管疾病。

保健成分	五味子素 【參見 P.382】
成分來源	從五味子萃取。
作用位置	心臟、肝臟、大腦、肌肉、皮膚、淋巴細胞、癌細胞等全身細胞組織。
目標效益及作用機制	**抗氧化作用** 五味子素為抗氧化劑的一種，且能向上調節細胞中基因的抗氧化機制，例如促進超氧化物歧化酶（SOD）與穀胱甘肽過氧化酶的基因表現，保護心臟、肝臟、大腦、肌肉、皮膚不受氧化破壞。 **抑制發炎反應** 五味子素能調節淋巴細胞的核因子 NF-κB 釋放量，抑制發炎反應。 **抑制癌細胞生長與轉移** 五味子素能抑制癌細胞增生，並藉由抑制核因子 NF-κB 和上皮細胞生長因子接受體（EGFR）訊息傳導路徑，促進腫瘤壞死因子 α（TNFα）誘導癌細胞凋亡。此外，五味子素還可抑制上皮細胞轉移成移動性較高的間質細胞，防止癌細胞轉移。

保健成分	芝麻素 【參見 P.385】
成分來源	從芝麻萃取。
作用位置	肝臟等全身細胞組織。
目標效益及作用機制	**抗氧化作用** 芝麻素為一種抗氧化劑，能清除人體中的自由基，預防細胞老化與癌症發生。 **降血脂功效** 芝麻素能促進脂肪酸 β-氧化過程中的乙醯輔酶 A 氧化酶（acyl-CoA oxidase）和 3-酮醯基輔酶 A 硫解酶（3-ketoacyl-CoA thiolase）的基因表現，抑制脂肪酸合成，具有降血脂功效。 **提升肝臟解毒機能** 芝麻素能提升肝臟醛脫氫酶（aldehyde dehydrogenase）的活性，將外源性和內源性的有毒醛類氧化變成無毒的羧酸，提升肝臟解毒機能。

保健成分	白藜蘆醇	【參見 P.176】
成分來源	從紅酒萃取萃取。	
作用位置	血管、癌細胞、免疫細胞、神經系統等全身細胞組織。	

目標效益及作用機制	**抗氧化作用** 白藜蘆醇為脂溶性抗氧化劑，能清除人體中的自由基，預防細胞老化與癌症發生。 **增加血管張力** 白藜蘆醇可以促進血管內皮細胞一氧化氮合成酶（eNOS）的活性，抑制平滑肌收縮與血小板凝集，調節血管張力，並可抑制血管平滑肌細胞增生與血管細胞吸附分子的表現，阻止淋巴細胞、單核白血球、嗜酸性白血球、嗜鹼性白血球吸附在血管壁上，降低動脈粥狀硬化機率。 **預防心血管疾病** 白藜蘆醇能抑制低密度脂蛋白（LDL）氧化，降低血液中低密度脂蛋白（LDL）與膽固醇含量，提升高密度脂蛋白（HDL）含量，避免心血管疾病的產生。 **抑制癌細胞生長** 白藜蘆醇可調控與癌細胞生長有關的蛋白酪胺酸激酶（PTK）、轉錄因子的作用，抑制癌細胞的生長和轉移，並誘導癌細胞凋亡。 **抑制發炎反應** 白藜蘆醇可藉由抑制活化轉錄因子，來活化蛋白 -1（AP-1）與核因子 NF-κB 的活性，降低環氧合酶（cyclooxygenase）的作用，以阻礙發炎物質的合成與釋放，具抗發炎功效。另外，也因白藜蘆醇可抑制血液中的血管細胞吸附分子的表現，阻止淋巴細胞、單核白血球、嗜酸性白血球、嗜鹼性白血球過度反應，而能減輕類風溼性關節炎的症狀。 **抑制病原性微生物生長** 白藜蘆醇為植物性抗菌物質，可抑制多種人類病原性微生物生長，例如抑制單純皰疹病毒（HSV）的 DNA 複製，抑制大腸桿菌 ATP 合成酶的活性，使微生物無法複製生長。 **維護神經系統健康** 白藜蘆醇能避免神經系統受到自由基破壞，防止大腦老化產生澱粉質色斑，並抑制單胺氧化酶（MAO）氧化神經傳導物質多巴胺，以預防阿茲海默氏症等神經系統退化疾病。 **提高男性生育力** 白藜蘆醇可以提升睪固酮分泌量，增加睪丸製造精子的能力。 **促進陳代謝、延年益壽** 白藜蘆醇能促進抗老化基因 SIRT1 的表現，製造長壽蛋白 sirtuin1，提升人體代謝率，並有助脂肪燃燒與體重控制。 **降低血糖** 白藜蘆醇可以提升胰島素敏感性，具有降低血糖、預防糖尿病的功效。

促進腸道蠕動及改善腸內環境

經由人體消化吸收後剩餘的食物殘渣，若未能排出而堆積於腸道中，造成的不僅是水分被大腸不斷吸收而使糞便乾硬愈來愈難排出，還會產生許多毒素，破壞腸道好菌或是影響腸內環境，嚴重時甚至導致腸道病變。為能將每天經由人體消化吸收後剩餘的食物殘渣送入大腸，以便排出體外，人體的腸道必須能藉由蠕動機械性地來推送殘渣，透過腸道正常地蠕動運作，來維持正常的排便。而穀類、蔬果食物中的膳食纖維即譽有腸道清潔夫之稱，是一種無法被人體消化道酵素消化分解的非澱粉多醣類（non-starch polysaccharide，NSP），雖然並不具有任何營養價值，但是在腸道中就具有能幫助腸道蠕動，促進糞便的排出、能提供飽足感，避免暴飲暴食等多種功能。衛生署建議每個人每天應攝取的膳食纖維量為 25～35 克，但是現代人經常外食，容易攝取過多精緻化或偏好動物性的食物，導致膳食纖維的攝取量不足，因此必須每日額外補充膳食纖維才足夠。

膳食纖維依不同特性還分為兩種水溶性和非水溶性，水溶性膳食纖維在吸水後會形成凝膠狀物質，具有很強的黏滯性，可吸附物質，因此除了因體積變大而增加胃部飽足感以及促進腸胃蠕動，還能降低血糖與血膽固醇濃度。常見的水溶性膳食纖維有：牛蒡中的菊糖（inulin，又稱菊苣纖維）、柑橘類水果中的果膠（pectin）、蒟蒻的主要成分葡甘露聚糖（glucomannan）、海藻中的海藻酸（alginic acid，又稱海藻膠）等。非水溶性膳食纖維在消化道中吸收水分後，可增加的食物體積更大，不僅讓人具有飽足感，也能促進腸道蠕動與糞便的排出，還可吸附有害物質，促使這些物質排出體外。纖維素、半纖維素、木質素為三種最常見的非水溶性纖維，主要食物來源有穀類、麥麩、蔬菜等。

保健成分	食物纖維	【參見 P.220、P.223、P.226】
成分來源	從五穀麩皮、蔬菜纖維中萃取製成、綠藻、藍藻。	
作用位置	消化道、癌細胞。	
目標效益及作用機制	**預防便祕與痔瘡** 由於膳食纖維在人體消化道中無法被消化酵素分解，且會吸收水分而脹大，所以可以增加糞便的量和柔軟性，促進腸道蠕動，具有通便作用，能夠預防便祕與痔瘡。	

目標效益及 作用機制	**促進腸道益生菌的繁殖** 膳食纖維可以被腸道的益生菌分解做為營養來源，可促進益生菌生長，有助於提升免疫能力和協助益生菌合成維生素 B 群（B2、B6、B12）和維生素 K 供人體使用，並可間接抑制腸道壞菌的繁殖，調節腸胃道菌相。 **協助排毒** 膳食纖維可以吸附重金屬等有害物質，降低這些有毒物質的吸收，並協助毒素排出體外。 **控制體重** 膳食纖維在吸水後體積增大，能增加胃部的飽足感，可達到控制體重的目的。 **改善糖尿病患者病情** 膳食纖維尤其是水溶性膳食纖維能夠降低葡萄糖在小腸的吸收速率，使人用餐後血糖不會急劇上升，有利於糖尿病病情的改善。 **預防心血管疾病和膽結石** 膳食纖維可以和膽固醇、膽酸結合而促其排出體外，而肝臟為了補充消耗的膽酸，就會利用體內的膽固醇合成膽酸，因而降低血液中膽固醇的濃度，預防因血中膽固醇過高而引起的心血管疾病和膽結石。 **預防大腸癌** 膳食纖維可刺激腸蠕動，降低致癌物質與腸壁接觸的時間；且膳食纖維經過腸道微生物發酵後會產生丁酸（butanoic acid），可以抑制癌細胞的生長和引發癌細胞的凋亡。

保健成分	菊糖（菊苣纖維） 【參見 P.229】
成分來源	由牛蒡根部萃取。
作用位置	消化道等全身組織細胞。
目標效益及 作用機制	**促進腸道蠕動** 菊糖在人體消化道中無法被消化酵素分解，且會吸收水分而脹大，所以可以增加糞便的量跟柔軟性。 **促進腸道益生菌的繁殖** 菊糖可以被乳酸菌等腸道中的益生菌分解做為營養來源，促進益生菌的生長，有助提升免疫力。並且使益生菌能合成維生素 B2、B6、B12 和維生素 K 等營養，供人體利用。還能間接抑制腸道壞菌的繁殖，調節腸胃道菌相。 **協助排毒** 菊糖可以吸附重金屬等有害物質，降低這些有毒物質的吸收，並協助毒素排出體外。 **控制體重** 菊糖在吸水後體積增大，能增加胃部的飽足感，輔助達成控制體重的目的。

	改善糖尿病患者病情 菊糖能降低葡萄糖在小腸的吸收速率，具有降低血糖功能，有利於糖尿病病情的改善。 **預防心血管疾病和膽結石** 菊糖可以和膽固醇、膽酸結合而促其排出體外，而肝臟為了補充消耗的膽酸，就會利用體內的膽固醇合成膽酸，因此也減低了膽固醇的堆積，減輕負擔。 **預防癌症發生** 菊糖可刺激腸蠕動，降低致癌物質與腸壁接觸的時間，能有效預防大腸癌。

保健成分	乳酸菌　　　　　　　　　　　　　　　　　　　【參見 P.210】
成分來源	將乳酸菌細胞直接乾燥製成保健食品。
作用位置	消化道、免疫細胞、心臟血管等全身細胞組織。
目標效益及 作用機制	**促進消化** 乳酸菌可以促進腸胃蠕動，並幫忙消化分解食物，促進營養素的吸收。 **改善腸道菌叢生態** 乳酸菌會和其他腸道微生物競爭攝取養分，使攝取不到養分的壞菌無法存活，並產生有機酸或細菌素（bacteriocin）等物質抑制葡萄球菌、沙門氏菌等腸道害菌的生長以及毒素的產生。 **合成維生素供人體使用** 乳酸菌可合成維生素 B 群（B2、B6、B12）和維生素 K 供人體使用。 **強化人體免疫力** 乳酸菌可以提升免疫細胞多核白血球的吞噬作用，強化體內自然殺手細胞的活性，並誘導單核吞噬細胞分泌介白素 -12 以及干擾素 - γ 這兩種與免疫有關的細胞激素（cytokine），以增強人體的免疫力和抵抗力。 **預防心血管疾病** 乳酸菌所含的胞外多醣（exopolysaccharide）可以促進膽固醇排出體外，降低血液中膽固醇的濃度。除此之外乳酸菌還能合成抗高血壓胜肽，抑制血管緊張素轉換酶（angiotensin converting enzyme，ACE）的作用，具有降低血壓的功效。 **預防癌症發生** 乳酸菌分泌的超氧化物歧化酶（SOD）可清除人體中會引發癌症的的自由基，預防大腸癌等癌症。

保健成分	優酪乳	【參見 P.214】
成分來源	以牛奶為原料，經過殺菌、接種乳酸菌發酵製成的產品。	
作用位置	消化道、免疫細胞、心臟血管等全身細胞組織。	

目標效益及 作用機制	**促進消化** 優酪乳中所含的乳酸菌可以促進腸胃蠕動，並幫忙消化分解食物，促進營養素的吸收。 **改善腸道菌叢生態** 優酪乳中所含的乳酸菌會和其他腸道微生物競爭養分，並產生有機酸、或細菌素等物質抑制葡萄球菌、沙門氏菌等腸道害菌的生長以及毒素的產生。 **合成維生素供人體使用** 優酪乳中所含的乳酸菌可合成維生素 B 群（B2、B6、B12）和維生素 K 供人體使用。 **強化人體免疫力** 優酪乳中所含的乳酸菌可以提升免疫細胞多核白血球的吞噬作用，強化體內自然殺手細胞的活性，並誘導單核吞噬細胞分泌介白素 -12 以及干擾素 - γ 這兩種與免疫有關的細胞激素，增強人體的免疫力和抵抗力。 **預防心血管疾病** 優酪乳中的乳酸菌含有胞外多醣可以促進膽固醇排出體外，降低血液中膽固醇的濃度。此外還能合成抗高血壓胜肽，抑制血管緊張素轉換酶的作用，有效降低血壓。 **預防癌症發生** 優酪乳中所含的乳酸菌能分泌超氧化物歧化酶（SOD）清除人體中會引發癌症的自由基，預防大腸癌等癌症。 **提升牛奶中蛋白質的營養價值** 牛奶經過乳酸菌發酵形成優酪乳後，酪蛋白會被乳酸菌酵素分解成胜肽、胺基酸這些分子量較小的物質，更容易被人體吸收利用。 **預防骨質疏鬆症** 優酪乳中的鈣跟乳酸結合成為乳酸鈣，比牛奶中的鈣質更容易被人體吸收，可有效預防骨質疏鬆症。 **改善乳糖不耐症** 乳糖不耐症患者的體內無法產生足夠的乳糖酶來分解牛奶中的乳糖，而產生腹脹、腹瀉等症狀。乳酸菌可以分泌乳糖酶，協助牛奶中乳糖的分解，改善乳糖不耐症。 **控制食慾** 優酪乳的黏稠度高且富含蛋白質，可以增加飽足感。

扮演神經傳導物質或維持神經傳導功能正常

神經傳導物質是一群腦部的化學物質，能將大腦的訊息傳達至身體各部位，而神經元細胞是傳遞神經傳導物質的主要細胞，藉此傳遞各種生理訊號，因而使大腦能掌控身體器官許多的生理反應。例如，大腦能透過神經傳達控制心臟的跳動、肺臟的呼吸與胃部的消化。人體內的神經傳導物質主要分為抑制型與興奮型兩大類，興奮型傳導物質可增強興奮後突觸電位，刺激傳達更多興奮訊息，而抑制型傳導物質可減少動作電位的產生，調節過度興奮性的傳導。血清素與 γ-胺基丁酸（GABA）為人體內主要的抑制型神經傳導物質，多巴胺、腎上腺素與正腎上腺素則為主要的興奮型神經傳導物質，透過這兩類神經傳導物質的調節，人體的神經反應便得以協調和穩定運作。市面上許多胺基酸的營養補充品，都是神經傳導物質的攝取來源，例如色胺酸（tryptophan）是血清素的來源、酪胺酸（tyrosine）是多巴胺、腎上腺素與正腎上腺素的來源。

此外，人體的生理訊息傳導除了需要神經傳導物質外，也需要有健康及功能正常的腦細胞與神經細胞為基礎，因此平時也應於飲食中補充足夠的牛磺酸、DHA、磷脂質與維生素 B1 等能輔助或維持腦細胞與神經細胞傳導正常的營養素。

保健成分	γ-胺基丁酸（GABA） 【參見 P.132】
成分來源	● 由體內非必需胺基酸─麩胺酸轉換而來。 ● 由紅麴米、烏龍茶、綠茶、發芽米及米糠等萃取。
作用位置	大腦皮質、海馬迴、小腦、下視丘與脊髓等中樞神經系統。
目標效益及作用機制	**天然鎮定劑** γ-胺基丁酸是體內重要的抑制型神經傳導物質，可與神經細胞的受器結合，緩和神經傳導的作用，產生鎮靜、抗憂鬱、改善睡眠與減緩焦慮等作用，所以 γ-胺基丁酸又稱為天然的精神安定劑。 **抗憂鬱效果** γ-胺基丁酸具有緩解焦慮與憂鬱的效果。2010 年加拿大多倫大學的研究人員指出，患有重度焦慮症（MMD）的病人，其體內 γ-胺基丁酸的濃度均普遍偏低，並且當體內 γ-胺基丁酸濃度增加時，患者憂鬱及焦慮的症狀都大幅減輕。

促進細胞生長與修復
γ-胺基丁酸有助於刺激腦下垂體分泌生長激素，生長激素能促進骨骼肌肉生長、減少脂肪，因此有些運動員或是雕塑體態的人會選擇 γ-胺基丁酸做為營養補充品。

降低酒癮
γ-胺基丁酸除了可以有效降低注意力不集中的問題外，還能降低對酒精的渴求，因而減少酒癮發作的情形。

穩定血壓
γ-胺基丁酸具有鎮定、降低血壓及舒緩情緒的效果，因此也用來輔助改善高血壓與癲癇等病症。

保健成分	**DHA** 【參見 P.407】
成分來源	魚油、亞麻籽油、胡麻油、酪梨油、芥花籽油等。
作用位置	全身細胞的細胞膜，又以中樞神經系統與視網膜細胞含量較多。
目標效益及作用機制	**腦部與神經細胞最重要的脂肪酸** DHA 是細胞膜磷脂質中所富含的 Omega-3 不飽和脂肪酸，且能通過血腦屏障，進出腦部，維持腦部功能與神經傳導的正常。 **提高神經傳導的敏感度** DHA 能增加細胞膜的通透性，並活化細胞表面接受神經訊息的受體，提升細胞間的訊息傳導作用、增加神經傳導物質的釋放，有助於改善因老化造成的記憶力退化等問題。此外，DHA 可增加神經細胞樹突的密度，樹突是神經細胞接受與傳達生理訊號的重要結構，樹突密度愈高學習效能愈好。 **穩定神經傳導物質的濃度** DHA 有助於維持體內許多神經傳導物質的濃度，如血清素、腎上腺素與多巴胺，使人能提升注意力，增加學習能力。 **預防阿茲海默氏症** DHA 有助於預防老化引起的記憶力減退以及阿茲海默氏症的發生。DHA 會增加腦中抗氧化物穀胱甘肽的濃度，降低自由基對腦部的傷害，因此推論 DHA 可能具有保護阿茲海默氏症患者腦部記憶區塊的功能，使其延緩退化。 **維持視力健康** 根據研究發現，DHA 等 Omega-3 不飽和脂肪酸可以維持視神經健康與視網膜周邊血管的彈性。眼睛視網膜中的感光細胞能負責將光線傳導至大腦產生視覺，但感光細胞中需含有大量的 DHA，如果缺乏 DHA 會降低感光細胞的細胞膜通透性，減慢視覺訊號的產生，影響視力。 **保護心血管健康** DHA 可以透過多種方式調節體內血脂的濃度，例如 DHA 能增加肝臟脂肪分解酵素的活性，降低血中三酸甘油酯；DHA 可降低肝中膽固醇合成酵素的活性，減少膽固醇的製造量。DHA 同時也可以抑制脂氧化酶與環氧化酶的活性，減少體內發炎物質的產生，並且可藉由雙效調節血脂肪與發炎物質，來維護心血管的健康。

	維持皮膚健康
	不飽和脂肪酸也是皮膚的成分之一，足夠的不飽和脂肪酸會增加皮膚的保水性與抗皺效果，維持皮膚的彈性。DHA 也能減緩紫外線對皮膚的傷害，預防肌膚的老化。
	抗發炎、促進細胞修復
	當身體產生發炎時，不飽和脂肪酸會透過系統性的酵素變化，製造一群特殊的小分子脂肪酸，以透過終止發炎訊號的產生、產生組織或細胞損傷的訊息、製造大量的蛋白質與減少免疫細胞等生理運作，調節發炎反應，促進組織細胞的修復。

保健成分	牛磺酸　　　　　　　　　　　　　　　　　　【參見 P.388、P.404】
成分來源	主要是人工合成，但也可從多種魚類、魚內臟、牛膽汁、蜆仔等萃取。
作用位置	心肌、白血球、骨骼肌、視神經與中樞神經系統。
目標效益及 作用機制	神經傳導功效 牛磺酸是一種抑制性的神經傳導物質，對腦部具有保護作用，過去也曾用於輔助治療焦慮、過動、大腦功能不佳與癲癇發作的病患。 改善阿茲海默氏症的問題 牛磺酸可能有助於改善阿茲海默氏症的問題。根據研究顯示，阿茲海默氏症患者體內－乙醯膽鹼的濃度偏低，而記憶力退化與乙醯膽鹼不足有關。美國聖路易阿茲海默氏症研究中心發現，牛磺酸能增加阿茲海默氏症患者腦脊髓液中乙醯膽鹼的濃度，可能有助於改善記憶力退化的情形。 抗焦慮作用 牛磺酸對焦慮有改善的效果。中國瀋陽藥理大學的動物實驗中發現，餵食牛磺酸的老鼠較不容易受到外在環境的刺激而產生焦慮的行為。 提供細胞能量 牛磺酸可以提供細胞能量，增加神經細胞數量，幫助傳導與提高骨骼肌的表現，因此有助於提振精神與增加運動耐力。 視力健康 牛磺酸可以保護視網膜細胞減少自由基的氧化傷害，因而有保護視力的效果。 保護心血管健康 牛磺酸可保護血管內皮細胞免於高血糖、高血脂與高血壓引起的血管內膜傷害，並且能抑制血管平滑肌細胞的分化與增生，避免血管傷害，因此能保護心肌細胞（心臟）免於血管血流或心肌細胞代謝不平衡所引起的缺血性傷害。 輔助其他營養素的吸收 牛磺酸是膽汁的主要成分之一。膽汁能幫助脂肪消化、吸收脂溶性維生素及調節血清中膽固醇的含量。

調節免疫系統

　　人體的免疫系統是由各種防禦細胞所組成，主要負責抵禦外來病菌的入侵，使人體免於病菌的侵害。人類的免疫系統大致可以區分成兩道防線，第一道防線是屬於比較廣泛及全面性，辨識能力比較差但啟動卻非常迅速，能有效的阻止大部份微生物的入侵，例如皮膚、黏膜、白血球及補體系統（complement system）等。第二道防線通常是在微生物入侵之後，第一道防線無法加以遏阻消滅時，才需要第二道防線參與，其辨識能力及消滅能力強，但啟動較為緩慢，通常需要數天的時間，才能達到最強的效果。一旦啟動運作就會產生記憶能力，如果下次有相同的微生物再侵入體內，免疫系統就能辨出而立刻消滅入侵的微生物，因而保護人體不受侵害而生病。

　　人體的免疫系統就像軍隊一樣，平時應訓練有素，才能在適當的時候發揮保衛功能。免疫系統的功能就像天秤一樣，需要保持平衡性，不能太亢奮也不能太低下，否則易引起感冒、發炎、感染等症狀，甚至導致疾病產生。許多內在與外在的因素會造成人體免疫系統活性降低，例如生理壓力、作息不正常、營養不均衡或是缺乏運動等情形，多醣體、三萜類、有機鍺、大蒜、紫錐花與乳鐵蛋白等營養成分，有助活化免疫細胞進而提高人體防護力，降低病菌的感染。而一些特定的疾病，如紅斑性狼瘡或僵直性脊椎炎等自體免疫的疾病，會造成體內免疫系統過度敏感，此時可藉由一些如鋅、生物類黃酮及不飽和脂肪酸等營養素，調控、緩和過度敏感的免疫細胞，減低免疫系統對自己的傷害。

保健成分	多醣體　　　　　　　　　　　　　　　　　　【參見 P114、P.122、P.271、P.391】
成分來源	由靈芝、樟芝、蘆薈、巴西蘑菇、冬蟲夏草、木耳、杏鮑菇、褐藻、燕麥與大麥等萃取。
作用位置	肝臟細胞、免疫細胞、上皮細胞與胰臟細胞等多種細胞。
目標效益及作用機制	**活化免疫系統** 植物多醣體是一種天然合成的碳水化合物，其種類很多，最常見的是葡聚糖（β-glucan），廣泛存在植物及酵母菌等真菌類的細胞壁中。研究證實葡聚糖可輔助人體提升免疫功能、對抗腫瘤、抗發炎與抗菌等功效。2002 年我國中央研究院發現，靈芝中的多醣體能有效刺激脾臟細胞增生與製造更多的細胞激素，藉此能更迅速地將免疫訊息傳遞至各種不同的免疫細胞，強化人體免疫力。

對抗腫瘤細胞

2001 年東京藥科大學的研究發現，巴西蘑菇子實體中的多醣體能增加血管的通透性，運送更多的免疫細胞進入腫瘤組織，更有效地清除癌細胞，提供較佳的抗腫瘤效果。

降低感染與提升細胞修復能力

美國路易斯維爾大學病理研究所指出，β-葡聚醣能與嗜中性白血球及自然殺手細胞表面受器結合，提高白血球的吞噬能力與自然殺手細胞的毒殺作用，減輕病毒感染的症狀。而其他相關研究也發現，多醣體能刺激骨髓幹細胞提升骨髓的造血機能，加速紅血球與白血球的製造，因此能減輕因放射線照射導致血球減少的傷害。

重要的抗氧化營養素

多醣體具有捕捉自由基的能力，能對抗氧化，減低自由基所造成的氧化壓力，減少細胞受損，維持正常生理功能。

降低血脂與保護心血管健康

β-葡聚糖可以增加人體腸道中膽酸的排出，與降低肝臟合成膽固醇的能力，改善高血脂問題與促進心血管健康。

保健成分	三萜類化合物	【參見 P.289、P.391】
成分來源	由牛樟芝子實體、靈芝、海藻、乳香等萃取。	
作用位置	黏膜細胞、肝臟細胞、免疫細胞等多種細胞。	
目標效益及作用機制	**免疫調節劑** 三萜類化合物的種類非常多，截至目前為止已經超過 2,000 種不同的成分。主要的生理作用為緩解發炎、鎮痛解熱、肝臟修復、心血管保健以及滋補身體等。三萜類化合物中的齊墩果酸（oleanolic acid），根據 2008 年巴基斯坦藥物研究中心的資料顯示，具有抗菌、護肝、消炎、抗氧化與抗 AIDS 病毒等作用。 **調節發炎反應** 當身體細胞或組織受傷時，會產生許多的發炎物質，其中一種發炎物質是前列腺 E2（PGE2），發炎物質會讓人體產生紅、腫、熱、痛等生理現象。脂氧化酶是產生前列腺 E2 的主要酵素，研究證實乳香中的三萜類成分乳香酸（boswellic acid）能抑制脂氧化酶的活性，減少體內發炎物質的合成，改善慢性發炎問題，避免過度或是長期的發炎。 **抑制癌細胞生長與轉移** 三萜類化合物具有抑制癌細胞的作用。根據 2009 年義大利衛生研究院的研究顯示，三萜類可誘導癌細胞回復正常的細胞凋亡程序，並且降低癌細胞內的發炎物質濃度，以減少癌細胞的增生與訊號傳遞，有效控制癌細胞的生長。另外，2009 年《Planta Medica》期刊指出，三萜類物質可減少血管內皮生長因子的表現，抑制血管新生，以延緩癌細胞的生長與日後的轉移作用。	

提高癌症治療效果
2011 年美國國家衛生研究院表示，三萜類能使腫瘤細胞數量減少，且成功誘導腫瘤細胞走向細胞正常凋亡的程序，延長存活機率。同時因為三萜類具有提高免疫細胞的活性及促進細胞的修復，因此能提升化療藥物的治療效果，減少藥物劑量，減輕癌症患者化療時產生的副作用。

對抗自由基
三萜類有助於提高人體的抗氧化作用。三萜類本身不直接與自由基對抗，而是透過活化體內抗氧化酵素，如超氧歧化酶（SOD）、穀胱甘肽轉硫酶（GST）與過氧化氫酶等，清除細胞內有害的自由基，降低自由基對細胞產生的氧化傷害。

保健成分	有機鍺　　　　　　　　　　　　　　　　　　【參見 P.268、P.274】		
成分來源	存在明日葉、人蔘、靈芝、大蒜、蘆薈、紫草與綠藻等食品中。		
作用位置	關節組織、血管內皮、免疫細胞、大腦細胞等。		
目標效益及作用機制	活化免疫系統 有機鍺可刺激體內的干擾素產生，干擾素會刺激自然殺手細胞增生，提高人體的免疫力。日本科學家曾在《干擾素期刊》中指出，有機鍺可以回復 T 淋巴球、B 淋巴球及自然殺手細胞的活性，同時增加 B 淋巴球產生抗體的速度。 預防白血病 有機鍺具有抑制癌症的作用。根據動物實驗發現，在餵食罹患白血癌的老鼠含有機鍺的飼料後，可提升老鼠體內的自然殺手細胞活性，抑制癌細胞的增生。 提升人體新陳代謝 有機鍺可幫助氧氣進入細胞，增加細胞的活動力，而細胞活動力愈旺盛，人體的新陳代謝愈好。此外，因為癌細胞喜歡缺氧的環境，有機鍺的帶氧功能正好抑制了癌細胞的生長，幫助預防癌症的發生。 提高細胞的修復能力 日本放射線醫學會研究發現，有機鍺可幫助骨髓細胞的修復。經由放射線照射的老鼠體內的紅血球與白血球已減低一半，但在施打含有機鍺的藥劑兩週後，血球數量便恢復正常。由於紅血球是由紅骨髓製造而來，因此有機鍺能修復因放射線受損的骨髓細胞。		

保健成分	生物類黃酮（Bioflavonoids），又稱為維生素 P　　【參見 P197、P.280、P.376】 生物類黃酮是多酚類化合物質的其中一類，最常見的生物類黃酮成分包括：槲皮素（quercetin）、芸香素（rutin）、兒茶素、大豆異黃酮、花青素及原花青素等。		
成分來源	由柑橘類水果、蜂膠、綠茶、紅酒、玫瑰果、莓果類、銀杏、大豆等萃取。		
作用位置	黏膜細胞、免疫細胞等全身性的細胞。		

目標效益及 作用機制	**對抗慢性發炎** 生物類黃酮可減少腫瘤壞死因子（TNF-α）的分泌，減少抗發炎物質產生，降低細胞的傷害。印度德里大學研究顯示，槲皮素可抑制巨噬細胞釋放一氧化氮及減少腫瘤壞死因子的濃度，有效控制老鼠體內的發炎反應。並且根據 2001 年底特律偉恩州立大學的研究團隊指出，口服大豆異黃酮補充劑 3 個月後，能有效降低腫瘤壞死因子所誘發的促發炎酵素 - 環氧化酶的活性，達到抑制發炎的效果。 **提升巨噬細胞的吞噬能力** 生物類黃酮能增加週邊血液的淋巴球數目、巨噬細胞的吞噬能力，具提升免疫力的作用。 **緩解過敏症狀** 生物類黃酮有減低過敏的效用。日本岐阜縣藥理大學研究發現，生物類黃酮中的槲皮素與木犀草素（luteolin）可減少免疫細胞釋放組織胺，降低過敏反應。 **降低與預防心血管疾病** 生物類黃酮可以抑制血小板凝集、預防血栓產生、減少血管內皮細胞的氧化傷害、增加細胞的抗氧化作用，降低氧化型低密度脂蛋白的產生，保護心血管的健康。 **提高維生素 C 吸收力，增加抗氧化作用** 生物類黃酮有助抗氧化營養素維生素 C 的吸收，也是合成膠原蛋白重要的輔酶，並且可穩定微血管管壁強度與通透性，在兩者的輔助下，除了提高體內的抗氧化效力外，也能維持血管壁的彈性，維持血管健康。

保健成分	乳鐵蛋白	【參見 P.293】
成分來源	由牛初乳與母乳萃取或存在於其他乳清蛋白的營養品中。	
作用位置	骨骼、黏膜細胞、免疫細胞如嗜中性白血球等。	
目標效益及 作用機制	**抗菌作用** 乳鐵蛋白是一種存在乳清蛋白中的醣蛋白，由於能與鐵結合的特性，使它具有抗菌及抗病毒的特性。腸道病源菌的生長需要仰賴鐵質，乳鐵蛋白與鐵質結合，減少病源菌的生長，維護小腸黏膜的健康。此外，乳鐵蛋白可被纖維蛋白水解酶分解成具有生理活性的胜肽物質—牛乳鐵蛋白素與其衍生物，可以破壞革蘭氏陰性菌的外膜，抑制壞菌的生長。 **活化免疫系統，增強免疫力** 許多免疫細胞表面都有乳鐵蛋白的接受器，乳鐵蛋白能藉與細胞表面的受器結合，促進免疫 T 細胞、吞噬細胞、殺手細胞、腫瘤破壞因子（TNF-α）及介白質（Interleukin-6）的活性，活化人體的免疫系統，且能防禦腸病毒的感染。此外，乳鐵蛋白會調節 T 淋巴球，促進 T 淋巴球的分化增生，也能間接促進 B 淋巴球產生抗體的速度，強化人體的免疫系統。	

> **抗氧化作用**
> 乳鐵蛋白是很重要的抗氧化物質。因為未結合的鐵質容易促使人體產生自由基，乳鐵蛋白可以與鐵質結合，減少自由基的氧化傷害。
>
> **對抗發炎，減少過敏**
> 平時乳鐵蛋白在血中的含量很低，但是在發炎時濃度會大增，主要的目的就是對抗病菌，減少病菌的感染率。並且在誘發老鼠皮膚過敏的實驗中發現，乳鐵蛋白能抑制發炎訊號（如 TNF-α）所引起的發炎反應，減輕過敏症狀。

保健成分	紫錐花萃取物　　　　　　　　　　　　　　　　【參見 P.286】
成分來源	由紫錐花根或花瓣萃取。
作用位置	上呼吸道黏膜細胞、吞噬細胞、嗜中性白血球、自然殺手細胞等多種免疫細胞。
目標效益及作用機制	**提升免疫，對抗感冒** 紫錐花對咳嗽、感冒、喉嚨痛、發炎及病菌感染，都有輔助改善效果。德國慕尼黑大學研究指出，紫錐花中最重要的兩類成分：烷醯胺（alkylamide）類及咖啡酸類衍生物（cafferic derived acid）具有多項的免疫功效，如增加 T 細胞與巨噬細胞的數量，提高細胞的吞噬能力，增加干擾素分泌等。 **促使癌細胞死亡** 紫錐花可以提高骨髓製造白血球細胞及增加其他免疫細胞製造腫瘤壞死因子（TNF-α）。腫瘤壞死因子是一種生理警訊，可以提高人體免疫系統的活性，增進人體對於病菌的抵抗力，或促使體內不正常的細胞如癌細胞自行凋亡。 **幫助傷口修復** 紫錐花中含有多項天然藥理成分能輔助傷口的復元。例如紫錐花素能減少傷口感染、水溶性多醣體可促進傷口修復、必需脂肪酸可以緩解發炎症狀，以及生物類黃酮可緩解過敏症狀等。

保健成分	鋅　　　　　　　　　　　　　　　　　【參見 P.397、P.440】
成分來源	主要以人工合成、自南瓜籽中萃取。
作用位置	肌肉、骨骼、前列腺、免疫細胞等全身性細胞。
目標效益及作用機制	**提升免疫力** 鋅能調控嗜中性白血球及自然殺手細胞的活化，提升吞噬病菌的能力，增強免疫系統的作用。且於 2008 年美國偉恩州立大學醫學院的研究顯示，每天補充 24 毫克的鋅，可加速改善感冒症狀。 **改善腹瀉症狀** 鋅有減緩病毒性腹瀉所發生的脫水現象，有助於改善孩童急性腹瀉引發的死亡或重症問題。 **緩解自體免疫的症狀** 鋅可能對於自體免疫疾病有幫助。補充鋅有助於改善自體免疫疾病一類風溼性關節炎患者關節腫脹、晨間肢體僵硬及行走等問題。

保護視力

自由基的氧化傷害是引起老年性黃斑部退化與病變的主因，鋅可以增強視網膜細胞的抗氧化效力，減少紫外線對視網膜細胞的傷害，因此能保護視力。

抗氧化作用

鋅是體內重要的抗氧化酵素－超氧化物歧化酶（SOD）的輔酵素。體內的免疫細胞在消滅病菌時會釋放許多自由基，足量的鋅不但能幫助提高免疫細胞的戰鬥力，也能有效保護正常細胞減少自由基的損害。

維護前列腺健康與預防前列腺癌

鋅對於前列腺的健康及代謝均有影響，鋅可儲存在前列腺的粒線體細胞中，提供細胞製造能量需求。此外，鋅可以調降前列腺特異抗原（PSA）的濃度，恢復組織中的類胰島素生長因子（IGF－1）的正常分泌，預防前列腺組織增生與肥大，維護前列腺健康。

保健成分	大蒜萃取物　　　　　　　　　　　　　　　【參見 P.265】
成分來源	由大蒜、洋蔥、韭菜、青蔥等萃取。
作用位置	免疫細胞、血小板、腸胃黏膜、肝臟細胞等。
目標效益及作用機制	**提升免疫力** 大蒜萃取物具有刺激自然殺手細胞活性的作用，對抗菌及抑制癌細胞生長有顯著的效果。 **預防感染** 2006 年營養期刊《Journal of Nutrition》指出，補充大蒜萃取物有助罹患消化道相關的癌症患者，增加體內自然殺手細胞數量及活性，減少癌症治療後期消化黏膜損傷引起的感染問題。 **對抗腸內壞菌** 2001 年美國營養學會指出，大蒜中的黃酮類成分能抑制引起腸道腹瀉的有害菌生長，並且降低有害菌在人體產生有毒物質，甚至已經對抗生素有抗藥性的壞菌，大蒜仍然有助於抑制這類菌種的生長。 **改善胃幽門螺旋桿菌引起的胃炎** 大蒜中的硫化物－蒜素可以抑制胃幽門螺旋菌的生長，同時提高胃黏膜中的免疫細胞數量，減少胃黏膜發炎。 **抗氧化作用** 大蒜中許多的有機硫化合物，如蒜素（Allicin）、Ajoene、Diallyldisulfide（DADS）、Diallyltrisulfide、s-allylcysteine（SAC）等都是重要的植化素，具有高活性的抗氧化作用。由於大蒜也含有抗氧化礦物質－硒，硒是體內重要抗氧化酵素－穀胱甘肽過氧化酶的輔因子，所以更顯出大蒜不凡的抗氧化效力。 **預防中風與保護心血管** 大蒜中的非水溶性硫化合物可降低總膽固醇、三酸甘油酯與低密度脂蛋白的濃度，改善血脂過高的問題。除此之外，大蒜可藉由降低自由基的傷害，防止氧化型低密度脂蛋白形成，進一步保護血管內皮，減少血管內慢性發炎的情形，並且配合抗血小板凝集的效果，預防血栓的生成，降低中風的發生率。

購買注意事項
保健食品的使用、

保健食品玲瑯滿目，不同的成分有不同的特性，該怎麼挑選、怎麼吃呢？首先，在購買前，應先認清需求，及充實相關知識，以選擇標示清楚、內容完整的產品為基本原則。購買時，務必仔細看清楚產品包裝的標示內容，例如產品的成分、濃度含量、服用量及服用方式、製造廠商、保存期限、政府核可認證等。服用時，也必須留意用法、用量及相關使用禁忌，以及留意服用後身體的反應，認識過敏等可能產生的不良反應，以備發生時正確應變。服用期間，最好能記錄開始服用日期，避免產品服用時間過長而變質；期間產品也應確實做好保存，才能保全產品品質，吃得安心。

保健食品選購的基本原則

由於保健食品種類玲瑯滿目，銷售通路多元，以及一般人對於產品的了解往往不足，因此在選購保健食品時常常陷入迷惑，甚至單憑他人使用經驗來購買，不只浪費金錢，更可能有損健康。掌握選購要點，按需求及認清產品標示及來源，才能保障產品效用品質、安全食用。

選購保健食品從事先的需求確認到實際的選購，可依循以下步驟：

（一）依照自身需求與體質

選購保健食品前，應先確立自身的體質狀態，欲改善或調養的需求，包括飲食偏好、生活作息、病史、對哪些物質過敏、是否正在服用藥物等現況，確立是否有服用的必要，及釐清保健需求。並且在此需求下，進一步了解哪些保健成分是符合此需求的，深入認識保健成分的功效及其適用範圍。例如偏好油炸食物的肥胖者，欲控制體重應選擇白腎豆等抑制脂質吸收的保健成分，而非抑制糖分吸收的藤黃果等保健品；而疲勞體弱但體質燥熱者，欲提升免疫力，應選用涼補的西洋蔘，而不是屬性偏熱的人蔘保健品。

（二）經由適當通路購買

除了藥妝店、大賣場、保健食品專賣店、直銷等實體通路之外，愈來愈多民眾會透過網路與電視購物來購買保健食品。實體通路通常能看到實際產品與標示說明，但網購與電視購物則無，購買前可先至產品網頁與確認購物節目上是否出示產品的詳細資訊，尤其是成分來源、製造廠商、農藥或重金屬檢驗等相關資料。而產品廠商也應有合理的退貨機制，才能保障自身的消費權益。此外，民眾不要購買路邊攤、地下電台等推薦的商品，也不應貪小便宜購買來路不明的商品，以免傷身且索賠無門。

（三）認清產品的成分標示及包裝

到店家購買保健食品時，要看清楚保健食品外包裝上的標示，包括：（1）營養成分及有效成分含量標示（2）適用對象及食用方式（3）複方成分及添加物（4）認證標章及字號（5）製造日期及保存期限（6）食用注意事項等，包括服用時間、用量、不宜使用者、以及併用藥物的禁忌等。在購買前，也需留意產品外包裝是否完整、無凹陷毀損的瑕疵，飲品封口是否突起、未密合，瓶底是否有不明沉澱物，粉末是否有結塊，膠囊是否有相互黏著等現象，以免買到已變質的產品，反而影響健康。

保健食品選購流程

①確認個人保健需求

- 了解自身的體質狀態、生活及飲食型態、病史等，釐清欲改善或調養的保健需求，並且認識保健成分及其適用範圍，以選擇合適自身需求的保健成分。

可能的風險
若未購買合適自身需求或體質的保健品服用，不僅無法感受其效用，還可能因成分與體質的衝突，而危害健康。

②至適當通路購買

- 至藥妝店、大賣場、保健食品專賣店等實體通路購買保健食品，能直接看到實際產品，才能確認包裝情形和標示內容。
- 透過虛擬通路購買則需留意廠商是否有出示產品的詳細資訊，並且應有合理的退貨機制。

可能的風險
購買來路不明的產品，安全無保障，萬一發現問題也無處求償，傷身又傷荷包。

③認清產品包裝及標示

- 產品的包裝是否有毀損、未密封的情形。

可能的風險
包裝若破損，裡頭的成分可能已經變質或遭受汙染，食用後將影響健康。

- 應看清楚包裝上重要的標示，如營養成分及有效成分含量標示、適用對象及食用方式、複方成分及添加物、認證標章及字號、製造日期及保存期限、食用注意事項等。

可能的風險
沒有明確標示的產品，表示產品廠商不可信賴，食用其產品並無保障，不僅效用安全無保障，可能影響健康，還求償無門。

看懂產品標示①
保健食品應有的包裝標示

保健食品的包裝上應標示有產品的功能訴求、成分含量、用法與安全性等，其中更應詳盡載明產品中的有效成分濃度或劑量、其他成分組成、製造日期或保存期限、生產廠商等資訊，才能提供消費者足夠的產品訊息，來判斷是否符合選購需求，及是否可保障欲購買產品的效用品質和安全。

保健食品的基本標示

保健食品亦屬食品，產品標示上仍應根據食品衛生管理法第 17 條：「有容器或包裝之食品、食品添加物，應以中文及通用符號顯著標示下列事項於容器或包裝之上」的規定。標示的項目有品名、內容物、添加物、廠商名稱、有效日期與營養標示。另外，若經衛生署核發獲得健康食品認證者，得標示小綠人標章與健康食品字號，並可說明其功效。

1. 品名：不論國內外產品，均要有中文品名。名稱需與內容物相符，且除了已經認證的健康食品之外，保健食品品名不得宣稱或暗示產品療效。

2. 內容物名稱及重量、容量或數量：產品的成分為二種以上混合物時，應分別標明。

3. 食品添加物名稱：詳列添加物名稱，若含有防腐劑如己二烯酸鉀等，最好能標示濃度供消費者參考。

4. 廠商名稱、電話號碼及地址：由國外輸入的產品，應註明國內負責廠商名稱、電話號碼及地址。若製造廠與銷售商不同，應分別標明。

5. 有效日期：經中央主管機關公告指定保健食品包裝上須標示製造日期、保存期限或保存條件者，應一併標示。目前僅有較少數的保健食品標示有製造日期（英文縮寫為 MAN），但為食用安全，保健產品都應標示有保存期限（英文縮寫為 EXP）及有效期限。消費者在選購時，應該選擇可以容易辨別產品是否過期、何時過期的產品。若無法從外包裝上辨識，或是日期有經塗改的痕跡，絕對不要買。

6. 營養標示：須包含熱量、蛋白質、脂肪、飽和脂肪、反式脂肪、碳水化合物、鈉的含量、宣稱的營養素含量、以及廠商自願標示的其他營養素含量。

7. 認證標章：自國外進口的錠狀或膠囊健康食品，為與藥品做區分，須申請並標示「衛署食字號」，以免民眾誤認為藥品。而國內生產的保健食品，可向衛生署提出「健字號」申請，經過衛署對於活性數據、產品品質、以及製造廠與生產過程的審核之後，發予健字號以及小綠人標章，才可稱為「健康食品」，並可標示產品功效，更明確地保證產品品質及效用。

保健食品標示怎麼看？

以維生素 B 群保健品為例：

品名

需標示中文品名。名稱需與內容物相符，且除了健康食品之外，保健食品品名不得宣稱或暗示產品療效。

原料成分

產品的內容物名稱，包括主要成分、添加物等。主要原料須與品名相符（如維生素 B 群產品標示有維生素 B1、B2、B6、B12、菸鹼酸、葉酸、生物素）；並詳列添加物名稱，如乳糖、麥芽糊精、硬脂酸、檸檬酸等。

注意事項

應標註出此產品需與藥物服用時間的間隔、不宜服用者及副作用等。亦應標示出產品的保存條件，如：請置於陰涼處或避光等，避免兒童自行取用等說明。

有效期限

製造日期（MAN）、保存期限（EXP），應一併標示。

營養標示

應標示出每份產品所含的營養素，須包含熱量、蛋白質、脂肪、飽和脂肪、反式脂肪、碳水化合物、鈉的含量、宣稱中的營養素含量（產品主成分如維生素 B）等項目。

品名：足活力維生素 B 群錠

原料成分：乳糖、維生素 B1、B2、B6、B12、菸鹼醯胺、葉酸、麥芽糊精、硬脂酸、生物素、檸檬酸

內容量：0.3 公克 / 錠，40 錠 / 瓶

食用方法：一天一錠餐後搭配開水食用。

注意事項：
・ 本品內含維生素 B2 經吸收代謝，尿液呈現黃色為正常現象。
・ 內附乾燥劑，請誤食用。

保存期限：三年
有效日期：2022.10.05

製造商：台灣足活力有限公司
地　址：台北市康健路一段美麗巷 33 號
服務專線：0800-593593

營養標示	
每一份量（1 錠）0.3 公克 本包裝含 40 份	
每份	
熱量	1.30 大卡
蛋白質	0.10 公克
脂肪	0.0 公克
飽和脂肪	0.0 公克
不飽和脂肪	0.0 公克
碳水化合物	0.25 公克
鈉	0.10 毫克
其他營養成分	
維生素 B1	24.00 毫克
維生素 B2	24.00 毫克
維生素 B6	20.00 毫克
維生素 B12	30.00 毫克
菸鹼酸	20.00 毫克
葉酸	400.00 毫克

食品

內容量

標示出產品中內容物的數量，以及每一份量如每錠、每粒、每100 毫升等的重量或含量。

食用方法

明確說明食用時間（如飯前或飯後）、次數（每日幾次）、用量（每次幾錠），以及服用方式（配水服用）。

廠商資料

應標註廠商名稱、電話號碼及地址。由國外輸入者，應註明國內負責廠商名稱、電話號碼及地址。若製造廠與銷售商不同，應分別標明。

認證標章

包裝上可標已經認證的標章，如標註有食品 GMP 標章的產品，即其生產廠經 GMP 協會審核符合 GMP 規格，衛生與安全達到標準；或是小綠人標章，即指此產品之品質與功效經衛生署審核得到健康食品認證。

食品字樣標示

為與藥品做區分，保健食品包裝上須標示有食品字樣或標註衛生署食字號。

看懂產品標示②
如何看有效成分的標示

有效成分是產品功效的來源，例如：冬蟲夏草膠囊，其有效成分就是冬蟲夏草，功效為免疫調節作用。保健食品標示中都應詳列有效成分名稱、含量與濃度，以利消費者選購適合自己且有效的產品。

有效成分的標示方式

依產品中的有效成分，可分由維生素類及天然物萃取的產品兩類來看：

（一）維生素類

維生素類產品的含量標示有國際通用的規範，以每粒（錠）產品所含的維生素重量如毫克數（mg）、微克數（μg）、或國際單位（IU）來表示，並常會附註每種維生素或礦物質的每日建議攝取量（RDA）。

水溶性的維生素如維生素 B 群、維生素 C，市售保健食品中的含量常達到或超過每日建議劑量，以應付人體於生病、懷孕等特殊的狀況下的需求。過量的水溶性維生素可隨尿液排出，不易造成身體負擔。但鈣、鎂、鋅、銅等礦物質攝取過量會造成肝腎負擔，因此含量均低於每日建議量。而維生素 A、D、E 等脂溶性維生素，也因人體的需要量極微小，劑量需低於每日建議量。含量以國際單位來表示，例如維生素 A 保健品中維生素 A 的含量會標示低於每日建議攝取量 10000 個國際單位（IU）。另外，維生素 E 因其來源分有天然萃取與人工合成兩種，若成分表上標示為 d-alpha-tocopherol 是指天然來源，標示 dl-alpha-tocopherol 則為人工合成的。

（二）天然物萃取

由於各種天然物萃取的標準不一，活性成分百分比與標準萃取物含量是兩項較具意義的指標：

a. 活性成分的百分比：以葡萄籽產品為例，其品質與功效的指標，是葡萄籽的活性成分花青素（OPCs）的百分比。市面上標示含量最高的花青素百分比為 95%，即每粒（錠）含 100 毫克的葡萄籽萃取物中，有 95 毫克的花青素（OPCs）。

b. 標準萃取物含量：天然物的活性成分複雜，特別是中草藥，較嚴謹的廠商會以標準萃取物的含量來取代單一活性物質的濃度標示。標準萃取物達到一定的濃縮比例，成分純化程度較佳。以冬蟲夏草為例，其標準萃取物比例為 2：1（兩倍濃縮），就是將 2 公斤的冬蟲夏草原料濃縮成 1 公斤的萃取物。目前已訂出標準萃取物的天然成分有：蜂膠（5 倍濃縮）、冬蟲夏草（2 倍濃縮）、靈芝（5 倍濃縮）、紅景天（3 倍濃縮）等。標示方式為主成分後寫明「標準萃取物」字樣，以及濃縮比例。

看懂有效成分標示

▶ 維生素類產品的標示

1. 含量可等於或高於每日建議攝取量

維生素C、維生素B群等保健成分為因應特殊狀態時人體有較為大量的需求，加上若攝取過多，人體可將多餘的部分排出體外；因此有效成分含量通常較平日需求高。

例如 維生素C的每日建議攝取量為60毫克，產品標示通常超出此建議量。

範例：女性綜合維生素膠囊

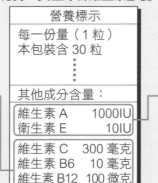

營養標示	
每一份量（1粒） 本包裝含 30 粒 ………	
其他成分含量：	
維生素 A	1000IU
衛生素 E	10IU
維生素 C	300 毫克
維生素 B6	10 毫克
維生素 B12	100 微克
葉酸	200 微克

2. 含量應低於每日建議攝取量的保健品

維生素A、維生素E、維生素D及銅、鋅等微量礦物質等保健成分，人體僅有微量需求，過量可能造成代謝負擔或具有毒性；因此有效成分含量必須較建議攝取量低。

例如 產品標示維生素E的含量應低於每日建議攝取量30IU。

▶ 天然物萃取產品的標示

類別 1
標示活性物質百分比的保健品

此類產品中僅含有單一的活性物質，因此能明確標明此活性物質的濃度。

範例：葡萄籽保健食品

營養標示	
每一份量（1 錠） 本包裝含 60 錠 ………	
其他成分含量：	
葡萄籽抽出物總前花青素 OPCs 活性成份 95%	100mg
維生素 C	50mg

每粒（錠）含有100毫克的葡萄籽萃取物，且其中的活性成分花青素（OPCs）的百分比標示為95%，即每粒（錠）含有95毫克的花青素。

類別 2
標示標準萃取物含量的保健品

此類產品中含有多種活性物質者，因此會以標準萃取物含量標示出有效成分量。

範例：蜂膠膠囊

品名：○○蜂膠膠囊
主要成分：蜂膠 500 毫克（5：1 標準萃取物）。
副成分：食用二氧化鈦、明膠。 ………

每粒膠囊含蜂膠標準萃取物500毫克，標準萃取物的萃取比例標示為5：1，即指為5倍濃縮的蜂膠。

看懂產品標示③
保健食品的認證與檢驗

保健食品標示上常見的圖案有小綠人標章，代表產品獲得衛生署核發健康食品認證；以及圓形的食品 GMP 標章，表示其生產廠的衛生與品質控管符合 GMP 規範。除圖形之外，具有衛生署食字號，表示產品製造與銷售商為合法。而檢驗單位，如 SGS，對於產品的檢驗結果，也是判別產品安全性的重要依據。

衛生署食字號與健康食品認證

具有衛生署食字號的保健食品，表示產品由登記於經濟部商業司的合法廠商所生產或銷售。目前對於國內生產的產品並未強制規定標示衛生署食字號，但由國外進口的保健食品為避免與藥品混淆，依規定須標明食字號。而健康食品則須由廠商向衛生署提出申請，其生產的保健食品功能經過科學實驗證實後，將實驗結果與製造環境過程等各方面資料提交由衛生署審核，審核通過後便核發健康食品認證，產品標示上即可看到衛生署核發的健字號、小綠人標章以及衛生署核可的功效，表示此類產品的品質與效果由國家保障，可靠性高。

認明 GMP 認證，保障產品無汙染製造

優良食品製造標準 GMP 優良製造作業規範（Good manufacturing practice）是國際通用的規範，目的於確保產品的品質，防止製造過程中可能產生的交叉汙染，並避免誤用不當原料。GMP 製造廠的設備、機器等必須經特殊的設計，使環境保持絕對的清潔乾淨，所有的成分與物質都要經過鑑定，確保其高品質，同時必須貯存得宜，杜絕所有汙染的可能性。由於 GMP 產品的審查程序相當嚴謹，選購時認明 GMP 廠所生產的保健食品，可做為確保食用安全的第一步。國內廠商由食品 GMP 認證體系推行委員會審核，獲得認證者可將圓形的食品 GMP 標章顯示於產品包裝或說明書當中，讓消費者一目了然。國外製造產品其生產廠商的 GMP 認證由該國官方核發，並得於包裝上標示 GMP 廠生產的中文字樣。

檢驗結果與數據

不論國內或進口的保健產品，為取得消費者信賴，廠商經常將產品送往由第三公證單位做檢驗。常見的檢驗單位包括瑞士通用檢驗公證集團（SGS）、無合作關係的廠商實驗室（如義美、台美、愛之味等廠商）、以及各研究機關與學校的實驗室。檢驗項目則包含五種塑化劑（DEHP、DINP、DIDP、DBP、BBP）、五大重金屬（鉛、汞、鎘、銅、砷）、防腐劑、西藥、微生物檢驗、農藥殘留量、毒素檢驗、

漂白劑以及馬兜鈴酸等可能危害健康的物質。檢驗合格的產品通常會在包裝上標示檢驗項目、檢驗結果與檢驗單位，並多數會公布於產品網站上。消費者購買前不妨先搜尋產品檢驗資訊，為自己的安全與健康把關。

保健食品上所標示的認證標章

食品 GMP 標章		
	負責單位	國內：食品 GMP 認證體系推行委員會 進口：該國官方機構
	辨識方法	● 國內廠商產品標示圓形標章，有食品 GMP 字樣與微笑圖樣。 ● 進口產品標示「GMP 廠生產」的中文字樣。
說明		● 產品製造廠符合 GMP 優良製造作業規範。 ● 產品原料安全，製造過程衛生且無汙染。 ● 具有 GMP 標章者，產品安全性高。
應用食品		所有食品均可申請認證，具有 GMP 認證的廠商會公告於食品 GMP 認證體系推行委員會的網站。

健康食品標章		
	負責單位	行政院衛生署
	辨識方法	● 通過審查的產品會給予健康食品（小綠人）標章，消費者可從產品包裝上的標章及字號辨別一、二軌。 ● 第一軌的產品上標有「衛部健食字第 A00000 號」，第二軌的產品標有「衛部健食規字第 000000 號」。
說明		● 產品功效經科學實驗證實。 ● 實驗結果與生產流程及環境通過衛生署審核。 ● 獲得此標章者可以標示產品功效。 ● 健康食品認證採取查驗登記雙軌制，第一軌為「個案審查」；第二軌為「規格標準審查」。
應用食品		食品廠商均可申請認證，認證通過者，才可於包裝上標示此標章，以及標註所認證的功效。目前衛生署已公告得宣稱保健功效的類別一共 13 項，例如：護肝、抗疲勞、調節血脂等。此外，魚油和紅麴已由學理確立產品保健功效，屬於「規格標準審查」因此無需做保健功效評估試驗。詳細資料和通過認證的產品可至衛生署網站查詢。

編注：實際標章顏色請見負責單位的官網。

保健食品的檢驗項目

檢驗項目名稱	詳細項目內容	合格標準
塑化劑	ＤＥＨＰ、ＤＩＮＰ、ＤＩＤＰ、ＤＢＰ、ＢＢＰ五種塑化劑的含量	每天人體每公斤體重可耐受量為：0.05毫克的塑化劑DEHP、0.01毫克的DBP、0.15毫克的 DINP、0.5毫克的 BBP、0.15毫克的 DIDP。產品每日建議服用量應低於此標準。
重金屬	鉛、汞、鎘、銅、砷的含量，單位為 ppm	依產品原料不同，含量標準各有異，合格者可標示「符合國家標準」等字樣。
防腐劑	對羥苯甲酸、水楊酸、苯甲酸、己二烯酸、去水醋酸、丙酸等	依防腐劑種類不同，含量標準各有異，合格者可標示「符合國家標準」等字樣，並須在化學名稱後加上防腐劑的字樣，以辨識防腐劑種類。
西藥	共有 160 種西藥成分	不得檢出。
微生物	總生菌數、大腸桿菌、金黃色葡萄球菌、沙門氏桿菌、酵母菌、綠膿桿菌、黴菌等	依菌種不同，含量標準各有異，兩項重要指標為：生菌數需低於一萬 CFU 以及大腸桿菌群須低於 1000MPN。
農藥殘留	多達百種以上	除了一百多種禁用農藥為不得檢出外，其餘農藥依種類不同各有其殘留容許量，合格者可標示「符合國家標準」等字樣。
真菌毒素檢驗	黃麴毒素	10 ppb 以下。
漂白劑	過氧化氫與二氧化硫	過氧化氫：不得檢出。二氧化硫：30ppm 以下。
常見於中草藥的有毒物質	馬兜鈴酸	不得檢出。

看懂產品標示④
認識保健食品中的添加物

為將保健成分製成錠劑或膠囊等產品型態，製造過程中常需額外添加賦型劑，或為了讓保健品容易入口、顏色美觀，也可能添加各種調味劑、香料與食用色素等，這些都是保健食品中除了有效成分外可能含有的添加物。購買時應特別注意的是產品中的含糖量、含鈉量，以及防腐劑的種類與含量，以免影響健康。

潛藏於保健食品中的添加物

依衛生署《食品添加物使用範圍及限量暨規格標準》，各類食品添加物都訂有准用種類及用量上限，並經常抽樣檢驗，不合格的產品會公布於網站上供消費者查詢。民眾較需要自行注意的是，添加物可能提升產品的鈉含量及糖含量，100 公克的食品中，鈉含量超過 500 毫克就屬高鹽食品，尤其蜆精、葡萄糖胺等產品易有鈉含量過高的情形發生；而每 100 公克的食品含糖量超過 15 公克就算是高糖食物，尤其通常為了提高飲品的適口性，液態產品常添加過多的糖分，因此糖尿病及心血管疾病的患者更須特別注意。此外，防腐劑苯甲酸長期使用將導致肝臟病變、黃色色素可能引起兒童過動的現象等，因此使用保健品前，民眾都應留意產品上添加物及注意事項的標示。

常見於保健食品中的添加物種類與標示方法

消費者了解常見於保健食品中的種類，有助分辨有效成分或添加物而選擇適合的產品。包括：賦型劑、增流劑、增稠劑、崩散劑、調味劑、色素、以及防腐劑等。（1）賦型劑：為增加產品成分的均勻性與穩定性，需賦予固體形狀，有助於賦型的成分，包括澱粉、硬脂酸鎂、乳糖等。另外，增稠劑、崩散劑也都屬於賦型劑的範圍。賦型劑在成分標示中需列出，但不需加註「賦型劑」字樣。（2）增稠劑：能使液態產品形成黏稠而均勻的狀態。常用的增稠劑有糊精、羧甲基纖維素、明膠等。成分標示中需列出，但不需加註「增稠劑」字樣。（3）崩散劑：幫助產品在腸胃中崩解，提高成分釋放率。崩散劑包括羧甲基纖維素、膠化澱粉等。成分標示中需列出，但亦不需加註「崩散劑」字樣。（4）助流劑：使用在膠囊製品的製造過程，避免粉末結塊。常見的有二氧化矽與硬脂酸鎂等。成分標示中需列出，但不需加註「助流劑」字樣。（5）調味劑：用來增加產品風味包括：酸味劑、甜味劑、調味料、香料等。標示上必須在名稱後加上「甜味劑」、「酸味劑」或「調味劑」等字樣，香料則必須註明是人工香料或天然香料。（6）色素：我國准許使用的人工色素為：食用紅色六號、食用紅色七號、食用黃色四號、食用

黃色五號、食用綠色三號、食用藍色一號、食用藍色二號。天然色素則有葉綠素、花青素、甜菜素、與類胡蘿蔔素等，標示中應註明「色素」字樣。（7）防腐劑：用以抑制黴菌及微生物的生長，延長保存期限，政府核可的防腐劑有己二烯酸、苯甲酸等21種，標示中應列出防腐劑名稱，並在其後加上「防腐劑」字樣與含量，亦可加上含量標準如己二烯酸鉀（0.2%以內）、或苯甲酸（0.6g／kg以下），供消費者參考。

保健食品中添加物的種類與標示方式

類別	常用的添加物	應用	標示規定	對人體的影響
賦型劑	澱粉、硬脂酸鎂、乳糖等。	錠劑與膠囊	需列於產品成分標示中。	● 依法使用時，大多數對人體無藥性、無毒性或低毒性、無致敏性或低致敏性。 ● 過量使用將造成肝腎負擔。
增稠劑	澱粉糊、糊精、羧甲基纖維素、明膠、鹿角菜膠、阿拉伯膠。	液態飲品	需列於產品成分標示中。	
崩散劑	羧甲基纖維素、羧基澱粉丙酸酯、膠化澱粉等。	錠劑與膠囊	需列於產品成分標示中。	
助流劑	二氧化矽、硬脂酸鎂等。	錠劑與膠囊	需列於產品成分標示中。	
調味劑	醋酸、檸檬酸、酒石酸（酸味劑）；糖、葡萄糖、阿斯巴甜、麥芽糖（甜味劑）；IMP、GMP、琥珀酸鈉、食鹽（調味料）；香草、香莢蘭醛（香料）等。	各類保健食品。又以液態飲品、軟糖、粉末產品的含量較高。	● 名稱後加上「甜味劑」、「酸味劑」、或「調味劑」；香料則必須註明是「人工香料」或「天然香料」。 ● 需標示出糖、鈉的含量。	糖含量過高易引起肥胖、鈉過高增加心血管與腎臟負擔，苯酮尿症患者禁用阿斯巴甜。
色素	● 人工色素：食用紅色六號、食用紅色七號、食用黃色四號、食用黃色五號、食用綠色三號、食用藍色一號、食用藍色二號。	各類保健食品。以兒童用飲品、軟糖的含量較高。	色素名稱後應註明「色素」字樣。	黃色色素可能與兒童過動症有關，兒童應避免經常食用。

類別	常用的添加物	應用	標示規定	對人體的影響
	● 天然色素：葉綠素、花青素、甜菜素、與類胡蘿蔔素等。			
防腐劑	目前核可的防腐劑共有 21 種，其中己二烯酸、苯甲酸較常使用於保健食品。	液態產品	● 應列出所含的防腐劑名稱，並在其後加上「防腐劑」字樣與含量，亦可加註含量標準。 ● 己二烯酸鉀（0.2%以內）、或苯甲酸（0.6g／kg以下）。	過量防腐劑有害健康，其中苯甲酸長期使用會引起肝臟病變，應盡量避免。

▶ 添加物成分標示範例

以維生素 B 群錠為例：

品名：足美麗維生素 B 群錠

成分：乳糖、維生素 B1、維生素 B6、維生素 B2、菸鹼醯胺、葉酸、生物素、麥芽糊精、磷酸氫鈣、硬脂酸、二氧化矽、檸檬酸（調味劑）、檸檬酸鈉（調味劑）

調味劑的成分名稱後，需標示出「調味劑」字樣

賦型劑、增稠劑、崩散劑、助流劑直接標示出成分名稱

如何選購單方與複方產品

保健食品中僅含單一有效成分的單方產品，適合需要高含量有效成分來達成保健目的的人。而含多種有效成分者為複方產品，適合欲均衡補充多種營養的人以及想要達成多重功效者。但消費者難以判斷複方組合是否適當，應先諮詢相關專業人士，以確保食用安全。

單方保健品的特性與補充需求

　　只含有單一項有效成分的單方保健食品，例如靈芝膠囊，其有效成分只有靈芝萃取物一項，是產品功效的來源，其餘的成分皆屬添加物，不具有功效。因此使得這類單方保健品具有幾項特點：（1）成分單純，效果明確：單一有效成分，容易了解其功效。例如，單方靈芝膠囊保健品，其主要的功能就是免疫調節。（2）有效成分比例較高：單方產品期有效成分的比例較高。以魚油產品為例，若為複方產品，搭配的其他效用成分將會使魚油比例下降。若需高含量成分來達成保健目的，單方產品是較有效率的選擇。（3）可避免成分相互影響：單一成分的產品，可避免成分間產生交互作用。例如人蔘、紅麴等會增加出血量的保健成分，通常不會同時搭配製成，以避免出血現象過度增強；而月見草油、大豆異黃酮等調節女性荷爾蒙的成分，也應避免混和搭配，以免影響荷爾蒙系統的平衡。此外，靈芝、冬蟲夏草等免疫提升成分，同時調節數種免疫反應，選擇單一成分較為安全。

複方保健品的特性與補充需求

　　複方保健食品產品中含有多種有效成分，涵蓋了幾項產品功效，以供相關的補充需求：（1）均衡的營養成分：維生素類等營養成分多製成複方的產品形式，可一次補齊所需的多種營養成分，例如：同時含有多種維生素的綜合維生素、以及同時包含有藍莓、山桑子、葉黃素等天然萃取成分的護眼產品等。（2）加強產品功效：例如以腸道保健為訴求的益生菌產品會添加果寡醣，使益生菌在腸道中順利增殖，保健效果更好。（3）中醫藥典籍中的傳統配方：例如四物湯、十全大補等其中包含多種中藥保健成分的傳統配方，記載於中醫典籍之中，是中醫數百年的經驗與研究的成果。此類配方製成液態飲品、膠囊等形式，服用十分方便，也相當適合害怕中藥氣味的人。

　　複方產品效用成分複雜，建議過敏體質者應儘量避免選用，因為一旦過敏反應發生，較難判定是由哪一項成分所引起的，應以挑選單方產品為原則，並於服用前先向醫師諮詢。

認識單方與複方保健食品

【單方保健食品】

僅含單一種有效成分的保健食品。

優點

- 產品中的成分單純，效果明確。
- 有效成分含量較高，可一次補足所需。
- 成分單一，可避免效用成分相互影響。

缺點

- 只能針對單一營養素補充。
- 產品通常強調純度高，成本較高，價格比一般複方產品略高。

適用對象與時機

- 需要攝取足量或較高含量的某一有效成分者，選用單方產品較有效率。
- 過敏體質者，避免服用後無從判定導致過敏的成分來源。
- 由醫師建議補充單一營養素或有效成分者。
- 正在服用藥物者，選擇單方產品較能掌握成分與藥物的交互作用，安全性較高。

【複方保健品】

同時含有多種有效成分的保健食品。

優點

- 多種營養素組合，具均衡的營養成分。
- 產品中複含多種成分，強化產品的功效。
- 傳統典籍證實的配方保健品，免去自行熬煮，食用更便利。

缺點

- 複方中每種成分比例較單方者為低。
- 發生過敏時，較難判別是哪種成分引起。

適用對象與時機

- 欲均衡補充多種營養者，例如補充綜合維生素，一次補足每天人體所需的維生素及礦物質。
- 想要藉由保健食品達成多重保健功效者。
- 習慣服用傳統中藥複方者，選用複方保健食品更為便利。

認識保健食品的各種型態

市售的保健食品常有多種劑型,包括膠囊、錠劑、粉末、液態飲品等。每一種劑型有不同的特性和產品訴求,可適用於不同的食用需求。因此除了著重選購能提高人體吸收的產品劑型,也應看清食用標示,留意各劑型的服用方式,正確取用,才能讓吃下的保健食品發揮最大效益又安全。

各種保健食品型態的特性與服用需求

保健食品為能保全成分效用、加強吸收或提高食用接受度等因素考量,而依不同的需求製成不同的食用型態:

膠囊

主要原料為吉利丁(Gelatin),是一種動物性蛋白質,在口腔與食道中不會溶解,在胃中則可被完全分解,可避免具有刺激性的成分不會直接與口腔或食道接觸,降低對口腔與食道的刺激,而那些油脂、脂溶性物質、蛋白質等需要腸胃道的膽汁與蛋白質分解酶參與才能消化的成分,可透過膠囊送至胃部,以延緩分解。因此具有刺激性的成分如唐辛子與葡萄糖胺鹽、油脂成分如月見草油、琉璃苣油,以及蛋白質大分子如多醣體與不溶於水的植物萃取物等,主要都製成膠囊的型態。然而,膠囊的容量有限,同樣劑量下,需服用膠囊顆粒數可能較多,購買時可留意每顆膠囊所含的有效成分含量,選擇與自己的需求量較相近的產品,來免除需大量服用的問題。另外,服用時應大量飲水,避免膠囊黏滯於食道中。

錠劑

與膠囊一樣,錠劑能延緩成分溶解,順利將成分送達胃。但錠劑的成分重量較無限制,適合原料大於 500 毫克的產品,如綜合維生素。在打錠的過程中,主要成分須與賦型劑、黏著劑、崩解劑等添加物混合以定型,最後在表面做一層膜衣,防止受潮崩解。因此錠劑的添加物通常含量較高,恐增加身體負擔,也使得有效成分比例下降。添加物的品質也將影響錠劑在胃裡的崩解程度,進而影響成分吸收。

錠狀產品除了「嚼錠」、「發泡錠」外,均應以水吞服,不要將其嚼碎,使成分能完整地到達腸胃而吸收,也可避免成分對於口腔與食道的刺激;尤其像長效型的膜衣錠,其經過特殊設計,其中的成分在腸胃中緩慢釋放,使效果可長達 6 小時以上,讓身體有充足的時間將成分吸收並利用。而嚼錠必須嚼碎後才吞服,以增加成分在胃中的溶解度。同樣地,發泡錠也不可直接吞服,應按產品標示所限的水量和水溫溶解再飲用。另外,需注意的是經常接觸濕氣仍會破壞膜衣而使產品變質,因此應保存於乾燥處,取出後盡快服用。

粉末與顆粒型態

粉末的製程基本上就是乾燥與濃縮，簡單的程序，降低了成分活性被破壞的程度；顆粒則是粉末加上賦型劑。由於服用時直接接觸口腔黏膜與味蕾，粉末與顆粒適合對於口腔沒有刺激性、氣味與口感較溫和的成分。粉末成分通常水溶性較高，容易被消化道黏膜快速吸收，分子較小的成分，常見如明日葉粉等植物萃取物、維生素 C、益生菌等水溶性保健成分等產品，尤其適合無法或不易吞服膠囊或錠劑的兒童、老人服用。但也為了增加產品的適口性，粉末中常添加糖分與香料，不但降低有效成分比例，也影響成分的吸收效果、過多糖分亦有損健康。粉末狀劑型沒有緩慢釋放成分的功能，吸收速度雖快，身體卻不一定來得及利用，未被利用的部分便排出體外，所以建議每日攝取量可分幾次服用，吸收效果較佳，並且建議購買小包裝的產品，減低因經常開閉造成產品變質。

液態飲品

液態飲品沒有類似服用藥物的感受，加上包裝與口味的多元，帶給使用者新鮮感，是廣受消費者歡迎的劑型。常見於例如冬蟲夏草、莓果萃取物飲品、靈芝多醣體發酵液萃取、蜆精等產品。雖為液體成分易吸收，但通常含水量高，穩定性不如其他劑型，所以保存期限較短，有些產品需添加防腐劑，應避免長期服用。此外，液態飲品也多添加有果汁、甜味劑、色素與香料等增加適口性或讓口味多變，但也可能增加了身體的負擔；且也可能使得其中有效成分比例降低，導致效用較差。因此選購時應特別注意成分標示：有效成分含量要明確、含糖量不可過高、防腐劑量也應合乎標準（己二烯酸鉀，應在 0.1%～0.2% 以內）。還有，留意包裝瓶口應為密封狀態，真空鈕是否凸起及察看瓶底是否有不明沉澱物等，以確保產品品質。

其他

有些保健食品也會製成滴劑、茶包、軟糖等形式，但這幾種有效成分濃度通常比其他劑型要低，甚至沒有定量，效果上也可能不如預期。例如紫錐花滴劑與蜂膠滴劑等，此類產品的含水量與含糖量均較高，保存方面應注意隨時保持瓶口緊閉，以避免細菌滋生。而明日葉等口味溫和清香的草藥經常製成茶包產品，但由於未經過萃取程序，茶包類的產品通常濃度不高，效果較其他劑型不明顯。又如維生素 C 與鈣等營養素常製成軟糖，提高兒童的接受度，但通常營養成分不高，含糖量卻很高，留意別吃太多，以免蛀牙或影響健康。

小知識 素食者可用的植物性膠囊

植物性膠囊的主原料為羥丙基甲基纖維素（HPMC），是由松木或棉花的纖維素萃取而得。分辨動物性膠囊或植物性膠囊，可使用熱水 80℃ 浸泡，動物性膠囊攪拌 10 分鐘後可完全溶解，而植物性膠囊會吸水膨脹後成為碎片，兩者在功效上並無太大差異。

各種保健品劑型的介紹

【膠囊】由一種動物蛋白質「吉利丁」製成不易被唾液溶解的膠囊外殼，再填裝濃縮的主要成分而製成。

常見用途
包裹具刺激性或需要直達至胃部消化的蛋白質或油脂等成分。

優點
可避免成分刺激口腔與食道，延緩成分溶解，以利人體吸收。

缺點
每顆膠囊所能裝載的分量較少。

注意事項
- 膠囊多由動物性原料製成，素食者需留意。
- 服用時應搭配大量溫冷開水，避免黏滯於食道中。

軟膠囊	硬膠囊
常見應用：月見草油、魚油、維生素 E 等油脂類保健成分	常見應用：唐辛子、葡萄糖胺鹽、蜂膠等具刺激性的保健成分

【錠劑】將已萃取濃縮的主要成分混合賦型劑如澱粉、黏著劑如玉米粉、以及崩解劑等添加物，並在表面做一層膜衣打錠製成產品。

常見用途
適合原料大於 500 毫克的產品，如綜合維生素。

優點
成本低，裝載成分的分量較無限制。可避免成分刺激口腔與食道，延緩成分溶解，且所能裝載的成分分量較無限制。

缺點
品質不佳者崩解效果差，於人體的吸收效果就差。

注意事項
- 除嚼錠外，服用時不要咀嚼，直接以開水吞入，使有效成分能完整地進入腸胃吸收。
- 發泡錠須依使用指示以適量的水泡開以免酸性過高。

吞服錠	口含錠	發泡錠
常見應用：綜合維生素、維生素 B 群等保健成分	常見應用：維生素 C、膠原蛋白等不具刺激性的保健成分	常見應用：維生素 C、維生素 B 群等水溶性保健成分

【粉末、顆粒】將成分經濃縮後乾燥成粉末，粉末劑型再加上膜衣則可製成顆粒。簡單的製程使得產品活性較為完整。

常見用途
氣味與口感溫和的水溶性或小分子成分。

優點
產品成分分子小，吸收速度較。

缺點
吸收速度太快，可能導致人體來不及吸收，大多效用成分排出體外未被利用。

注意事項
- 建議一天攝取量可分次服用，適量提供人體吸收。
- 留意糖分、香料等添加物，避免攝入過多，造成身體負擔。
- 產品應保持乾燥，避免受潮。

粉末
常見應用：維生素 C 粉末、明日葉粉末。

顆粒
常見應用：益生菌顆粒、大豆卵磷脂顆粒。

【液態飲品】濃縮的原料添加水與調味劑、增稠劑、色素等添加物，並視需要加入防腐劑而成。

常見用途
中草藥萃取液、莓果萃取液、雞精、蜆精等。

優點
口味多變，不似藥物般難以入口，且為液體狀更好吸收。

缺點
有效期限短，有些需添加防腐劑。

注意事項
- 留意有效成分含量、添加物及防腐劑是否合乎標準。
- 留意瓶口是否有密封、瓶蓋未凸起且平底無不明沈澱物。

各式飲品
常見應用：蟲草多醣飲品、靈芝多醣飲品、莓果複方精華、四物飲等。

【其他】有些保健食品會將原料經乾燥後直接包裝為茶包、將濃縮原液配合複方成分及添加物製成噴劑、原料中添加膠質等吉他添加物製成軟糖等形式。

優點
使用方便，適口性佳。

缺點
有效成分濃度低、添加物多、效果有限。

注意事項
- 產品中的效用成分較低，保健效果較不顯著，對於其效果不應期望過高。
- 軟糖中的添加物多，尤其是糖分，勿大量食用，以免造成身體的負擔。

茶包
常見應用：明日葉茶包、牛蒡茶、黑豆茶等。

噴劑
常見應用：蜂膠口腔噴劑、紫錐花口腔噴劑。

軟糖
常見應用：維生素 C 軟糖、鈣質軟糖、蜂膠軟糖。

認識保健食品的製造

保健食品的製造過程也會影響產品的品質和效用，然而大多數的保健食品在包裝上並不會說明製造過程，僅有少數產品會將這類訊息公布在網站上或說明書上，因此在購買前不妨先參考這些資訊，了解產品衛生與品質，以確保食用安全。

保健食品的製造過程對於產品品質的影響

保健食品依原料的不同，製造過程也有差異。依成分分為維生素類與天然萃取物類來看，維生素類較需要注意的是人工合成維生素的功效差異，天然萃取物類則注重加工過程中成分活性的保留。

（一）維生素類

在維生素的製造過程中，常利用化學合成技術。除了維生素 C 與維生素 E 以外，大部分合成維生素的功能與天然的無異。合成的維生素 E 為石油化工的副產物。合成的維生素 C 則是由葡萄糖漿經一連串的化學催化反應所得到的。天然的維生素 E 其生物活性與人體的吸收率都比化學合成的高出許多倍。此外，有研究顯示合成維生素 E 有可能致癌，因此在安全性方面，天然維生素 E 要比合成更佳。天然維生素 C 具有優異的抗壞血活性，合成的則無顯著療效，因此在生物活性上，天然的維生素 C 較合成的優異。挑選維生素 E 與維生素 C 的保健食品，以天然成分來源者為佳。

（二）天然物萃取類

常見的草藥成分保健食品皆為天然物萃取濃縮製成。由天然物中萃取出有效成分再製成產品的過程大致為：（1）蒸煮：將植物原料依比例加水（或酒精）以壓力鍋（萃取桶）蒸煮濃縮，取濃縮液備用。（2）後續處理：依不同的產品型態，後續可加工製成：a. 液態產品：直接以濃縮液加工，製成飲品、液體膠囊、軟膠囊等型態的產品；b. 粉末：濃縮液經噴霧造粒或冷凍乾燥成粉末，再製成錠劑、膠囊、粉末等劑型。傳統的酒精萃取或水萃取方法相當安全且對環境的汙染性低，是最主要的萃取技術。然而，以傳統方法純化的能力有限，因此激發出許多新的萃取技術，例如超臨界萃取、超音波萃取等。不但能取得更高的濃度，所保留的成分活性也較高。使用新萃取技術的產品通常會特別標示於包裝上，此類產品價格也略高於一般產品。

噴霧造粒與冷凍乾燥是相當常見的加工過程。噴霧造粒能快速乾燥成分，來得到均勻的粉末，常用於粉末與顆粒的劑型，但此製程會損失部分成分活性。冷凍乾燥方式是於 -20℃的低溫下抽出原料中所含的水分，以得到高濃度的濃縮物，是一種溫和的濃縮方式。對於成分的破壞性較低，可以得到較完整的活性，且其產物常為不規則的塊狀物，較適合製成膠囊的劑型。

保健食品製造方式對產品特性的影響

天然物萃取類保健食品
原料來自草藥、動物等

酒精萃取或水萃取：加
水或酒精，以壓力鍋（萃
取桶）蒸煮濃縮，殘渣
濾出，取濃縮液備用

經冷凍乾燥程序

經過噴霧造粒程序

製成液態產品
效用成分濃度較低，含水量較
高，需特別注意保存

製成粉末、顆粒等劑型
相較於冷凍乾燥產品，其中的
效用成分活性較低

製成錠劑、膠囊等劑型
相較於噴霧造粒產品，其中的
效用成分活性較完整

維生素類保健食品
源自化學合成或天
然物萃取

天然原料

例如
由玫瑰果或西印度櫻桃萃取維生素
C、由小麥胚芽油萃取維生素 E。

產品特性
萃取成本高，產品價格較化學合成
者高，萃取技術有限，產品濃度較
化學合成者低。

化學合成原料

例如
維生素 C 是由葡萄糖經連續催化所
得、維生素 E 來自石化工業。

產品特性
除了維生素 C 與維生素 E 以外，大
部分合成的維生素功能與天然的無
異。合成產品價格便宜，濃度通常
較天然者高。

天然萃取要比
合成的成分活
性高且安全。

例如
天然的維生素
C 較合成的活
性高；天然的
維生素 E 較合
成的安全，且
生物活性較高。

維生素類保健食品常見的天然來源

維生素	天然來源	維生素	天然來源
維生素 A	魚油、胡蘿蔔、藍藻	維生素 B2	米糠、酵母、小麥胚芽
維生素 C	柑橘類、西印度櫻桃、玫瑰果	維生素 B3	大麥、小麥草
維生素 E	堅果類、小麥胚芽油、米糠油	維生素 B5	小麥草、米糠、綠藻、亞麻子
維生素 K	紫花苜蓿、微生物、小麥草	維生素 B6	小麥草、綠藻、花粉、米糠
維生素 B1	酵母、小麥胚芽、豆類	維生素 B12	小麥胚芽、米糠、綠藻、酵母

服用保健食品的注意事項

保健食品多為高單位的營養補充品或高濃度的天然萃取物，所產生的效果遠大於一般的食物，所牽涉的生理作用也很複雜，因此服用前應先確認服用的必要性、建議攝取量、適合服用的時段等重要訊息，除了確保使用安全，亦使營養補充更有效益。

如何正確服用保健食品？

想要安全又有效的吃保健食品，應該要注意哪些事情：

1. 服用的必要性：使用保健食品最正確的方式，就是在身體有需要的時候才吃。先釐清體質狀態，例如營養攝取是否均衡，身體各機能是否正常，以了解身體的需求，選擇適合需求的保健品。就維生素類保健品來看，每日飲食均衡、營養攝取充分者，就不需要特別補充。飲食失衡或缺乏某種營養素者以及懷孕、哺乳中的婦女等就適合使用維生素類保健品。人體的免疫機能平時處於一種極精密的平衡狀態，若不當使用靈芝、蟲草等免疫調節的產品，可能會破壞這種平衡。用於調節荷爾蒙的月見草油、大豆異黃酮等成分，使用不當則會干擾內分泌系統，因此服用這些保健品之前應先向醫師諮詢，由醫師指導使用。

2. 服用期：少數保健食品成分長期累積會威脅健康，例如魚油中可能含有海洋魚類體內累積的重金屬等；維生素A、D、與E等脂溶性維生素，長期補充會加重肝臟負擔，甚至中毒；還有長期補充鈣質可能造成腎臟或尿路結石等。因此建議同一種營養補充品不要連續服用一年以上，降低有害成分累積的程度。天然物成分常牽涉多種生理機能，應特別謹慎使用，服用期以三個月為限，期滿後由醫師評估應停用或繼續使用。服用其中若有不適，應立即停用病就醫。

3. 服用量：服用營養補充類產品如維生素與礦物質時，參考產品的每日攝取量（RDA）的標示，可以避免過量的攝取。衛生署對於水溶性維生素與礦物質容許含量為RDA的1.5倍，而脂溶性維生素含量規定必須在RDA值以下。天然萃取成分大多數不是人體每天所必需的，所以沒有每日攝取量的參考值。產品服用說明中的建議量是基於效果與安全性的考量而定的，不宜任意增減。

4. 服用的時機：按各產品標示的服用時間使用，若無標示，也應先諮詢相關專家再服用。總體來看，綜合維生素及魚油等油脂類成分、葉黃素與類胡蘿蔔素等油溶性成分，隨餐或飯後食用可以提升成分的吸收率。用於降低食慾、控制體重的藤黃果、纖維素、甲殼素等成分，在餐前吃才能確實發揮功效。大多數植物萃取成分適合在空腹時服用，才能夠被完全吸收，而易刺激腸胃的花粉，可改為飯後一小時

後服用，以降低對於腸胃的刺激，也可避免剛吃下的大量食物阻礙成分吸收。提神的產品如紅景天、刺五加、人蔘等，適合在白天服用，夜間服用易影響睡眠。睡前服用紅麴能有效降低膽固醇的生成效率，鈣質也很適合睡前服用，可幫助睡眠並可避免夜間腿部抽筋。

吃保健食品前該注意什麼？

服用的必要性

了解體質狀態與生活型態，釐清保健需求，以確定是否有服用的必要性。尤其是免疫調節類與荷爾蒙調節類的保健品，在健康狀態下，過度服用易影響體內免疫系統及荷爾蒙的平衡。

建議範例

若經常外食而營養不均衡，可選用維生素類產品來補充基本人體所需的營養。而抵抗力差，經常生病者，才較適合選用人蔘、靈芝等調節免疫的產品。

服用期

為避免毒素累積或影響正常的生理平衡，應避免長期服用保健食品。通常應避免營養補充類的產品連續食用超過 1 年，天然萃取物產品則不連續服用超過 3 個月。

建議範例

- 魚油、維生素 E、維生素 A 等脂溶性維生素人體不易代謝，長期累積會造成人體負擔，勿連續服用一年以上。
- 巴西蘑菇、人蔘等屬於天然萃取物，牽涉多種生理作用，長期服用影響難以預估，勿連續服用超過 3 個月。

服用量

服用保健食品應按產品包裝說明的服用量，不可自行增減，以免效用不佳或過量。維生素類保健品可依衛生署所訂定的每日建議攝取量（RDA），來避免過量食用。

建議範例

- 綜合維生素、維生素 E 等補充基礎營養的保健品，服用時應參考包裝標示的 RDA 值，如一般成人維生素 C 的 RDA 為 60 毫克，按此分量取用即足夠人體一天所需。
- 服用紅麴、蔓越莓等天然萃取製成的保健品時，應遵照產品標示的建議量，勿任意增量。

服用的時機

每種保健食品的吸收特性不同，在適當的時機服用，才能確保人體吸收及發揮效用。維生素、油脂成分與脂溶性成分適合飯後服用。也避免錯誤時間服用導致失眠、腸胃不適等現象。

建議範例

- 月見草油、葉黃素、魚油等脂溶性保健品適合飯後服用。
- 蔓越莓、蜂王漿等天然萃取物適合空腹食用，較好吸收。
- 花粉等保健品對腸胃較具刺激性，適合飯後一小時後食用。
- 紅景天、刺五加等提神成分應於白天食用，以免影響睡眠。

服用時可能產生的不良反應以及與藥物的交互作用

保健產品雖然被歸類為食品，但其中含有成分是經由萃取濃縮或加工製成，對身體的影響性仍比一般食物更為複雜，對人體也可能產生副作用等不良影響。少數產品會將相關警語標示於包裝上，但多數產品沒有標示，因此消費者在購買前，最好能充份的了解產品的使用禁忌等資訊，確認過敏的可能性，才能防範不良反應對人體造成嚴重的危害。

保健食品可能產生的不良反應

一、服用保健食品常見的副作用

　　保健食品的副作用是由於產品成分對於生理機能的影響，通常需要經過臨床實驗，發生率到達一定的數值以上，才能確認。目前關於保健食品副作用的報告仍相當有限，已知會產生較為嚴重的副作用的保健成分有葡萄糖胺、人蔘、大蒜和銀杏（症狀參見 P.106）。若服用保健品後產生疑似副作用者，應立即停用並盡速就醫。值得注意的是，產生的副作用常被誤認為是排毒反應，特別是天然物萃取的成分，產品銷售人員也經常以此為藉口，促使消費者加量服用，來加速排毒。然而，許多植物萃取成分服用過量，危險性更高，甚至導致更嚴重的不良反應，例如人蔘服用過量會使心跳加快，增加心臟負擔，甚至休克；調節荷爾蒙成分如月見草油、山藥等，服用過量可能出現乳房疼痛、月經週期紊亂等現象，甚至引發生殖器官腫瘤。

二、過敏反應

　　過敏反應與個人體質有關，引發過敏的成分與所引起的過敏症狀因人而異，且過敏反應不易預測，若已知自己的特定過敏原，如常見的過敏原蕈類、乳製品、蜜蜂相關製品等，在選購時可避開這些成分。然而，大多數的保健產品通常也未標示過敏相關的警語。因此，為保障食用安全與健康，民眾在食用前應先了解什麼是過敏反應、有哪些可能的症狀、以及過敏發生時的處理方法。

　　過敏時會發生哪些症狀，可依過敏反應發生的快慢將其分為：立即的過敏反應，是指在服用後一小時內即發生如支氣管痙攣、蕁麻疹或血管性水腫等症狀；而急性的過敏反應，是指在服用一小時後到三日內可能發生包括蕁麻疹、浮腫、頭痛、嘔吐、噁心、打噴嚏、喉嚨腫、呼吸急促、痙攣、腹瀉、心律不整等反應，甚至血壓下降而休克或死亡；延遲型的過敏反應則是指在服用三天後才發生的過敏反應，症狀包括皮疹、皮膚剝落、血小板下降、貧血等。

天然萃取物的保健品通常分子較大，或帶有蛋白質，引起過敏的可能性較高，目前已有過敏反應報告的成分有：蜂膠、蜂王漿、花粉、靈芝、靈芝孢子、紅麴、人蔘、葡萄糖胺、五葉松、酵素、大豆蛋白質等，民眾可多留意，若為過敏體質者選購前應請教醫師，一般情形下，民眾可先了解產品的食用方式，正確且適量服用，一旦發現過敏現象，應立即停用，並攜帶所服用的保健食品就醫，提供醫師做為診斷的依據。

三、保健食品與藥物的交互作用

保健食品與藥物的成分可能產生交互作用，一起服用輕則使得藥物失效，重則造成昏迷並危及生命，因此正在服用藥物者若欲同時服用保健食品，更應謹慎或避免。目前衛生署食品藥物管理局已公布大蒜、人蔘、銀杏和紅麴四種常見的保健食品成分與藥物之間的交互作用（參見P.107）。此外，臨床研究上，也顯示靈芝多醣與蟲草多醣會影響降血壓藥物的效果及加強抗凝血藥物的作用，蘆薈與鐵劑或止瀉劑會互相影響，不宜同時服用。

保健食品使用禁忌及正確服用觀念

保健食品並非人人適用，依體質、年齡、個人狀況的不同，使用上各有禁忌。例如：孕婦禁用的成分包括增加出血風險的當歸、川芎、人蔘、紅景天等，影響胎兒發育的維生素 A 酸，以及增加流產風險的薏仁等成分；自體免疫患者應避免使用免疫調節成分，如靈芝、冬蟲夏草等；發育中的兒童盡量避免長期使用干擾荷爾蒙的蜂王漿或牛初乳等成分。此外，服藥中的慢性病患、手術後病患、正在發炎或發燒的病患、急性感染的病患都不應自行服用保健食品，避免病情加重的可能性。

目前因保健食品成分之間，以及保健食品與藥物之間，相互影響的研究報告仍非常有限。為了安全起見，保健食品與藥物的服用時間至少間隔 2 小時且同一療程內只使用一種保健食品，才是最妥當的方式。而目前國內並未規範保健食品廠商提出產品的副作用、過敏與藥物交互作用等研究報告，以及在包裝上加註相關警語，建議民眾在服用前應做好事前功課，或向醫師等相關專業人士諮詢，以確保使用安全。

保健食品對人體可能產生的不良影響

副作用

是指產品成分對於生理機能的影響，此影響通常會經過臨床實驗，在發生率到達一定的數值以上，才定義稱為服用該項產品會產生的副作用。

例如

保健成分	副作用
葡萄糖胺	可能會使末梢水腫或產生心律不整的現象。
人蔘	可能導致陰道出血、腹瀉、失眠等反應產生。
大蒜	可能導致小腸阻塞、腸胃道出血、抑制血小板功能等反應。
銀杏	服用後可能會有頭痛、暈眩等現象。

過敏反應

與先天體質有關，是特定成分引發免疫系統的過度反應，依過敏反應快慢分為三種：

類別1
立即的過敏反應於服用一小時內發生

類別2
急性的過敏反應服用一小時後到三日內可能發生

類別3
延遲型的過敏反應服用一小時後到三日內可能發生

症狀
支氣管痙攣、蕁麻疹、或血管性水腫等。

症狀
蕁麻疹、浮腫、頭痛、嘔吐、打噴嚏、喉嚨腫、呼吸急促、痙攣、腹瀉、心律不整等，甚至血壓下降而休克或死亡。

症狀
皮疹、皮膚剝落、血小板下降、貧血等。

例如
蜂膠、蜂花粉等蜜蜂製品是較常見的過敏原，引起的過敏反應包括皮膚紅疹、腸胃不適、喉嚨腫與其他呼吸道症狀。

與藥物的交互作用

保健食品成分與藥物成分相互影響，可能破壞藥物功效，嚴重時會引發身體症狀，甚至危及生命安全。

▶ 目前衛生署已公布的四種保健成分與藥物的交互作用：

大蒜

併用藥物	交互作用
抗凝血劑 Warfarin	可能增加手術後出血機率及自發性脊髓硬腦膜上血腫。
抗病毒藥物 Ritonavir	腸胃不適。
降血糖藥物 Chlorpropamide	加強降血糖藥物效果。

人蔘

併用藥物	交互作用
抗凝血劑 Warfarin	可能降低 Warfarin 藥效。
免疫抑制劑	降低免疫抑制劑藥效。
降血糖藥物 Glipizide、Insulin、metformin、Tolazamide、Tolbutamide 及 Troglitazone。	加強降血糖藥物效果，可能增加低血糖發生率。
精神興奮劑（麻黃）	人蔘有神經興奮作用，須小心使用。
抗憂鬱藥物 Phenelzine	可能使患者頭痛、失眠之副作用加重。

銀杏

併用藥物	交互作用
抗憂鬱成分 Trazodone	可能過度鎮定效果而增加昏迷危險。
利尿劑 Thiazide	使血壓上升。
非類固醇抗發炎藥物	增加出血風險。
抗凝血藥物 Cilostazol	增加出血風險。
抗凝血藥物 epoprostenol	增加出血風險。
抗焦慮藥物 Buspirone	使患者發生輕躁症；可能增加血清素症候群風險，如高血壓、高體溫、意識狀態改變、肌躍症。

紅麴

併用藥物	交互作用
抗病毒藥物 Ritonavir	可能增加橫紋肌溶解風險。
免疫抑制劑 Cyclosporine	可能增加橫紋肌溶解風險。
鈣離子阻斷劑 (diltiazem、verapamil)	可能增加橫紋肌溶解風險。
抗黴菌藥 (Itraconazole、Fluconazole)	可能增加橫紋肌溶解風險。

保健食品的保存

台灣的氣候變化劇烈,季節變換、溫差、濕氣以及日照等因素都容易導致保健食品的變質,變質的保健食品會喪失功效,甚至可能滋生細菌或黴菌,服用後便有損健康。良好的保存方式,才能避免保健食品變質,是維持保健食品品質、安全服用保健食品的基本。

各種保健食品型態的保存方式

保健食品的儲存處應該是陰涼,乾燥,且陽光無法直射的地方。窗戶邊、接近熱源處、浴室、廚房都不適宜。必要時可保存於冰箱冷藏,以低溫抑制細菌的滋生,也可延緩產品氧化,並且在開封後儘早食用完畢,以降低變質的機率。

膠囊與錠劑的產品

膠囊與錠劑的膜衣具有防潮以及防氧化的功能,但是產品長時間接觸空氣,還是會受潮而變質與崩解。這類保健品除了平時要放在陰涼乾燥的環境中,還要注意瓶口是否保持緊閉,以減少接觸空氣的機會。取用時,不可用潮濕或不潔的手來拿取,可用乾淨的鑷子夾取,減少產品受汙染的機率,且已倒出瓶外的膠囊或錠劑不要再放回瓶內,以免將濕氣和細菌帶入瓶中,導致內容物更快變質毀壞。另外,這類產品瓶內多放置有乾燥劑或棉花團,以幫助產品在未開封時保持乾燥,但是一旦開封後乾燥劑就容易受潮、棉花團會吸收水分而容易滋生細菌,因此在開瓶後,應立即將乾燥劑與棉花團丟棄。

外出旅行時,可將健康食品分裝於攜帶盒,但攜帶盒通常不具防潮功能,分裝的部分容易接觸空氣而受潮,因此分裝的分量只要足夠外出時所需的數量即可,並及早食用完畢。

粉劑與顆粒的產品

粉劑與顆粒一旦受潮,很快便會結成硬塊而變質,因此這類保健品應隨時保持瓶口緊閉,放置於防潮箱是最理想的方式。且瓶蓋螺旋處殘餘的粉末應隨時清理,以免影響瓶蓋緊閉狀態,以及造成細菌滋生,影響內容物的品質。取用時,應使用乾燥的小匙,勿用手直接接觸。也因重複開瓶會使得產品變質的機率大增,因此粉劑或顆粒的產品可選用單次服用的小包裝,方便取用更無須擔心保存上的問題。

液態產品

液態產品含水量高,最不易保存,因盡量選用單次服用的小瓶裝產品。開封後若無法一次用完,應緊閉瓶口置於冰箱冷藏,並盡快食用完畢。

其他注意事項

保健食品應置於幼童無法取得的位置,以免幼兒誤食而發生危險,並且若因經常拿取導致產品標籤模糊不清,應立即再標寫清楚,以避免誤食。

保健食品在保存期限內也有變質的可能，每次服用時都應留意，若錠劑產品變色或解體、膠囊產品黏在一起、粉劑或顆粒結塊、變色、有異味，液態產品出現不明沉澱物、口味變酸、有異味，就表示產品變質或甚至受到細菌汙染，應立即丟棄，不可繼續服用，以免損害健康得不償失。也因保健食品通常保存不易，受潮變質會損害健康，因此購買時更應特別注意保存期限，盡量不要買即期的產品，以免服用完之前就已到期。

保健食品的保存

保存保健食品的基本原則

保健食品應放置於陰涼、乾燥處，並避免陽光直射，且瓶口保持緊閉，減低與空氣接觸的機會。

膠囊與錠劑	顆粒與粉末	液態飲品
判別產品變質	**判別產品變質**	**判別產品變質**
• 膠囊若沾黏在一起，則可能已經受潮了。 • 錠劑上有些斑點或褪色的情形，表示已經受潮或變質。	• 產品中的粉末和顆粒結塊、變色或是有異味產生，即表示已經變質。	• 瓶內出現不明沈澱物、口味變酸、有異味，就表示產品可能受到細菌汙染或變質。
保存方法	保存方法	保存方法
• 瓶口應保持緊閉。 • 不用潮濕或不潔的手拿取錠劑，可用乾淨的鑷子拿取。 • 開封後，瓶中的乾燥劑和棉花團應立即丟棄，避免細菌滋生及加速受潮。	• 瓶口應保持緊閉。 • 拿取時使用乾淨且乾燥的小匙。 • 留意瓶口殘留的粉末，經常清理，以免影響瓶蓋的緊閉狀態。 • 單次服用的小包裝是較好的選擇。	• 盡量選用單次服用的小瓶包裝。 • 開封後未食用完畢，需緊閉瓶口置於冰箱冷藏。 • 液態產品水量高，保存不易，有效期短，應儘早食用完畢。

選購與使用指南

各保健食品的

面對市面上玲瑯滿目的保健食品，消費者如何能挑選真正適合自己保健需求的產品呢？本篇將當前熱門的 100 項保健食品，按其主要的保健訴求分為 13 類，各別說明產品的原料來源、常見的型態、常見複方成分、常見添加物、正確保存的方式、可能產生的副作用，並提供適當使用時機的建議、有效且安全的食用方式、以及如何挑選品質佳有保障的選購法。

- 認識各保健食品常見的型態、製造的材料來源及添加物

- 了解各保健食品中常見的複方成分組合及主要訴求

- 各保健食品該如何保存

- 各保健食品的一般建議攝取量或食用注意事項

- 各保健食品的使用需求、服用方式及選購重點

益防癌抗癌

台灣罹患癌人數逐年增加，根據衛生署資料顯示，癌症為國人十大死因之首，並以肺癌、肝癌、大腸癌最為常見。當人體長期處於不好的環境下，例如營養不均衡、攝取過多食品添加物、偏好某些烹調方式（如油炸）、飲食與作息不正常、空氣汙染等，容易引發人體內產生過多活性氧分子或自由基，進而破壞人體正常細胞，這些潛在致癌物質會不斷刺激癌症遺傳因子，若此時人體免疫系統下降，或是人體內抗氧化物不足，則無法清除這些活性氧分子和自由基，長時間下來會使正常細胞逐漸轉為異常（癌）細胞，並快速自行繁殖，演變成為癌症。癌症的誘發因子多種，尤其在三十歲以後，身體代謝效率下降，毒素容易累積在體內。要將體內的毒素完全去除是不可能的，但民眾可藉由多種方式，如運動、均衡飲食、少攝取飽和脂肪酸、多攝取維生素和高纖食物、適當補充保健食品，將體內毒素降至最低，提升身體免疫能力，才能保持健康並遠離癌症。

關於保健食品，你知道嗎？

巴西蘑菇　Agaricus blazei murill
參見 P.74

　　巴西蘑菇原產地在巴西聖保羅山區，南投埔里、台中霧峰、雲林及台南等地也有栽種。巴西蘑菇含有獨特的高分子多醣體、蛋白質、食物纖維，具有調節生理機能以及增強體力、活化免疫系統如巨噬細胞、助手 T 細胞、天然殺手 NK 細胞等，提升人體抗癌細胞作用。巴西蘑菇相較於其它蕈類含有更豐富的蛋白質、脂質、礦物質、維生素及食物纖維，其中脂質主要以不飽和脂肪酸含量最為豐富，可降低膽固醇、血壓、血糖，以減少心血管疾病發生的風險。巴西蘑菇是藉由菌絲在土壤中生長、吸收養分以維持生命，土壤中若有農藥或重金屬等有害物質，則會造成有害物質殘留。消費者選購時要注意產品是否經過衛生機關檢驗合格以及是否有「台灣巴西蘑菇」的認證標章，避免買到品質低劣又不安全的巴西蘑菇保健品。

基本資料	
常見型態	膠囊、液態飲品。
常見複方組合	靈芝、樟芝、桑黃。
常見添加物	羥丙基甲基纖維素（膠囊原料）、純水（膠囊原料）、二氧化鈦（膠囊原料）。
製造方式及來源	方式：液態發酵；原料：巴西蘑菇。
保存方式	膠囊產品：避免日光直射、高溫及潮濕。 液態產品：置放於冰箱冷藏。
一般攝取量	依照各家產品指示。
副作用	目前尚無發現副作用。 若食用含有重金屬的巴西蘑菇，可能會有重金屬中毒的現象，如頭昏、嘔吐。

益防癌抗癌
巴西蘑菇
降膽固醇
保養關節
抗老化
提升精力
保腸胃
護眼
增強免疫力
控制體重
美容
調節賀爾蒙
器官養護
基礎營養

【使用時機】

▼ 巴西蘑菇能強化免疫機制，提升防癌力

- 巴西蘑菇可以增強人體免疫力，適合一般養生者、生活壓力大者及病後營養補充者食用，使精神氣色更佳。

- 巴西蘑菇富含維生素和礦物質可促進肝臟新陳代謝，改善肝病患者的健康狀況。

- 欲穩定血糖者，可服用巴西磨菇保健品，巴西磨菇中所含的鋅和胺基酸，具有活化胰臟的機能，能改善血糖值，提升糖尿病患者免疫系統的能力。

【該怎麼吃】

▼ 避免藥性衝突，與其他藥物要隔開使用

- 由於各廠商的巴西蘑菇保健產品配方不同，服用方式依照產品指示即可。注意服用時以開水吞服或是用開水稀釋為佳，避免搭配茶、咖啡、酒、果汁、汽水、牛奶、可樂等碳酸飲料、乳酸飲料等，以免影響其吸收效率及效用。

- 由於巴西蘑菇濃縮萃取液含有高量的活性多醣，因此低溫冷藏時可能會呈現凝結現象，自冰箱取出後搖晃調勻仍可飲用。如果民眾有自行服用中草藥，要注意服用巴西蘑菇的時間必須與之相隔 1 小時以上，並事先詢問醫師了解是否有效用衝突。

- 市面上產品多為濃縮飲品和膠囊，孩童的攝取劑量通常是成人的一半；婦女懷孕時，荷爾蒙分泌或調節不穩定，因此服用前應先諮詢醫師或營養師。

- 由於巴西蘑菇屬於高鉀高普林食物，腎臟機能不佳者或高尿酸血症者不宜食用。菇類過敏者也要注意自身是否有過敏反應，建議先諮詢醫師或營養師後再服用。

小知識 菌絲體和子實體產品，差別在哪呢？

　　所謂菌絲體就類似植物的根部，而子實體就是類似植物的株或果實。菌絲體通常以深層培養發酵液（將醣類、澱粉類溶於水中），將菌種植於其中，約需 6 天便能生產完畢，從準備到收成的整個過程，約需 20 來天。子實體則需要以木屑、米糠做為培養基，所需成長時間約 100 天，從準備到收成需要近一年之久。兩者培植方式不同，前者為液態發酵，後者為固態發酵，相較於液態發酵，子實體的固態發酵所製成的產品營養功效較佳，但因製作成品本高，價格則較昂貴。

▼ 菌絲體＋子實體的巴西蘑菇產品，營養完整且豐富

- 巴西蘑菇的子實體與菌絲體都有含有豐富的多醣體，但兩者所含的多醣種類不盡相同，菌絲體的多醣體含量比子實體高，而子實體富含大量維生素和礦物質。市場上某些標榜產品成分是取自液態發酵所完成的菌絲體，這類單取子實體或菌絲體做成的產品，營養成分並不完全，價格相對也較便宜。建議消費者選購菌絲體加上子實體的巴西蘑菇保健品，並注意產品成分中多醣體含量的多寡，才不會買到高價位卻低品質的產品。

- 由於蕈類的細胞壁非常堅固，無法以高溫萃取或是酒精溶解的方式將多醣體或其它營養素萃取出，破壁技術可以有效地將蕈類中的物質釋放出來，確保產品擁有這些有效成分，因此選購巴西蘑菇保健食品時，消費者也可注意產品是否標示採破壁技術加工製造而成。

- 添加有靈芝、桑黃、樟芝等巴西蘑菇的複方產品，多醣體來源多樣化，更能活化細胞並改善體質，增進人體內的免疫調節，消除體內自由基以增強身體免疫力。其中靈芝屬寒性，巴西蘑菇屬微燥，二者組合為複方能共同輔助抗癌治療，效果更佳，但因每個人的體質不同，且為避免藥性衝突，食用前應先向醫師諮詢。

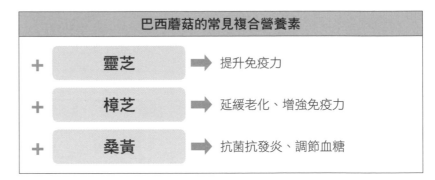

巴西蘑菇的常見複合營養素
＋ 靈芝 ➡ 提升免疫力
＋ 樟芝 ➡ 延緩老化、增強免疫力
＋ 桑黃 ➡ 抗菌抗發炎、調節血糖

小知識 日本麒麟牌巴西蘑菇事件

　　中國的巴西蘑菇產量高且出口至世界各國，日本多次檢驗發現，中國用已經受到汙染的馬糞或牛糞栽種巴西蘑菇，造成其重金屬含量超過標準，因此民眾購買巴西蘑菇產品時，要注意其產地來源以及產品是否有通過衛生機關檢驗合格。

諾麗果　Noni、Indian malberry

諾麗果是一種綠白色的熱帶植物果實，外型和釋迦相近，果實中含有豐富有益人體健康的營養素，包含蛋白質、維生素、礦物質、碳水化合物以及多種酵素、生物鹼、黃酮素等。研究已經證明，諾麗果具有許多抗氧化物質如賽洛寧（proxeronine）、斯可捕拉丁（scopoletin）等，具有止痛抗發炎效用，可降低血壓以及排除體內自由基，其清除自由基效力是維生素C的2.8倍，葡萄籽的1.1倍。此外，諾麗果汁的酒精沉澱物會刺激免疫系統，可和化療的抗癌藥物合併使用，可以降低抗癌藥物的使用量，而達到相同的效果，因此被視為良好的防癌保健品。

基本資料	
常見型態	膠囊、液態飲品、錠劑。
常見複方組合	無，多為單方產品。
常見添加物	羥丙基甲基纖維素（膠囊原料）、純水（膠囊原料）、二氧化鈦（膠囊原料）、果汁粉（人工香料劑）。
製造方式及來源	不同產品製作的方式不同，諾麗果漿酵素為整株諾麗包含根、莖、葉、花、果實、樹皮和種籽，使用大型發酵桶並經兩年期間發酵製成；而諾麗果錠則是使用上述各部位，經曬乾磨成粉以後，採取乾性發酵的方式，最後壓製成錠。
保存方式	膠囊型應避免日光直射、高溫及潮濕；果汁包裝需置於冷藏保鮮。
一般攝取量	每日攝取量為 1500～2000 毫克。
副作用	食用過多可能會有便祕、腹瀉的現象。

益防癌抗癌　諾麗果　降膽固醇　保養關節　抗老化　提升精力　保腸胃　護眼　增強免疫力　控制體重　美容　調節賀爾蒙　器官養護　基礎營養

【使用時機】

▼ 豐富抗氧化成分，提升防癌力

- 諾麗果含有許多抗氧化物質如賽洛寧、斯可捕拉丁等，具有止痛抗發炎效用，其根部萃取物也被證實可降低血壓以及排除體內自由基，幫助肝臟中的酵素運作，清除血液中的毒素，預防各種疾病和癌症的發生，可做為一般人的健康保養品。

- 現代人飲食精緻且偏好攝取大量肉類食品，容易造成血液呈現酸性，導致血液循環緩慢，致使人體內的代謝物無法順利排除，易造成各種疾病。諾麗果含有多種身體所需的維生素、礦物質、膳食纖維，能加速腸胃蠕動，保持血液弱鹼性，增強抵抗力並改善體質，排泄體內的毒素，適合食慾不振且腸胃虛弱者、平日蔬菜水果攝取較少者、有貧血和便祕情況者、抵抗力差容易感冒者。

【該怎麼吃】

▼ 沖泡諾麗果，水溫別超過40℃

- 市場上諾麗果保健品多為稀釋果汁、濃縮純果汁或製成膠囊，但不同濃度的產品服用方式也有所不同。濃縮純果汁建議早晚 30c.c.（再加開水稀釋）空腹服用為宜，然而諾麗果汁的味道並不是很美味，因此建議拌入其他飲品如牛奶等一同飲用。也建議消費者剛開始服用時，以循序漸進的方式，先由建議劑量的一半開始，5 天後再增加到建議劑量。稀釋時要注意水溫不要超過 40℃，以免破壞諾麗果中的活性成分。

- 各家膠囊產品濃縮比例不同，一般建議攝取量為 1500 ～ 2000 毫克，15 歲以下的兒童建議量為成人的一半，4 歲以下孩童身體尚屬發育時期且代謝旺盛，不建議服用諾麗果產品；目前並無懷孕、哺乳婦女服用諾麗果的安全評估報告，因此也不建議此族群服用。

- 服用諾麗果產品時，不要與咖啡、茶及碳酸飲料同時食用，以免影響其吸收效率，但服用前後應多喝開水，以幫助其吸收並加速體內廢物的代謝。胃酸容易過多的人，最好在飯後半小時或一小時後再飲用，而容易失眠的人則建議在睡前半小時飲用，還能安定神經，幫助睡眠。

- 諾麗果汁某些成分會改變尿液顏色，民眾服用期間若尿液短暫呈現粉紅色、橘色、棕色尚屬正常現象，停止服用後就不會有此現象。

- 服用諾麗產品後，初期可能會有「好轉反映現象」，如嗜睡、胃熾熱、胸口悶、食慾不振、頭暈等各種症狀，若不是很嚴重則可以繼續服用，但要多喝水以幫助體內毒素代謝。如果在排毒期間，感覺非常不適，可以將諾麗汁減半服用，或是將諾麗汁加在水中稀釋後，一天分成數次飲用。如果減量後，服用兩星期還是不能適應，就要暫時停止飲用。

- 諾麗果含有大量的鉀，會與鉀利尿劑產生交互作用，可會造成高血鉀症、不規則心跳、噁心等反應，不適合腎臟或肝臟不好的患者服用。
- 諾麗果有降低血糖的功能，對於有長期注射胰島素的糖尿病患者，要時常注意血液中的血糖指數和血糖耐力，服用前須諮詢醫師和營養師。
- 由於諾麗果會增強體內抗體，曾經做過器官移植的民眾，不宜服用諾麗果產品，避免移植器官產生排斥作用。

【選購重點】

▼ 諾麗果汁易失去效用活性，
開瓶後要儘速喝完

- 諾麗果保健品大多為濃縮純果汁，味道很酸不易被大眾接受，因此要經過開水稀釋後才能服用，建議不要購買已稀釋的諾麗果汁，這類產品通常會額外添加風味劑來改善味道，且無法保障所添加的成分良劣，因此最好選擇有機認證的濃縮果汁，才能確保產品品質天然又健康。
- 新鮮的諾麗果汁活性成分最多，最容易被人體腸胃道吸收，但保存不容易，產品通常會以真空密封處理，加工的過程中必須加熱殺菌，因此新鮮的諾麗果汁活性成分也可能已經受到破壞，建議果汁在開封後要盡快飲用完畢，不宜久放。不喜歡諾麗果汁味道的民眾，建議可選擇冷凍乾燥或低溫噴霧乾燥方式所製成的果汁濃縮膠囊，不僅便於直接吞服，其活性物質保留多，產品效用更佳。
- 目前對於賽洛寧成分並沒有定量標準，從 3 倍的諾麗果汁到 10 倍濃縮萃取物產品皆可在市場上看到，濃縮比例往往決定了諾麗果產品的品質，有些產品還會摻入其他草本原料，但實際上諾麗果的成分含量卻不高，因此建議民眾可先以濃縮倍數較高、成分單純（是否為不加糖不加人工調味劑的 100%濃縮原汁製成的產品）為重點來選購，以購得品質較佳的產品，再按包裝標示稀釋服用。

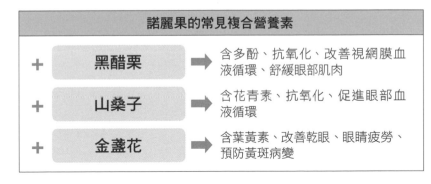

諾麗果的常見複合營養素	
+ 黑醋栗 ➡	含多酚、抗氧化、改善視網膜血液循環、舒緩眼部肌肉
+ 山桑子 ➡	含花青素、抗氧化、促進眼部血液循環
+ 金盞花 ➡	含葉黃素、改善乾眼、眼睛疲勞、預防黃斑病變

益防癌抗癌 諾麗果

降膽固醇

保養關節

抗老化

提升精力

保腸胃

護眼

增強免疫力

控制體重

美容

調節賀爾蒙

器官養護

基礎營養

山藥萃取物　Chinese yam

　　山藥又稱為山芋，外皮為褐色，內肉可為白色或紫色，為素食者攝取植物性蛋白質最佳來源，其含有豐富的維生素、胺基酸、礦物質、皂苷、山藥鹼、黏液多醣體、醣蛋白等活性成分。其中黏多醣體可以增加自然殺手細胞及活化巨噬細胞，提高人體免疫力，可以減緩細胞衰老，增加人體免疫細胞的數目和活力，預防癌症的發生。研究也發現山藥中直鏈澱粉含量接近米飯，具有降低血液中低密度膽固醇和抗氧化的功能，因此被應用於紅麴保健品的製作，提升此類產品的降血脂功效。市售的山藥保健食品多為高濃縮萃取粉末搭配其它營養素，製成錠狀或膠囊的產品，選購要注意其是否為通過重金屬檢驗合格的產品，才不致造成身體的負擔。

基本資料	
常見型態	膠囊、錠劑。
常見複方組合	大豆萃取物、維生素 C、膠原蛋白。
常見添加物	羥丙基甲基纖維素（膠囊原料）、純水（膠囊原料）、食用色素。
製造方式及來源	方式：濃縮萃取；原料：山藥。
保存方式	放置陰涼、乾燥處保存即可。
一般攝取量	目前並無相關研究指出有效服用量，民眾可依產品指示服用。
副作用	目前尚無副作用報告。

山藥萃取物　益防癌抗癌

降膽固醇

保養關節

抗老化

提升精力

保腸胃

護眼

增強免疫力

控制體重

美容

調節賀爾蒙

器官養護

基礎營養

【使用時機】

▼ 山藥能改善體質，增強免疫力

- 生活壓力大，體內不斷產生氧化壓力，欲預防老化者，可透過山藥保健食品的補充達到抗氧化的目的。根據研究指出山藥可增加肝損傷的小白鼠抗氧化酵素的活性，降低肝功能指數與脂質過氧化，證實其抗氧化和防癌的潛在功效。

- 山藥保健品所含的水溶性纖維和植物性蛋白質可以調節生理機能，並促進新陳代謝，適合老年人或腹瀉身體虛弱者、體質寒虛的婦女、食慾不振者，改善體質、增強免疫力，並可輔助疾病的治療。

【該怎麼吃】

▼ 飯前服用，山藥吸收效果好

- 目前並無研究指出每日應攝取多少分量的山藥萃取物才能達到保健功效，服用山藥保健食品時，建議應按產品標示來服用。也因山藥含有水溶性皂苷和水溶性纖維，建議於飯前半小時到1小時前搭配溫開水服用，使人體吸收率達到最佳。

- 由於山藥保健品食用時，有些人可能會有臉部出油過多的現象，發生此現象時，建議減量食用，若無改善則先暫停食用一周。

- 山藥保健品含有植物性荷爾蒙，會促使荷爾蒙增加，不適合荷爾蒙有關的癌症病人服用，懷孕或月經來臨期間也建議停止食用。

【選購重點】

▼ 添加大豆的複方，能共同調節女性荷爾蒙

- 雖然目前並無研究指出山藥萃取物的有效攝取量，但仍建議民眾在選購山藥保健品時，應注意產品是否有清楚的標示，是否含有如天然植物山藥抽出物、水解膳食纖維等成分，且選購經過重金屬檢測的產品，以保障食用安全。

- 市面上山藥保健品多以維生素C或是大豆萃取物製成複方產品。由於大豆和山藥皆為婦女最佳植物性荷爾蒙天然來源，產品再添加維生素C，有助於皮膚修復，並促進膠原蛋白合成，可做為女性養顏美容的保健品。

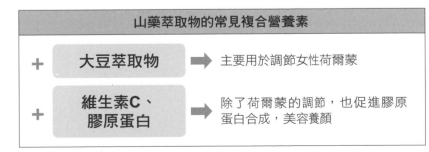

山藥萃取物的常見複合營養素

| + | 大豆萃取物 | ➡ | 主要用於調節女性荷爾蒙 |
| + | 維生素C、膠原蛋白 | ➡ | 除了荷爾蒙的調節，也促進膠原蛋白合成，美容養顏 |

黑木耳萃取物　Black fungus

參見 P.74

　　黑木耳具有益氣補血以及健胃的特性，具有豐富的蛋白質、維生素 B2、維生素 C、鐵質、鈣質，對素食者來講是種很好的食物。口感清脆的黑木耳含有大量纖維素和植物性膠原蛋白，食用後會隨著腸胃的蠕動而貼附於絨毛表面，不僅帶來飽足感，也可吸附腸道廢物，加速腸胃蠕動，促進腸道代謝，加快體內毒素排除，預防消化道癌症的發生。研究報告指出黑木耳中的多醣活性物質如木糖、葡萄糖醛酸、甘露糖、葡萄糖和岩藻糖等，能增強人體免疫力，降低癌細胞的活性，因此被視為防癌的養生食品。市面上的黑木耳保健品多為液狀飲品或膠囊，通常會添加黑糖或其它中藥食材，選購時要注意其是否無添加防腐劑以及通過農藥重金屬殘留檢測。

基本資料	
常見型態	液態飲品、膠囊。
常見複方組合	牛樟芝、紅棗、枸杞、黃耆。
常見添加物	羥丙基甲基纖維素（膠囊原料）、純水（膠囊原料）。
製造方式及來源	方式：濃縮萃取；原料：黑木耳。
保存方式	保健品勿置於陽光直射處或高溫場所，飲品須於開瓶後冷藏，並盡快食用完畢。
一般攝取量	目前並無相關研究訂定有效劑量，但仍建議依照產品指示來服用。
副作用	黑木耳保健品膳食纖維含量高，有些人可能會有腸胃脹氣等症狀。

【使用時機】

▼ 加速排毒，預防消化道癌化

- 一般人皆可飲用黑木耳萃取物做為平時保健，尤其習慣熬夜、工作勞累的人、缺鐵的女性等，欲提升免疫力、補充鐵質，可透過黑木耳萃取物來補充。黑木耳萃取物為一種高纖的營養滋補品，富含豐富鐵質、多醣等活性物質，具有益氣補血功效，增強免疫系統，改善缺鐵性貧血引起的疲勞，其膳食纖維又能刺激腸道運動，有效清理腸胃道，排出體內的毒素。

- 黑木耳萃取物能降低血液黏稠度，預防或溶解血栓，緩和冠狀動脈粥狀硬化，對預防各種老年疾病和癌症，都有良好的效果。

【該怎麼吃】

▼ 飯前服用，清腸助便

- 黑木耳保健食品，各廠牌劑量不一，且目前也尚未有研究指出其有效攝取量，民眾可依照產品指示，飯前一小時配合溫開水服用即可。而黑木耳濃縮粉產品可以取 1 茶匙溶解於 300c.c. 溫開水，三餐飯前飲用。於餐前服用黑木耳保健品後，通常會有四分飽足感，建議民眾按照自身飽足程度可將正餐食物減量攝取，以免過度飽食導致腸道不適。

- 黑木耳萃取物需要長期服用才能達到保健效果，雖然高纖維的黑木耳可清理腸胃並且有助排便，但如果是容易腹瀉體質者，應減量攝取，以免腹瀉更加嚴重。

- 黑木耳萃取物可以降低血中的膽固醇和三酸甘油酯含量，抑制血小板聚集，其功效如同低劑量阿司匹林，因此患有出血性疾病者不適合服用，孕婦也不宜多吃，以免造成胎兒不穩定而流產。

【選購重點】

▼ 和中藥材組合複方，保健功效更多元

- 黑木耳保健飲品種類繁多，有些個人製造的黑木耳露雖然較新鮮，保存期限短，但許多產品並未標示內容物及營養成分，消費者缺乏挑選產品的依據，功效上也較無保障，選購時仍應多加留意。

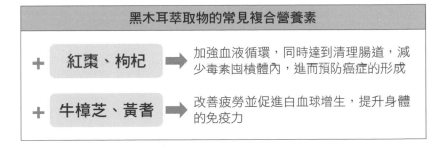

黑木耳萃取物的常見複合營養素

| ＋ 紅棗、枸杞 ➡ | 加強血液循環，同時達到清理腸道，減少毒素囤積體內，進而預防癌症的形成 |
| ＋ 牛樟芝、黃耆 ➡ | 改善疲勞並促進白血球增生，提升身體的免疫力 |

降膽固醇

膽固醇為人體合成荷爾蒙重要的前驅物質，遍布於全身並於腦部含量最多，其中的80%膽固醇是由肝臟合成，20%則是直接從飲食取得。飲食中攝取過多的膽固醇會累積在體內並沿著血管壁凝聚，造成血管的管腔變小使血壓升高，引起心血管疾病等問題。但也並非所有膽固醇對身體有害，高密度膽固醇（HDL）就是好的膽固醇，它可以將血液中多餘的膽固醇送到肝臟後代謝再利用或清除，而維護心血管功能。至於低密度膽固醇（LDL）即是易附著於血管壁上造成動脈硬化的壞膽固醇，且平時所吃的肉類和油脂中所含的飽和脂肪酸便易提升血液中低密度膽固醇含量。因此欲維護心血管健康，平時應改多攝取植物性的不飽和脂肪酸（如亞麻油酸），或補充降膽固醇保健食品來達成預防保健的目的。

關於保健食品，你知道嗎？

亞麻籽油 Flaxseed oil
參見 P.72

| 同類製品 | 亞麻仁籽粉 |

亞麻籽為一種富含多種營養的堅果食品，其 alpha- 亞麻籽油酸（簡稱 ALA）被視為天然抗氧化劑，包含 Omega-3 和 Omega-6 不飽和脂肪酸、木酚素、膳食纖維、鎂、磷、銅、硫胺和錳等微量營養素和維生素。Omega-3 不飽和脂肪酸為各種荷爾蒙的前驅物質，可以降低膽固醇和血壓，減少血液中三酸甘油酯的含量，預防血液凝塊的形成，保持血液流暢，避免阻塞，以遠離心血管疾病，因此被視為心血管疾病的健康保養品。但在人體中無法自行合成，必須透過飲食攝取如鮭魚、鮪魚、鯖魚、亞麻籽等。而 Omega-6 不飽和脂肪酸能協調荷爾蒙水平，舒緩經前不適。並且也有研究發現亞麻籽中的纖維素可以軟化糞便，預防便祕，維持腸胃道的健康，及有益於皮脂腺的新陳代謝，能舒緩皮膚過敏及濕疹症，保持肌膚健康。市售亞麻籽油保健品大多以膠囊型態出售，要注意不宜過量服用，以防血液過度稀釋，造成受傷時血流不止。

基本資料	
常見型態	膠囊、液態小包裝、粉末。
常見複方組合	多為單方，或添加於以月見草油為主的保健食品中。
常見添加物	明膠（膠囊原料）、甘油（製作膠囊的增稠劑）。
製造方式及來源	方式：冷凍壓縮；來源：亞麻仁籽。
保存方式	避免日光直射、高溫及潮濕。
一般攝取量	一般亞麻油酸建議攝取量為 2200 毫克。
副作用	未依照產品指示，過量服用有可能造成血液過度稀釋，受傷時不易止血，或引發缺氧和貧血。

益防癌抗癌

亞麻籽油 降膽固醇

保養關節

抗老化

提升精力

保腸胃

護眼

增強免疫力

控制體重

美容

調節賀爾蒙

器官養護

基礎營養

【使用時機】

▼ 素食者的
Omega-3 脂肪酸來源

- 現代人經常飲食不均衡且缺乏運動，攝取過多油脂，易引發心血管問題，可攝取亞麻籽相關保健食品，降低膽固醇的形成，預防高血壓和高血脂。

- 亞麻籽能降低膽固醇和血壓，減少血液中三酸甘油酯的含量，增加腸胃蠕動，緩解便祕和腸胃道問題，其相關保健食品適合經常使用腦力、壓力大的工作者、肥胖者、長期便祕者。

- 亞麻籽具有Omega-3不飽和脂肪酸，可以促進腦部神經傳導物質作用，加強腦部活動力，尤其有助學齡孩童提升學習力。

- 欲保養心血管的素食者，更可攝取亞麻籽保健食品來取得 Omega-3 脂肪酸。由於大多含有 Omega-3 脂肪酸的食物為動物性，而亞麻籽油是植物性油，為素食者攝取 Omega-3 脂肪酸的良好來源。

【該怎麼吃】

▼ 保健心血管，
每日足量攝取 ALA

- 每日若攝取有 30～50 公克（約 2～3 大匙）的亞麻籽，即足夠一日需要量，無須額外再補充。但若不便取得天然食材，則可選用亞麻籽油品、膠囊等其他型態的保健食品。選用亞麻籽油建議每日一小湯匙約 10～15c.c. 拌入生菜或其它食物食用；而膠囊或粉末等則必須注意包裝上所標示的 ALA 含量來取用。亞麻籽中的亞麻籽油是 alpha- 亞麻油酸（簡稱 ALA）最豐富的天然來源，更是難得的植物性 Omaga-3 脂肪酸來源。但目前各國針對 ALA 的建議攝取量並沒有統一標準，一般民眾建議每日 ALA 攝取量為 2200 毫克。澳洲國家衛生醫學研究中心則表示，嬰兒每日 ALA 建議攝取量為 500 毫克；成長中的孩童每日 ALA 建議攝取量為 1000 毫克；成人每日 ALA 建議攝取量為 1300 毫克。

- 一般健康的人日常飲食中若有經常攝取含 ALA 食物，例如：含亞麻籽的麵包及五穀麥片、大豆、綠葉蔬菜、燕麥及小麥胚芽等，則不需要額外補充 ALA 保健營養品，以胡桃為例，30 克胡桃即可提供 3000 毫克 ALA，完全滿足人體的需求，因此不需要額外再補充亞麻籽相關的保健食品。

- 亞麻籽保健食品均於餐後服用為佳，藉由食物中的油脂增加其吸收效率。

- 亞麻籽由於有減低血液濃度的作用，不宜大量進食，以防血液過度稀釋，造成凝血問題。服用抗凝血藥物人士尤要留意，孕婦、哺乳期婦女、藥物治療患者、面臨手術或出現流血的患者，以及正在接受其他任何影響凝血能力治療的患者，事先必須諮詢營養師或醫師。

▼
**低溫萃取
才是品質好的亞麻籽油**

- 亞麻籽油是從亞麻籽中萃取製成，且過程中必須以低溫萃取才能避免亞麻油籽因熱加工處理而流失天然不飽和脂肪酸的問題。建議消費者選購時要注意產品是否為經過認證的有機產品，以確保產品成分完好不流失、原料來源天然且安全。

- 不論是亞麻籽或是亞麻籽油都可以隨餐拌入食物中一同取用或是餐後服用，為了攜帶方便或是有效補充，民眾也可以購買亞麻籽油膠囊或粉末等型態的亞麻籽保健食品來補充所需，因為均由天然亞麻籽中萃取製成，對身體無負擔且營養取得更容易。

- Alpha- 亞麻籽油酸內含豐富的多元不飽和脂肪酸，透過膠囊外的膠殼保護，有效阻絕其與空氣的接觸以防止腐敗，市面上產品通常是不含人工色素、味素、防腐劑、化學溶劑的膠囊製品，民眾可安心選購。瓶裝亞麻籽油的保存期限通常為半年至 8 個月，未研磨過的黃金亞麻籽可保存較久，至於研磨過的亞麻籽粉，開封後建議保存於密封罐或於冰箱中冷藏。

亞麻籽油的常見複合營養素

+　　**月見草油**　　➡　紓解經痛、改善更年期不適症狀

植醇 Phytosterols

植醇（植物固醇）是指在植物的構造中與脂質共存、而且結構非常類似人體膽固醇的成分，因此於人體中可在小腸黏膜的細胞膜上搶奪競爭膽固醇的吸收載體與鍵結位置，繼而減少人體吸收飲食中的膽固醇，故植物固醇有膽固醇清道夫之稱。

植醇是由植物油脂不起皂化作用的殘渣中分離出來。皂化作用是指油脂與強鹼混合後產生脂肪酸鈉鹽或鉀鹽與甘油的反應，因為植醇不被鹼所影響，因此可利用此作用將植醇從油脂中分離出來。

據統計，目前已有超過兩百種以上植物固醇與其相關化合物被發現。研究證實，每天攝取 2～3 克植醇連續三週以上，就可以降低總膽固醇與低密度脂蛋白 5～15％，因此早在 2000 年，芬蘭已率先將植醇添加在人造奶油上；2001 年，日本亦推出添加植醇的健康植物油；美國食品藥物管理局（FDA）亦公告每天攝取植醇 1.3 克，就足達保健目的。台灣也在 2003 年推出植醇健康油、並在 2008 與 2009 年推出植醇牛奶供消費者選擇。隨著飲食西化，高膽固醇所造成的高血脂症與心臟病一直是國人主要的死亡原因之一，可見平時保健的重要性，植醇即可做為心血管保健不錯的選擇之一。

基本資料	
常見型態	膠囊、油品、液態飲品、粉末（奶粉）。
常見複方組合	膳食纖維、紅麴萃取物、納豆萃取物、甘蔗原素、大蒜萃取物、輔酵素 Q10。
常見添加物	維生素 E（抗氧化劑）、玉米澱粉、甘油、二氧化鈦（遮光劑）、明膠。
製造方式及來源	天然植物如大豆、油菜種籽、葵花、松樹皮等其植物性油脂中不被鹼化（皂化作用）的部分，經提煉、精製後成為產品。
保存方式	請置於陰涼乾燥處，避免陽光直射；開封後請勿久存，室溫存放。
一般攝取量	健康成年人一天 800 毫克。
副作用	長期高劑量使用可能造成 β - 胡蘿蔔素的缺乏，少數對植醇過敏者可能會有搔癢與蕁麻疹。

益防癌抗癌

降膽固醇
植醇

保養關節

抗老化

提升精力

保腸胃

護眼

增強免疫力

控制體重

美容

調節賀爾蒙

器官養護

基礎營養

【使用時機】

▼ 拯救中年膽固醇危機

- 植醇可降低人體飲食中膽固醇的被吸收量，維護心血管健康，尤其步入中年以後，身體的新陳代謝變慢，若再加上大魚大肉的飲食習慣，血脂肪與膽固醇數值逐漸攀升，易使心血管健康亮起紅燈；女性更因為更年期後缺乏雌性激素，容易導致膽固醇附著於血管壁中，造成動脈硬化與心血管疾病的危機，可服用植醇來改善和養護。

- 對於因為遺傳性體質、或不明原因容易導致高血膽固醇者、或是有冠狀動脈心臟病又併有高膽固醇血症的人，建議在醫生指示下，連續每日食用植醇來達成降膽固醇的目的。

- 有些專家認為植醇可以抑制雄性荷爾蒙轉換為二氫雄性素（DHT），因此可預防攝護腺肥大與雄性禿，可將植醇做為平時保養來補充。

【該怎麼吃】

▼ 油溶性的植醇，餐後服用吸收佳

- 飲食中的五穀、蔬果、黃豆、堅果類都含有植醇，但根據研究，每人每天平均能從飲食中攝取到的植醇約 400 毫克，若是以 FDA 建議的每天攝取 1300 毫克植醇來計算，對一個標準膽固醇數值的健康成年人來說，只要額外補充 800 毫克植醇即可足夠維護健康。而素食者從飲食當中即可攝取到約 700 毫克的植醇，因此若是膽固醇值正常者，只需配合植醇食用油一天兩湯匙就足夠所需。市售的植醇牛奶一瓶 290 毫升即含有 1044 毫克，或是沖泡飲用三杯 250 毫升的植醇奶粉即含有 800 毫克植醇，或是 3 湯匙植醇食用油約有 800 毫克植醇，這些都是平時很容易就能補足植醇的方式。

- 對於高膽固醇者，因須積極達成降低膽固醇的目的，除配合醫師用藥外，還必須依照自身情況攝取低膽固醇飲食，建議每天攝取 2000 ～ 3000 毫克的植醇，並且需持續長時間使用，來輔助調節膽固醇。目前市面上的植醇產品植醇含量不一，建議高膽固醇者可以跟醫師討論，從藥物、飲食與保健食品三合一來幫助自己達成回復健康的目的。

- 植醇是油溶性，因此可與油脂一同被吸收，建議在餐中或餐後服用。又因為植醇牛奶通常添加有膳食纖維，一瓶植醇牛奶可分次於餐間飲用，以避免腹脹的情形發生。

- 膽固醇也是人體維持生理運作重要的成分，不宜多但也不可少，因此對於孕婦、哺乳婦、發育期青少年與膽固醇數值過低者不建議服用植醇。

【選購重點】

▼複方成分多元養護心血管

- 植醇相關的保健食品型態有很多種，分為植醇牛奶、植醇配方奶粉、植醇健康油與植醇膠囊等。因為植醇所降低的是飲食中的膽固醇，因此使用植醇健康油是最自然且方便的方法，對於三餐搭配植醇牛奶或是沖泡植醇奶粉覺得不方便或無法接受者，可以選擇服用植醇保健膠囊。市售的植醇保健膠囊分為軟膠囊的單方產品與硬膠囊的複方產品，一般來說為避免複方產品與藥物產生不明的交互作用，建議需要配合用藥的消費者選購其單方產品。

- 植醇的複方產品中多添加了養護心血管方面的成分，以便與植醇共同達成保健目的。例如添加有膳食纖維或甘蔗原素的產品是為了強化降膽固醇的效果；添加紅麴萃取物的主要目的是減少體內自行合成的膽固醇量；添加有納豆萃取物則是可以溶解血管內的血栓，預防血管硬化；添加有大蒜萃取物是為了預防動脈血管狹窄；添加有輔酵素 Q10 的目的是增強心臟功能，消費者也可依其成分與自身需求選購相關複方產品，以兼具多重保養。並且特別注意選購前可先看清楚包裝上的含量標示，確認是否符合所需，亦避免過量攝取。

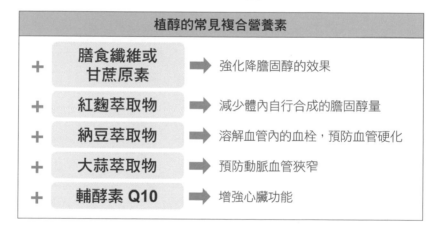

植醇的常見複合營養素

+ 膳食纖維或甘蔗原素 ➡	強化降膽固醇的效果
+ 紅麴萃取物 ➡	減少體內自行合成的膽固醇量
+ 納豆萃取物 ➡	溶解血管內的血栓，預防血管硬化
+ 大蒜萃取物 ➡	預防動脈血管狹窄
+ 輔酵素 Q10 ➡	增強心臟功能

小知識 植物性人造奶油和含植醇的人造奶油不一樣

一般常見市售的植物性人造奶油是將植物油加上氫原子，使脂肪酸轉變成人工反式脂肪酸，而能在室溫下呈現固態狀，但此種人工反式脂肪酸（氫化油）人體無法代謝，容易造成身體的負擔、提升三高（高血壓、高血脂、高血糖）的風險，危害健康，建議每天食用氫化油（或稱精製植物油、人造奶油、反式脂肪、乳瑪琳）不宜超過 2 公克。至於現仍須由國外進口的含植醇奶油則是指添加植醇的人造奶油（softmargarine），此種人造奶油飽和脂肪酸含量約占 10～20%，雖然也經過氫化來幫助在室溫下呈固態，但是不含反式脂肪酸或是含量非常少，不僅對人體健康危害少，加了植醇更有益減低三高的罹患風險，反而能守護健康。

紅麴　Monasco

參見 P.63

　　紅麴為天然真菌，其菌株在食品發酵的過程中會產生對人體有益的二級代謝產物，如 Monacolin K、γ 胺基丁酸（GABA）、黃酮酚、紅麴色素、橘黴素，其中 Monacolin K 能抑制血液中低密度脂蛋白膽固醇的合成，而可以降低膽固醇；γ 胺基丁酸（GABA）為大腦的化學傳遞物質，具有降低血壓和血糖的效力；黃酮酚則為天然抗氧化劑，具有抗氧化效力，因此紅麴不僅能降血脂保護心血管，也具抗氧化效力，提升人體免疫力。但食用過量的紅麴恐易產生副作用，因為發酵過程所產生的代謝物橘黴素對肝、腎等組織器官有害，目前衛生署已規定市售紅麴食品中的橘黴素含量不得超過 2ppm，建議民眾購買紅麴相關的保健食品時，除了要選擇標示清楚、通過衛生署核准的紅麴類健康食品外，也應避免過量服用。

基本資料	
常見型態	膠囊、口服錠、液態飲品。
常見複方組合	深海魚油、納豆萃取物。
常見添加物	明膠（增稠劑）、甘油（增稠劑）、食用二氧化鈦（漂白劑）。
製造方式及來源	方式：發酵；原料：米、紅麴菌。
保存方式	避免日光直射、高溫及潮濕。
一般攝取量	成年人每日保養服用紅麴保健食品中含 Monacolin K 至少達 4.8 毫克，但不超過 15 毫克。
副作用	食用過量會損害肝臟，引發橫紋肌溶解症，造成腎衰竭。

【使用時機】

▼ 適於改善代謝症候群

- 現代人生活忙碌，缺乏運動加上日常飲食高糖高鹽，愈來愈多人患有代謝症候群（內臟脂肪症候群）。紅麴來自天然穀物發酵，可以降低飲食中過量攝取的膽固醇和三酸甘油酯，特別適合高血脂、高膽固醇、高血壓、高血糖、肥胖患者攝取。

- 平時有抽煙、熬夜、飲酒等易使體內氧化物增加的生活習慣者，可透過紅麴保健食品的攝取，對抗氧化，提升免疫力。

【該怎麼吃】

▼ 紅麴在晚餐後服用，效用最好

- 目前衛生署僅規定紅麴發酵所產生的代謝物 Monacolin K 每日建議攝取量為 4.8 毫克，不能超過 15 毫克，取用紅麴保健食品時需先注意包裝上的標示，以免過量。

- 紅麴保健食品建議於晚上飯後服用，因為體內協助合成膽固醇的 HMG-CoA redutase 酵素，在晚上的活性最強，且飯後食用可幫助紅麴在人體的吸收，降低膽固醇的效果較理想。

- 純化紅麴製品有降血脂的保健功效，卻不適合發育中的兒童和懷孕中的婦女，因為膽固醇是細胞膜和荷爾蒙形成的前驅物質，對於發育階段的胎兒和孩童很重要，不可缺少。至於烹調食物所放的調味紅麴，並非純化物且紅麴含量少，因此不會影響胎兒正常發展，可安心食用。

- 葡萄柚汁或含葡萄柚成分的食物會使 Monacolin K 發揮百分之百效用，造成血液中 Monacolin K 濃度變高，進而損害肝臟，因此不能和紅麴相關產品同時食用。

- 肝功能差者或持續服用降血脂藥物者，不需要再額外補充紅麴保健品，避免出現加乘作用造成肝臟的負擔。

【選購重點】

▼ 買紅麴產品要避開橘黴素

- 目前市面上的紅麴產品相當多，標榜可降低血中膽固醇與增強心血管功能，但品質卻有所差異，根據目前的研究也發現，以優質稻米做為培養紅麴菌的效果最好，因為此種稻米澱粉含量高，可以供應紅麴菌在繁殖過程中需要的大量水分，供給紅麴菌良好的生長環境。不過一般紅麴保健食品並不會註明紅麴菌培養自哪一種米，除非廠商在包裝上特別註明，民眾選購時可要注意成分標示上所含的紅麴萃取物含量是否達到有效劑量。衛生署建議紅麴保健食品中，每粒膠囊含有 4.8 毫克 Monacolin K，每日服用兩顆即可達到降低膽固醇的功效。

買紅麴產品要避開橘黴素

- 橘黴素會造成人體肝腎功能損壞，但紅麴發酵時產生的橘黴素無法完全避免，只能依靠生物科技的技術來降低橘黴素生產量，因此建議消費者購買紅麴相關保健品時，一定要檢視標示上註明的橘黴素含量（目前衛生署訂定不得超過 2ppm），並挑選有認證標章的紅麴錠劑或膠囊，如 GMP 工廠製造、SNQ 國家品質標章較有保障。

- 有些標榜健康的紅麴餅乾、紅麴麵包等食品事實上多不具保健功效，因為這些食品只是以紅麴做為食品添加劑，主要提供色澤及增添風味，紅麴含量非常少。

- 添加深海魚油或納豆萃取物的產品是利用魚油中的 Omega-3 不飽和脂肪酸與納豆中納豆激酶共同降低血液中血膽固醇、三酸甘油酯，促進新陳代謝，以減少身體負擔，使降血脂和血膽固醇功效更顯著。

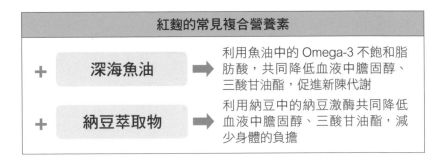

紅麴的常見複合營養素

| + 深海魚油 ➡ | 利用魚油中的 Omega-3 不飽和脂肪酸，共同降低血液中膽固醇、三酸甘油酯，促進新陳代謝 |
| + 納豆萃取物 ➡ | 利用納豆中的納豆激酶共同降低血液中膽固醇、三酸甘油酯，減少身體的負擔 |

小知識 利用微生物的二級代謝物製成紅麴保健食品

　　紅麴保健食品的製造是取自微生物的二級代謝物，指的是微生物在死亡速率與繁殖速率相當時所產生的物質，例如紅麴色素、抗生素、Monacolin K、γ 胺基丁酸、黃酮酚等，這些物質雖然對微生物的生長維持沒有功效，卻能製成人體保健的營養補給品。至於微生物在快速繁殖時合成製造的一級代謝物，例如不飽和脂肪酸、醇及酯類化合物等，是維持微生物生長所需的養分，則可萃取應用在美容保養品，例如市售的紅麴多酚美白乳液、紅麴酒粕面膜、紅麴胺基酸洗髮精等產品。

納豆激酶 Nattokinase

納豆含有豐富蛋白質、胺基酸、維生素 B 群、維生素 E、纖維質，可以消除疲勞，增強體力，也能增加腸內益生菌，刺激腸胃蠕動。製作納豆的過程中會產生許多有黏性的絲狀物質，此種絲狀物質含有多種天然酵素，納豆激酶就是分離自這些黏性物質。研究指出納豆激酶可以有效的減少血液中的膽固醇含量，預防血栓形成，對於已形成的血栓也具有溶解作用，可以預防動脈硬化及心肌梗塞。外食族、工作壓力大、抽菸、喝酒、經常熬夜、缺乏運動的中年人、銀髮族，容易患有心血管疾病，能透過納豆激酶來調節生理機能，促進新陳代謝並維持健康。由於納豆激酶與溶解血栓藥物的效用類似，卻沒有藥物的副作用，因此被視為保養心血管的健康食品。產品的形式包括以膠囊裝填、打錠劑或直接供應粉狀；坊間多以膠囊裝填為主。民眾挑選市售納豆激酶產品時，必須依據每粒膠囊、錠劑、粉狀所含的活性單位（FU）來判斷，活性單位愈高，產品效力愈佳。

基本資料	
常見型態	膠囊。
常見複方組合	紅麴、深海魚油。
常見添加物	麥芽糊精（甜味劑）、二氧化矽（抗結塊劑）。
製造方式及來源	方式：發酵萃取；原料：黃豆、納豆菌。
保存方式	常溫保存，避免陽光直接照射。
一般攝取量	成年人平均每天 2000 活性單位（FU）。
副作用	服用過多納豆激酶會影響凝血時間，造成外傷處局部出血。

益防癌抗癌

納豆激酶 降膽固醇

保養關節

抗老化

提升精力

保腸胃

護眼

增強免疫力

控制體重

美容

調節智爾蒙

器官養護

基礎營養

【使用時機】

▼適合代謝不佳者，養護心血管的好幫手

- 納豆本身具有豐富的營養物質，欲保養身體者，只需經常吃納豆即可。工作忙碌生活壓力大、三餐飲食不均衡、多食用高油、高鹽、低纖維食物的人，長時間下來易導致身體負擔大、代謝不佳、免疫力低下，可服用納豆激酶保健食品來調節生理代謝，提升免疫力。

- 懷孕期間因荷爾蒙及體質改變，一般對孕期的營養建議比較保守，傾向於基本的維生素和礦物質補充，因此並不特別建議孕婦食用；孩童仍需維持足夠的膽固醇，供生長所需，因此不建議服用納豆激酶。

- 納豆激酶能降低血液中膽固醇的含量，長時間持續溶解血栓，活化體內酵素並加速新陳代謝，適合用於代謝症候群患者及心肌梗塞的療癒保養。患有動脈硬化、中風的中年族群，由於血液中的膽固醇會附著管壁，使動脈管壁增厚，最後失去彈性且管腔變小，而產生硬化的現象，導致血液流通障礙，腦部無法獲得適當養分，造成腦功能受損。

【該怎麼吃】

▼睡前食用納豆激酶，效果好

- 坊間的產品種類繁多，服用時必須留意包裝盒上所標示的含量（FU），以及其建議的一次服用量。建議一般保養者，每人每天必須食用達到2000單位（FU）才具有保健效果。對於有心血管問題的人，為了要有效消除血栓，服用量必須提高到4000單位（4000FU）才能見效。

- 成人每日建議納豆激酶攝取量為2000單位（FU）。最好搭配溫開水，在晚飯後或睡前時食用，因為血栓類疾病如心肌梗塞通常發生在半夜或是隔日清晨，納豆激酶服用後2～8小時期間血栓溶血的效率最佳。在晚上服用可以預防次日上午發作的可能性。

- 根據日本的研究，周末身體獲得充分休息，隔日工作時腦血管和心臟血管卻因緊張而處於收縮的狀態，連續放鬆又緊縮的情況下，容易造成血栓疾病發作，因此納豆激酶至少在每個星期天晚上服用一次，預防血栓。

小知識 納豆的含量單位為「FU」

目前市面上的納豆激酶保健品大多會標示含量（FU），「FU」是日本納豆激酶協會對於溶解血栓酵素所定義的一種活性單位，又稱為血栓纖維蛋白溶解率FU（fibrinolytic units）。

益防癌抗癌
納豆激酶 降膽固醇
保養關節
抗老化
提升精力
保腸胃
護眼
增強免疫力
控制體重
美容
調節賀爾蒙
器官養護
基礎營養

【選購重點】

▼ 避免普林過高，保健膠囊是更好的選擇

- 納豆激酶主要存在於納豆表面黏稠、牽絲狀的物質上，若要藉由食用納豆達到消除血栓的保健效果，大概一天必須吃 400 公克，也就是相當兩碗飯的份量才足夠，這樣下來普林的攝取量相當可觀，對於痛風患者而言相當不利。納豆激酶膠囊以液態發酵法製成，經過脫臭精製，不但容易入口，其所含的普林比較少，不僅有保健效益，也不用擔心痛風發作，可視為消費者的最佳選擇。

- 許多納豆產品只強調其原料每公克含 20000 單位活性成分，但製成每粒膠囊或錠劑後到底含多少活性單位，則沒有標示清楚，因此以選購標示有產品食用劑量為 1000FU、2000FU 或 3000FU 的產品為佳。

- 發酵後的納豆含有豐富維生素 K，會干擾血液凝固，建議有口服抗凝血藥物、銀杏、阿斯匹靈製劑的患者，選擇不含維生素 K 的納豆激酶產品（產品包裝上會註明，或請教藥師），避免造成外部傷口持續出血，無法順利癒合。例如開刀、拔牙前兩天或有外傷時，都應暫停服用納豆激酶，手術、拔牙後一週才能再服用；至於外傷則要待傷口完全復原。

- 紅麴中的 Monacolin K 能抑制血液中低密度脂蛋白膽固醇的合成，具有降低血壓和血糖的效力（參見 P.132），因此紅麴添加在納豆產品中，更能有效預防動脈硬化及心肌梗塞。臨床試驗研究發現，通常添加其他複方成分的納豆激酶保健食品效能優於單方產品，可能是與其他成分共同作用下，更容易達成保健目的，因此選購時以複方產品為佳。

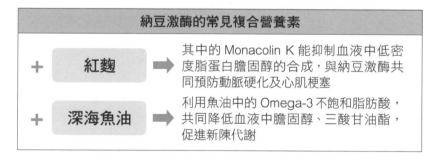

納豆激酶的常見複合營養素

+ 紅麴 ➡ 其中的 Monacolin K 能抑制血液中低密度脂蛋白膽固醇的合成，與納豆激酶共同預防動脈硬化及心肌梗塞

+ 深海魚油 ➡ 利用魚油中的 Omega-3 不飽和脂肪酸，共同降低血液中膽固醇、三酸甘油酯，促進新陳代謝

小知識 納豆激酶的製造方式

納豆激酶的生產可分為傳統固態生產法和液態生產法兩種。固態生產法是先挑選合適的黃豆，放入溫水中浸泡，蒸煮後加入納豆菌（Bacillus subtilis natto），放到溫室中發酵，發酵完後再粉碎豆子並萃取酵素，再經脫鹽、除臭，最後透過冷凍乾燥得到粉狀酵素。液態生產法則是先將納豆菌種放入發酵槽中培養，發酵完後的發酵液經過離心過濾，再添加鹽析劑硫氨，再經脫鹽、除臭、冷凍乾燥得到粉狀酵素，再加入甘甜味的麥芽糊精以及抗結塊的二氧化矽等食品添加物，裝填至膠囊。

引藻 Cryptomonadales extract

引藻是由國人王順德博士自行研發的保健食品，是屬於生存於淡水環境下的單細胞藻類，在藻類分類中為綠藻門的小球藻屬，體積為橢圓形，其兼具綠藻中的葉綠素與藍藻中的藻藍素，細胞壁薄、吸收率高，繁殖速度快，因此生理活性高。引藻含有高蛋白質約占60%，平均每1克含近乎1毫克的次亞麻油酸，更含有豐富的礦物質、維生素、引藻生長因子（C.G.F）、DNA（去氧核糖核酸）、RNA（核糖核酸）與最重要的 PPARs 成分，為一高營養成分的產品。據研究，引藻具有降低血中三酸甘油酯、膽固醇與低密度脂蛋白，以及降血糖的功效，在免疫調控上，更具有抗病毒、抗發炎、改善乾癬性關節炎、抑制造血細胞癌、上皮細胞癌與皮膚癌的效果。目前引藻產品主要分為單純引藻、添加多酚類引藻與 PPARs 含量較高的引藻三大類，消費者可依自己經濟能力與健康狀況來選購合適品項。

基本資料	
常見型態	錠（片）、粉末、膠囊、液態飲品。
常見複方組合	白藜蘆醇。
常見添加物	無。
製造方式及來源	小球藻屬綠藻經振盪培養、通氣培養與室外培養後，經圓心分離機清洗篩選，再瞬間乾燥成粉末，最後萃取內容物或打片，剩餘成分可拿來製酒。
保存方式	置於通風乾燥處，引藻片與引藻粉開封食用後要避免潮濕。
一般攝取量	引藻片：一日三次，一次15粒（每粒含0.2克）。 引藻粉：一日三次，一次3克。
副作用	引藻為高纖產品，腸胃弱者食用後可能會有脹氣等不適感，建議咀嚼片劑後再嚥下，或改為食用引藻粉；引藻為高蛋白產品，並且會吸收水分，嚴重腎臟病患者可能造成尿排出量更少，因此不建議使用。

【使用時機】

▼ 有助調節血糖、降低膽固醇

- 引藻所含的營養中，蛋白質占 60％、醣類占 15％、脂肪占 8％、纖維質占 4％，等於口服一天份量（45 顆或 9 克）的引藻片約可攝取 2 克的纖維質。根據前幾年的調查顯示，國內男女膳食纖維攝取量僅有衛生署建議量的 47％與 50％，嚴重不足，長期下來容易增加大腸癌的罹患率，可攝取引藻來補充不足的膳食纖維。

- 引藻中含有膳食纖維，能降低血清中的膽固醇，欲保健心血管者可服用引藻相關的保健食品。根據研究，30 人每人一天口服 45 顆引藻，連續四周後膽固醇平均值降幅為 29.6％，確實有效降低血中的膽固醇。另外因引藻也具降血糖功效，因此非常適合糖尿病併發高膽固醇的患者服用。

- 引藻具天然的 PPARs（脂小體增生活化受體）活性成分，其中的 PPARγ 可以增加胰島素在骨骼肌與脂肪組織的敏感度，並且抑制肝臟的醣質新生作用，減少產生葡萄糖，因此可以幫助血糖的降低，另外，引藻亦具高纖，可以幫助穩定人體血糖的起伏，對於禁食時血糖質偏高者，有助於輔助調節作用。

- 引藻亦富含維生素與礦物質，因此可說是一種天然的口服維生素，對於素食者而言，容易缺乏的維生素 B12、鐵質與蛋白質，也可從引藻中攝取得到。

- 引藻亦含有高量的葉綠素，為所有藻類之冠，葉綠素的生物化學結構類似血紅素，因此可以幫助血紅素的合成，間接增加血液中的攜氧量，使人可以恢復精神、增強體力。葉綠素具有預防細菌增長與除臭效果，因此咀嚼引藻片可改善口臭，減少牙菌斑產生，對於飲食習慣不良導致的排便惡臭，也有很好的改善效果。

- 想利用引藻做體重控制者，可在自覺血糖不穩定時吃一點引藻來輔助，因為引藻具有穩定血糖的功效，可以避免暴飲暴食造成的體重控制失敗。

- 引藻含有藻藍素蛋白，具有抗病毒效果，可以用來做日常保養，引藻的抗發炎效果，也可輔助罹患乾癬關節炎的患者。另外，對於化療後的癌症病人，引藻精萃取液可幫助快速恢復白血球的正常值，增強免疫力。

益防癌抗癌

降膽固醇 引藻

保養關節

抗老化

提升精力

保腸胃

護眼

增強免疫力

控制體重

美容

調節賀爾蒙

器官養護

基礎營養

【該怎麼吃】

▼ 長期服用引藻，欲停用應慢慢減量

- 引藻含有很多營養，適合空腹服用，但一次吞服多顆對很多人來説並非易事，因此建議可以咀嚼服用，利用唾液中的唾液澱粉分解酶來幫助分解引藻中的纖維成分，讓吸收效果更好。老年人唾液比較少、牙齒功能不佳，適合以溫水配引藻粉吃，若想要達成輔助降血糖與膽固醇者，吃引藻片或引藻粉比較適合，通常使用量為一次 15 粒、一天三次，或是一次 3 克、一天三次，對於 2 ～ 5 歲的小朋友欲提升抵抗力，可以給予一天 5 顆以下引藻片，或是每天 1 克引藻粉。

- 想要改善發炎性皮膚病者，可視自己的使用習慣選擇引藻片一天 45 顆或一天 9 克引藻粉或引藻精膠囊一天 2 ～ 3 顆。

- 想要養顏美容者可以每天口服 1 ～ 2 瓶引藻精膠囊，對於癌症患者的輔助治療，可以視情況給予一天 1 ～ 2 瓶較高單位的引藻精萃取液。

- 據研究，口服引藻片降低膽固醇及低密度脂蛋白後，若是突然停止服用引藻片，則會反彈至原本數值的 80%，因此若想要利用引藻片來保健者，必須長期連續服用，並慢慢減量，不宜突然停止服用。

- 少數腸胃不佳者使用引藻會有脹氣等不適症狀，應停止服用。

【選購重點】

▼ 添加白藜蘆醇的複方，美容養顏更提升

- 引藻產品的型態雖然很多，但若是要做一般保健、降膽固醇與血糖只要選擇一般引藻錠片足以達到效果了，如果想要重點保養心血管者，可以選擇添加白藜蘆醇的配方，若是想快速達到養顏美容效果比較適合選擇引藻精膠囊，對於大病初癒需調養身體、手術前後、癌症患者等，比較合適選購引藻精萃取液，但單價相對也比較高。由於引藻粉目前並沒有做成小瓶販售，因此消費者可以先嘗試引藻片，確認可以接受味道與價格後再去選購引藻粉。

- 市面上曾發現造假的引藻產品，所以消費者要注意選購經認證的產品，以免買到假貨。

- 因為引藻為天然成分，所以有時會發現不同批產品在顏色與口感上略有不同，此為正常現象，可安心食用。

引藻的常見複合營養素

| + | 白藜蘆醇 | ➡ 含多酚具抗氧化、提升免疫力 |

小知識 何謂 PPARs？

　　PPARs（peroxisomeproliferator activated receptors，脂小體增生活化受體）有三種型式：PPAR α、β 與 γ，是指一群能與細胞核中 DNA 的目標基因相結合的蛋白質，像是發動細胞電路的鑰匙，啟動轉錄作用，使基因活化，進行必要的生理反應如提高代謝力、增強免疫等。因此目前利用促進 PPARs 活性效能來做成的藥物有降血脂藥與降血糖藥等。

益防癌抗癌

降膽固醇
引藻

保養關節

抗老化

提升精力

保腸胃

護眼

增強免疫力

控制體重

美容

調節賀爾蒙

器官養護

基礎營養

保養關節

人體的兩塊骨頭之間的連接稱為骨關節，屬於一種結締組織，是構成人體可自由行走活動的主要結構。關節中兩塊骨頭之間有腔隙，在連結處的關節面會有關節軟骨，與關節腔隙內的滑膜液共同保護骨頭避免磨損。骨關節的退化，可能來自於長期勞動與過重負荷、受傷、自然老化或遺傳等因素，使得軟骨組織磨損，而軟骨再生速度趕不上減少速度，導致骨頭間的緩衝區逐漸消失，骨頭直接磨擦，進而引發疼痛發炎的現象，嚴重者會產生關節變形。因此尤其退化性關節炎的高危險群如中老年人、運動員、長期久站的教師或服務人員等，應及早建立關節保健的觀念，透過合理的鍛鍊與適度運動，增加關節的滑膜液，良好的體重控制以平衡關節負荷，並且避免久站或長距離步行等增加關節負擔，同時適度補充關節滋養成分的保健食品，以完善關節的養護。

關於保健食品，你知道嗎？

葡萄糖胺 Glucosamine
參見 P.44

葡萄糖胺是人體可自行合成的一種物質，主要存在關節液中，可刺激軟骨細胞產生膠原蛋白與蛋白多醣，幫助修復軟骨組織，使軟骨吸收足夠的潤滑液，維持骨關節健康。但隨著年齡增加，體內葡萄糖胺的合成速度趕不上分解的速度，而讓關節逐漸缺乏葡萄糖胺，造成軟骨受損且關節不斷磨損，進而引發腫脹、疼痛等關節炎症狀，因此適度地補充葡萄糖胺，對於老年人或過度運動者能有效緩解症狀的發生。自然界的葡萄糖胺主要存在蝦蟹類的甲殼中，但必須進一步提煉才能製成葡萄糖胺，所以多吃蝦蟹等甲殼類動物並無法補充所需的葡萄糖胺。而葡萄糖胺產品成分中以硫酸鹽類葡萄糖胺的效果最佳，但其被列為處方用藥，須經醫師診斷才服用，至於平時保養，民眾則可服用鹽酸鹽類葡萄糖胺產品，因此在選購葡萄糖胺產品時，應注意包裝上葡萄糖胺的型式，以選購符合自身所需的成分。

基本資料	
常見型態	錠劑、膠囊、粉末、口服液。
常見複方組合	有機硫 MSM、軟骨素、鈣、維生素 D3、膠原蛋白、鳳梨酵素。
常見添加物	微晶纖維素（黏合劑）、硬脂酸鎂（防止結塊劑）、二氧化矽（乾燥劑）、明膠、檸檬酸（調味劑）、蔗糖素（甜味劑）、己二烯酸鉀（防腐劑）。
製造方式及來源	方式：天然萃取；來源：蝦蟹類甲殼、玉米。
保存方式	請存放在陰涼乾燥處，避免高溫及陽光照射。
一般攝取量	每日 1500 毫克。
副作用	有些人可能會出現腸胃道不適、末梢水腫或頭痛、失眠等副作用。

益防癌抗癌

降膽固醇

保養關節
葡萄糖胺

抗老化

提升精力

保腸胃

護眼

增強免疫力

控制體重

美容

調節賀爾蒙

器官養護

基礎營養

【使用時機】

▼隨年紀增長，體內的葡萄糖胺會逐漸減少

● 葡萄糖胺是人體可以自行合成的成分，一般年輕人無須特別補充，但隨年紀增長，葡萄糖胺會逐漸減少，尤其邁入中高年紀的人，因為體內葡萄糖胺的合成速度趕不上分解的速度，關節逐漸缺乏葡萄糖胺而引發軟骨受損現象，若發現上下樓吃力，走或站立膝蓋會痛、關節僵硬等現象，可適度補充葡萄醣胺以延緩關節退化情形。

● 特殊職業型態的人如長期久站的教師或服務人員、運動員，以及體重較重者，因膝蓋關節的使用頻率較一般人高或是所承受的壓力較大，成為關節炎好發的族群，亦可補充葡萄糖胺，減緩關節炎現象。

【該怎麼吃】

▼補充的同時，注意鈉的攝取量

● 根據醫學臨床研究，葡萄糖胺一天的建議量是 1500 毫克，餐前或餐中使用並不會影響吸收總量，依照所購買的產品標示服用即可。

● 若服用的葡萄糖胺保健食品中的成分為硫酸鹽類葡萄糖胺，其鈉的含量比較高，服用者若為心血管疾病患者，生活中應減低攝取含鈉產品如食鹽，同時須注意每日的總鈉攝取量，以免過量攝取鈉，影響病情。

● 對於已在服用 Warfarin 類抗凝血藥（可邁丁錠、可化凝錠、歐服寧錠、欣服寧錠）的人，建議使用葡萄糖胺前應諮詢醫師，以免影響藥效。

【選購重點】

▼素食者可用玉米來源的葡萄糖胺

● 由於葡萄糖胺在腸道能否吸收是由分子結構決定，與產品型態無關，所以不論是錠劑、粉劑與口服液的型式，對於人體吸收效果差異不大。但如果有吞嚥困難或不敢吞藥錠者，可選購液態產品。

● 依製造方法的不同，葡萄糖胺又可分為硫酸鹽類、鹽酸鹽類和乙醯葡萄糖胺三類，其中硫酸鹽類的葡萄糖胺，目前在我國衛生署列為處方用藥，而其他兩類的葡萄糖胺被視為食品，在一般藥局等通路皆可買到。大多數的臨床研究顯示，硫酸鹽類葡萄糖胺對於關節液及軟組織的修護，具有比較好的作用，其次是鹽酸鹽類葡萄糖胺，而乙醯葡萄糖胺因是以巨分子聚合物型式存在，所以在通過腸道時，不易被小腸吸收，對於提供關節修護的成分有限。以一般平日保養來說，選購含鹽酸鹽類葡萄糖胺成分的產品即可；若是已有關節發炎症狀，經醫師診斷，再服用效果較佳的硫酸鹽類葡萄糖胺產品。

素食者可用玉米來源的葡萄糖胺

- 液態型式產品有時為增進口感，會添加甜味劑以及延長保存效果的防腐劑，所以在採購時應特別注意產品的其他添加物，以免攝取過多不必要的食品添加劑，造成身體的負擔。

- 蝦蟹類甲殼是葡萄糖胺主要來源，對於甲殼類海鮮過敏或素食者，則可選購以玉米為原料的葡萄糖胺產品。玉米來源的葡萄糖胺與蝦蟹甲殼來源並無差異，因此能提供另一項選擇，服用後亦同樣具保健效果。

- 硫元素與軟骨素同樣為軟骨與結締組織中重要成分，會隨著年齡增加而減少，進一步引發關節問題，合併使用葡萄糖胺、軟骨素與有機硫MSM，對於退化性關節發炎的改善具有加乘效果，例如有醫學研究顯示，1500 毫克的葡萄糖胺搭配 1200 毫克的軟骨素合併使用，可以達到最大的效果，所以欲提升服用效益可選擇同時含有這類成分的複方產品。

- 市售的葡萄糖胺產品也會與膠原蛋白、鳳梨酵素、鈣、維生素 D_3 等製成複方產品。膠原蛋白為構成結締組織的重要成分，可強化關節軟骨的功能，具有保養骨頭關節的效果；鳳梨酵素在醫學實證上被發現具有抗發炎效果，合併葡萄糖胺使用可有效減緩關節發炎疼痛現象。至於鈣與維生素 D 對於關節軟骨組織雖然並無功效，但若同時有關節炎與骨質疏鬆症問題的民眾，則可選擇添加鈣與維生素 D_3 成分的葡萄糖胺產品，以達到雙重保健的目的，民眾可視自身需求購買相關的複方產品。

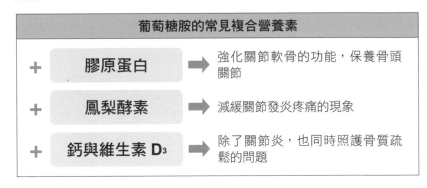

葡萄糖胺的常見複合營養素	
＋ 膠原蛋白 ➡	強化關節軟骨的功能，保養骨頭關節
＋ 鳳梨酵素 ➡	減緩關節發炎疼痛的現象
＋ 鈣與維生素 D_3 ➡	除了關節炎，也同時照護骨質疏鬆的問題

軟骨素 Chondroitin
參見 P.45

軟骨素是存在人體內的天然物質，為胺基半乳醣和葡萄糖醛酸交錯結合成的黏多醣蛋白，形成關節組織中潤滑液的成分。隨著年齡增加，關節歷經長期運動、磨擦，以及老化導致關節間的潤滑液分泌量降低，逐漸使軟骨產生磨損、厚度變薄，進而使關節產生發炎疼痛等關節炎症狀。

適度補充軟骨素，可增加關節液的分泌量，抑制軟骨分解酵素活性，延緩骨關節的退化現象。且醫學研究發現，合併使用軟骨素與葡萄糖胺，對於軟骨關節保健效果有加乘作用，因此民眾可選擇這類複方產品，來提升補充效益。

基本資料	
常見型態	錠劑、口服液、膠囊。
常見複方組合	葡萄糖胺、膠原蛋白、維生素 D₃、鈣、有機硫 MSM。
常見添加物	磷酸氫鈣、明膠、蔬菜硬脂酸鎂、二氧化矽（乾燥劑）、結晶性纖維素（黏合劑）、麥芽糊精、醋磺內酯鉀（甜味劑）。
製造方式及來源	方式：天然萃取；來源：鯊魚軟骨、畜禽軟骨。
保存方式	請存放在陰涼乾燥處，避免高溫及陽光照射。
一般攝取量	每日 1000 ～ 1200 毫克。
副作用	目前無臨床使用過量產生副作用的相關報告。

益防癌抗癌

降膽固醇

保養關節 軟骨素

抗老化

提升精力

保腸胃

護眼

增強免疫力

控制體重

美容

調節賀爾蒙

器官養護

基礎營養

【使用時機】

▼
延緩關節退化，降低關節炎的發生

- 軟骨素是人體內天然物質，年輕人無需特別補充，但中老年人因面臨關節老化、關節液分泌量減少的情形，若有上下樓吃力、膝蓋無力或疼痛、關節僵硬等現象，可適度補充軟骨素以延緩關節退化情形。

- 特殊職業型態的人如長期久站的教師或服務人員、運動員，以及體重較重者，因膝蓋關節的使用頻率較一般人高或是所承受的壓力較大，為關節炎好發的族群，亦可補充軟骨素，減緩關節炎。

【該怎麼吃】

▼
每天取用 1000～1200 毫克養護關節

- 市售的軟骨素即為人體內軟骨素的型式硫酸軟骨素（chondroitin sulfate），臨床研究發現，每日攝取總量 1000～1200 毫克的硫酸軟骨素，有助於減緩退化性關節炎症狀。若只是平時保養，無關節炎症狀時攝取量則可減少。

- 軟骨素於餐前或餐中使用並不影響吸收量，依照所購買的產品標示服用即可。

- 對於已在服用 Warfarin 類抗凝血藥（可邁丁錠、可化凝錠、歐服寧錠、欣服寧錠）的人，建議使用軟骨素前應諮詢醫師，以免影響藥效。

【選購重點】

▼ 葡萄糖胺搭配軟骨素，效果更提升

- 軟骨素保健食品的成分來源包括畜禽（牛、豬、雞）的軟骨或鯊魚軟骨，經由萃取的方式取得而製成，由於製造成本較高，過去曾有相關產品其中的實際含量與標示含量並不相符的現象發生，因此建議民眾在選購這類產品時，應選擇有信譽的廠商或具品質保證的產品，較有保障。

- 不同的保健食品型式，不論是錠劑、粉劑與口服液的型式，均不影響軟骨素在腸道的吸收，三者於人體的吸收效果差異亦不大，民眾可依自身需求和偏好來選購。

- 軟骨素、葡萄糖胺與硫元素同為關節組織中的重要成分，隨著年齡增加或關節過度使用而有減少現象。某些保健食品乃組合此三種成分的複方型式，對於減緩退化性關節炎症狀有加乘效果。另醫學研究顯示，每日 1500 毫克的葡萄糖胺搭配 1200 毫克的軟骨素合併使用，可以達到最大的效果，因此可選用同時含有這些成分的複方產品，使補充更具效益。

- 市售的軟骨素產品也會與膠原蛋白、鈣、維生素 D_3 等製成複方產品。膠原蛋白為構成結締組織的重要成分，可強化關節軟骨的功能，具有保養骨頭關節的效果。鈣與維生素 D_3 對於關節軟骨組織雖然並無功效，但可補充鈣質，強化骨質，對於同時有關節炎與骨質疏鬆症問題的人，則可選擇添加鈣與維生素 D_3 成分的軟骨素複方產品，便可達到雙重保健的目的。

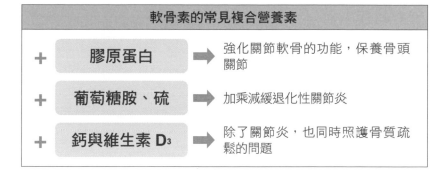

軟骨素的常見複合營養素

+ 膠原蛋白 ➡ 強化關節軟骨的功能，保養骨頭關節

+ 葡萄糖胺、硫 ➡ 加乘減緩退化性關節炎

+ 鈣與維生素 D_3 ➡ 除了關節炎，也同時照護骨質疏鬆的問題

杜仲　Eucommia ulmoides oliver

杜仲為杜仲科落葉喬木植物的乾燥樹皮，主產於中國四川、雲南、貴州、湖北等地，用於中藥已有 2000 多年的歷史，杜仲葉則是杜仲植物的乾燥全葉，為目前杜仲保健食品的主要原料，杜仲葉與杜仲皆被認為具有補益肝腎、強壯筋骨、安胎、降壓等功效。研究發現，杜仲可促進人體骨骼與肌肉中膠原蛋白的合成，增加骨關節的柔軟度；而傳統的使用經驗則已知杜仲可以改善腎虛腰痛，對於經常久坐、容易腰酸背痛的現代人具有舒緩的作用。另外，杜仲對於產後婦女腰部痠痛也有改善效果，為產婦坐月子餐中重要的藥材之一。

基本資料	
常見型態	茶包、飲品、粉末、顆粒。
常見複方組合	綠茶、紅茶；若是傳統強健筋骨藥方則搭配續斷、黃耆、當歸、枸杞、黨參等藥材。
常見添加物	無。
製造方式及來源	方式：乾燥；來源：杜仲葉。
保存方式	存放於乾燥陰涼處，避免高溫及陽光直射。
一般攝取量	目前沒有最佳攝取量的建議，平時保健可依照產品的標示來取用。
副作用	杜仲在中醫理論視為容易上火藥材，所以感冒、喉嚨痛症狀及易口乾舌燥者，不宜飲用杜仲。

【使用時機】

▼ 促進膠原蛋白合成，改善腰酸、腳膝無力

- 杜仲具有強壯筋骨作用，可促進人體骨骼與肌肉中膠原蛋白的合成，增加骨關節的柔軟度，對於缺乏運動，長期久站或久坐、容易腰痠背痛的現代人，具有改善腰部痠痛、腳膝無力的效果。

- 對於產婦生產完常出現的腰痠現象，杜仲也具有改善的效果，傳統上更將杜仲列為製備坐月子餐點中必備的中藥材。

益防癌抗癌

降膽固醇

保養關節
杜仲

抗老化

提升精力

保腸胃

護眼

增強免疫力

控制體重

美容

調節賀爾蒙

器官養護

基礎營養

【該怎麼吃】

▼ 低血壓者應謹慎使用

- 目前並無研究指出杜仲的最佳攝取量，市售保健食品以茶包型式為主，民眾可依照產品使用說明，沖泡飲用即可。餐前或餐中使用並不影響吸收量，依照所購買的產品標示來使用。

- 杜仲在中醫理論視為容易上火藥材，所以感冒、喉嚨痛症狀及易口乾舌燥者，不宜飲用杜仲。此外，研究發現杜仲具有降血壓功效，故正在服用降血壓藥的患者，或血壓過低的人，使用杜仲保健食品前，應先諮詢醫師，以免產生低血壓情形。

- 杜仲添加在孕期保健食品中，可減緩懷孕時腰痠現象，並具有安胎作用，但為食用安全，取用前建議先向醫師諮詢。

【選購重點】

▼ 留意製造來源及含量，效用較有保障

- 植物來源的中藥材常有農藥或重金屬殘留的問題，不論是以杜仲葉製成的茶包，或選用中藥材杜仲熬煮成茶飲，建議消費者在購買時，注意杜仲原料來源與產地，選擇有信譽的廠商或品質保證的產品為佳。

- 市售杜仲茶包中，除杜仲葉外尚添加綠茶葉或紅茶葉，主要為調味功能，對於杜仲中有效成分的吸收並無幫助，但也不會影響杜仲對人體的效用，消費者可依照個人喜好選購。只是茶包中杜仲的含量依各家廠商製造而有所不同，調味成分較高的產品很可能含量較低，效果便較為不顯著，選購時可多留意品質及含量。

- 杜仲也會添加在四物飲品中，做為女性生理期過後補血調經、補益肝腎、強壯筋骨的基本配方，民眾可視需求選購。

杜仲的常見複合營養素	
+ 綠茶	➡ 茶多酚具抗氧化
+ 紅茶	➡ 茶多酚具抗氧化
+ 黃耆	➡ 改善疲勞、促進白血球增生、提升免疫力
+ 當歸	➡ 補血、調理女性經血
+ 枸杞	➡ 降血糖、養肝、保健視力
+ 黨參	➡ 補氣、消除疲勞

薑黃 Turmeric

薑黃為一種地下根莖類植物，咖哩和黃芥末為飲食中常見的薑黃來源，常用於中藥與古印度醫學，而薑黃中主要的活性物質薑黃素，是一種多酚類，研究指出其能減少體內發炎物質的產生，若每日取用 200 毫克可以輔助舒緩骨關節炎的疼痛。薑黃素還可促進膽汁分泌，幫助飲食中脂肪的消化和吸收，並刺激胃分泌黏蛋白，保護胃黏膜，薑黃也含有植物固醇，可降低食物中膽固醇的吸收，保護心血管與預防粥狀動脈硬化，並且也具有強大的抗氧化力以及抑制癌細胞增殖分裂的能力，因此可對抗癌症的形成。此外，薑黃還可抑制 β 類澱粉蛋白質積聚於大腦，因此推論具有預防阿茲海默症的潛力。

基本資料	
常見型態	膠囊、錠劑、粉末。
常見複方組合	蜆仔萃取物、五味子、芝麻、朝鮮薊、葡萄糖胺、軟骨素、魚油、貓爪藤、綠茶萃取物。
常見添加物	明膠（賦型劑）、植物纖維（賦型劑）、二氧化矽（賦型劑）、麥牙糊精（增稠劑）、蔬菜硬脂酸鎂（賦型劑）。
製造方式及來源	以薑科植物薑黃的乾燥根莖製成保健食品。
保存方式	避免高溫高濕與陽光直射處，置於陰涼通風乾燥處，開封後要將瓶蓋鎖緊。
一般攝取量	依每人體重每公斤 3 毫克以下，但一天不可超過 200 毫克。
副作用	極少數的人會有噁心、腹瀉與皮膚過敏的現象。

益防癌抗癌

降膽固醇

保養關節
薑黃

抗老化

提升精力

保腸胃

護眼

增強免疫力

控制體重

美容

調節賀爾蒙

器官養護

基礎營養

【使用時機】

▼ 抗發炎，減輕關節炎症狀

- 骨關節炎患者可取用薑黃來減緩關節疼痛的症狀。中醫辭典記載，薑黃具行氣破瘀，通經止痛功效，而西方研究上，則證實薑黃素具有抗發炎機轉，可輔助減輕骨關節炎疼痛的效果。

- 薑黃雖非一般生薑或老薑，但同樣具有促進血液循環功能，對於手腳冰冷、月經不順的人也可利用薑黃來緩解不適。

- 中年以後代謝功能變差、身體維護機能下降，薑黃素可降低血清中膽固醇，維護心血管，增進腦部血循，預防腦部功能退化，並可促進膽汁分泌幫助消化脂肪，與保護胃黏膜，非常適合消化吸收功能較差的中老年人與病弱者取用。

- 薑黃可做為素食者的保養品。長期茹素者因飲食中營養的不均衡，缺乏蛋白質來源，導致胃壁肌肉較為衰弱，並且降低脂肪的消化吸收能力，而影響身體健康，薑黃素可促進胃分泌黏蛋白、保護胃黏膜，並促進膽汁分泌來增加脂肪吸收。

- 薑黃素具有極強的抗氧化能力，可避免皮膚中膠原蛋白與彈力蛋白被破壞，繼而產生皺紋，因此也可做為養顏美容的保養品。另外，薑黃素亦可增加肝臟解毒能力，因此也具有保肝的功能。

【該怎麼吃】

▼ 消化功能不佳者飯後再服用

- 根據 WHO（世界衛生組織）指出，薑黃素每人一天的建議攝取量為每公斤體重 3 毫克以下，並且一天不超過 200 毫克，以確保食用安全。薑黃素約占薑黃的 3～6%，以一般食品的薑黃粉來看，2 克的薑黃粉約含 60～120 毫克的薑黃素，即足夠平時保健所需。

- 薑黃素適合於飯後或睡前服用，亦可將薑黃素放入湯中或熱水中飲用，雖然薑黃素具有保護胃黏膜功效，但薑黃素的行血活血作用亦可能刺激較多的胃酸分泌，因此有慢性消化道功能不良者建議在飯後服用，而胃潰瘍、十二指腸潰瘍發作者則不建議使用。

- 薑黃素有刺激、興奮子宮的作用，因此不適合孕婦使用。

- 薑黃素具有抗血液凝集的效果，若將進行手術者，應於兩星期前便暫停使用。

【選購重點】

▼
複合蜆仔萃取物、芝麻素，護肝又提神

- 因每人需依每公斤體重換算出一天取用薑黃素的建議攝取量（每人每公斤 3 毫克以下），因此選購薑黃素保健食品時，應著重於產品劑量的多寡，例如一個體重 50 公斤的人薑黃素的建議量應為 150 毫克以下，應選購服用時不超過此劑量的產品。

- 薑黃的複方產品中添加有蜆仔萃取物、五味子、芝麻素、朝鮮薊者，因蜆仔萃取物含有豐富胺基酸，五味子具有保肝與安神效果，芝麻具有補中益氣，滋養五臟的效果，朝鮮薊可以護肝與促進膽汁分泌，因此主要的功效訴求為護肝養肝。另外，若其複方產品中添加有葡萄糖胺、魚油、軟骨素、貓爪藤者，則因葡萄糖胺具有促進軟骨細胞產生膠原蛋白與蛋白多醣，減低關節摩擦力，維護關節的功能；與軟骨素併用功效更加乘；而魚油為 Omega-3 的脂肪酸，具有抗發炎效果；貓爪藤可以抗發炎與減輕疼痛，因此這類產品的主要訴求是關節的養護。

- 綠茶萃取物中的兒茶素可以抗氧化與抗癌效果，與薑黃素搭配組合成複方，則主要訴求抗老化的日常保養。

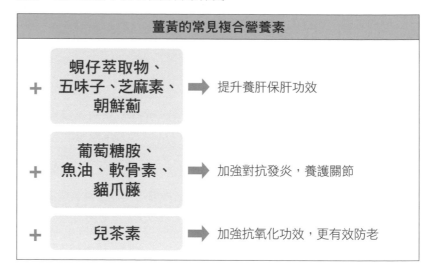

薑黃的常見複合營養素	
+ 蜆仔萃取物、五味子、芝麻素、朝鮮薊	➡ 提升養肝保肝功效
+ 葡萄糖胺、魚油、軟骨素、貓爪藤	➡ 加強對抗發炎，養護關節
+ 兒茶素	➡ 加強抗氧化功效，更有效防老

益防癌抗癌

降膽固醇

保養關節
薑黃

抗老化

提升精力

保腸胃

護眼

增強免疫力

控制體重

美容

調節賀爾蒙

器官養護

基礎營養

抗老化

現代人生活忙碌，不規律的生活作息、不正常的飲食習慣與壓力皆會促使自由基的生成，當體內累積過多的自由基時會破壞細胞蛋白和基因物質，是造成老化的元兇，且隨著年齡的增長，體內的細胞再生與修復能力會逐漸減弱，導致加速皮膚鬆弛、容易疲倦、促使心血管疾病的產生與免疫力衰退等症狀。雖人體能夠自行合成抗氧化的物質來對抗自由基的產生，但隨著年齡的增加，抗自由基的能力會逐漸下降，因此平時除了養成良好的生活作息、均衡的飲食習慣與規律的運動外，可適量攝取抗氧化的保健食品，補充飲食中攝取不足的營養素，協助清除體內過多的自由基、延緩細胞老化與提升免疫力，幫助維持健康的身體。

關於保健食品，你知道嗎？

茄紅素 Lycopene

參見 P.60

　　許多的研究發現番茄中含有豐富的茄紅素，是對人體健康相當有益的物質，因此美國的《時代》雜誌，在 2002 年初根據科學家實驗的結果，評選番茄是現代人十大保健食品的首位。茄紅素又稱作番茄紅素，廣泛存在於番茄、西瓜、芭樂、木瓜、葡萄柚、紅辣椒等紅橙色蔬果及其製品中。茄紅素既是一種色素，也是一種類胡蘿蔔素。類胡蘿蔔素是一群黃色到橙色的脂溶性色素，目前已知的類胡蘿蔔素共有六百多種，而茄紅素是其中抗氧化能力最強的，它消除自由基或活性氧化物的能力，是 β 胡蘿蔔素的 2 倍、維生素 E 的 10 倍，因此備受醫學界、保健食品和飲料界的矚目。據調查茄紅素在女性體內的含量會影響女性的第二性徵，與男性製造精子的能力也有一定的相關性，茄紅素在人體中也可以對抗許多種老年人退化性疾病，因此每日適量的攝取茄紅素有助於身體健康的維持。

基本資料	
常見型態	膠囊、錠劑 、液態飲品。
常見複方組合	維生素 B 群、維生素 E、南瓜籽萃取物、葉黃素、β - 胡蘿蔔素、鋅。
常見添加物	砂糖、鹽（調味劑）、澱粉（黏稠劑）、明膠（乳化劑）、食用紅色六號（著色劑）、食用黃色五號（著色劑）、硬脂酸鎂（潤滑劑）、二氧化鈦（增白劑）。
製造方式及來源	用天然的番茄經冷破碎或熱破碎法製成番茄汁，或是經由化學加工萃取純化製成濃縮的茄紅素萃取物。
保存方式	● 飲品的保存建議冷藏或存放於無陽光照射的陰涼處，開瓶後最好能夠儘速飲用完畢，以免變質或細菌滋生。 ● 膠囊或錠狀的茄紅素萃取物，亦建議存放在陰涼處，或擺放在防潮箱中，放置一段時間尚未食用完畢，建議將瓶中的乾燥劑與棉花取出丟棄並盡快食用完畢。
一般攝取量	一般的建議是每天 10 ～ 30 毫克，約等於市面上番茄汁 400 毫升（c.c.）左右。
副作用	茄紅素是屬於脂溶性的物質，長期攝取過量容易產生番茄紅素血症，會使皮膚變黃，只要停止攝取茄紅素一段時間，狀況便能改善。

益防癌抗癌

降膽固醇

保養關節

抗老化
茄紅素

提升精力

保腸胃

護眼

增強免疫力

控制體重

美容

調節賀爾蒙

器官養護

基礎營養

【使用時機】

▼ 預防且改善攝護腺肥大

- 一般欲提升人體抗氧化力者，可多攝取茄紅素保健食品，達成預防老化、增強免疫力的功效。

- 茄紅素可抑制膽固醇的生合成，降低血漿內膽固醇濃度，也可清除低密度膽固醇的含量，所以多攝取茄紅素可降低血清脂質過氧化作用，減少罹患心血管疾病的危險性、降低心臟疾病罹患率，另外也可防止紫外線傷害皮膚、減輕香菸與酒精的傷害等。

- 欲改善體質者也可攝取茄紅素來達成目的。茄紅素在人體內呈鹼性，研究發現人類食用番茄以後，血液中的酸鹼度呈現鹼性反應，有助於清除人體循環系統中的毒素，如尿酸等，所以歐洲有許多大醫院都把番茄當成醫療食品。

- 對於尚未出現攝護腺肥大症狀的男性，平常適量的補充茄紅素，也能達到預防的功效。而已患有攝護線肥大者，取用茄紅素也可改善攝護腺肥大造成的排尿障礙症狀，台大醫院 2004 年起進行一年半的研究，針對 62 名攝護腺肥大患者，每天分別給予 15 毫克及 30 毫克茄紅素治療，服用 4 ～ 12 週後，發現在改善排尿障礙上都有顯著效果，尤其服用劑量越高者，效果越明顯。

【該怎麼吃】

▼ 遵循「一多二少」，才是真健康

- 建議每日可攝取約 10 ～ 30 毫克的茄紅素，若想由新鮮番茄中攝取到每日建議量的茄紅素，必須吃 1 公斤的新鮮番茄才能攝取到此量。一顆大的新鮮番茄所含的茄紅素約 3.5 毫克，且絕大多數是不易被人體吸收的形式，若欲便於達成保健目的，可透過濃縮後的茄紅素保健食品。

- 一般罐裝的番茄汁飲用 400 ～ 500c.c. 就足夠茄紅素的每日建議攝取量。

- 許多市售的番茄醬或番茄汁在加工過程中為增加風味，多添加了不少鹽分與添加物，經常導致鈉含量與熱量偏高。民眾在選購時最好能夠遵循「一多二少」，茄紅素多、鈉含量和熱量少的原則，才不至於適得其反。根據消基會調查，市面上部份番茄汁的鈉含量，每 100 毫升最高將近 200 毫克，喝一整罐就等於喝了六、七百毫克的鈉，喝太多就容易超過每人每天 2400 毫克的適當攝取量。

- 研究發現一顆新鮮番茄所含的茄紅素，大約只有一成的含量能夠被吸收，最後更只有一成中的 1%會被特定部位如攝護腺吸收，因此美國癌症協會建議，攝取軟膠囊的茄紅素保健食品以預防癌症更有效率。

- 市售茄紅素濃縮膠囊一顆約含有 6 ～ 10 毫克的茄紅素，茄紅素是屬於脂溶性的物質，因此有別於一般如維生素 C 等水溶性的營養素，較不容易隨著水分的代謝而排出體外，如果長期攝取過量的茄紅素會累積在體內，容易產生番茄紅素血症，會使皮膚變黃，雖然只要停止攝取茄紅素一段時間，便能夠恢復，但服用時仍應盡量避免過量為佳。

- 因茄紅素屬脂溶性的物質，補充含有茄紅素的保健食品最好能選在飯後，藉由其他食物中油脂的輔助，增加茄紅素在腸胃中的消化吸收。

【選購重點】

▼ 注意鈉量攝取，避免造成身體負擔

- 400 ～ 500c.c. 的番茄汁就足夠一日的茄紅素攝取量，但在選購番茄汁時要注意其營養標示所含的鹽份與熱量是否過高，以免在補充茄紅素的同時也攝取了過量的鈉。番茄汁也不要買太大罐，或是將大瓶的番茄汁分成幾天飲用，不要一次喝完，以免反而造成身體的負擔。

- 人體對膠囊或錠劑與液態飲品的茄紅素品質與吸收效果上並無太大差異，民眾可安心依需求與喜好選購補充。

- 茄紅素保健食品的原料來源最好選擇以新鮮番茄加工萃取獲得的較能確保其品質，購買時可參考營養標示中所含的茄紅素含量是否足夠達到建議攝取量。

- 市面上有許多茄紅素與其他營養素搭配的複方產品，例如茄紅素主要具有非常好的抗氧化能力，平常生活壓力大的人特別適合補充食用，壓力較大的人通常會有容易疲憊、精神緊繃或消化不良的共通點，所以針對這類族群的保健預防多會添加維生素 B 群搭配補充，以提升活力、增強抵抗力；或添加脂溶性的維生素 E 來加強茄紅素的功效。另外，茄紅素本身具有維持男性攝護腺的功效，會與同具有保護攝護腺功能的南瓜籽搭配成複方產品，更提升其功效，民眾可視自身需求購買。

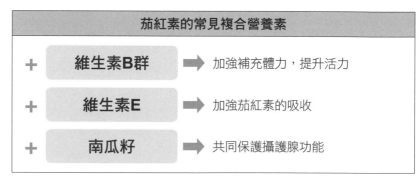

茄紅素的常見複合營養素
＋ 維生素B群 ➡ 加強補充體力，提升活力
＋ 維生素E ➡ 加強茄紅素的吸收
＋ 南瓜籽 ➡ 共同保護攝護腺功能

輔酵素 Q10　Coenzyme Q10

參見 P.61

　　輔酵素 Q10 存在於動物體內的每個細胞中，以心臟、肝臟、腎臟含量最多。輔酵素 Q10 為一脂溶性物質，其功能主要藉由氧化還原反應產生能量 ATP，活化細胞的能量供應系統，並能中和因能量製造過程中所產生的自由基，以保護細胞不受自由基的傷害。人體可利用胺基酸中的酪胺酸（tyrosine）、苯丙胺酸（phenylalanine）及維生素 E、B1、B6、葉酸等合成輔酵素 Q10，但人體內的輔酵素 Q10 含量會在 20 歲達到高峰後，便隨著年齡增長含量逐漸降低，若又經常處於激烈運動、過度操勞、生活緊張、高汙染的生活環境及疾病與精神上的壓力等，就更容易造成體內輔酵素 Q10 不足，於是容易感到疲倦無力，而引發各種疾病。許多研究已顯示，輔酵素 Q10 具有強化心臟、降低心血管疾病、降低高血壓、提高精力和腦力、對抗癌症、防止皮膚老化等保健機能，尤其建議老年人可每日適量補充輔酵素 Q10 增進健康。

基本資料	
常見型態	膠囊、錠劑 、口服液、咀嚼錠、發泡錠。
常見複方組合	維生素 E 、維生素 B6、維生素 C、膠原蛋白。
常見添加物	甘露醇（甜味劑） 、山梨醇（甜味劑）、 甘油（乳化劑）、二氧化鈦（增白劑）、檸檬酸（調味劑）。
製造方式及來源	方式 1：天然發酵萃取。原料：特定的酵母或微生物。 方式 2：化學合成。原料：煙葉中的茄尼醇。
保存方式	• 輔酵素 Q10 容易因光照而破壞其活性，所以最好能夠使用不透光的容器存放。 • 存放在陰涼乾燥處，以避免受潮溼而導致變質，純度高的輔酵素 Q10 為天然橙色，可觀察其顏色有無改變來判斷有無變質失去活性。
一般攝取量	建議每日食用限量應為 30 毫克以下。
副作用	食用輔酵素 Q10 可能會產生腸胃不適、失眠、食慾不振、頭暈、疲勞等副作用，但症狀通常是輕微且短暫的，所以民眾不必過於擔心。但若攝取超過 30 毫克時可能會因輔酵素 Q10 的抗凝血作用，而導致傷口的止血時間增長。

益防癌抗癌

降膽固醇

保養關節

輔酵素 Q10　抗老化

提升精力

保腸胃

護眼

增強免疫力

控制體重

美容

調節賀爾蒙

器官養護

基礎營養

【使用時機】

▼ 延遲老化，預防心血管疾病

- 一般欲提升免疫功能與減少體內自由基者，可藉由輔酵素 Q10 的補充來達到預防老化、增強抵抗力的保健效果。其原因在於脂溶性的輔酵素 Q10 能阻止脂肪過氧化，只要體內含有足夠的輔酵素 Q10，就能阻止自由基的形成，延遲老化的來臨，防止許多成人病的發生。

- 欲預防一般老年人常見的慢性疾病如冠狀動脈硬化與高血壓等，可藉由補充輔酵素 Q10 來達到抗氧化及維護心血管的保健功效，目前世界各國皆採用輔酵素 Q10 治療心臟乏力。據多年的研究發現心臟病的傳統療法之外，若多加補充輔酵素 Q10，可使 75% 的患者增加三年存活率，由此可見輔酵素 Q10 對於維持心臟健康具有非常顯著的保健功效。

- 前幾年的實驗研究發現，輔酵素 Q10 的補充有助於減緩早期帕金森病患的病情發展。研究顯示給予患有早期帕金森病的病患，每天服用輔酵素 Q10 約 1200 毫克幾個月後，有 44% 的病患情況有所好轉，若老年人能夠提早適量的攝取 Q10 可預防許多的退化性疾病。

【該怎麼吃】

▼ 搭配維生素 B6 食用，調節免疫力

- 一般預防保健的攝取建議量約每人每日 30 毫克，輔酵素 Q10 經過加工萃取後，反而更容易被人體所吸收，提高了人體的吸收效率。輔酵素 Q10 通常存在動物內臟、沙丁魚、一般肉類與菠菜、花椰菜、花生、堅果中，但隨著年齡增長、老化，食物的攝取量逐漸減少、體內合成輔酵素 Q10 速度減緩，便更難從飲食中攝取到足夠人體所需的輔酵素 Q10，透過輔酵素 Q10 的保健食品補充是個絕佳的辦法。

- 輔酵素 Q10 屬於脂溶性，平時建議在飯後補充攝取，才能夠與食物中的油脂一同被吸收，增加吸收效率，但隨著食品研發的進步，目前也有部分的輔酵素 Q10 經過特殊的加工萃取，即使在空腹時食用也能達到良好的吸收效果，購買時可先向藥師詢問。

- 研究顯示若心臟病患者每天服用 180 ～ 360 毫克的輔酵素 Q10，對於病情的改善有正向的幫助，但想要藉由食用輔酵素 Q10 來改善心臟狀況，最好與醫師討論評估是否會有藥物衝突的情況再補充較為恰當。

- 欲調節免疫功能的人可將輔酵素 Q10 與維生素 B6 搭配食用，據研究顯示對於免疫系統的調節有良好的效果。

- 一般人服用適量的輔酵素 Q10 不會產生明顯的副作用，但因輔酵素 Q10 具有抗凝血的功能，為安全起見，15 歲以下的小孩、懷孕或哺乳期間的婦女及服用 wafarin 類抗凝血劑藥物的病患均不宜服用。

- 由於輔酵素 Q10 具有抗凝血的作用，因此建議將進行開刀的病患不宜食用，以免發生血流不止的情形。

益防癌抗癌

降膽固醇

保養關節

輔酵素Q10　抗老化

提升精力

保腸胃

護眼

增強免疫力

控制體重

美容

調節賀爾蒙

器官養護

基礎營養

【選購重點】

▼ Q10軟膠囊吸收率最高

- 輔酵素 Q10 的製造來源分為天然發酵與化學合成兩種，天然發酵是利用特定的酵母或微生物經由發酵萃取製成，是目前較為自然的製造方式，有較好的人體相容性，吸收效果良好，但成本較高。化學合成是利用煙葉中的茄尼醇（solanesol）為原料來源，再經化學合成，能夠大量製造，成本較低，市面上有許多由化學合成的低價產品，但部分品質欠佳，人體吸收率較低，消費者選購時應注意其成分標示與原料來源，並選擇國際間認可的知名廠家原料較有保障。

- 部分產品宣稱其製成的水溶性輔酵素 Q10 更容易被人體吸收，但目前尚無科學研究直接證實水溶性的輔酵素 Q10 較脂溶性的輔酵素 Q10 有更好的吸收效果。且在其加工成水溶性的過程中，有可能反而導致活性的降低，民眾切勿聽信，仍以選購已認證的產品為佳。

- 有些研究發現軟膠囊劑型比硬膠囊或錠劑狀的吸收率高，並且能提高空腹服用的吸收效果。硬膠囊或錠狀的輔酵素 Q10，較容易氧化，失去活性，因此吸收效果不如軟膠囊。而口服液形式的輔酵素 Q10 製作方式是將脂溶性的輔酵素 Q10 轉化為水溶性的形式，才能添加在口服液內，活性約 5 ～ 40%。但水溶液形式較不安定，容易變質，因此保存期限通常較短，不僅購買時應注意保存期限，購買後也應盡快服用。

- 不同口服液產品多與不同營養成分製成複方產品，如加入具有幫助維持皮膚彈性與減少皺紋產生的膠原蛋白、能一同進行抗氧化的維生素 C 或是能保護血管、改善血液循環的維生素 E，民眾可依自身需求選購。

- 咀嚼錠或發泡錠的產品，輔酵素 Q10 含量大多為 10 ～ 15 毫克左右，所含的濃度較膠囊或錠劑產品低，但對於服用輔酵素 Q10 容易產生不適的人，低劑量的攝取則是不錯的選擇。

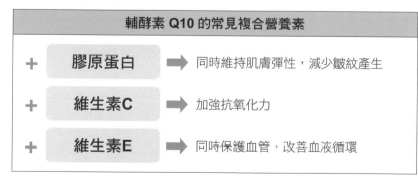

輔酵素 Q10 的常見複合營養素

+	膠原蛋白	➡	同時維持肌膚彈性，減少皺紋產生
+	維生素C	➡	加強抗氧化力
+	維生素E	➡	同時保護血管，改善血液循環

葡萄籽 Grape seed

參見 P.63

葡萄籽即為葡萄的種子，其中含有非常好的抗氧化物質「前花青素（OPC）」，又稱做原花青素，屬多酚類、水溶性、高生物利用率的生物類黃酮，是人體不能自行合成的天然物質，約可在人體內停留 72 小時，能夠消除體內自由基，因此具有幫助延緩老化及促進心臟血管健康的作用，也可增強眼睛感光物質「視紫質」的生成，而視紫質可以促進視覺的敏銳度，擴大眼睛在黑暗中的視野範圍。雖然在很多食物中都能夠攝取到前花青素，但一般都只有極微小的含量。據研究發現，與眾多食物比起來，葡萄籽含有的前花青素相對的高出許多。但葡萄籽直接食用並不美味，所以大多會採用濃縮萃取的方式，來增加前花青素攝取量。前花青素本身除了有良好的抗氧化能力外，還具有幫助其他水溶性維生素與脂溶性維生素進行抗氧化作用的能力，葡萄籽已被廣泛的證實具有促進身體健康的實質效用。

基本資料	
常見型態	膜衣錠、膠囊、口含錠、粉末。
常見複方組合	綠茶多酚、生物類黃酮、維生素 A、維生素 C、維生素 E、β- 胡蘿蔔素。
常見添加物	D- 甘露醇（甜味劑）、D- 山梨醇（甜味劑）、阿斯巴甜（甜味劑）、葡萄香料粉（風味劑）、微結晶纖維素（賦型劑）、硬脂酸鎂（抗黏劑）。
製造方式及來源	由天然葡萄萃取純化出葡萄籽萃取物。
保存方式	● 存放於室溫乾燥陰涼處。 ● 在開瓶一段時間後，瓶內乾燥劑的水分將會逐漸達到飽和，此時裡頭的乾燥劑與綿花不但沒有乾燥的功能，反而會釋出水氣，因此最好在開瓶一段時間後，更換瓶中的乾燥劑與棉花，若無法替換時，最好能將之丟棄，並盡速食用完畢。 ● 大罐裝的保健食品建議分裝成小罐裝，並註明好標籤，以避免經常開關的同時，吸收了大量的水分，造成變質的情形發生。
一般攝取量	一般建議的攝取量是每天 50 ～ 100 毫克。
副作用	據研究顯示，葡萄籽無毒、無畸形、無誘變、無致癌及無抗原的反應，是安全的生物類黃酮，只有在大量攝取葡萄籽時才會產生輕微的腹痛、咳嗽、頭疼、噁心等副作用。

【使用時機】

▼ 前花青素強抗氧化力，年輕防老更提升

- 三餐飲食不均衡、蔬果攝取較少、飲食逐漸趨向精緻化，導致體內的營養素不足，抗氧化能力下降，可透過葡萄籽的補充來加以改善。依據飲食頻率問卷調查發現，70%的人每天吃不到三份蔬菜，88.6%的人每天吃不到二份的水果，有0.6%的人不吃蔬菜、4%的人不吃水果，而抗氧化的營養素多存在於蔬果之中，則表示有大多數的人從食物攝取到的抗氧化物質並不足夠，難以抵擋平時受陽光、環境汙染、煙塵、生活壓力等影響而不斷產生的自由基，容易產生免疫力降低與肌膚老化等狀況。

- 注重心血管保養的人，可額外適量的攝取含有豐富抗氧化物質的葡萄籽萃取物，減少體內自由基對人體的傷害，以達到保護心血管及延緩老化的效果經醫學界研究發現愈來愈多的疾病與自由基有關，而葡萄籽中所含的前花青素可以抑制自由基的破壞，進而防止或減少許多疾病的發生。前花青素在抗氧化作用上，比維生素C強20倍，維生素E強50倍，並具有輔助維生素E與維生素C發揮功效，使效能再加成。更加可貴的是它還對蛋白質具有親和力，能以最自然有效地方式幫助細胞、組織、內臟等保持年輕，減緩人體老化。

【該怎麼吃】

▼ 水溶性前花青素空腹吃，吸收效果好

- 一般建議葡萄籽的攝取量為成人每日50～100毫克。若想要從天然的水果中獲得前花青素，目前國內並無詳細研究指出吃1顆葡萄可以攝取到多少毫克前花青素的資料，不過前花青素為水溶性，攝取太多，身體也會自動排掉，不會造成身體的負擔。

- 一般來說葡萄籽萃取物屬於水溶性的營養素，在一天當中的任何時間點都可以攝取，但若是腸胃較弱的人，建議可選擇在餐後食用，避免腸胃不適的情形，且最好搭配白開水使用，以避免食物中的成分互相交互作用而減低效果。

- 根據研究指出，每天服用2毫克的前花青素，能有效改善眼睛接收暗光的能力。另外，每天若使用100至200毫克前花青素的劑量，亦已發現能成功地減低糖尿病視網膜病變。

- 葡萄籽萃取物可能增加血液凝結所需的時間，當跟抗血小板凝聚的藥或者抗凝血的藥一起使用時（包括肝素、抗凝血酶和阿斯匹林），藥物的效果可能被增強，導致無法止血，應避免。

益防抗癌 防癌抗癌 降膽固醇 保養關節 葡萄籽 抗老化 提升精力 保腸胃 護眼 增強免疫力 控制體重 美容 調節賀爾蒙 器官養護 基礎營養

添加維生素 A，提升護眼效果

- 葡萄籽萃取物多由新鮮葡萄中萃取，再經由化學的方法萃取純化，製成多種形式如膜衣錠、膠囊、口含錠、粉末等，其差別在於人體消化吸收的途徑有所不同，膜衣錠與膠囊進入體內後溶解速度較慢，而口含錠主要是由口腔的黏膜所吸收，速度較快，且較不易受腸胃道的消化酵素影響其效果，但通常為了要在口味上調配成大多數人都能接受的味道，也使得口含錠中的葡萄籽劑量與膠囊狀的相比要低一些，因此若想有效率地取得葡萄籽，膠囊態的保健產品才是較佳的選擇。

- 市面上有很多葡萄籽萃取物的保健食品，有些為單純的葡萄籽萃取物，有些則是添加有其他營養素的複方產品，因葡萄籽萃取物中主要含有的是抗氧化物質，所以大部分的複方產品會針對延緩老化的目的進行搭配，因此通常會添加其他多酚類物質如綠茶多酚、橄欖多酚增進抗氧化的效果，或是添加維生素 C 或維生素 E，因為前花青素具有協助這兩種維生素的抗氧化效力。此外，葡萄籽亦有幫助視力的維護，並提高維生素 A 與 β-胡蘿蔔素護眼的效果，因此部分葡萄籽複方產品會額外添加維生素 A 與 β-胡蘿蔔素，以強化這類視力保健食品的功效。選購時民眾可依其需求購買。

- 雖然攝取葡萄籽不易產生副作用，但為食用安全仍以一般建議的攝取量每天 50 ～ 100 毫克為標準，因此民眾在購買時，也應多加留意包裝上每份量所含的葡萄籽萃取物成分為多少毫克，以免過量攝取。

- 葡萄籽萃取物是針對一般健康民眾，促進健康，延緩老化及保護心血管疾病為主要目的，屬於食品並無治療效用，所以若有宣稱含有治療效果的產品，建議不要選購。

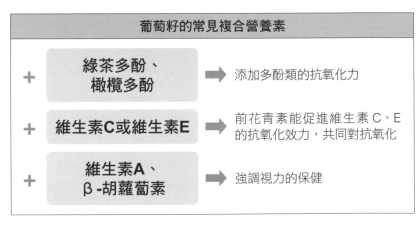

葡萄籽的常見複合營養素
＋　綠茶多酚、橄欖多酚　➡　添加多酚類的抗氧化力
＋　維生素C或維生素E　➡　前花青素能促進維生素 C、E 的抗氧化效力，共同對抗氧化
＋　維生素A、β-胡蘿蔔素　➡　強調視力的保健

兒茶素 Catechins

參見 P.61

同類製品	綠茶素膠囊

　　兒茶素俗稱茶單寧，為多元酚類的一種，約占茶中多元酚類成分總含量的75～80%。兒茶素主要分為四種：表兒茶酚（epicatechin，EC）、表沒食子兒茶酚（epigallocatechin，EGC）、表兒茶酚沒食子酸（epicatechin gallate，ECG）和表沒食子兒茶酚沒食子酸（epigallocatechin gallate，EGCC），其中表沒食子兒茶酚沒食子酸（EGCG）是兒茶素中抗氧化能力最強的成分，甚至比維生素 C 與維生素 E 的抗氧化能力更佳。茶飲或含有兒茶素的保健食品中皆含有以上四種成分，但若要判別其中是否含有兒茶素與其抗氧化能力的多寡，多以測定表沒食子兒茶酚沒食子酸（EGCG）來做為依據。有許多研究顯示，茶中兒茶素成分具有抗氧化活性，能夠可降低癌症的發生率、預防心血管疾病、增強免疫力等功效，因此在預防衰老的作用上有非常良好的效果。兒茶素最為人熟悉的來源為「綠茶」，大部分的兒茶素萃取物多由綠茶葉中濃縮純化製得，兒茶素能增加脂肪燃燒率、促進新陳代謝，雖然無非常明顯的減肥功效，但對消脂有輔助的效果。也因其對健康的效用，使得兒茶素成為目前抗老化功效上非常良好的保健食品。

基本資料	
常見型態	膠囊、錠劑、液態飲品、粉狀。
常見複方組合	多以單一成分為主。
常見添加物	明膠（增稠劑）、山梨醇（甜味劑）、甘油（溶劑）、卵磷脂（乳化劑）、焦糖（著色劑）。
製造方式及來源	傳統的萃取方式是利用有機溶劑來萃取純化，但大量的有機溶劑會造成環境的汙染，且萃取過程中若未能徹底地將有機溶劑清除掉，會對人體有害，因此目前多使用超臨界層析法，除了減少有機溶劑的使用，也能得到高純度的兒茶素。
保存方式	放置於乾燥陰涼處，避免兒茶素因吸濕與光照而變質。
一般攝取量	建議每日 500 毫克。
副作用	兒茶素目前尚無確切的研究顯示具有副作用，但哺乳中或懷孕的婦女，攝取前最好與醫師討論，避免產生藥物衝突。

益防癌抗癌　降膽固醇　保養關節　兒茶素　抗老化　提升精力　保腸胃　護眼　增強免疫力　控制體重　美容　調節賀爾蒙　器官養護　基礎營養

【使用時機】

▼ 抑制有害菌，且不傷害腸內有益菌

- 自由基的發生和人體的老化有著密不可分的關係，一旦過了40歲之後，體內的自由基會隨著年齡增加，對於自由基的抵抗力和清除能力也會逐漸衰弱。兒茶素屬於天然的油脂抗氧化劑，抗氧化活性高於維生素E，能清除人體內產生的自由基，保護細胞膜，因此適量的補充兒茶素能夠有效延緩老化與預防癌症的發生。

- 熬夜等不正常的生活習慣，及經常攝取高熱量食物、營養不均衡的情況下，會使人的抵抗力下降、代謝功能產生問題，日積月累便造成心血管的沉重負擔，研究發現，多攝取兒茶素可降低罹患心臟病的機率。

- 據研究發現，兒茶素能夠有效的去除抽煙者的口臭，並能明顯地減少牙菌斑及牙周病的發生。

- 對於腸胃經常不適的人，也可以藉由補充兒茶素來幫助腸道健康，因兒茶素可以抑制對人體有害的致病菌，且不會對腸胃有益的乳酸菌產生傷害，所以能夠達到整腸的功能。

【該怎麼吃】

▼ 濃縮10杯綠茶的兒茶素保健品，讓補充更有效率

- 每天補充500毫克的兒茶素可以達到保健的效果，一杯綠茶大約含有50～100毫克的兒茶素，因此若想要從喝茶來攝取至具有明顯保健效果的兒茶素含量，則每天需要喝10杯的綠茶，才能攝取到足夠量，選擇保健食品來補充兒茶素，可以更為經濟且有效率。

- 一般的茶飲雖含有兒茶素，但攝取的同時也喝下了不少咖啡因，易導致醒腦過度與失眠的情形產生，因此攝取兒茶素建議可選擇經過生化萃取製造後，純度高、咖啡因含量低的兒茶素保健品，來避免失眠的狀況及達到對健康的幫助。

- 研究以連續12週每天攝取900毫克兒茶素來了解其對人體的影響，結果顯示兒茶素能有效降低內臟脂肪量，且經各項身體檢查及血液檢查顯示，並不會造成相關的副作用影響，顯示兒茶素乃安全的膳食補充劑，一般民眾可安心服用。

- 日本以50位洗腎病人為受試者進行研究，發現每人每天食用400毫克的兒茶素，結果顯示兒茶素能夠減緩血液透析病人腎衰竭的發生。

- 兒茶素是水溶性的，平時攝取的相關保健食品時間最好在早上空腹時或睡前補充較能達到良好的吸收效果。

- 兒茶素會與藥物結合使其失去藥效，因此服藥時最好前後一小時內不要補充兒茶素保健食品及茶飲，以避免藥物失效。

【選購重點】

▼ 兒茶素的吸濕性強，產品需防潮保持乾燥

- 兒茶素的原色是紅色，因此選購膠囊產品時，若發現產品呈紅色則無須擔心，此並非變質。而一般產品呈綠色，是因多由綠茶葉研磨萃取製造而得，兒茶素存在其中。

- 兒茶素的萃取多由綠茶葉中濃縮純化出來，並去除咖啡因及單寧酸等其他物質，由於兒茶素本身的味道較為苦澀，因此濃縮萃取後多以膠囊或錠劑的型式製造，且兒茶素的吸濕性強，遇強酸、強鹼、高熱、光照會導致變質的情形產生，所以放入膠囊中能使兒茶素較不易產生變質。據衛生署公告其具有機能性保健功效的兒茶素類化合物產品，膠囊與錠狀食品的含量需達到每克含有 150 毫克的量，液態食品如茶飲類則需達到每 100 毫升含有 25 毫克的量。因此民眾在挑選兒茶素保健製品時，最好能夠注意產品所含的濃度，才能確保所購買的產品具有保健的功效。

- 粉末型式的兒茶素保健食品多以綠茶葉研磨萃取製成，通常兒茶素的含量較膠囊或錠狀的產品來得低，保存上也需多加留意潮溼結塊的情形。

- 由液態的茶飲來攝取兒茶素，最好能選擇每 100 毫升含有 25 毫克以上的兒茶素含量，因含量較低，每日大約需攝取 1200 毫升以上才能達到明顯的保健效果。

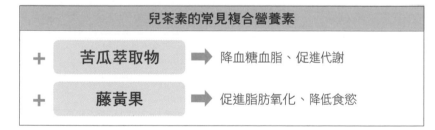

兒茶素的常見複合營養素
＋ 苦瓜萃取物 ➡ 降血糖血脂、促進代謝
＋ 藤黃果 ➡ 促進脂肪氧化、降低食慾

益防癌抗癌

降膽固醇

保養關節

兒茶素 抗老化

提升精力

保腸胃

護眼

增強免疫力

控制體重

美容

調節賀爾蒙

器官養護

基礎營養

銀耳 Jelly fungus

同類製品	雪耳飲

銀耳又稱為白木耳、雪耳，主要成分為 10％植物性膠質蛋白質、70％的礦物質，並含豐富的多醣體與維生素，其所含的多醣體經研究發現具有抗發炎、延緩衰老、抑制氧化作用生成等功效，因此被廣泛萃取應用在保健、藥物與美容保養品上。

銀耳豐富的膠質能夠維持肌膚水分、調節生理機能，也能促進腸胃蠕動，幫助腸胃功能。前些年，美國及日本等國家以銀耳多醣體活性成分做為營養補充劑以來，使得銀耳成為目前保養與養生的保健新寵兒。

基本資料	
常見型態	飲品。
常見複方組合	益生菌、酵素、燕窩、黑木耳。
常見添加物	赤藻醣醇（甜味劑）、冰糖（甜味劑）、香料。
製造方式及來源	取自液體培養的菌絲體抽取物，或以太空包培養出可食用的子實體提煉而成。目前利用多醣體萃取技術，可自銀耳子實體，抽出大量無色、無臭、無味、透明、具黏稠性的多醣體物質。
保存方式	● 存放於室溫乾燥陰涼處。 ● 開瓶後，若未食用完畢，最好能放置冰箱保存，並盡速食用完畢。
一般攝取量	每日建議攝取乾燥品重約 3～9 克。
副作用	攝取過量易造成脹氣等不適。

益防癌抗癌

降膽固醇

保養關節

抗老化
銀耳

提升精力

保腸胃

護眼

增強免疫力

控制體重

美容

調節賀爾蒙

器官養護

基礎營養

【使用時機】

▼ 補充膠質，肌膚更水嫩

- 隨著年紀漸長，抵抗力也會漸漸衰弱，此時可適量的補充銀耳來增強免疫能力，因其含有豐富的多醣體，據研究能夠促進淋巴球增生與血小板細胞活性，促進抗體形成，提高人體的免疫功能。

- 平時腸胃功能較弱與年長的人，腸道的消化能力較差，銀耳因含有豐富的多醣體，能夠扮演腸道益菌生的角色，幫助腸道的好菌生長，並抑制腸道壞菌的繁殖，對保健腸道具有良好的作用。

- 銀耳對於皮膚的保養亦有良好的效果，因其含有特殊的膠質，平時額外攝取可補充皮膚流失的膠質，增加肌膚的保水度。

- 據研究發現，銀耳除了增強身體的免疫力外，還具有抗癌的作用，能夠抑制癌細胞生長，其抗氧化作用可保護細胞不受活性氧傷害，預防癌症的形成。

- 銀耳可製成低熱量纖維飲料，具有節食效果及改善便祕，對於減重與腸胃保健有相當不錯的效果。

【該怎麼吃】

▼ 飯前服用可增加飽足感

- 研究顯示，每天只要吃 5 公克銀耳，就能增強腸道的蠕動，有效改善便祕。而每日攝取乾燥銀耳 3 ～ 9 克的量，即可達到保健養生目的，切勿攝取過量，以免造成脹氣等不適。

- 經動物實驗研究，發現每日攝取 2 ～ 5 克的多醣體可有效促進腸胃蠕動，食用銀耳保健飲品時，可對照產品營養標示所註明的多醣體成分含量，來換算足以達到保健效益的食用量。

- 銀耳飲品不論早晚或飯前後食用，吸收效果上皆無太大的差別，但在飯前飲用可增加飽足感，對於正在進行飲食調控的減重人士，可選擇在飯前或當做點心食用，但仍須注意飲品中的糖分量，以免攝取過多反而增加了熱量的攝取。

- 銀耳具有抗凝血的功效，因此有凝血障礙的人，要多加注意，勿攝取過量。

- 孕婦與哺乳中的婦女可適量攝取銀耳，因銀耳富含膠質、維生素與礦物質，能幫助補充營養，且懷孕期間容易因腸道蠕動減少導致便祕，銀耳含有豐富的膳食纖維，能有效改善排便情形。也因銀耳中所含的多醣體，能幫助調節免疫機能，兒童亦適合食用，以助增強抵抗力，降低感冒的機率。

▼ 計算足夠的膳食纖維，維持腸道健康更有效

- 因銀耳含有豐富的水溶性纖維，能夠增加飽足感，因此也常被添加在低熱量與高飽足感的保健食品中，適合愛美與減重中的人選購。

- 購買銀耳保健食品時，可注意包裝上是否標示含有膳食纖維成分與銀耳萃取多醣體的含量標示，銀耳容易被非法添加亞硫酸鹽或亞硝酸鹽來漂白及防腐，因此民眾購買時最好能夠選擇值得信任的廠商，以免原料的來源遭受汙染。

- 銀耳保健飲品大部分皆含有豐富的多醣體與膳食纖維，對於欲促進腸胃蠕動的民眾，可多加比較不同產品所含成分量的差異，膳食纖維每日建議攝取 25 ～ 35 克，因此民眾可選擇含量足夠的產品，讓補充更有效率。

- 目前有許多銀耳保健食品針對腸胃保健，而額外添加益生菌或酵素製成複方，欲維持腸胃健康的民眾是不錯的選擇。對於欲體重控制的民眾，在選擇時，除多醣體與膳食纖維的含量外，需額外注意食品中碳水化合物的含量，以避免在補充膳食纖維的同時，攝取過多的熱量。

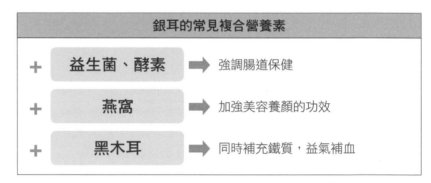

銀耳的常見複合營養素	
＋ 益生菌、酵素 ➡	強調腸道保健
＋ 燕窩 ➡	加強美容養顏的功效
＋ 黑木耳 ➡	同時補充鐵質，益氣補血

小麥胚芽 Wheat germ

參見 P.60

小麥胚芽又稱麥芽、胚芽，含有豐富的維生素 E、維生素 B 群、二十八烷醇、植物性蛋白質、不飽和脂肪酸及大量的食物纖維，以及鈣、鐵、鋅、硒等豐富的礦物質，營養價值非常的高。自小麥胚芽萃取出的小麥胚芽油中每 100 克含有維生素 E220 微克，是大豆油的 13 倍，魚肝油的 4 倍多，是現在已知含維生素 E 相當豐富的食物之一，具有非常好的抗氧化功效。小麥胚芽油中豐富的維生素 B 群，能夠幫助身體的能量代謝外，還能強化天然維生素 B 群的作用。經研究發現，小麥胚芽油含有對人體有益的不飽和脂肪酸，特別是其中的亞麻油酸等，是人體必需脂肪酸中最重要的一種，能有效預防動脈硬化，對血壓調節、降低血中膽固醇與糖尿病預防具有良好的功效，因此小麥胚芽油被認為是一種理想的抗衰老和增強免疫力的優良食品。

基本資料	
常見型態	膠囊、錠劑。
常見複方組合	維生素 E、維生素 B 群、琉璃苣油。
常見添加物	明膠（膠囊成分）、甘油（乳化劑）。
製造方式及來源	利用超臨界 CO_2 萃取方法，自天然小麥胚芽中得到品質良好的小麥胚芽油，較不會因加工過程而流失過多的營養成分。
保存方式	擺放在乾燥陰涼處，避免陽光或高溫，以免所含的維生素氧化失去功效，另有實驗證明，小麥胚芽油在 5℃ 以下比較穩定，因此可存放在冰箱的冷藏室中較佳。
一般攝取量	● 由於小麥胚芽油中含有豐富的維生素 E，因此建議以維生素 E 做為建議攝取量，成人男性每日 12 毫克，女性 10 毫克。 ● 若為保健預防效果則建議每日補充約 130 ～ 180 毫克（約 200 國際單位）
副作用	攝取過量的小麥胚芽油，會因補充過多維生素 E 累積在體內，造成溶血性貧血。

益防癌抗癌

降膽固醇

保養關節

小麥胚芽 抗老化

提升精力

保腸胃

護眼

增強免疫力

控制體重

美容

調節賀爾蒙

器官養護

基礎營養

【使用時機】

▼
補充乙醯膽鹼，預防失智症

- 小麥胚芽中含有豐富的穀胱甘肽與維生素 E，能夠清除體內自由基，對於平時生活勞累、體內氧化壓力大的人，平時增加小麥胚芽的攝取，能夠預防癌症發生與延緩衰老。

- 對於老年人平日身體的保養，可適量補充小麥胚芽，因其具有增加體內抗體，能夠加強免疫系統功能。

- 小麥胚芽中還含有豐富的維生素與礦物質，若平時食物中微金屬含量不足會影響身體健康，尤其是缺鐵會導致貧血，小麥胚芽是非常理想的微金屬供給來源。

- 老年人容易疲憊，補充小麥胚芽可增加人體帶氧量，其所含有的二十八烷醇，能夠改善體力、也可降低膽固醇、預防肌肉萎縮及其他神經病變，一般人食用小麥胚芽油亦有利於心腦血管疾病的預防。

- 針對老年人易產生失智症的症狀，亦可藉由小麥胚芽的補充來增加乙醯膽鹼的攝取，因腦中的神經傳導物質乙醯膽鹼含量減少造成失智症，而每 100 克的小麥胚芽中膽鹼含量高達 265 ～ 410 毫克，可在人體內形成乙醯膽鹼，具有維護腦部的作用。

【該怎麼吃】

▼
吃小麥胚芽油補充維生素 E

- 小麥胚芽油主要含有三大保健成分：維生素 E、二十八碳醇、亞麻油酸，中國營養學會推薦，每日維生素 E 攝取量為 14 毫克當量，而小麥胚芽油中的維生素 E 含量相當高，每 100 克含有 100 ～ 300 毫克，因此每天約攝取兩湯匙的小麥胚芽油就足夠保健所需。

- 若選擇補充小麥胚芽油膠囊，除了按照產品指示服用，因含有豐富的維生素 E，屬於油溶性的營養素，於飯後補充最佳，能增加其吸收效果。

- 懷孕的婦女可補充小麥胚芽油，因所含豐富的維生素 E 能夠確保胚胎的適當生長。另外哺乳的婦女也可額外補充小麥胚芽油，以彌補製造母乳時所損失的維生素 E。

益防癌抗癌

降膽固醇

保養關節

小麥胚芽　抗老化

提升精力

保腸胃

護眼

增強免疫力

控制體重

美容

調節賀爾蒙

器官養護

基礎營養

【選購重點】

▼
低劑量攝取，緩和補充維生素 E 的不適感

- 小麥胚芽中含有豐富的維生素 E，從小麥胚芽中萃取提煉製成的小麥胚芽油膠囊，通常不含有小麥胚芽中的纖維素成分，多為維生素 E 的成分，不過其濃度仍不及一般單方的維生素 E 補充劑，因此能夠減緩一般老年人補充維生素 E 時所產生的不適感。而除了膠囊外，也有經由低溫脫水後製成的小麥胚芽錠，能較完整的保留小麥胚芽中的養分，還有較多的蛋白質、天然酵素及保留部分的纖維，經人體攝取吸收後，在體內合成維生素 E，因此所攝取到的維生素 E 劑量較膠囊萃取的含量又更低，對於補充高劑量維生素 E 易有不適的民眾，小麥胚芽萃取錠更為良好的補充來源。

- 因小麥胚芽中亦含有豐富的維生素 B 群，因此部分保健食品還會再添加維生素 B 群，使產品能發揮加乘的功效，尤其有助生活忙碌操勞的人和老年人對抗疲勞與增加體內能量的利用與代謝。

- 部分小麥胚芽保健食品會添加琉璃苣油做為複方產品，原因在於琉璃苣油亦含有豐富的亞麻油酸，小麥胚芽油中約 50% 的脂肪酸為亞麻油酸，共同補充可加強其功效。

- 維生素 E 的上限攝取量成人為 1000 毫克，若長期攝取過量會導致溶血性貧血的症狀。選購時應多加留意營養標示上註明其中維生素 E 的含量，以免攝取過量產生副作用。

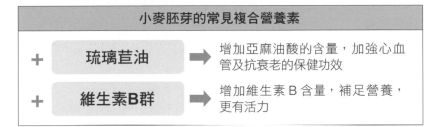

小麥胚芽的常見複合營養素
＋ 琉璃苣油 ➡ 增加亞麻油酸的含量，加強心血管及抗衰老的保健功效
＋ 維生素B群 ➡ 增加維生素 B 含量，補足營養，更有活力

紅酒萃取物 Red wine extract
參見 P.66

同類製品	白黎蘆醇膠囊

　　紅酒萃取物中含有非常多的植物性抗氧化物質，如前花青素、類黃酮與白黎蘆醇等，能夠對抗體內自由基，保護心血管與抗發炎反應。其中，最廣泛研究的白黎蘆醇為一多酚化合物，是一個具有長壽特性的植物性營養素，可能和調控長壽基因相關，具抗老化的活性機能使其日益受到矚目。過去，愈來愈多研究著重在白黎蘆醇對人類健康的益處，研究顯示紅酒萃取物具有抗老化、保護心血管、抗氧化、抗發炎、調節血壓、抗腫瘤防癌、防止脂質氧化等功效。許多研究證明，喝紅酒除了能夠保護心血管疾病，亦有益於降低老年性癡呆的發病率，但東方人的酒精代謝速率不如西方人來的快速，若攝取過量對人體反而有害無益，因此可藉由補充紅酒萃取物，來達到與飲用紅酒相同的效果，在預防心血管疾病與抗氧化等保健功效上，效果更為顯著。

基本資料	
常見型態	膠囊、錠劑、粉末。
常見複方組合	葡萄籽萃取物、維生素 B2、維生素 B6、葉酸、維生素 C、松樹皮萃取物。
常見添加物	乳糖（甜味劑）、玉米澱粉（填充劑）、二氧化矽（抗結塊劑）、聚乙烯吡咯烷酮（助流劑）、甘油（膠囊組成成分）、硬酯酸鎂（助流劑）。
製造方式及來源	利用超低溫流體萃取方式，以及溶解力與不同成分的物理性質差異，使紅酒中易揮發的成分如乙醇等完全析出，從而達到去除酒精等刺激成分，並對紅酒中的活性成分做最大限度的保留，製成各式保健食品。
保存方式	●存放於室溫乾燥陰涼處，開瓶後建議將內附的乾燥劑與棉花取出丟棄。 ●大罐裝的保健食品建議分裝成小罐裝，以避免潮溼變質。
一般攝取量	目前並無詳細研究報告評估每日建議攝取含量，因此可參考保健食品包裝上所建議的攝取量，並參考前花青素及白黎蘆醇的一般建議攝取量，避免過量取用。
副作用	研究報告使用的劑量多為市售含量的 3～5 倍，目前還不清楚攝取了高濃度的紅酒萃取物會產生什麼毒性，且人體有代謝機制，攝取過量仍可能自然代謝，但也可能導致腹瀉，建議酌量取用。

【使用時機】

▼ 抗衰老，降低心血管疾病的風險

- 欲保養心血管者，可適量取用紅酒萃取物保健食品。紅酒萃取物中的白藜蘆醇具有抗氧化與清除自由基的作用，是良好的抗氧化劑。它被證實可同時抑制細胞內及細胞外活性氧化物的生成，可有效降低血脂肪濃度，預防動脈粥狀硬化，並抑制壞脂肪低密度脂蛋白（LDL）的氧化，減少心血管疾病形成的風險。另外紅酒萃取物中也含有類黃酮，可幫助抑制血小板凝集，減少冠心病的發作。

- 欲保持年輕、達成抗老化目的者，可取用紅酒萃取物保健食品。紅酒萃取物中含有良好的保濕特性及抗發炎的成分可延緩肌膚細胞的衰老。此外，亦能抑制酪胺酸酶的活性，減少黑色素的形成，因此紅酒萃取物被喻為是一吃的美容保養聖品。據研究發現紅酒萃取物中的白藜蘆醇，在高熱量飲食中會發揮類似熱量限制的效果，且有愈來愈多證據顯示，限制卡路里的攝取能夠延緩衰老，因此間接使得紅酒萃取物具有抗老化的功效。

【該怎麼吃】

▼ 每天200～1500毫克白藜蘆醇，有效對抗氧化

- 紅酒萃取物中含有許多多酚類物質，具有抗氧化與抗發炎反應的功效，其中的前花青素是水溶性、屬高生物利用率的生物類黃酮，一般建議的攝取量是每天 50 ～ 100 毫克。另有研究發現，若每天使用 100 ～ 200 毫克前花青素的劑量，能減低糖尿病視網膜病變。

- 紅酒萃取物中的另一成分白藜蘆醇，部分報告顯示每日攝取 200 ～ 1500 毫克的劑量能夠達到良好的保健功效，但亦有許多研究報告目前對於其攝取量並無明確的定論。但可以確定的是，每天給予單一劑量的白藜蘆醇 5 克（5000 毫克）以內，不會造成任何毒性產生，可安心服用。

- 服用紅酒萃取物的最佳時機建議選擇在早上空腹時或睡前補充，並搭配白開水使用，較能達到最佳的吸收效果，因紅酒萃取物中的成分多屬於水溶性物質，空腹時攝取較不易受到所吃的食物相互影響吸收效率。

- 為避免藥性衝突，正在服用抗凝血劑或服用處方類藥物的患者，服用前請諮詢醫師。孕婦和哺乳期婦女，或正準備懷孕的女性請勿服用。

【選購重點】

▼ 認清白藜蘆醇或前花青素含量，以保障產品效用

- 市售的紅酒萃取物保健食品考量於產品添加了各種營養成分後，味道上民眾可能較不易接受，因此以製成膠囊的形式居多。若製成口含錠或粉末的型態，通常會再添加調味劑或香料調配成較易於入口、大眾化的口味，以及部分產品會添加著色劑，讓產品看起來美觀、可口，因此在有效劑量上與膠囊狀的相比，會較低一些。若在效用考量上建議選購膠囊型式為佳，但民眾仍可依自身服用的偏好和方便性來選購，做為平時隨手補充的來源。

- 民眾在選購時，可多加留意包裝所註明的營養標示，最好能夠選擇廠商有將白藜蘆醇或前花青素的含量標示出來的產品為佳，並分別比較產品所含白藜蘆醇與前花青素的成分是否低於兩者的建議攝取量很多，以判斷此產品是否確實能達到有效的保健功用。

- 紅酒萃取物中因含有前花青素與白黎蘆醇等許多抗氧化物質，市面上有不少保健食品推出針對女性所需的抗氧化與抗老等保健功效的產品，因此許多產品除了紅酒萃取物外，還另添加同樣富含前花青素的葡萄籽萃取物與具抗氧化功能的維生素 C，增加抗氧化的效果。另外，部分產品會添加能維持皮膚健康的維生素 B2、維生素 B6、葉酸等營養素，以及同樣具抗氧化功效的松樹皮萃取物，不僅減緩老化，也降低發炎反應，達成多重保健效果，民眾可視自身需求選購相關複方產品。

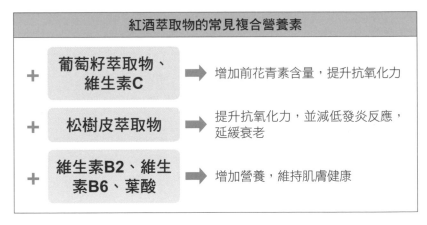

紅酒萃取物的常見複合營養素	
+ 葡萄籽萃取物、維生素C	➡ 增加前花青素含量，提升抗氧化力
+ 松樹皮萃取物	➡ 提升抗氧化力，並減低發炎反應，延緩衰老
+ 維生素B2、維生素B6、葉酸	➡ 增加營養，維持肌膚健康

松樹皮萃取物 Pycnogenol

　　松樹皮萃取物中含有豐富具抗氧化生理活性的水溶性類黃酮素，此物質能夠將微量的維生素 C 效果放大，增強其活性。松樹皮萃取物中還包含有花青素、兒茶酚、生物鹼和存在松樹皮中特有的石炭酸等多酚類化合物，具抗氧化功效，且抗氧化效力約為維生素 C 的 20 倍，維生素 E 的 50 倍。也由於松樹皮萃取物中還含有許多具生理活性的植化素，除了抗氧化活性外，它還具有血管鬆弛及保護血管的作用，因此不僅對抗老化更是心血管的守護者。另外，近來也有研究指出，松樹皮萃取物的抗氧化功效，能避免過多的自由基導致腦神經細胞的死亡，具有預防老年性癡呆症的效果，為中老年人不錯的保健選擇。

基本資料	
常見型態	膠囊、錠劑、液態飲品。
常見複方組合	生物類黃酮、葡萄籽、山桑子、維生素 C、兒茶素、冬蟲夏草。
常見添加物	明膠（增稠劑）、甘油（溶劑）、卵磷脂（乳化劑）、焦糖（著色劑）、硬脂酸鎂（助流劑）。
製造方式及來源	為確保有效成分不會因加工過程失去活性而減少了有效成分的功效，利用純水萃取技術或高壓低溫專利萃取方式，來萃取天然松樹皮中的有效成分製成保健食品。
保存方式	存放在陰涼乾燥處，盡量避免食品受潮以免產品變質，民眾可參考包裝上建議的保存方式，若是大分量包裝的形式，最好可分裝成小包裝，以防經常開關取用的同時，造成濕氣進出頻繁，增加食品變質的機會；而開瓶後也最好盡快食用完畢。
一般攝取量	建議每日每個人每公斤體重攝取量約為 1.5 ～ 3 毫克。
副作用	有少數的案例在食用後引起輕微的胃部不適與噁心感，若有此情形建議可在餐後食用，可改善此情形。

防癌抗癌　益防癌抗癌　降膽固醇　保養關節　松樹皮萃取物　抗老化　提升精力　保腸胃　護眼　增強免疫力　控制體重　美容　調節賀爾蒙　器官養護　基礎營養

▼能與膠原蛋白結合，維持肌膚年輕

- 一般人可透過補充松樹皮萃取物來維護皮膚的健康。皮膚會隨著衰老而失去彈性，加上日曬也是導致皮膚老化的原因之一，據研究結果顯示，服用松樹皮萃取物後，能增強皮膚對紫外線的抵抗能力，並能防止皮膚暴露於紫外線下而導致炎症的發生。此外，松樹皮萃取物能夠與膠原蛋白及彈性蛋白相結合，降低其在體內的分解速度，減少因年齡漸增而導致皮膚變薄並維持皮膚的厚度與彈性，維持光滑與飽滿。

- 一般健康民眾及肥胖者欲預防動脈硬化，或是患有高血壓、糖尿病等慢性疾病的人，可藉由補充松樹皮萃取物來避免因血中低密度脂蛋白（Low Density Lipoprotein, LDL）氧化，造成膽固醇沈積於血管壁上。因膽固醇的沈積與自由基有關，松樹皮萃取物能夠協助維生素 C 及維生素 E 在體內發揮良好的抗氧化作用，破壞自由基的產生。

- 平時有吸菸習慣的人可適量補充松樹皮萃取物，以防心血管疾病。由於香煙中的尼古丁與一氧化碳等物質會促進血小板凝集與血管收縮及栓塞，導致冠狀動脈硬化與心血管疾病的產生，而松樹皮萃取物具有類似阿斯匹林的抗血栓效果，能對心血管發揮保護的作用，對吸菸所引起的血小板損傷特別有效。

- 老年人易患關節炎與心臟方面的疾病，平時可適量補充松樹皮萃取物保健食品來預防。松樹皮萃取物能夠預防體內不良的發炎反應、抑制與發炎相關的細胞聚集，並中和因發炎症狀所釋放出的自由基，因此被認為具有緩解關節炎與預防心臟疾病的效果。

- 松樹皮萃取物因具有抗經攣的作用，能夠緩解子宮經攣所造成的疼痛，對於緩解女性的痛經與子宮內膜症所造成的經期失調具有良好的效果。日本的一項研究中發現，女性月經來潮的前兩週服用 30 ～ 60 毫克的松樹皮萃取物，連續服用四週後，80％患子宮內膜異位、70％患嚴重痛經和 60％做過婦科手術的婦女，疼痛狀況都有所改善或完全消失，且因松樹皮萃取物並不等同於雌激素，不用過分擔心其引發的副作用。

▼與抗氧化成分一同食用，效用更佳

- 目前建議健康成人每日每公斤體重攝取量約為 1.5 ～ 3 毫克，若想要更有效的達到抗氧化效果，可與多種抗氧化劑同時服用，如維生素 E、茄紅素與黃酮類一起補充。

- 為食用安全，孕婦、哺乳婦女與幼童目前仍不建議使用松樹皮萃取物。

- 據臨床實驗報告，連續三個月每天補充 120 毫克的松樹皮萃取物，可以明顯降低血液中 LDL 的數值，並同時提升 HDL 的含量。

- 黑斑（黃褐斑）一般是臉部肌膚暴露於陽光下而導致的色素沈積所導致，中國中醫研究院曾進行 30 天的試驗，發現 80% 的試驗者在每日口服 75 毫克松樹皮萃取物後，色素沉澱過度的部位有明顯的改善。

- 建議在餐後補充松樹皮萃取物，以避免空腹攝取後產生輕微腸胃不適的情況；並且最好在早餐後服用，因部分體質較敏感的人，在攝取之後可能會感到精力特別旺盛，若在晚上攝取就可能導致夜晚較難入眠。

- 松樹皮萃取物含有強抗氧化作用，會干擾化療藥物及放射線的治療效果，不要與類固醇藥物同時服用，過敏者與自體免疫疾病者請勿使用。

【選購重點】

▼ 添加冬蟲夏草，同時調整體質

- 市面上所販售的松樹皮萃取物保健食品可分為商標產品與同名產品，碧羅芷（pycnogenol）即是經過專利註冊的商標產品，同為松樹皮萃取物，不論商標產品或一般的松樹皮萃取物皆有相同的效果，民眾在選購時無須有太多疑慮。

- 大多松樹皮萃取物的製造形式多以膠囊居多，部分產品會添加同樣具有抗氧化保健效果的成分，如生物類黃酮、葡萄籽、山桑子、維生素 C 或兒茶素，可達到更有效的抗自由基效果。錠劑與膠囊形式的吸收效果無明顯差異，選購時建議參考包裝上的營養標示成分，辨別產品中的保健成分含量多寡，確保購買到的產品能夠充分發揮其保健功效。

- 市面上的松樹皮萃取物保健食品會添加多種食材與發酵成分，因此部分產品在飲用時是需要先加水稀釋的，民眾最好能夠事先注意產品包裝的食用方式，以免使成分無法發揮其功效，吃了卻不見其效。有些產品會添加如冬蟲夏草等複方組合，其保健功效則是著重於增強免疫力，幫助調整虛弱體質。民眾在選購時應多加留意產品上所標明的保健功效為何，才能挑選符合自身所需的配方組合。

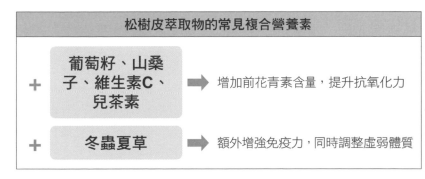

松樹皮萃取物的常見複合營養素

＋ 葡萄籽、山桑子、維生素C、兒茶素	➡ 增加前花青素含量，提升抗氧化力
＋ 冬蟲夏草	➡ 額外增強免疫力，同時調整虛弱體質

益防癌抗癌　降膽固醇　保養關節　松樹皮萃取物 抗老化　提升精力　保腸胃　護眼　增強免疫力　控制體重　美容　調節賀爾蒙　器官養護　基礎營養

蝦紅素　Astaxanthin

參見 P.62

蝦紅素又稱為蝦青素，是一種天然類胡蘿蔔素，在結構上和 β- 胡蘿蔔素、葉黃素很相似的紅色色素，本身呈橘紅色。研究發現蝦紅素的抗氧化能力甚至優於茄紅素及輔酵素 Q10，清除自由基的能力為 β- 胡蘿蔔素的 10 倍、葉黃素的 200 倍、維生素 E 的 550 倍，因此在抗自由基及延緩老化上具有良好的效果。蝦紅素同時兼具有脂溶性和水溶性，因此在此兩種環境下皆能產生生理活性，能夠通過血腦障壁，幫助腦部和中樞神經系統對抗氧化的功用，並溶於脂肪，抑制血中壞的膽固醇 LDL 氧化，保護血管壁，甚至具有防止皮膚乾燥、皺紋及黑斑生成的效果。

基本資料	
常見型態	膠囊。
常見複方組合	魚油、納豆激酶、紅麴。
常見添加物	明膠（膠囊原料）、甘油（膠囊原料）。
製造方式及來源	由藻類或酵母菌中萃取。
保存方式	擺放在乾燥陰涼處，避免陽光直曬或高溫，以免所含的抗氧化活性失去功效。
一般攝取量	建議每日攝取量為 12 毫克。
副作用	目前研究顯示，每日攝取 19.25 毫克以下的劑量不會產生不良或毒性反應。

【使用時機】

▼ 減低紫外線傷害，並保護肌膚和眼睛

- 對於平時注重防曬與皮膚保養的人，可適量補充蝦紅素來達成目的。因蝦紅素能降低紫外線對皮膚的傷害，保護皮膚組織對抗紫外線。據日本研究報告，給予 16 位婦女連續食用蝦紅素四週後，發現食用蝦紅素的婦女在臉頰及眼睛周圍皮膚含水量較高，證實蝦紅素具有增加皮膚彈性及減少臉部皺紋的能力。

- 若眼睛經常受到紫外線的刺激，容易產生視網膜與白內障等病變，尤其是體育員、司機、船員等職業的人，更需特別注意紫外線對眼睛的傷害，可補充蝦紅素保健食品來做為保養。研究發現蝦紅素能有效減少紫外線中 UVB 所引發的脂質過氧化作用、抑制氧化壓力所造成的訊息傳遞障礙，還能通過血腦障壁，沉澱在動物的視網膜內，並藉由蝦紅素的高抗氧化力，預防紫外線對眼睛所造成的傷害。因此蝦紅素在保護眼睛、預防老年性的黃斑退化症和預防白內障這方面，具有良好的功效。

- 對於患有胃幽門螺旋桿菌所引起的潰瘍性症候群與胃發炎症候群的人，適量補充蝦紅素能夠轉移發炎反應，減輕症狀。蝦紅素能降低「原發炎基因（Pro-inflammatory genes）」的產生，並抑制如 NFκB、一氧化氮、腫瘤壞死因子 α 等發炎因子所引起的引起發炎反應，在防治發炎症狀上有不錯的效果。

- 欲預防心血管疾病的人可藉由補充蝦紅素，降低體內低密度脂蛋白 LDL 的含量，以及預防心肌梗塞。也因蝦紅素能有效的抑制低密度脂蛋白 LDL 的氧化速度，減少罹患冠狀動脈硬化的風險，對於糖尿病及高血壓等慢性疾病也能有預防的效果。

- 平時注重癌症預防的人可攝取蝦紅素幫助降低癌症的罹患率。經動物實驗發現蝦紅素對於動物的膀胱癌、口腔癌、直腸癌、肌纖維瘤與乳癌有抑制的作用，其原因在於蝦紅素具有抑制脂質過氧化和提高抗氧化的作用，雖然目前抗癌實驗僅限於動物，但蝦紅素具有抗癌的作用是不可否認的。

【該怎麼吃】

▼ 每日補充3.6毫克蝦紅素，預防心血管疾病

- 每日建議蝦紅素的攝取量為 12 毫克，目前經人體試驗結果顯示補充蝦紅素後並無不良反應或毒性產生，可安心使用。此研究針對 33 位健康的成年人，每日補充天然的蝦紅素 3.85 ～ 19.25 毫克連續 29 天後，並無發現副作用產生。雖然此研究所用劑量皆為市售食品含量的 3 ～ 10 倍之多，但民眾仍應按包裝上的建議使用量服用，過量攝取並無法增加效果，勿自行大量攝取。

- 據研究發現每日補充蝦紅素 3.6 毫克連續兩週後，可減緩低密度脂蛋白的氧化速度，在動物實驗發現，蝦紅素可以增加高密度脂蛋白（HDL）在血中的含量，並降低心肌梗塞面積。

- 目前尚未有明確的致畸胎研究報告，因此不建議孕婦、哺乳婦與幼兒補充蝦紅素保健食品。

益防癌抗癌

降膽固醇

保養關節

蝦紅素 抗老化

提升精力

保腸胃

護眼

增強免疫力

控制體重

美容

調節賀爾蒙

器官養護

基礎營養

【選購重點】

▼ 由酵母菌及藻類所生產的蝦紅素，人體較易吸收

- 目前蝦紅素的天然來源大多來自於藻類、紅酵母及甲殼類動物的副產物，而來自於細菌的則較為少見。由酵母菌及藻類所生產的蝦紅素是較容易被人體吸收的，欲求效益可盡量選購這類產品。

- 蝦紅素多以膠囊的劑型居多，原因在於蝦紅素為強抗氧化劑，但其安定性表現不佳，十分易受外界因子影響產生降解或行異構化反應，因此多以膠囊包覆來增加安定性，除了能阻隔外界環境因子對物質產生傷害外，亦有矯味及緩慢釋放的功效，選購時民眾可留意產品型態，選用具效用保障的產品。

- 部分魚油的複方產品中會添加蝦紅素，原因在於產品特性訴求幫助血液循環，並添加能夠抗氧化的物質來輔助產品的功效，以幫助預防心血管疾病。另外，紅麴與納豆亦經常與蝦紅素共同組合搭配，紅麴與納豆對於預防心血管疾病上有良好的效果，因此搭配具有強抗氧化作用的蝦紅素一同維護血管健康，而達到疾病預防的效果，民眾可按自身需求選購合適的複方產品。

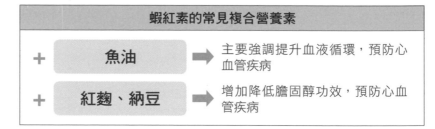

蝦紅素的常見複合營養素	
＋ 魚油 ➡	主要強調提升血液循環，預防心血管疾病
＋ 紅麴、納豆 ➡	增加降低膽固醇功效，預防心血管疾病

小知識 吃蝦過敏，吃蝦紅素會不會過敏呢？

　　對於吃海鮮蝦子會過敏的人，補充蝦紅素並不會發生過敏反應，因蝦紅素並非由蝦殼中提煉出來，因此民眾不必過於擔心。

西印度櫻桃 Malpighia glabra
參見 P.59

西印度櫻桃是目前發現維生素 C 含量最多的蔬果，有天然維生素 C 錠的稱號，一天只要攝取一顆西印度櫻桃便足夠一天的維生素 C 需要量。但天然的西印度櫻桃味道酸澀，較難直接食用，因此利用加工萃取的方式將西印度櫻桃所含的豐富維生素 C 萃取純化，此天然的維生素 C 能提高人體的吸收利用率。經實驗結果，一個西印度櫻桃果實所含有的維生素 C，已足夠成人一天需要量 60 毫克，並且比芭樂中的維生素 C 含量高出約 50 倍，其濃縮成錠也比檸檬中所含的維生素 C 多 200 倍，不僅可做為體內良好的抗氧化劑，消除自由基，具有促進血液循環、消除疲勞、改善白血球機能、增強免疫力、預防壞血病、骨折等多種功能，也能輔助心臟病、高血壓、燒燙傷、胃潰瘍等手術患者改善病情。

基本資料	
常見型態	膠囊、錠劑、口含錠、粉末。
常見複方組合	鐵、維生素 E、葡萄籽。
常見添加物	山梨醇（甜味劑）、香料（風味劑）、檸檬酸（酸味劑）、亞硫酸鹽（抗氧化劑）、碳酸氫鈉（膨脹劑）。
製造方式及來源	由天然西印度櫻桃，利用超臨界流體萃取純化製成。
保存方式	存放於陰涼乾燥處，避免陽光直射，使用後建議將瓶蓋拴緊，必要時可放置於冰箱冷藏，以避免吸濕變質。
一般攝取量	西印度櫻桃萃取物含豐富的維生素 C，市售保健食品皆在營養標示上註明維生素 C 含量，因此建議攝取量以維生素 C 的建議攝取量為標準，建議一般成人每日攝取量為 100 毫克，攝取上限量為 1800 毫克。
副作用	攝取過量可能會產生輕微腹瀉、頻尿、腸胃不適、臉部潮紅等現象。

益防癌抗癌　降膽固醇　保養關節　西印度櫻桃　抗老化　提升精力　保腸胃　護眼　增強免疫力　控制體重　美容　調節賀爾蒙　器官養護　基礎營養

▼ 含大量維生素C，抗氧化力更提升

- 平時生活忙碌、蔬果攝取量少的人，可藉由補充西印度櫻桃萃取的天然維生素C，幫助體內抗自由基及抗氧化作用，增強免疫力，延緩老化。

- 生活作息不規律容易導致免疫力降低，可補充西印度櫻桃萃取物，來增強免疫力預防感冒的發生，而年長者、懷孕婦女也可適量補充，以維持體內所需的營養，供應基本生理需求。

- 注重皮膚保養的人適合補充西印度櫻桃萃取物，透過其中所含的維生素C幫助細胞的膠原蛋白形成，維持皮膚的彈性、預防壞血病與促進傷口癒合，並能夠對抗肌膚因紫外線的照射而加速老化的情形。

- 對於有抽煙習慣的人，西印度櫻桃中天然的維生素C能夠幫助牙齦健康，補充因香煙中的尼古丁導致體內快速流失的維生素C，並減少抽煙所產生的自由基。

- 對於缺鐵性貧血的人，除了攝取鐵質含量豐富的食物外，可增加西印度櫻桃萃取物的補充，其所含的天然維生素C能夠幫助鐵的吸收，促進紅血球的生成，改善貧血與生理期後的女性因血液流失或缺鐵所導致的疲憊感。

▼ 按照維生素C的每日建議攝取量來取用

- 西印度櫻桃萃取物主要含有豐富的維生素C，因此每日攝取量建議以維生素C的標準來訂定，依行政院衛生署的國人每日建議攝取量成人為每日100毫克，且每日不要攝取超過1800毫克。嬰兒每日建議攝取量為40～50毫克，7～15歲兒童每日建議攝取量為60～90毫克，懷孕婦女建議每日攝取110毫克，哺乳婦女每日建議攝取量為140毫克，若有吸菸的人建議每日攝取250～500毫克的維生素C。

- 西印度櫻桃萃取物為水溶性營養素，一般水溶性營養素餐前餐後攝取皆可，但腸胃較弱的人，可在餐後攝取，避免對腸胃造成刺激的情形。

- 西印度櫻桃萃取物與磺氨藥、口服避孕藥、鐵質製品、鈣質製品、抗凝血劑、四環型抗生素等藥物併用可能會產生藥物不良反應，應避免。

【選購重點】

▼ 搭配鐵質攝取，補鐵更有效率

- 西印度櫻桃的保健食品不論是膠囊、錠劑、口含錠或粉末吸收效果皆差異不大，但口含錠與粉末會添加少許的糖分或香料以增添口感與風味，對於正在控制糖分攝取的人可多加留意。粉末製品建議以冷水沖泡為佳，避免熱水破壞營養素的活性。

- 因西印度櫻桃萃取物富含維生素 C，部分產品會添加鐵質，以透過維生素 C 來促進鐵質的吸收，對於缺鐵性貧血或生理期後的婦女欲補足流失的鐵質，便可選擇此類複方產品服用。

- 西印度櫻桃的部分產品則額外添加維生素 E 或葡萄籽的成分，因維生素 E 與葡萄籽中所含的前花青素亦是良好的抗氧化劑，可與西印度櫻桃中的維生素 C 共同消除體內自由基，增強抗氧化的功效。

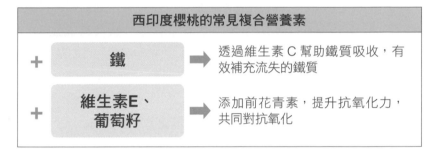

西印度櫻桃的常見複合營養素

| + | 鐵 | ➡ | 透過維生素 C 幫助鐵質吸收，有效補充流失的鐵質 |
| + | 維生素E、葡萄籽 | ➡ | 添加前花青素，提升抗氧化力，共同對抗氧化 |

桑椹萃取物 Mulberry

桑椹又名桑果、桑椹子、桑仁等，被醫學界譽為二十一世紀最佳的保健食品，其含有非常豐富的營養素，有十八種氨基酸與多種維生素，如維生素 B1、B2、C、A、D 和胡蘿蔔素、葡萄糖、果糖、蘋果酸以及鈣質、鐵質等，能夠抑制有害物質生成、延緩細胞老化、防止血管硬化外，還能幫助頭髮烏黑，預防白頭髮產生的作用。經研究發現，桑椹是最能抗老化的水果，它的維生素 C 和 E 含量豐富，抗老化能力約為奇異果的 3 倍、葡萄的 4 倍之多。另外也有許多中醫文獻記載食用桑椹的益處，包括能夠補充血液、補肝益腎、烏髮明目、提高細胞免疫功能、調節免疫平衡等，對幫助治療糖尿病、貧血、高血壓、高血脂與神經衰弱等症狀具有輔助的功效。因此桑椹已廣泛被用來做為延緩衰老與養顏美容的營養補給品。

基本資料	
常見型態	膠囊、錠劑、軟糖。
常見複方組合	維生素 C、花青素、酵素。
常見添加物	蜜蠟（乳化劑）、碳水化合物（甜味劑）、果膠（凝劑）、麥芽糊精（填充劑）、硬脂酸鎂（助流劑）。
製造方式及來源	超臨界流體萃取，使用高壓低溫的萃取方式，以減少抗氧化質活性的破壞。
保存方式	● 存放於室溫乾燥陰涼處。 ● 開瓶後建議將瓶內的乾燥劑與綿花丟棄，以避免乾燥作用達飽和後造成瓶內食品吸濕變質，最好能儘速服用完畢。 ● 大罐裝的保健食品建議分裝成小罐，並註明好標籤，避免經常開關，吸收了大量的水分，造成變質的情形發生。
一般攝取量	建議參照保健產品包裝上的建議服用量。
副作用	目前尚無過量攝取導致毒性或副作用的研究報告，但仍建議民眾勿自行攝取大量桑椹萃取物，身體有自然的代謝機制，攝取過量可能無法吸收而導致腹瀉的情況。

益防癌抗癌 降膽固醇 保養關節 桑椹萃取物 抗老化 提升精力 保腸胃 護眼 增強免疫力 控制體重 美容 調節賀爾蒙 器官養護 基礎營養

【使用時機】

▼ 同時含有維生素 C 和鐵，補充鐵質有效率

- 經常作息不正常的人，或工作疲憊繁忙的人，體內易進行較多的氧化作用而產生有害的自由基，可取用桑椹萃取物來達到抗氧化的目的。桑椹中所含的胡蘿蔔素與花青素等成分，是良好的天然抗氧化劑，能夠減少自由基對細胞膜的傷害，提供重要的抗氧化作用，並幫助預防癌症的發生。

- 對於老年人或一般有少年白的人，平時可多補充桑椹萃取物，因其具有幫助頭髮烏黑的營養素，對毛髮的生長具有輔助的效果。

- 桑椹中還有豐富的維生素 C 與鐵質，當這兩種營養素同時存在時，對於鐵質的吸收有加成的作用，因此尤其對於容易因鐵質攝取不足而導致缺鐵性貧血的老年人、生產後的婦女或經期中的女性都非常適合補充桑椹萃取物來幫助紅血球的再生。

- 老年人中糖尿病是最為常見的慢性疾病，桑椹萃取物中含有一種阿爾法葡糖酵素抑制劑（alpha-glucosidase enzyme inhibitor）的成分，這種酵素能夠在消化道中減少碳水化合物被分解為容易吸收的葡萄糖分子，因此能夠減緩飯後血糖上升的幅度，幫助糖尿病人控制血糖。

- 對於老年人因腸胃功能衰退容易產生消化不良導致腸胃不適，可適量補充桑椹萃取物，其能幫助脂肪、蛋白質與碳水化合物的消化，對於因消化不良而導致腹瀉症狀的人亦具有緩和的效果。

- 欲預防心血管疾病的人，可藉由桑椹萃取物的補充來達到預防動脈粥狀硬化的目的。低密度脂蛋白（LDL）的氧化會促使動脈硬化的發生，經研究證實，桑椹萃取物具有極佳的抗氧化活性，能夠抑制低密度脂蛋白氧化，並且能調控巨噬細胞，避免其因攝入體內已氧化的低密度脂蛋白，而在血管壁堆積形成粥狀斑塊，導致動脈管腔狹窄，有效預防動脈硬化等心血管疾病。

【該怎麼吃】

▼ 避免與鈣同時攝取，影響鐵質吸收

- 目前尚無明確的研究顯示，桑椹萃取物每日攝取多少劑量會有較明顯的保健功效，但在動物實驗過程中，所試驗的劑量通常為市售保健食品的 3～5 倍多，在此高濃度劑量下並無毒性作用產生，但以上試驗皆為動物試驗階段，仍建議民眾勿大量食用。體質較為虛寒的人，在攝取過量的桑椹萃取物後較易產生腸胃不適的症狀，建議民眾攝取時可參照包裝上的每日建議攝取分量。

- 桑椹萃取物多為水溶型物質，因此建議可選在早晚空腹時搭配白開水攝取，以達到較好的吸收效果。部分桑椹萃取物產品若主要成分為增加鐵質的攝取，建議不要與鈣質含量豐富的食品共同服用，因鈣質與鐵質具有互相競爭的效果，若同時攝取會影響兩者營養素的吸收效果。

- 對於正在服用降血糖藥物的糖尿病患者，在攝取具有降血糖功效的桑椹萃取物前，最好能先與醫師討論，是否調整用藥劑量，以避免發生血糖過低的情形。

▼ 桑椹軟糖還有助於整腸通便

- 桑椹保健食品製成口含錠與軟糖的型式通常在口味上會做些調配，讓它像糖果一樣好吃，因此會添加些許糖分，若是正在飲食上進行熱量控制的人，則需額外考量此產品所含的熱量。但用來製作軟糖所添加的果膠，是植物性的膠質，屬於水溶性纖維，具有整腸、通便、降膽固醇、增加腸道益生菌等生理機能，對於欲同時保健腸道者也是不錯的選擇。膠囊形式的桑椹萃取物可直接吞服，相對來說因不必考慮口味上的問題，大部分產品不會添加糖分，萃取物的濃度也較高，是避免攝取過多糖分、添加物的好選擇。

- 有些桑椹萃取物保健食品中會額外添加更多的維生素C或花青素成分，與桑椹一同強化抗氧化力，使保健效果更為顯著。也有些則是添加能幫助腸道功能的酵素成分，以與桑椹萃取物一同輔助消化功能，有效幫助腸胃蠕動，維持腸道健康。民眾可依自身保健需求來挑選不同的複方產品。

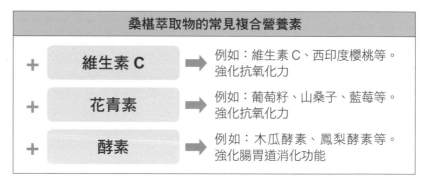

桑椹萃取物的常見複合營養素	
＋ 維生素 C ➡	例如：維生素 C、西印度櫻桃等。強化抗氧化力
＋ 花青素 ➡	例如：葡萄籽、山桑子、藍莓等。強化抗氧化力
＋ 酵素 ➡	例如：木瓜酵素、鳳梨酵素等。強化腸胃道消化功能

何首烏 Polygoni multiflori

何首烏又名交藤根、地精、馬肝石等，具益精養血、增強腎臟、肝臟機能、潤腸通便等功用，含鐵量甚為豐富，高於當歸、阿膠、枸杞子等補血藥，其最為人所知的是具有促進毛髮生長，維護亮麗黑髮的功效。何首烏中也含有一種卵磷脂，它是構成細胞膜和神經組織的成分，且有強心作用，可減緩因操勞與年老導致的神經衰弱，並促進血液新生及發育。此外，何首烏也具有舒緩鎮靜的效果能夠幫助睡眠，與安眠藥有加成作用，是物美價廉的養心安神藥。前些年研究發現何首烏在降血脂、抗炎鎮痛、調節免疫功能、抗肥胖、抗腫瘤上有正面的效果，並在抗氧化及延緩衰老的作用上有良好的功效，因此何首烏一直成為中醫藥上經典的抗老延年藥材。

基本資料	
常見型態	膠囊、錠劑、粉末。
常見複方組合	黑芝麻、山藥。
常見添加物	明膠（增稠劑）、甘油（溶劑）、硬脂酸鎂（助流劑）、碳水化合物（甜味劑）。
製造方式及來源	利用超臨界流體技術萃取，可降低因加工過程失去活性而減少了有效成分的功效。
保存方式	存放在陰涼乾燥處，盡量避免食品受潮以免產品變質，民眾可參考包裝上建議的保存方式，若是大分量包裝的形式，最好可分裝成小包裝，產品開瓶後最好盡快服用完畢。
一般攝取量	建議每日攝取量約為 6 ～ 12 克。
副作用	攝取過多可能導致腸胃不適。

益防癌抗癌

降膽固醇

保養關節

何首烏 抗老化

提升精力

保腸胃

護眼

增強免疫力

控制體重

美容

調節賀爾蒙

器官養護

基礎營養

【使用時機】

▼
維護頭髮的烏黑亮麗，
也延緩衰老

- 老年人或欲延緩衰老的人可補充何首烏，據李時珍所記載，何首烏此藥不寒不燥也不滋膩，不像一般滋補藥般燥熱，能補益精血，可幫助維護頭髮的烏黑亮麗、減少掉髮及預防禿頭，並幫助腰背部、膝蓋容易痠軟的人減輕症狀，其在抗衰老上有良好功效，且溫和不會造成脾胃不適，可長期服用。

- 何首烏能幫助預防高血壓、動脈硬化等心血管疾病，能減少血塊的形成，幫助降低血壓與膽固醇，適合老年人或想預防心血管疾病的人士補充。

- 老年人的免疫力會隨著年齡增加逐漸衰退，何首烏能夠提升免疫能力，並幫助對抗自由基，促進新陳代謝，幫助延緩衰老。

- 老年人的腸胃功能衰退，容易產生消化不良或便祕，適量補充何首烏可滋潤腸胃幫助排便，改善便祕的情形。

- 女性於生理期後，可藉由補充何首烏來恢復因血液流失所導致的疲憊與頭昏眼花的現象。因何首烏含鐵量豐富，能夠幫助紅血球的生成，補充因生理期的流失。

【該怎麼吃】

▼
生理期期間應暫停取用何首烏

- 天然乾燥的何首烏中藥材，每日建議補充量為 6 ～ 12 克，補充前最好能與中醫師討論診斷後依個人體質的不同，補充最適的攝取量。一般添加有何首烏的保健飲品雖不至於過量添加，但仍須按其產品標示飲用，通常一天只能飲用一瓶何首烏複方飲品或一天服用 2 ～ 4 顆何首烏濃縮膠囊（每顆膠囊約含 600 毫克的何首烏）。

- 建議女性於生理期間不要補充何首烏，最好的補充時間在生理期前後最為恰當。另外，何首烏具有興奮性腺的功能，也建議懷孕婦女不宜攝取太多，但哺乳婦女則可適量補充何首烏萃取物，因何首烏具促進乳汁分泌的效果。

- 何首烏本身具有幫助安眠鎮靜的作用，但何首烏與鎮靜劑安眠藥併用會有相加成的作用，若平時有在服用安眠藥與鎮靜劑的民眾，應詢問醫師後再服用。

- 何首烏萃取物與胡蘿蔔或中藥材萊服子同時食用藥性會相互影響，應避免。

益防癌抗癌

降膽固醇

保養關節

何抗老化
首
烏

提升精力

保腸胃

護眼

增強免疫力

控制體重

美容

調節賀爾蒙

器官養護

基礎營養

【選購重點】

▼ 添加黑芝麻，護肝養生

- 何首烏膠囊與錠劑通常是經過萃取純化，因此成分較單一且含量較高，但並非選擇愈高濃度的製劑愈好，若欲做為一般基礎保養可選擇濃度較低的保健食品如沖泡式的粉末等，想要特別針對何首烏的功效，達成特定保健目的，才選擇補充經過萃取純化濃度較高的保健製品。

- 何首烏屬於中藥材類保健製品，因此建議民眾購買前先與中醫師討論是否適合補充何首烏保健製品為佳。像是何首烏藥丸通常是增添多種中藥材共同揉製而成，建議經由中醫師診療過後，再服用較為恰當。

- 部分何首烏複方保健食品添加有黑芝麻或山藥，其主要功效在於黑芝麻對幫助肝腎健康及促進血液新生亦有良好的效果，山藥能夠益氣健脾，若與何首烏同時搭配食用，可使效果更佳，消費者可依自身需求來選購。

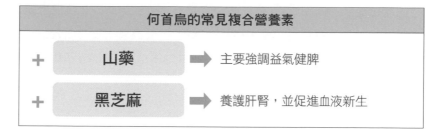

何首烏的常見複合營養素

| ＋ | 山藥 | ➡ | 主要強調益氣健脾 |
| ＋ | 黑芝麻 | ➡ | 養護肝腎，並促進血液新生 |

黑豆 Black soybean

　　黑豆又名烏豆，據「本草綱目」記載，服食烏豆令人長肌膚、益顏色、填骨髓、長氣力、補虛能食。黑豆含豐富的植物性蛋白質，是一種不含膽固醇易吸收消化的蛋白質，其中以丙胺酸、麩胺酸、精胺酸等含量較高。黑豆中含有大量大豆球蛋白、亞麻油酸、卵磷脂及亞麻油酸等，這些成分能軟化血管、擴張血管、促進血液流通。其中所含的油脂為體內合成卵磷脂所需的不飽和脂肪酸，因此能強健腦部發育並且可促進膽固醇的代謝、降低血脂。黑豆還含有多量的植物固醇、皂素、微量元素與許多礦物質，如鈣、磷、鐵、鋅及硒等，皆益於健腦益智，能幫助老年人延緩腦部細胞退化，預防記憶力衰退。黑豆中也含有類黃酮類和維生素 E 等抗自由基物質，其中異黃酮素與花青素具有明顯的抗氧化效果，能幫助預防血中膽固醇氧化，減少動脈粥狀硬化症的風險，並延緩皮膚因衰老與氧化壓力而老化產生細紋，因此更是中老年人預防老化，平時保養最佳的保健營養品。

基本資料	
常見型態	膠囊、飲品、粉末。
常見複方組合	芝麻、何首烏、枸杞。
常見添加物	碳水化合物（甜味劑）、明膠（膠囊成分）、預糊化澱粉、鹽（調味劑）。
製造方式及來源	方式：研磨、臨界超流體萃取、蒸餾萃取；來源：黑豆。
保存方式	● 粉包類製品開封後最好能以密封袋裝好，存放在乾燥陰涼處妥善保存，避免吸濕結塊。 ● 飲品類製品開瓶後最好能盡快服用完畢，若要分次服用需保存於冰箱中冷藏避免細菌滋生。 ● 膠囊產品則放置在陽光照射不到之處，開瓶後盡快使用完畢。
一般攝取量	建議每日膳食纖維攝取量 25 ～ 35 克，若黑豆保健製品膳食纖維含量較高可依產品營養標示成分為每日攝取量依據。
副作用	黑豆中含有豐富纖維質，若攝取量過多膳食纖維需增加水分的補充，否則容易導致便祕。

益防癌抗癌

降膽固醇

保養關節

抗老化
黑豆

提升精力

保腸胃

護眼

增強免疫力

控制體重

美容

調節賀爾蒙

器官養護

基礎營養

【使用時機】

▼
黑豆含有植物固醇，
能降低體內膽固醇

- 老年人或平時飲食油脂含量攝取較高的人可多補充黑豆萃取物，黑豆對於心血管疾病與動脈硬化的預防有良好的功效，其可抑制血液中的低密度脂蛋白氧化速度，有效降低三酸甘油酯的濃度，減少心血管疾病的發生，無論是健康人或是動脈粥狀硬化的病人在攝取黑豆萃取物一段時間後，在降低動脈血管硬化與預防血管栓塞上皆顯現良好的效果。

- 對於老年糖尿病或糖尿病人、高脂血症病人及肥胖者特別適合平時額外補充黑豆萃取物，因為黑豆中的植物固醇能抑制人體對膽固醇的吸收，並增加膽固醇的排泄，可降低血脂，幫助維持血脂的衡定。

- 氧化是造成老化的原因之一，因此平時補充抗氧化物質減少體內自由基產生能夠延緩老化的速度，對於愛美的人與一般中老年人非常適合補充黑豆保健製品。黑豆中含有豐富的抗氧化物質，如類黃酮類和維生素 E，其中所含的異黃酮素、花青素，能對抗體內的自由基，這些成分進入胃中的酸性環境後，能夠發揮良好的抗氧化效果，可抑制脂質及低密度脂蛋白（LDL）的氧化，對心臟血管有保護的效果。而維生素 E 亦能清除體內的自由基，減少皮膚皺紋，達到養顏美容、保持青春的目的。

- 老年人的腸胃蠕動功能會隨年齡逐漸衰退，致使許多老年人會產生便祕的問題，還有平時較少運動與蔬果水分攝取不足的人亦容易導致排便不順，建議可透過攝取黑豆保健製品來改善，因黑豆中含有纖維質以及水蘇糖、棉實糖等寡糖，均可促進腸道蠕動，排出體內脹氣，改善及預防便祕，並有利於腸道中益菌的增殖，減少壞菌的滋生，改善腸內菌叢生態，使腸道保持健康。

- 當年齡漸增，記憶力會愈來愈差，欲預防老人癡呆症，一般成人平時可增加黑豆保健製品的攝取，及早保養預防。因黑豆中含有多量的植物固醇、皂素與可延緩人體機能老化的微量元素（每 100 公克的黑豆中含有鈣 370 毫克、磷 557 毫克、鐵 12 毫克及鋅、硒等微量營養素），能幫助維持腦細胞的健康，延緩體內機能老化。

- 黑豆中含有多量泛酸，有助於頭髮烏黑，適合做為一般成人及老年人養護毛髮的營養補給品。

以「少量漸增」攝取高膳食纖維食品

- 黑豆保健製品無論何時補充吸收效果並無太大差異，一般人都可隨飲食習慣來補充。

- 一般建議每人每日應攝取膳食纖維 25～35 克，因此取用黑豆保健食品時，可由產品營養標示上所註明的膳食纖維含量來分配計算每日取用的分量。並建議此種纖維含量較多的補充品在剛開始攝取時，應以少量漸增的方式食用，並增加水分的攝取，以免造成腸胃不適。

- 孕婦也非常適合補充黑豆保健製品，據調查近五成婦女在懷孕期間會有缺鐵的現象，黑豆中含有鐵質，能夠補充紅血球生成所需的成分，其他所含的營養素如維生素 E、鈣質、鋅與纖維質等，皆對孕婦與胎兒的生長健康有良好的幫助。

- 黑豆保健製品對哺乳的婦女是良好的營養補給品，因黑豆中富含人體所需的蛋白質，且黑豆汁能幫助乳腺暢通對產後哺乳的婦女有正向的幫助。

- 黑豆直接生食會導致腹瀉，勿自行購買生黑豆研磨食用。

【選購重點】

沖泡粉末保留較多膳食纖維

- 因黑豆本身富含膳食纖維，市售的粉末或飲品型式的黑豆保健食品，較能保留黑豆本身的纖維質，若也想要從保健食品中取得膳食纖維者可選購這類產品。此外，若為粉末沖泡形式產品，也多會添加多種穀粉或寡糖，以增加各種營養素的補充並幫助腸胃蠕動與排便順暢，民眾可隨需求選購。

- 市售黑豆萃取膠囊，部分產品會添加藥材搭配製造，如枸杞、何首烏或芝麻等，主要因黑豆具有幫助頭髮烏黑的功效，在何首烏中亦有相似的作用，兩者搭配食用可增加效果，而枸杞也能輔助營養素發揮保健效果，因此常被用來互相搭配食用，民眾可依需求選購相關複方產品。

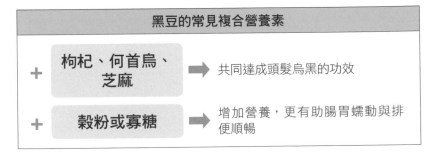

黑豆的常見複合營養素

＋ 枸杞、何首烏、芝麻 ➡ 共同達成頭髮烏黑的功效

＋ 穀粉或寡糖 ➡ 增加營養，更有助腸胃蠕動與排便順暢

玫瑰果萃取物 Rosehip

參見 P.76

玫瑰果是南美洲的一種野生玫瑰果實，又名薔薇果。玫瑰果含有維生素 A、維生素 B、維生素 C、維生素 E、鐵質以及其他抗氧化物，其中以維生素 C 的含量特別豐富，玫瑰果的維生素 C 含量約為柑橘的 220 倍、蘋果的 1360 倍之多，因此曾被用來當作治療壞血病的天然維生素 C 補充來源，豐富的維生素 C 能夠幫助膠原蛋白形成，強化血管與微血管的張力。此外，玫瑰果含有豐富的不飽和脂肪酸，如亞麻油酸及次亞麻油酸皆是人體所必需的脂肪酸，能夠維護細胞膜，有助於維持皮膚健康與預防心血管疾病。玫瑰果中所含的生物類黃酮，是一種可以提高維生素 C 吸收與利用率的植物成分，能夠幫助玫瑰果中的營養成分更容易被人體吸收利用，因此玫瑰果的營養成分在抗老化、皮膚保養與抗自由基方面皆具有非常良好的功效。

基本資料	
常見型態	膠囊、錠劑、粉末、飲品。
常見複方組合	維生素 C、鐵。
常見添加物	碳水化合物（甜味劑）、明膠（膠囊成分）、澱粉（賦型劑）、二氧化矽（乾燥劑）、硬脂酸鎂（助流劑）。
製造方式及來源	萃取自新鮮玫瑰果實。
保存方式	存放於陰涼乾燥處，避免陽光直射，使用後建議將瓶蓋拴緊，必要時可放置於冰箱冷藏，以避免吸濕變質。
一般攝取量	一般每日攝取量建議為 50 ～ 80 毫克。
副作用	若長期過量攝取添加高量維生素 C 的玫瑰果保健產品，可能會導致輕微的噁心、嘔吐或腹瀉等情形。

益防癌抗癌

降膽固醇

保養關節

玫瑰果萃取物　抗老化

提升精力

保腸胃

護眼

增強免疫力

控制體重

美容

調節賀爾蒙

器官養護

基礎營養

【使用時機】

▼ 不僅抗氧化、補血，還能改善關節發炎症狀

- 平時工作忙碌、生活壓力大、經常蔬菜水果攝取不足的人，可每日補充玫瑰果萃取物，其豐富的維生素 C 能夠幫助對抗體內過多的自由基。生活作息不規律的人與老年人容易導致免疫力下降，若適當的攝取富含維生素 C 的玫瑰果萃取物，能增強抵抗力，幫助預防感冒。

- 對於容易有發炎症狀與欲抗氧化的人，可適量補充玫瑰果萃取物，因玫瑰果中含有豐富的維生素 C 與眾多營養素，研究發現，同時使用玫瑰果補充物三星期後，其中有 80％的人髖、膝、手部關節的發炎症狀獲得改善。並發現罹患骨關節炎的病患在使用玫瑰果後，活動能力提高了 40％。因此，玫瑰果可能有助於改善發炎的症狀，其所含豐富的維生素 C，亦有助於對抗體內的自由基，達到抗氧化的功用。

- 適量補充玫瑰果萃取物具有預防糖尿病的作用。一項醫學期刊曾顯示玫瑰果對於糖尿病實驗老鼠聚有正面的影響，在適量給與玫瑰果粉後，發現其葡萄糖耐量測試發現攝取玫瑰果粉有助於提高葡萄糖耐受性，還能防止體重增加效果。此外，亦發現攝取玫瑰果萃取物後，實驗動物血液中的膽固醇含量較低，好的膽固醇與壞的膽固醇在血液中的比例也獲得改善，因此玫瑰果被認為具有預防糖尿病與降低血脂的作用。

- 對於容易罹患缺鐵性貧血的老年人、婦女或兒童，可藉由補充玫瑰果來預防，因鐵質在人體的吸收過程需要維生素 C 的輔助，玫瑰果中含有豐富的天然維生素 C 能夠提高鐵質的吸收效率，有助於預防貧血。

【該怎麼吃】

▼ 計算維生素 C 總量，以不超過建議攝取量為原則

- 目前市面上所販售的玫瑰果保健食品大多添加維生素 C，主要目的是為了增加維生素 C 的含量，民眾再補充時除了可參照產品包裝的建議攝取量外，須注意維生素 C 的上限攝取量為 1800 毫克，因此建議在補充前最好能夠仔細注意產品一錠所含的成分劑量，以免攝取過量。而目前市面上的玫瑰果萃取物產品，每錠大約含有 25 ～ 40 毫克左右的玫瑰果萃取物，而每日建議可補充 1 ～ 2 次，約含 50 ～ 80 毫克即可達到保健功效，多食無益。

- 若長期補充含維生素 C 劑量較高的玫瑰果萃取物，如要停止食用，建議最好逐步減少每日攝取量，且減量期最好超過 1 ～ 2 個星期，突然的大幅減少維生素 C 的攝取會使身體失去平衡，導致反彈作用的現象，而產生暫時性的維生素 C 缺乏症狀。

- 孕婦、哺乳婦與兒童也可適量攝取含維生素 C 的玫瑰果萃取物，但需依行政院衛生署所建議的維生素 C 每日攝取量來取用：嬰兒每日建議攝取量為 40 ～ 50 毫克，7 ～ 15 歲兒童每日建議攝取量為 60 ～ 90 毫克，懷孕婦女建議每日攝取 110 毫克，哺乳婦女每日建議攝取量為 140 毫克，若有吸菸的人建議每日攝取 250 ～ 500 毫克的維生素 C。另外，因嬰幼兒的免疫功能尚未完善，為避免不良反應發生，仍建議以天然食物做為攝取維生素 C 的主要來源。

- 雖然玫瑰果萃取物在患有糖尿病的實驗動物上具有良好的功用，但仍建議糖尿病與高血脂的病患在食用玫瑰果萃取物前最好能與醫師討論後再補充，以免與正在服用的藥物產生不良作用。

【選購重點】

▼
加了玫瑰果，維生素 C 更有效吸收

- 市售玫瑰果保健食品多與維生素 C 共同製成複方食品，是因玫瑰果中含有豐富的生物類黃酮，是一種能夠幫助維生素 C 吸收效率的營養素，建議民眾在選購時可選擇兩種營養素共同添加的保健食品，讓維生素 C 的吸收效率更為提升。

- 不論是膠囊、錠劑或粉末的產品吸收效果差異不大，但口含錠與粉末會添加糖分或香料來增添口感與風味，因此若為對糖分與熱量需做控制的糖尿病患或正在減重的人，則在購買時可多加注意營養標示所註明的碳水化合物含量，或選擇膠囊及錠劑類的保健食品。粉末沖泡類製品建議以冷水沖泡為佳，可避免熱水破壞營養素的活性。

- 目前市售產品有針對女性所調配的四物飲，其中添加玫瑰果、維生素 C 與鐵質的成分，因玫瑰果中的維生素 C 能夠幫助鐵質的吸收，鐵質是血液製造的重要營養素之一，因此能幫助女性在生理期後補充所需的營養素，但此類飲品因添加其他中藥材配方，建議在感冒、經期與懷孕期間都應暫停服用。

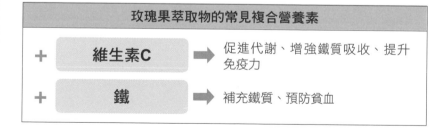

玫瑰果萃取物的常見複合營養素

+	維生素C	➡	促進代謝、增強鐵質吸收、提升免疫力
+	鐵	➡	補充鐵質、預防貧血

益防癌抗癌　降膽固醇　保養關節　玫瑰果萃取物 抗老化　提升精力　保腸胃　護眼　增強免疫力　控制體重　美容　調節賀爾蒙　器官養護　基礎營養

提升精力

年輕的體魄、充足的睡眠、均衡的營養、良好的消化吸收功能
與適度的鍛練,是精力自然旺盛的條件,古代黃帝內經言,男
性四十歲腎氣衰,髮墮齒槁,五十六歲精少,腎藏衰,女性
三十五歲面始焦、髮始墮,四十九歲天癸竭(停經)故形壞而
無子也;因此,精力減少是一種伴隨年齡增長的自然現象。
人在發現精、氣、神不如從前、運動或工作後容易腰酸背痛、
心情亦不如年輕時樂觀時,往往希望能借助一些方法改善,以
中醫理論而言,「腎」為先天之本,因此補腎壯陽的保健食品
或藥物蔚為風尚,如鹿茸,另有些人尋求遠古的民俗療法如秘
魯的馬卡等;除此之外,由於現今社會網路資訊發達,消耗損
害精神,食物汙染問題嚴重與作息無法正常,使人無法專注心
神、容易疲倦與缺乏精力,也需要能增強精力以應付多變的環
境。

關於保健食品，你知道嗎？

- 鹿茸滋補養身，改善中年後衰弱無力的體質。
- 含有天然的葡萄糖胺、軟骨素與膠原蛋白，鹿茸也能保護關節。
- 鹿茸可以安神，改善睡眠品質。

- 馬卡能提振精神，調節荷爾蒙，增加肌肉量與爆發力。
- 馬卡含有植物固醇，也具降低膽固醇的功效。
- 女性也能服用馬卡，改善更年期的荷爾蒙失調。
- 有甲狀腺問題的人，不可服用馬卡。

鹿茸 Deer antler velvet

鹿茸為鹿科動物梅花鹿、馬鹿、水鹿等雄鹿尚未角化且帶有茸毛的幼角，經加工方法製成而能食用，性味為甘、鹹、溫，具有生精補髓、養血助陽、強筋健骨的功能，適合年邁與虛弱體質者調養身體。鹿茸含有多種胺基酸與鈣、磷、鎂等礦物質、性激素、鹿茸生長因子（IGF-1，IGF-2）、神經傳遞物質（神經節苷脂、神經髓鞘磷脂）、葡萄糖胺、膠原蛋白、軟骨素與各種前列腺素，在藥理上可促進新陳代謝與食慾，增進醣酵解作用與檸檬酸循環產生較多能量，改善乳酸堆積引起的肌肉疲勞，並強化造血機能、促進血液循環與增加心臟活力，也可加速傷口的癒合與骨折後的修復，鹿茸在臨床上亦有安神效用，可提升睡眠品質，改善腦神經衰弱所引起的頭暈、耳鳴、腰酸、四肢無力等現象。目前鹿茸已採用科學化方法製成多種型態的保健食品，提供消費者便利取用的選擇。

基本資料	
常見型態	膠囊、飲品。
常見複方組合	西伯利亞人蔘（刺五加）、鋅、花粉、馬卡、黃精、紅景天、土龍。
常見添加物	明膠（賦型劑）、蔬菜纖維（賦型劑）、硬脂酸鎂（賦型劑）、二氧化矽（賦型劑）。
製造方式及來源	鹿科動物尚未角化且帶有茸毛的幼角，經過排積血、乾燥、烘乾、研磨製成保健食品。
保存方式	置於陰涼乾燥處，避免陽光直曬。
一般攝取量	一般保養攝取量一天為 600 毫克以下。
副作用	體質不合者使用可能會有咽喉腫痛、大便乾燥不易排出與流鼻血的現象。

【使用時機】

▼ 滋補強身，強筋健骨

- 老年人氣血兩虛、消化功能變差，心臟也較衰弱無力，鹿茸可以滋補強身、增強體力，改善精神狀況，對於四十歲以上體質較差的中年男性，也可使用鹿茸來調養身體。

- 鹿茸為天然葡萄糖胺、軟骨素與膠原蛋白來源，此三種成分可以降低關節軟骨的磨擦力、增加關節的潤滑與修復關節受損的軟骨組織，因此有保護關節、緩解發炎的效果。

- 對於虛弱怕冷的女性，鹿茸具有行血、活血功效，並促進能量產生，因此可改善體質，貧血者也可以利用鹿茸的特性來滋補身體。

- 鹿茸富有神經傳導物質神經節苷脂、神經髓鞘磷脂等成分，在臨床上有安神效果，因此可改善睡眠品質，對於不易入睡、容易驚醒者有幫助。

- 鹿茸可以強筋健骨，改善腰酸背痛，受傷或手術後服用鹿茸可以促進傷口癒合，對於骨折後的修復也有助益，以及生病需要臥床者可增強肌力，縮短臥床時間。

- 鹿茸可促進新陳代謝，增加食慾，適合胃口不好的虛弱體質者調養身體。

- 以中醫理論而言，腎為先天之本，鹿茸具有補腎陽的效果，冬天時，人體陽氣較為不足，因此也可在冬天時使用鹿茸來增強抵抗力與禦寒能力。

【該怎麼吃】

▼ 鹿茸溫補，活絡氣血

- 以中醫理論而言，春生、夏長、秋收、冬藏，冬天人體的陰氣較盛，陽氣較衰，鹿茸具有溫補與提升陽氣效果，因此可趁著天寒的季節以鹿茸進補。

- 鹿茸的食用方式可以與其他藥材一起燉煮或是泡酒取用，但現在的鹿茸保健食品則是將鹿茸研磨成粉裝成膠囊或製成飲品，更便於取用。

- 鹿茸保健食品在餐與餐間或是空腹使用均適合，對於睡眠品質不佳者可以在睡前使用。

- 為避免鹿茸過於溫補的副作用，保健食品的設計劑量通常都較低，通常一顆膠囊為 200 ～ 300 毫克，建議量也低於 600 毫克以下，以確保食用安全，民眾可留意產品標示。

- 鹿茸並非所有人皆可服用，感冒未癒、發燒與高血壓者均不適合服用，另外對於女性經血量多或是有肌瘤體質者、患有癌症、免疫系統疾病者也不建議使用。

- 鹿茸為補陽物，以中醫理論而言虛火上升者不適合補，因此若是體質虛弱或是患有慢性病，欲服用以養生者建議先向中醫師諮詢，避免副作用產生而危害健康。

益防癌抗癌

降膽固醇

保養關節

抗老化

提升精力 鹿茸

保腸胃

護眼

增強免疫力

控制體重

美容

調節賀爾蒙

器官養護

基礎營養

▼ 添加鋅、馬卡等複方，增強精力又抗老

- 市面上可能有假鹿茸偽為真鹿茸販賣的事件，建議消費者找合格有信譽的廠商或店家購買，真鹿茸體輕、質硬而脆，氣微腥、味鹹，表面密生紅黃或棕黃色茸毛，皮茸貼緊、不易剝離，販售的鹿茸片呈圓型或橢圓形，外皮黑紅棕色，斷面蜂窩狀、組織緻密者為佳。

- 目前販售的鹿茸保健食品有單方或複方膠囊與複方飲品，通常飲品為遮蓋腥味可能添加矯味劑。但不管是膠囊或飲品，建議消費者可注意標示中鹿茸的真正含量，以決定是否符合所需劑量。

- 保健食品中添加西伯利亞人蔘、鋅、花粉、馬卡者，西伯利亞人蔘又名刺五加，可以抗氧化、抗疲勞、增強精力；鋅可以促進傷口癒合，維護正常性腺機能；花粉含有豐富維生素 B 群與維生素 C，可以促進新陳代謝與抗氧化；馬卡可增強精力與性能力，改善憂鬱，因此這類複方產品主要訴求在於增強精力與男性生殖力，並抗老化。

- 黃精為中藥可以補脾潤肺，養陰生津，對於脾胃虛弱者有幫助；紅景天有養肺清熱、滋補元氣功效，並可增加人體細胞含氧量；土龍可以強筋健骨，改善腰酸背痛，以上皆可與鹿茸協同發揮更大保健效果。

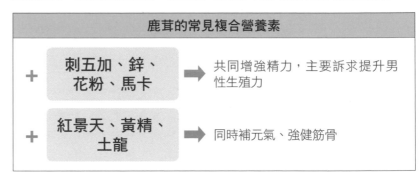

鹿茸的常見複合營養素
＋ 刺五加、鋅、花粉、馬卡 ➡ 共同增強精力，主要訴求提升男性生殖力
＋ 紅景天、黃精、土龍 ➡ 同時補元氣、強健筋骨

馬卡 Maca

　　馬卡生長於秘魯安地斯山脈高原區，形狀類似蘿蔔或蕪菁，為一種十字花科的根莖類植物，顏色眾多，傳說古印加帝國因食用馬卡而強盛，馬卡含有 60～75% 的碳水化合物、10～14% 的蛋白質，2.2% 的脂肪與 8.5% 的膳食纖維，營養價值接近米類或麥類，並含高纖（含量與小麥胚芽相當），還有鈣、鎂、鉀、鐵、碘、銅、鋅、硒等礦物質、硫代配醣體、異硫氰酸、植物固醇類、蘋果酸與生物鹼；秘魯生物學家認為，馬卡中的生物鹼可能具有調控腦中下視丘與腦下垂體內分泌腺的功能，使荷爾蒙達成平衡，並且刺激腎上腺產生腎上腺素，因此可促進性慾、改善疲勞，並使人年輕化。此外，亦使用在運動員身上，以增加運動員的耐久力，近期的動物實驗結果更認為，馬卡中含量非常低的馬卡胺（macamides）與馬卡烯（macaenes）可能為促進性能力的主要物質，雖然目前馬卡對於改善性功能的研究未被客觀的證實，但在傳統療法上仍被許多學者認可與接受，也普遍的被使用。

基本資料	
常見型態	錠劑、膠囊、飲品、咀嚼錠。
常見複方組合	鹿茸、韭菜籽、鋅、精胺酸、刺五加、瓜拿那、益生菌、肉蓯蓉。
常見添加物	明膠（賦型劑）、二氧化矽（賦型劑）、植物纖維（賦型劑）、硬脂酸鎂（賦型劑）、麥芽糊精（增稠劑）。
製造方式及來源	馬卡經研磨乾燥後製成保健食品。
保存方式	置於通風乾燥處，避免陽光直曬。
一般攝取量	一般攝取量一天 1500 毫克。
副作用	• 因為馬卡含有高纖，有些人服用後可能會有脹氣、腹瀉的狀況。 • 馬卡可能會刺激腎上腺素分泌，夜晚服用易造成交感與副交感神經調節失衡而影響睡眠品質，另外也有過敏的可能。

【使用時機】

▼ 促進性慾，改善疲勞

- 三十歲以上男性因為面對過多生活壓力與睡眠不足，長期下來容易導致身心失衡，精神萎靡，可以暫時利用馬卡來提振精力，但是仍需積極改變生活型態並適當運動、足夠睡眠與均衡飲食，才能維持健康。

- 有練健身健美習慣的男性，為增加肌肉量與爆發力可考慮服用含有蛋白質的馬卡來輔助，且因馬卡是屬於調節體內荷爾蒙的自然物質，研究顯示並不會增加體內雄性荷爾蒙的濃度，相較於副作用甚大的男性荷爾蒙補充品，馬卡為較安全的選擇。

- 45～55歲的更年期女性，隨著荷爾蒙濃度逐漸下降，容易在精神上產生焦慮、憂鬱、心情不穩定與缺乏精力，有些人也因缺乏雌激素而導致陰道乾燥與缺乏性慾，馬卡可以維持體內荷爾蒙平衡，輔助改善生活品質。在2008年的一項研究中說明，馬卡可改善停經後的女性心情憂鬱、焦慮與缺乏性慾等不適症狀。且在一個小型研究中也說明，馬卡在維持體內荷爾蒙平衡下，能輔助改善女性因缺乏雌激素而導致的骨質疏鬆症。

- 對於接受過子宮切除術，輔以荷爾蒙療法但效果不如預期者，與長期使用抗憂鬱藥物（如百憂解）的男女性，亦可向醫生諮詢是否可服用馬卡來輔助改善症狀。

- 馬卡可以調節荷爾蒙，男女性在五十歲後因為荷爾蒙濃度下降，身體機能下降，工作或運動容易感到疲勞與痠痛，可以服用馬卡來改善，以增進生活品質。

【該怎麼吃】

▼ 留意血壓，適當服用

- 馬卡一般建議攝取量為一天1500毫克，適合白天服用，以免影響睡眠品質。

- 因為馬卡可能刺激腎上腺皮質，導致體內過度產生較多的自體類固醇，因此長期服用有血壓上升的可能，建議原本就有高血壓的人，服用馬卡應留意血壓的變化，一旦有異常就應停用。

- 馬卡屬於會影響荷爾蒙的保健食品，因此不建議十八歲以下青少年、孕婦、哺乳婦使用。

- 馬卡含有的硫代配醣體為一種促甲狀腺腫素（goitrin），會抑制人體對於碘的利用而造成甲狀腺腫大，因此不適合有甲狀腺問題者服用，另外，馬卡為含碘植物，因此欲進行放射性碘治療者（如碘131）應避免服用。

- 馬卡具有影響內分泌腺效果，可能會作用在人體各種內分泌腺，例如腦下垂體、甲狀腺、腎上腺等，因此患有內分泌腫瘤疾病如腦下垂體腫瘤、腎上腺瘤等與嚴重肝腎問題者，不可服用。

- 馬卡含有植物固醇類，植物固醇會抑制飲食中膽固醇的吸收，由於膽固醇為合成人體荷爾蒙的材料，因此若是膽固醇偏低的人服用馬卡，會造成體內荷爾蒙製造更加不正常，影響身體健康，服用前多應留意。

- 馬卡有可能會影響抗生素療效，因此在抗生素療程期間不可服用馬卡。

- 馬卡在增進男性性能力與性慾的情形個別差異大，建議有性功能方面問題者服用前可先向醫生諮詢。

【選購重點】

▼ 添加相關複方，更加強補氣提神

- 市面上馬卡產品分膠囊、錠狀、飲品與咀嚼錠，單位含量以飲品最高，吸收也比較快。有些細心的廠商會在保健品上標示馬卡烯與馬卡胺的含量百分比，但大部分產品只標示馬卡粉含量，消費者仍可參考標示上的含量適當取用。

- 因為馬卡在保健食品市場上的定位很明確，因此所添加的複方幾乎全與提升精力與性功能有關，如鹿茸為強壯精力、促進代謝的中藥材，鋅為與精子含量與品質有關的礦物質，肉蓯蓉有補腎壯陽功效，韭菜籽有溫腎壯陽，固精效果，精胺酸在臨床上證實具有改善性功能障礙與提高精子數量與活動力的作用，刺五加可以補氣，增加細胞含氧量，增強體力，瓜拿那可以提神、利尿與增加體力，益生菌則是為增加馬卡的吸收效果與腸道健康而添加，消費者可以按照自身需求及偏好選擇配方與劑型。

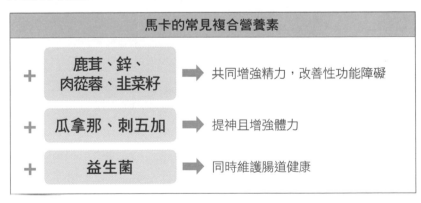

馬卡的常見複合營養素

+ 鹿茸、鋅、肉蓯蓉、韭菜籽 ➡ 共同增強精力，改善性功能障礙

+ 瓜拿那、刺五加 ➡ 提神且增強體力

+ 益生菌 ➡ 同時維護腸道健康

保腸胃

腸胃是人體中負責消化食物與吸收養分的重要器官,而現代人經常因不正常的飲食習慣、壓力、不規律的生活作息以及蔬果的攝取量不足,而導致腸胃功能逐漸出現問題,容易造成便祕、腹脹、消化不良等腸道疾病。且隨著年齡增長,腸道的蠕動與消化吸收能力會隨之減弱,養分不易吸收,容易感覺疲倦、導致營養不良與免疫力下降的情形。因此平常應養成良好的飲食習慣,每日攝取充足的蔬菜水果與水分,以增加纖維素的攝取,使其發揮作用,促進腸道蠕動。此外,也可適量補充綠藻、乳酸菌等維持腸道健康的保健食品,增加腸道中益生菌的生長、維持腸道黏膜的完整性,並且抑制有害菌的增生,也可提升腸道蠕動,維持正常排便,降低毒素物質與腸道的接觸時間,預防腸道疾病,來維持人體健康。

面對各類美食誘惑,使人常常不小心吃太多,導致食物無法完全消化,未消化的食糜團在腸道中長時間滯留,經過腸道細菌發酵後產生大量氣體,引起消化不良、脹氣、便祕等胃腸不適症狀,造成消化道的負擔。此外隨著年齡的增長,消化道分泌的消化液會逐漸減少,再加上牙齒咀嚼能力變差、腸道蠕動速度變慢,更容易消化不良症狀。因此美國酵素學先驅Edward Howell率先提出攝取食物酵素,以促進人體營養消化與吸收這個觀點。所以容易消化不良的人需要多補充消化酵素,提高營養的吸收率,並改善消化不良症狀。市面上常見的消化酵素保健食品為蛋白質水解酵素中的木瓜酵素和鳳梨酵素,可在小腸協助胰蛋白酶分解食物中的蛋白質,提升蛋白質的消化吸收率,改善因消化不良而引起的腸胃不適症狀。

關於保健食品，你知道嗎？

乳酸菌 Lactobacillus

參見 P.69

乳酸菌是一種能夠代謝醣類並產生50％以上乳酸的細菌，屬於益生菌中的一種，並不是所有的乳酸菌都對人體有益，部分菌種才是具有調節腸道功能的有益菌，如嗜酸乳桿菌、凱氏乳桿菌、比菲德氏菌等，能夠促進腸道菌種平衡，增加人體健康的微生物。乳酸菌與腸道健康息息相關，因乳酸菌能夠產生有機酸，使腸道的 PH 值降低，讓腸道中喜愛較鹼性環境的有害菌不易繁殖，有助於維持正常的腸道菌相。除了具有整腸和抑制致病菌外，還有降低膽固醇、活化免疫系統、抑制腫瘤、調節血壓、減緩過敏反應等功效，對於許多文明病的預防與輔助治療均有顯著的效果。由於乳酸菌在腸道中扮演非常關鍵的角色，能直接影響到人體的健康，且其具有高度食用安全的特性，使得乳酸菌產品或乳酸菌衍生性產品，成為腸道保健中備受矚目的食品之一。

基本資料	
常見型態	膠囊、錠劑、粉末、發酵乳品及飲料類。
常見複方組合	多種菌種、果寡醣。
常見添加物	砂糖（甜味劑）、明膠（膠囊成分）、褐藻膠（膠囊成分）、玉米澱粉（賦型劑）、硬脂酸鎂（賦型劑）。
製造方式及來源	● 以乳製品為原料添加乳酸菌發酵製成乳酸菌飲料。 ● 以低溫乾燥製成食用乳酸菌菌粉，再製成膠囊或錠劑。
保存方式	● 請置於陰涼處，避免受潮和陽光照射，並參考產品包裝的保存方式是否需冷藏存放。 ● 部分乳酸菌飲品如優酪乳，其保存期限較短，開瓶後最好能盡快服用完畢。
一般攝取量	一般建議的每日攝取量為含有 ≧ 1010CFU 菌量，即可達到保健功效。
副作用	目前益生菌的使用並沒有發現嚴重的副作用，不過仍有少數文獻報導，可能會引起敗血症，因此癌症病人、免疫功能不全的病人或是早產兒，服用前應先向醫生諮詢。

【使用時機】

▼ 改善腸道不適，調整免疫力

- 在過度食用蔗糖或乳糖時，會有腹痛、腹脹、脹氣、腹瀉及不規則蠕動等情況的人，可藉由補充乳酸菌等益生菌來改善不適的情形，也因此能改善腸躁症的不適症狀。

- 對於乳品過敏的人，發現在補充乳酸菌等益生菌後，能夠適當調節其對乳品中抗原產生的免疫反應，減緩此類乳品造成的過敏現象。

- 對於因胃腸炎等腸疾導致的乳糖分解酶活性不足者，食用乳酸菌也可以增加對乳品的耐受性，因此能幫助乳醣不耐症的人改善不適症狀，因乳酸菌能夠藉由在腸道中與壞菌競爭排斥的作用，抑制病原菌在腸道中的生長，所以能夠減少成人與孩童的腹瀉率，並預防發炎性的腸道疾病。

- 欲提升免疫力的人，可藉由補充乳酸菌來幫助免疫力的調節。因乳酸菌可產出某一類的醣類營養素，其作用主要是在體內促進細胞與細胞間的正確聯繫，增進巨噬細胞的活力，強化先天免疫力，並減少免疫系統因過度反應導致誤判，而引發自體免疫的可能性。並且也可以減緩食物過敏所產生的免疫反應與改善遺傳性過敏疾病的症狀。

- 對於服用抗生素或腹瀉感染的病人，可以適量補充乳酸菌，因乳酸菌可幫助病人腸內菌叢的重建，而回復免疫系統的平衡。

- 欲預防結腸癌發生的人，可藉由經常補充乳酸菌來降低罹患的機率。現代人飲食習慣的改變，造成腸道菌相的改變，導致糞便內某些和癌症有關的酵素增加，而促進致癌物的產生，增加罹患結腸癌的機會。透過乳酸菌等益生菌代謝所產生的短鏈脂肪酸、抑癌物質、乳糖分解酵素等其他成分，可降低結腸癌發生的機率。

- 對於容易血壓升高與經常吃含高膽固醇食物的人，可每天攝取乳酸菌等益生菌類的保健食品，降低血管的收縮，降血壓，以預防心血管疾病。據研究已在某些發酵乳品中發現含有能幫助降低血管收縮的降血壓物質，且乳酸菌具有降膽固醇的機制，能幫助降低血液中的膽固醇，因此有助於預防心血管疾病。

益生防癌抗癌

降膽固醇

保養關節

抗老化

提升精力

乳酸菌 保腸胃

護眼

增強免疫力

控制體重

美容

調節賀爾蒙

器官養護

基礎營養

▼ 經常性補充才能維持保健效果

- 目前益生菌每日應使用的有效劑量仍不明確，一般建議的劑量為每日攝取 ≧ 1010CFU 的乳酸菌含量，即可達到有效的保健功效。

- 孕婦、哺乳婦女與嬰幼兒皆可補充乳酸菌等益生菌保健食品。據研究顯示，當孕婦在分娩前 4 星期，每天服用總量 1x108CFU 的益生菌劑，持續補充至產後 6 個月，並且在哺乳期間，母親或嬰兒也仍繼續服用乳酸菌，就能增強嬰幼兒的免疫力，改善嬰兒對牛奶過敏所造成的遺傳性濕疹，並減緩過敏現象。

- 乳酸菌最好能夠經常補充才能維持其效果。實驗顯示，停止攝食乳酸菌後，在幾週內乳酸菌便會消失，並不會持續存在於腸道內，但是短暫的定殖，還是有刺激腸道免疫系統的效果。

- 目前有許多產品具有抗胃酸功能，避免因胃酸的破壞而減低到達腸道的效果，建議在服用乳酸菌等益生菌類產品時，最好能依產品説明指示食用，若是具有抗胃酸功能的產品，飯前或飯後皆可服用。若是不具有抗胃酸功能的產品，則建議在飯後服用較佳。

- 對於喝配方奶容易產生脹氣、腹瀉的寶寶，可長期補充乳酸菌等益生菌來改善，目前市面上有許多配方奶粉有添加乳酸菌等益生菌，但大多是給六個月以上的嬰兒食用，建議太小的嬰兒若欲攝取此類的配方奶粉，應先向醫師諮詢評估後再服用。

▼ 選購「乳酸菌」飲料，才具有保健腸道的功效

- 民眾在挑選乳酸菌相關飲品時，需注意乳酸菌飲料與乳酸飲料的不同，前者所指的是用乳酸菌製造且含有活性的乳酸菌，如優格、優酪乳等，以及成分含有已死的乳酸菌飲品，如可爾必思飲品等發酵製品。含有活性的乳酸菌飲品能夠具有幫助調節腸道功能與免疫功能等功效，而含有死菌的乳酸菌飲品則仍具有刺激人體免疫力的作用。然而乳酸飲料則並非經乳酸菌發酵所製成，而是將多種天然或化學原料如乳酸、檸檬酸、酒石酸等食用有機酸及香料等，經混合添加製造的人工合成飲品，大多不具保健功效。因此應選購具有添加乳酸菌製造的產品，才是真正具有調節生理機能的保健飲品。

- 依我國規定每毫升的乳酸菌飲品至少需含有 100 萬個以上的菌數，因此民眾在挑選乳酸菌飲品時最好能夠多加留意包裝上所標註的含菌量，才能真正攝取到對健康有益的乳酸菌飲品，目前市面上已有多個廠商品牌通過行政院衛生署健康食品管理法的認證，並具有健康食品的標誌，民眾可認明選用。

- 挑選乳酸菌產品時，可注意產品所含菌種是國際公認的有效菌種，才能真正發揮有效功能，且產品最好含有複方菌種，效果會比單一菌種來的好。部分的產品會添加果寡醣，因人體不能吸收果寡醣，才能幾乎能百分之百通過上消化道，進入消化道的後段供乳酸菌等益生菌利用，幫助其在腸道中成為優勢菌種，協助維持腸道健康，民眾可參考選用。

- 乳酸菌是否能夠順利通過腸胃道，不遭受胃酸與膽鹽的破壞，讓乳酸菌順利到達目的地，才能發揮保健功能。因此保健產品的型式對於乳酸菌的效用亦有影響，粉末與錠劑在製作過程需要經過乾燥加工，但乳酸菌本身對乾燥的耐受性不佳，因此多數菌種會在乾燥的過程死亡。目前已有將乳酸菌製成微膠囊的技術，如優酪乳中的晶球便是微膠囊的一種，能夠包覆乳酸菌，提供保護作用，即使經過乾燥加工後，也能提高存活率，使乾燥產品也能有較佳的保健效果，欲達保健效用，民眾可選購這類產品。

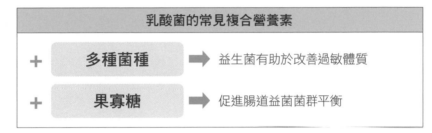

乳酸菌的常見複合營養素		
+	多種菌種 ➡	益生菌有助於改善過敏體質
+	果寡糖 ➡	促進腸道益菌菌群平衡

益防抗癌癌

降膽固醇

保養關節

抗老化

提升精力

乳酸菌 保腸胃

護眼

增強免疫力

控制體重

美容

調節賀爾蒙

器官養護

基礎營養

優酪乳 Yogurt

參見 P.70

優酪乳又稱為酸乳，是由生乳或鮮乳經由殺菌處理後加入乳酸菌所製成，因此除了含有牛奶中豐富的優質蛋白質、脂肪、乳糖、維生素、礦物質及鈣質外，還能促進消化液的分泌，增加胃酸，幫助消化。優酪乳中的乳酸能使腸道中的弱鹼性物質轉變成弱酸性，因此可以抑制腸道中有害菌的異常增殖，有助調整腸道機能。另外，也因製作優酪乳時添加有活性乳酸菌，還能使人體吸收來自乳酸菌代謝後的代謝物，如維生素 B、C 等，對腸道的消化力也有幫助。優酪乳除了能抑制腸道腐敗菌的生長外，還具有抑制體內合成膽固醇還原酶的活性物質，能夠刺激人體免疫系統，因此經常食用優酪乳，能夠補充營養並幫助預防動脈硬化、冠心病、癌症與降低膽固醇。

基本資料	
常見型態	飲品。
常見複方組合	寡醣。
常見添加物	果膠、變性澱粉（增稠劑）、糖（甜味劑）、香料、水果濃縮汁（調味劑）。
製造方式及來源	由乳品經殺菌後添加乳酸菌發酵而成。
保存方式	優酪乳飲品需要冷藏保存，若在室溫放置過久則建議不宜飲用。
一般攝取量	一般成人建議攝取量為 400 ～ 500 毫升。
副作用	攝取過量易導致胃酸分泌增加，反而影響消化。

【使用時機】

▼ 減少有害物質，避免腸病變

- 對於平時消化吸收不良、便祕與有腸躁症、潰瘍性大腸炎等腸道問題的人，可經常飲用優酪乳，因優酪乳中含有的乳酸菌能夠調整腸道細菌生態，且腸道中的益生菌亦能合成維生素 B 與維生素 K，供人體吸收利用，並幫助益菌能夠正常生長繁殖，促進人體腸道的健康與正常蠕動。優酪乳中的乳酸菌還能夠減低腸道中壞菌所代謝的有害物質，並加速腸道中的毒素排出，能有效幫助降低腸道癌病變的機率。

- 免疫力較差的人，建議可每天適量飲用優酪乳來幫助增強免疫力，因優酪乳中的乳酸菌能夠活化腸道部位的巨噬細胞及淋巴細胞的產生，幫助增強免疫系統。且根據研究發現，對於有過敏症狀的人，優酪乳能夠幫助改善過敏體質，且孕婦在懷孕期間適量補充優酪乳，有助於降低新生兒未來發生過敏的機會。

- 優酪乳中的鈣含量與牛奶不相上下，若對牛奶味道有所抗拒的人，尤其成長中的小朋友，可藉由飲用優酪乳來補充鈣質，且優酪乳中的乳糖含量低，有乳糖不耐症的人非常適合攝取優酪乳。優酪乳中的鈣質容易被吸收，食用後有預防骨質疏鬆症的功效，因此東方人、素食者、停經後的婦女、少運動的人及使用類固醇的病人等，可藉由優酪乳來增加鈣質的補充。

【該怎麼吃】

▼ 餐後30分鐘飲用，吸收力最佳

- 優酪乳的建議飲用量約為 400 毫升，但需注意優酪乳中的含糖量，以免在攝取的同時，攝取了過多的糖分，導致體重的增加。優酪乳的最佳攝取時機，建議在飯後約 30 分鐘～ 2 小時飲用更有利於營養的吸收，因為此時胃部的 PH 值會增高至 3 ～ 5 左右，是最適合乳酸菌生長的環境，對於營養的吸收也更為有效。若為空腹時，胃中的胃液 PH 值約為 2 左右，不僅不適合優酪乳中活性乳酸菌的生長，此時服用也容易刺激胃腸道排空，以致於優酪乳中的營養無法有效率地被吸收。

- 對於容易受冷而導致腹痛的人，飲用優酪乳時可先在室溫中放置幾分鐘後待優酪乳較不冰冷時再飲用，則較不易造成不適。雖為避免高溫導致優酪乳中的乳酸菌死亡，而失去保健效果，所以不能高溫加熱，但可將優酪乳放入溫水中隔水緩慢加熱至微溫，反而能幫助乳酸菌的活性，其保健效果更為增加。

- 優酪乳具有控制體重的效果，在稍感飢餓時飲用優酪乳可增加飽足感，以減少下一餐的進食量，但優酪乳本身亦含有熱量，若在原有的膳食基礎上多吃，亦會造成體重增加，因此取用優酪乳時仍應適量，也不可只飲用優酪乳做為唯一的飲食來源來達到體重控制的目的，否則很容易導致胃酸過多，影響胃黏膜及消化酶的分泌、降低食慾及破壞體內的電解質平衡。

- 懷孕的婦女亦可適量飲用優酪乳，懷孕時容易隨著週數的增加壓迫腸道，造成排便不順、便祕或腹脹等問題，建議每日可分餐多次的適量飲用優酪乳，亦可添加水果共同食用，提高纖維質的攝取量，不但能增加營養的補充，還能促進腸胃蠕動幫助健康。

防癌抗癌 益 降膽固醇 保養關節 抗老化 提升精力 保腸胃 優酪乳 護眼 增強免疫力 控制體重 美容 調節賀爾蒙 器官養護 基礎營養

- 若是有腹瀉或其他腸道疾病患者，在腸道損傷後飲用優酪乳時需格外謹慎，以免加重症狀，建議應於攝取前先向醫師諮詢。建議一歲以下的幼兒，因腸道功能尚未完全發育成熟，尚不宜食用優酪乳，應在一歲後以少量稀釋，慢慢添加給幼兒飲用較為恰當。

- 糖尿病人、動脈粥樣硬化病人、膽囊炎和胰腺炎患者應避免飲用含糖的全脂優酪乳，否則容易加重病情。

【選購重點】

▼ 濃稠的優酪乳不一定最營養

- 市面上部分的優酪乳為了做口味上的調整，會添加較多的砂糖與高果糖漿來調味，根據衛生署與世界衛生組織建議，成年女性每天糖分的攝取量應該少於 20 克、男性須低於 36 克，因此若過量攝取含糖量較高的優酪乳可能會導致每日的糖分攝取量超標，易導致體重上升而肥胖。建議挑選無糖、低糖、低脂或低熱量的優酪乳飲用，或改與水果一同食用增加風味，才能避免在保健的目標下，產生其他不良效果。

- 許多人認為愈濃稠的優酪乳，營養愈是豐富，因此傾向挑選較為濃稠的優酪乳購買，雖理論上濃稠度較高的優酪乳營養的確會高一些，但過於濃稠如漿糊的優酪乳，消費者則反而需注意是否有添加增稠劑，如明膠、果膠、變性澱粉、黃原膠等添加物，雖對人體無害，但若是以變性澱粉或糊精為增稠劑，則含糖量高，容易使血糖上升。

- 在包裝的成分說明上，「優酪乳」或「發酵乳」字樣的右下方，多會隱藏著飲料或飲品字樣，選購時可留意辨認。若為乳飲料，成分說明的第一位原料是水，第二位才是牛奶，而優酪乳的蛋白質含量需超過 2.9%，乳飲料則含量較低，因此在選購時應仔細了解營養標籤，以免錯買產品。

優酪乳的常見複合營養素

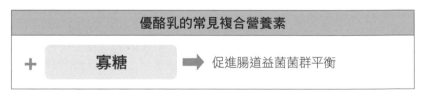

＋　　　寡糖　　　➡　促進腸道益菌菌群平衡

寡醣 Oligosaccharides

同類製品	木寡醣 果寡醣

寡醣又稱低聚糖或寡聚糖，由 2～10 個單醣分子聚合而成，包括有果寡醣、麥芽寡醣、異麥芽寡醣、半乳糖寡醣等，多存在植物或微生物中，雖然含量不高，且自然界中僅有少數幾種植物含有天然的功能性寡醣，例如洋蔥、大蒜等含有果寡醣，大豆中含有大豆寡醣等，但是種類很多。

寡醣能促進人體腸道內固有的有益菌增殖，從而抑制腸道內腐敗菌的生長，減少有毒發酵產物的形成。並且因寡醣不會被人體消化吸收，而能提供腸內細菌利用，產生短鏈有機酸來刺激腸蠕動，以及促進如乳酸菌與雙歧桿菌等益生菌生長，抑制壞菌數量，使腸道更健康。

基本資料	
常見型態	膠囊、錠劑、粉末、發酵乳品、飲料類、口香糖。
常見複方組合	乳酸菌。
常見添加物	砂糖（甜味劑）、明膠（膠囊成分）、澱粉（賦型劑）、微晶纖維素（分離劑）、脂肪酸蔗糖酯（表面活性劑）。
製造方式及來源	多利用酵素工學技術，以植物或微生物所具有的醣轉移酵素和水解酵素，將多醣或雙醣進行酵素生化合成來得到寡醣。
保存方式	● 請置於陰涼處，避免受潮和陽光照射，並參考產品包裝的保存方式，了解是否需冷藏存放。 ● 若寡醣添加在乳酸菌飲品如優酪乳等產品，因保存期限較短，開瓶後最好能盡快飲用完畢。
一般攝取量	一天建議約 14～28 克。
副作用	寡醣不易被消化吸收，因此食用太多易引起腹脹、腹瀉等不適。

益防癌抗癌
降膽固醇
保養關節
抗老化
提升精力
保腸胃 寡醣
護眼
增強免疫力
控制體重
美容
調節賀爾蒙
器官養護
基礎營養

【使用時機】

▼ 以低熱量寡醣取代糖分添加，輕鬆無負擔

- 對於有排便困擾、預防便祕者或欲促進腸道健康的人平時可補充寡醣。因寡醣有類似水溶性膳食纖維的功能，能促進腸蠕動並提供腸道有益菌所需的養分，幫助益生菌生長，且寡醣所產生的酸性物質，可降低整個腸道的酸鹼值，抑制病原菌（如沙門氏菌等）的生長，幫助提高抗病能力，進而抑制有害菌，達到人體腸內的健康。因此經常補充寡醣能夠改善便祕、減少大腸癌的發生率。

- 一般的醣類每克具有 4 大卡熱量，不適合減肥者或糖尿病者使用。寡醣的甜度約為蔗糖的 20 ～ 70%，口感與蔗糖近似，寡醣大部分是在大腸經腸內細菌發酵，成為有機酸之後才被吸收因此屬於低熱量，每克約為 0 ～ 2.5 大卡的熱量，且寡醣在小腸幾乎不被消化吸收，攝取後血糖值不會增高，對胰島素的分泌影響甚小，因此也被當成低熱量或糖尿病人的甜味劑使用，正在減重的人或糖尿病患者可適量使用寡醣來替代一般的糖分攝取。

- 寡醣可以減少腸道中的壞菌產生有毒的代謝產物，幫助減輕肝臟分解毒素的負擔，進而保護肝臟。

- 寡醣也有助於降低血清膽固醇與降低血壓，因此對於平時注重保肝與膽固醇、血壓較高的人可增加寡醣的攝取，有助於健康的維持。

- 免疫系統較弱的人平時亦可適量攝取寡醣，寡醣能當做免疫刺激的輔助因子，幫助提高抗體的生成，提升免疫力。

- 對於愛吃甜食而容易蛀牙的小朋友，可適量利用寡醣來取代蔗糖，因寡醣不會像蔗糖被口腔中的細菌利用，產生酸性物質侵蝕牙齒導致蛀牙。

【該怎麼吃】

▼ 經常性補充，但不過量

- 寡醣不容易被消化吸收，因此服用太多易引起腹脹、腹瀉等不適，一天建議攝取量約 14 ～ 28 克，而目前的製造技術仍無法達到百分之百的純度，所以產品中仍含有葡萄糖等醣類，依純度不同熱量也會不同，應注意避免過量。

- 腸道內的益生菌靠著寡醣繁殖生存，一般來自優酪乳或活菌補充劑的外來益生菌，最多只能在腸道內存活 3 ～ 5 天，因此若無持續補充益生菌或在體內製造一個益生菌良好的生存環境與營養來源，腸道中的益生菌便容易被代謝掉，因此平時可補充寡醣做為益生菌的營養來源，以維持腸內益菌的生長。

- 一般人剛開始食用較多的寡醣可能會導致脹氣，是因為腸道中缺乏益生菌，以至於無法分解全部的寡醣而導致不適，此時只要減少寡醣的食用量，待腸道中的益生菌增殖後脹氣的現象便會消失。

- 懷孕的婦女容易腸道蠕動變慢有便祕的情形，此時可將寡醣與乳酸菌一同補充，適量食用能有助於腸道蠕動，幫助排便順暢。
- 對於長期腹瀉或長期服用抗生素的患者，因腸道有益菌叢被破壞而導致腹瀉，建議可將寡醣與乳酸菌一起使用，以幫助恢復腸道有益菌叢的生長，改善其症狀。

【選購重點】

▼ 同時取用乳酸菌，保健效果好

- 大多廠商製造寡醣的方式是利用酵素工學技術，以植物或微生物的醣轉移酵素和水解酵素，將多醣或雙醣進行酵素生化合成以得到寡醣。市面上常見的寡醣有麥芽寡醣、異麥芽寡醣、果寡醣、蔗糖寡醣、乳寡醣、大豆寡醣、殼質寡醣、果糖型寡醣等，皆能幫助腸道健康。
- 一般市售產品多為乳酸菌與寡醣共同製成的複方食品，因寡醣為乳酸菌的營養來源，能幫助益生菌的生長與繁殖，所以一同食用對於腸道保健的功能更佳。不論是錠劑、膠囊或飲品，民眾在選購時最好能注意成分標示中，是否註明含有寡醣，剛開始食用最好以少量再慢慢增量的方式補充，以免腸道不適。市面上許多口香糖產品多以寡醣來替代蔗糖，一方面可避免蛀牙的情形，另一方面也可減少熱量的攝取，但口香糖中的寡醣成分較低，一般不建議以食用口香糖的方式做為補充寡醣的唯一來源，且服用過度仍有可能造成胃腸不適，仍需留意。
- 目前市面上有許多產品添加了寡醣，但需注意產品本身仍含有蛋白質、脂肪、醣類的熱量，特別是許多市售含有寡醣的飲料產品中，除了含有寡醣之外也含有大量的糖分，取用時應適量，以免攝入過多的熱量。民眾也可選擇純度較高的寡醣粉末或糖漿保健品，自行酌量添加於牛奶、果汁中，來避免自直接購買的飲品中攝取過量糖分。

寡糖的常見複合營養素
＋ 乳酸菌 ➡ 促進腸道益菌菌群平衡、增強免疫力

綠藻 Chlorella
參見 P.67

綠藻又稱綠球藻，有極高的營養價值，含有蛋白質及人體不能合成的 8 種必需胺基酸、膳食纖維、葉綠素以及超過 20 種以上的維生素和礦物質。另外，還具有一種獨特的綠藻生長促進物質，稱為綠藻精（CGF），含有豐富的核酸及核苷酸，可促進新陳代謝，有效減少疲勞，幫助補充體力。綠藻的葉綠素含量是一般植物的 4 倍，經光合作用產生營養素的能力是其他植物的 10 倍，因此綠藻含有非常豐富營養素。綠藻亦被世界衛生組織（WHO）認定為一種「必需營養補助食品」和「全方位完全蛋白食品」，甚至比黃豆與雞蛋還營養。根據日本研究指出，綠藻的蛋白質比白米、小麥、大麥、大豆多約 53.76%，其中含有人體所需的必需胺基酸，是維持身體健康不可缺少的要素。綠藻目前已被用來做為健康保健食品，並發現用於心臟病、肝病、胃和十二指腸潰瘍、皮膚病、膽固醇過高、風濕、暗瘡、便祕、高血壓、癌症等多種常見病的預防和輔助改善均具有良好的功效，因此世界衛生組織曾研究如何大量生產綠藻，並稱其為 21 世紀最佳食品。

基本資料	
常見型態	膠囊、錠劑、粉末。
常見複方組合	乳酸菌。
常見添加物	玉米澱粉（膠囊成分）、硬脂酸鎂（助流劑）。
製造方式及來源	綠藻粉多為培養的綠藻屬，經熱風乾燥、噴霧乾燥等方法乾燥製成綠藻粉末。
保存方式	綠藻含有葉綠素，非常容易受光線照射或空氣等因素影響原本濃綠色的色澤，因此建議開罐食用後應將瓶蓋緊閉並置於陰涼乾燥處，以避免光照褪色或產品受潮，若因保存失當導致產品變質，建議不要再食用。
一般攝取量	一般成人建議每日使用量為 5 克。
副作用	●剛開始食用時可能會出現輕微腹瀉、排氣增加的現象，但連續食用兩星期後症狀便會改善，民眾不必過於擔心。 ●食用綠藻會使排泄物呈深綠色並帶有較重的氣味，此為正常現象，無須擔心。

益防癌抗癌

降膽固醇

保養關節

抗老化

提升精力

保腸胃
綠藻

護眼

增強免疫力

控制體重

美容

調節賀爾蒙

器官養護

基礎營養

【使用時機】

▼
抵擋病菌又排毒，身體機能大提升

- 對於欲促進腸道健康的人，可藉由補充綠藻保健食品來幫助改善消化系統，幫助排便。據研究發現，綠藻能夠幫助腸道中乳酸菌等益生菌的生長，有助於維持腸道的健康，並改善腸道機能。

- 免疫系統較弱導致抵抗力較差的人，可藉由補充綠藻保健食品來改善免疫機能。因綠藻的細胞壁含有酸性多醣體，能引發人體產生干擾素，增加體內吞噬細胞，以吞噬清除外來細菌和致病物質。且綠藻中含有大量的胡蘿蔔素，亦是幫助維護人體免疫系統的重要物質，因此平時補充綠藻保健食品有助免疫力的調整與改善。

- 欲促進體內環保的人可藉由補充綠藻保健食品來幫助排除毒素。隨著環境的汙染，日常生活中亦會吃進不少食物汙染物如農藥、多氯聯苯（P.C.B）、水銀、鎘、鋁、鉛、砷等致癌物質，實驗証明綠藻可以明顯地把人體積聚的毒素排出體外，達到調節生理機能的目的

- 注重皮膚保養與健康的人，平時可補充適量的綠藻保健食品，研究發現綠藻含有豐富的天然脫氧核糖核酸（DNA）和核糖核酸（RNA），可幫助人體的基因修補，使細胞維持正常的新陳代謝，具有保健與養顏的作用。

- 對於酸性體質的人，可補充綠藻來調節酸鹼體質。平時生活習慣不良與飲食不正確的人容易造成血液偏向酸性和黏稠度增加，影響了血液循環與養分的供應，因此易出現組織器官功能衰退、疲勞、抵抗力減弱等狀況，綠藻是鹼性食品，平時適量攝取能夠中和酸性體質，幫助調節酸鹼體質。

【該怎麼吃】

▼
分次服用以提高人體吸收率

- 建議成人每日攝取量約為 5 克，首次食用綠藻的人，建議可先減半攝取量，若兩個禮拜後無腹瀉等不適現象則可恢復正常攝取量。綠藻可於飯前、飯後或早晚食用，並無吸收差異，但最好將每日攝取量分次食用，以提高人體對綠藻的消化及吸收率，需持續補充約 3～6 個月以上才有明顯的效果。

- 由於綠藻含有葉綠素、纖維質，食用後排泄物會呈現草綠色，首次食用可能會出現稍許腹瀉、多尿、虛弱、長痘痘、腹脹或排氣等生理現象，此為正常反應，大約會持續 2～4 星期，時間長短依個人體質不同而有所差異，只要依個人體質及生理狀況適當加以增減食用量即可慢慢恢復正常。

- 幼兒與兒童亦可以適量攝取綠藻保健食品，補充不足的營養素。目前綠藻保健食品已被證實具有增強免疫力的效果，除了一般人，老年人亦適合補充綠藻保健食品，以幫助調整體質增強抵抗力。綠藻過去曾經被視為因含有細胞壁而不易被人體吸收，但現在已有專利的破細胞壁技術，使吸收率已達 80％以上，且殘留的細胞壁還能促進腸道蠕動，幫助排便。

- 若為純天然的綠藻保健食品，孕婦與哺乳婦女皆可食用。綠藻能夠補充孕婦與哺乳婦女所需的營養，適量補充有益健康的維持。

- 若目前正在服用中、西藥的人，適量補充純天然的綠藻保健食品並不會與藥物產生衝突，但綠藻與藥物的攝取時間以間隔一小時以上為佳，並建議補充前先向醫師諮詢。補充綠藻應以白開水搭配服用，若與咖啡、牛奶或茶共同飲用，易破壞其中的營養素，因此不建議搭配使用。

- 為方便食用，保建品均由綠藻粉製成綠藻錠與綠藻膠囊，其營養成分無太大差異。市售的綠藻產品種類相當多，民眾在選購時最好能夠先向廠商索取說明書及試吃品，詳細閱讀以了解該公司的經營是否值得信賴，品質良好的綠藻產品顏色呈濃綠色，咀嚼時會帶點黏性並有綠藻的芳香味，民眾再選購時可多比較各家容量、包裝與品質的差別，才能確保購買到良好的綠藻保健食品。

- 因藻類的種類多，有些藻類具有毒性會對人體造成危害，廠商在製造時需做純種培養才能確保食品的安全，因此購買綠藻保健食品時最好能夠選擇信譽佳的廠商，多家比較以避免購買到原料含有重金屬、農藥或微生物汙染的產品，確保產品的安全性及功效。

- 綠藻經常與乳酸菌共同製成複方食品，且經動物實驗證實，綠藻與乳酸菌一起食用能夠改善胃腸道效能，並有助於增加腸內益生菌菌數。因此若欲加強改善腸道機能的民眾，可參考選用綠藻與乳酸菌的複方保健品。

綠藻的常見複合營養素	
＋　**乳酸菌**	促進腸道益菌菌群平衡、增強免疫力

膳食纖維 Dietary fiber

參見 P.67

　　膳食纖維亦稱食物纖維，為植物的支柱組織及其種子的保護膜，可視為植物細胞壁的主要成分，是不被人體消化道酵素所分解的多醣體及木質素，其具有促進腸道蠕動，能吸附水分，具有保水性與膨潤性，以幫助增加糞便容積並縮短腸內食物停留在腸道的時間。現代人多攝取精緻的食品，如白米飯、白麵包、果汁等，皆為低纖維性的食品，又加上蔬菜水果的攝取量經常不足，且多數人喜挑選嫩葉與幼芽的部位食用，更造成膳食纖維補充不足的情形，導致容易便祕，產生痔瘡、大腸癌等腸道疾病，或容易導致產生膽結石、糖尿病或肥胖等代謝疾病的產生。因此平時除了養成多吃蔬菜水果的習慣外，亦可額外補充富含膳食纖維的保健食品，尤其可幫助經常久坐缺乏運動的人或腸道蠕動不佳的人，維持腸道健康。

基本資料	
常見型態	飲品、膠囊、錠劑、粉末。
常見複方組合	益生菌、果寡醣。
常見添加物	多醣類（如果膠、植物膠等）。
製造方式及來源	經由天然植物萃取純化而成。
保存方式	請置於陰涼處，避免受潮和陽光照射，並參考產品包裝的保存方式是否需冷藏存放。
一般攝取量	建議每日膳食纖維攝取量為 25 ～ 35 克。
副作用	攝取過量易導致腸道不適，但只要減少攝取量便能改善症狀。

益防癌抗癌　降膽固醇　保養關節　抗老化　提升精力　膳食纖維　保腸胃　護眼　增強免疫力　控制體重　美容　調節賀爾蒙　器官養護　基礎營養

▼有助腸道健康，還能降低膽固醇、穩定血糖

- 若是經常有排便困擾的人，除每日多攝取蔬菜水果外，可適量補充膳食纖維保健食品，因膳食纖維不會被消化吸收，且能夠吸收水分而膨脹，增加糞便體積，有助於刺激腸道蠕動，幫助排便。

- 平時注重腸道健康與欲預防大腸癌者，可適量補充膳食纖維保健食品。膳食纖維能能幫助改善腸道的菌相，使腸內細菌多為好氧性細菌，減少致癌物的生成，並減少致癌物或毒性物質與腸壁接觸時間，且膳食纖維能增加吸水保水性，稀釋致癌物或毒性物質的濃度，有助於維持腸道健康，預防大腸癌及病變。

- 對於血膽固醇含量高的人，平時可增加膳食纖維的攝取量，因膳食纖維可與膽酸、膽鹽結合增加排泄，促使肝中膽固醇再代謝為膽酸，以彌補流失的膽酸，減少膽固醇吸收，固有助於降血膽固醇，減少心臟病罹患率。

- 對於糖尿病患者，增加膳食纖維的補充能夠促進糖尿病病情的穩定，因膳食纖維能有助於延遲及抑制醣類的吸收，減緩血糖上升的速度，幫助提高耐糖能力，以減少降血糖藥物及胰島素的劑量使用。

- 孕婦及孩童皆適合補充膳食纖維，懷孕婦女容易因腸道受到壓迫而導致蠕動減慢而有便祕與痔瘡的情形，因此孕婦每日適量的補充膳食纖維與水分，有助於腸道健康的維持。對於有挑食、對蔬菜或水果有排斥情形的孩童，亦可適量補充膳食纖維保健食品，幫助排便，維護腸道健康。

- 膳食纖維對於體重控制具有輔助的效果，因膳食纖維能增加咀嚼感，緩和吃東西的速度，並增加飽足感以減少食物攝取量，因而減少食物熱量的攝取。此外，膳食纖維還能夠促進腸道蠕動，縮短食物停留在腸道的時間，減少營養素的吸收量，更有助於體重的控制。

▼切勿過量，以免影響人體吸收營養

- 膳食纖維每日的建議攝取量為 25 ～ 35 克，每天適量攝取即可，補充過量反而會影響維生素及礦物質的吸收，且應以循序漸進的方式增量補充。若原本為低纖維飲食習慣的人，突然攝取大量的膳食纖維很可能會造成腹脹、腸道蠕動過快而不適，但連續漸進攝取幾天後，身體就會適應，不適症狀就會消失，無須過度擔心。

- 膳食纖維的補充建議可在餐前食用，如此可增加飽足感，減少進食量，而減低熱量的攝取，有助體重控制。在補充膳食纖維後，需增加水分的補充，膳食纖維在腸道中會吸收水分而膨脹，進而促進腸道蠕動產生便意，因此若無增加水分的攝取，就可能造成便祕的反效果。

- 膳食纖維會降低維生素在人體的吸收效果，因此應避免同時補充。

【選購重點】

▼ 搭配大量開水，膳食纖維才能發揮功效

- 目前市面上膳食纖維的保健食品多由天然植物中萃取膳食纖維，或添加水溶性的纖維居多，其中含有天然的果膠或寡醣等物質，不會被人體消化吸收，會在腸道中吸收水分而膨脹，以刺激腸道蠕動產生便意。市面上膳食纖維保健產品有飲品、膠囊與錠劑等各種型式，飲品多與五穀類共同搭配飲用，因穀類中含有許多的纖維素，能提高產品纖維量，提升保健效果。但需注意飲品中仍會添加糖分或香料使產品風味更佳，因此若正在控制體重的人，欲由飲品攝取膳食纖維時，最好能選擇低糖高纖或無糖高纖的飲品，以免額外攝取過多的熱量。

- 膠囊與錠劑形式的膳食纖維保健食品，兩者在功效上無太大的差異，但仍提醒服用這兩類保健品時應搭配一大杯的開水，以幫助膳食纖維吸收水分，發揮其效用。而粉末形式的保健食品，多可自行酌量添加入牛奶或果汁中來補充，不僅可幫助增加飽足感，降低食慾及促進腸道蠕動，也可避免自購買的飲品中取得過多的熱量。

- 部分膳食纖維保健食品會添加益生菌或果寡醣，因兩者皆能幫助維持腸道健康，促進腸道益菌生長，減少有害菌，調整腸道機能，同時攝取更能加強腸道保健效果。

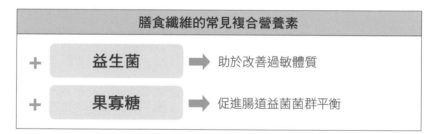

膳食纖維的常見複合營養素	
+ 益生菌 ➡	助於改善過敏體質
+ 果寡糖 ➡	促進腸道益菌菌群平衡

藍藻 Spirulina
參見 P.67

| 同類製品 | 螺旋藻膠囊 |

螺旋藻是天然的鹼性食品,因顏色綠中帶藍,因此被稱為藍藻。其中含有大量的蛋白質與必需胺基酸,以及人體不可缺乏的礦物質如鐵、鋅、鈣、鎂、鉀與多種維生素、豐富的多元不飽和脂肪酸、葉綠素、花青素與 β- 胡蘿蔔素,且最大的特色是含有特殊的藻藍精(素),具有避免細胞老化、保護肝臟、抗腫瘤、降膽固醇與幫助改善腸道機能等功效,因此可說螺旋藻是非常均衡營養的天然保健食品。

基本資料	
常見型態	膠囊、錠劑、粉末。
常見複方組合	益生菌。
常見添加物	玉米澱粉(膠囊成分)、硬脂酸鎂(助流劑)。
製造方式及來源	藍藻粉多為經藻種純化分離後,經光合作用培養,再經洗淨濃縮後,以類似奶粉製造的噴霧乾烘法,製成高級純淨的深綠色藍藻粉。
保存方式	藍藻容易受光線照射或空氣等因素影響原本的色澤,因此建議開罐食用後應將瓶蓋緊閉並置於陰涼乾燥處,以避免光照褪色或產品受潮。
一般攝取量	建議每日攝取約 3 克。
副作用	首次補充可能會有腹脹、輕微腹瀉、排氣量增加等不適情形,連續食用兩星期後症狀便會改善,無須過於擔心。

【使用時機】

▼ 藍藻還能預防貧血、保護眼睛

- 對於腸道機能較差及經常排便不順的人平時可適量補充藍藻，因藍藻中含有水溶性的膳食纖維，能夠幫助腸道中的益菌生長，調整腸道環境，使壞菌不易大量繁殖，有效幫助維持腸道健康。

- 免疫系統較差與抵抗力較弱的人，可補充藍藻保健食品幫助改善免疫力，調節免疫機能。

- 欲預防常見於老年人、女性及兒童的缺鐵性貧血以及平時工作環境經常接觸到有毒物質的人，平時可補充藍藻保健食品，因藍藻含有豐富的鐵質，鐵質有助預防缺鐵性貧血。且藍藻也含有豐富的葉綠素，含量幾乎是綠色蔬菜的十倍，葉綠素能夠幫助人體製造紅血球細胞，以及提供人體易吸收的鎂，使血液的含氧量增加，並清除體內的有機毒素。

- 工作經常用眼的人或學生皆適合補充藍藻。藍藻含有豐富的類胡蘿蔔素抗氧化物，其所含的 β-胡蘿蔔素是紅蘿蔔的 10 倍，藍藻中亦含有玉米黃質及葉黃素，這些成分都對於視力保健與眼睛健康非常重要。

- 對於平時注重抗氧化與預防老化的人，可藉由補充藍藻保健食品來補充超氧化物歧化酶（SOD），藍藻是超氧化物歧化酶的豐富來源之一，超氧化物歧化酶能抑制自由基及防止組織受損，人體內若是含量不足，便會促使老化的發生。

【該怎麼吃】

▼ 藍藻精能協助營養好吸收

- 藍藻保健食品的建議攝取量為成人每日約 3 克，一般市面上所販售的產品單一錠量約為 200 ～ 500 毫克左右，因此產品多會建議一天攝取量約 6 ～ 15 錠。建議以少量分次來攝取，對於營養成分的吸收較好。而建議首次食用藍藻的人，可先減半攝取量，若兩個禮拜後無腹瀉等不適反應，則可恢復正常攝取量，持續補充藍藻約 3 ～ 6 個月以上即可有明顯的效果。

- 藍藻中含藍藻精可以幫助營養成分的吸收，可與其他營養品一同調配食用。且補充時也應搭配開水吞食，咖啡或茶皆易破壞營養素的吸收，不建議同時食用。

- 孕婦懷孕期間易缺乏葉酸、鈣、鐵、維生素 A、維生素 B 等營養素，藍藻所含的營養素能夠補充孕婦所缺乏的營養，但仍需注意的是產品中的藍藻成分可能有重金屬汙染，因此選購時需多留意，以選擇無汙染的產品來源。

- 首次食用藍藻可能會出現輕微腹瀉、多尿、虛弱、長痘痘、腹脹或排氣等生理現象，此為正常反應，大約會持續 2 ～ 4 星期，時間長短依個人體質不同而有所差異，且可依個人體質及生理狀況適當增減食用量，身體會慢慢適應，而逐漸恢復正常。

- 食用藍藻後排便會帶有較重的氣味且排泄物會呈深綠色，此為正常現象，無須過於擔心。

- 純天然的藍藻保健食品不易與藥物產生衝突，若目前正在服用中、西藥的人，仍適合補充，但保健食品與藥物的攝取時間應間隔一小時以上為佳，且仍建議補充前先與醫師討論後再攝取，更為安全。

【選購重點】

▼ 搭配益生菌，腸道健康更提升

- 藍藻保健食品大多為方便食用而由藍藻粉末再打成錠劑或裝入膠囊中製成，而藍藻錠與藍藻膠囊的營養成分並無太大差異。只是需多留意產品可能會有重金屬的殘留，民眾可透過多方比較各家容量、包裝與品質的差別，及選擇信譽佳的產品廠商，以選購品質較佳的產品，避免買到原料有重金屬、農藥或微生物汙染的產品。

- 部分錠劑產品會因壓縮得過於緊密，導致不易在腸道中分解消化，因此部分藻類保健產品在製作時會利用細胞壁膨爆法技術，使藻錠在水中能夠迅速的溶解，更容易被人體吸收。不過產品包裝上不一定會標明製造方法，民眾在購買前可向廠商索取產品的介紹資訊或可到廠商的網站上了解產品的原料來源與製造過程，以幫助挑選到最適合的產品。

- 藍藻能幫助腸道中的益生菌生長，具有改善腸道健康的效用，因此目前市面上有部分產品將藍藻與益生菌搭配製成複方，更增加腸內的益生菌菌數，加強維持腸道機能的健康。

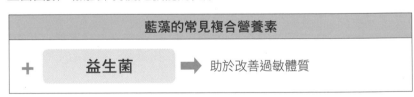

藍藻的常見複合營養素
＋　　益生菌　➡　助於改善過敏體質

牛蒡萃取物 Burdock root

參見 P.57、P.68

　　牛蒡含有醣類、脂肪、蛋白質以及豐富的維生素與礦物質鈣、磷、鉀、鐵等，是非常營養豐富的食材。古代醫學經典「本草綱目」中，將牛蒡視為兼具滋補及養生功用的上等食材，據研究分析，牛蒡中含有菊糖（菊苣纖維）、綠原酸與總多酚等三種具保健功效的成分，菊糖是一種以果糖為單位所構成的多醣類物質，屬於水溶性的膳食纖維，可做為腸道中益生菌的養分，幫助促進腸道蠕動，讓排便順暢，並增加飽足感具降低血脂及調節血糖的作用。綠原酸則經研究發現有助於抗癌、抗老化並促進腸胃蠕動。而總多酚為一多酚類物質，能與體內的維生素 C、維生素 E 與胡蘿蔔素等其他抗氧化素一同幫助減少體內的自由基，因此更有助於抗老，維護健康。

基本資料	
常見型態	膠囊、錠劑、茶包、粉末。
常見複方組合	山藥、貓爪藤。
常見添加物	明膠（膠囊成分）、硬脂酸鎂（助流劑）、玉米澱粉（賦型劑）。
製造方式及來源	牛蒡經低溫（小於 30℃）酒精萃取出脂溶性成分後，再以低溫（小於 40℃）水萃取出水溶性成分，經此雙重萃取技術，將牛蒡中的營養成分完整萃取出來，製成保健食品。
保存方式	建議開罐食用後應將瓶蓋緊閉並置於陰涼乾燥處，以避免產品受潮或光照變質。
一般攝取量	一般建議每日約 2000 ～ 3000 毫克。
副作用	孕婦不適合大量補充牛蒡萃取物，攝取過量會刺激子宮，可能造成不適情形。

益防癌抗癌

降膽固醇

保養關節

抗老化

提升精力

牛蒡萃取物　保腸胃

護眼

增強免疫力

控制體重

美容

調節賀爾蒙

器官養護

基礎營養

【使用時機】

▼
牛蒡富含菊糖，是腸道好菌的營養來源

- 對於腸道蠕動較差、有便祕情形的人或是欲增加纖維攝取的人皆可以補充牛蒡保健食品改善不適及滿足所需。因牛蒡含有豐富的纖維素，經研究分析發現，每 100 克的牛蒡含有的纖維量高達 6.7 克，相較於同等重量的胡蘿蔔則為 2.6 克、花椰菜為 2.2 克而空心菜只有 2.1 克，因此可看出牛蒡的纖維含量在蔬菜類中屬較高者。纖維素能增加糞便體積幫助腸道蠕動，且牛蒡含有水溶性的菊糖（菊苣纖維），能夠做為腸道中益生菌的養分來源，促進腸道中的益菌生長，有助於腸道的健康

- 牛蒡中含有總多酚的物質，這些多酚類物質具有抗氧化與清除自由基的作用，因此對於平時較勞累、生活作息不佳與壓力大的人，可以攝取牛蒡萃取物來補充抗氧化物，且總多酚還能與體內的其他抗氧化物如維生素 C 或維生素 E 等一同作用，使抗氧化效果更加倍。

- 牛蒡中的綠原酸具有幫助降低血脂與血壓的效果，因此適合較易有血壓、血脂問題的老年人或平時飲食較油膩以致血脂與血壓偏高的人平日補充保養與改善。

【該怎麼吃】

▼
多喝水，纖維素吸飽水分，功效好發揮

- 目前市售的牛蒡萃取物製成的錠劑，每錠約含有 500 ～ 800 毫克的含量，建議大約每日食用 2 ～ 4 顆便足夠達到保健功效，服用前應先瞭解保健食品所標示的建議食用量。

- 市售的牛蒡茶包大多是將牛蒡切片烘乾而成，食用時可裝入茶包中加水煮沸後即可飲用，而牛蒡粉末是將牛蒡烘乾後磨製成粉，可直接用水沖泡後即可飲用，方便性較高，兩者在效用上並無太大差異，民眾可依自身需求選擇適合的產品形式。

- 孕婦不適宜大量補充牛蒡製劑，攝取過量可能會刺激子宮，導致過度收縮，提高流產的風險，部分牛蒡萃取物中會添加貓爪藤萃取物，但因貓爪藤具有強力的免疫激發作用，含有此物質的產品，孕婦、哺乳婦及兒童皆不宜食用。

- 對於有排便困擾的人，在食用有助於腸道蠕動的牛蒡萃取物後，應增加水分的補充，並以少量多次來飲用，才能使纖維素充分吸收水分，發揮其功效。此外，建議有便祕情形的人不要只依賴幫助腸胃消化的保健食品，每日也應多攝取蔬菜水果，維持足夠的纖維素及提供營養，再搭配保健食品的食用，才能不反覆便祕，保持排便順暢，讓腸道健康。

- 平時若有在服用控制血脂與血壓相關藥物的人，欲服用牛蒡萃取物者，應先向醫師諮詢，以免其中的保健成分與藥物產生不良的反應。

益防癌抗癌

降膽固醇

保養關節

抗老化

提升精力

牛蒡萃取物　保腸胃

護眼

增強免疫力

控制體重

美容

調節賀爾蒙

器官養護

基礎營養

【選購重點】

▼ 複合山藥，有助消化，改善腸胃不適

- 部分牛蒡保健食品會額外添加山藥、貓爪藤等一同製成的複方產品，其目的在於山藥與貓爪藤皆有幫助腸胃消化的功能，因此共同補充，對於平時有腸胃消化不適情況的人，更有助於腸道健康的改善。

- 牛蒡萃取物不論是錠劑或膠囊，其保健功效與吸收效果皆無太大之差異，但目前市面上產品多以膠囊的劑型為多。牛蒡萃取物的相關產品眾多，含量上大多為 500 ～ 800 毫克左右，且產品大多主要宣稱含有綠原酸、菊糖與總多酚此三種物質，但在標示上往往無明顯標示個別的含量有多少，因此民眾在挑選產品時，應選擇較大且信譽良好的廠商購買，較能確保購買到真正具有保健功效的產品。

牛蒡萃取物的常見複合營養素
＋ 山藥、貓爪藤 ➡ 共同強化腸胃消化功能，維持腸道健康

蘆薈 Aloe

　　富含水溶性膳食纖維的蘆薈，口感清脆可口，是很受歡迎的養顏美容食品。針對膳食纖維攝取不足而造成排便不順暢或皮膚粗糙冒痘的民眾，可以選擇以蘆薈葉肉萃取、濃縮製成相關的保健食品來幫助消化、促進腸胃蠕動。另有研究指出蘆薈的黏膠成分能幫助保護胃潰瘍的傷口，所以也適合胃潰瘍的民眾服用。蘆薈是原產於非洲及地中海地區的多肉植物，容易栽種，具有觀賞價值，但只有其中一些品種可供食用，加上蘆薈葉的綠色表皮中含有大黃素（aloin，又稱蘆薈素），可能會引發腹瀉、過敏甚至導致孕婦流產，並且因蘆薈性質偏寒，也不適合孕期、生理期或體質虛寒的民眾食用，為避免誤食，民眾切勿自行摘取食用，也應於食用前評估自身狀態，以免傷身。

基本資料	
常見型態	食用醋、膠囊、飲品。
常見複方組合	蜂蜜、釀造醋。
常見添加物	糖（甜味劑）、香料（風味劑）。
製造方式及來源	方式：天然萃取；原料：蘆薈葉。
保存方式	置於陰涼處，避免日曬高溫或潮濕。
一般攝取量	目前並無具體建議用量，建議以產品標示的建議攝取量食用，切勿過量。
副作用	蘆薈葉的綠色表皮中含有大黃素，攝取過多可能會導致腹瀉、過敏，甚至引發孕婦子宮收縮而造成流產。

益防癌抗癌

降膽固醇

保養關節

抗老化

提升精力

保腸胃
蘆薈

護眼

增強免疫力

控制體重

美容

調節賀爾蒙

器官養護

基礎營養

【使用時機】

▼
增加纖維攝取，順暢排便

- 便祕易造成皮膚粗糙冒痘，是美容的大敵，蘆薈相關產品正適合因膳食纖維攝取不足而排便不順的民眾食用。蘆薈是屬於百合科的多肉植物，肥厚多汁的葉肉清脆可口，且含有豐富的水溶性纖維，配合足量的水分補充，能夠促進腸胃蠕動，使排便順暢，所以市面上的蘆薈保健食品特別適合因為膳食纖維攝取不足而便祕的民眾。

- 研究顯示，蘆薈中的膠質成分能夠覆蓋在胃壁上，具有保護胃潰瘍傷口的潛力，因此胃潰瘍的民眾也適合攝取蘆薈產品。

【該怎麼吃】

▼
生理期間暫時避免食用性質偏寒的蘆薈

- 蘆薈並沒有明訂的建議食用量，且各家廠商的蘆薈製品濃度不一，建議民眾按產品上的服用標示來取用。選擇有保障的產品廠商、且以不超出產品的建議攝取量來服用，蘆薈萃取物並不易產生副作用，一般人都適用。

- 蘆薈最引發爭議的成分，就是具有瀉劑功效、存在於蘆薈葉綠色表皮中的大黃素；蘆薈葉若是處理不當，大黃素很可能會殘留在葉肉中，隨著蘆薈相關食品被民眾吃下肚。大黃素刺激大腸蠕動所造成的瀉劑功效強烈，雖偶而可用於緩解短暫型便祕，但卻易有造成後續便祕的後遺症，所以民眾切勿自行取用蘆薈葉來當做瀉劑使用。

- 蘆薈中的大黃素也有可能造成孕婦的假性子宮收縮，強烈而持續的假性子宮收縮有可能誘發真的子宮收縮而導致流產。即使已經將蘆薈葉的綠色表皮去除，仍然有可能有大黃素殘留在果肉上，因此為預防萬一，孕婦應避免取用蘆薈相關食品，尤其是濃縮的膠囊或飲品型態的產品，以免同時攝取到濃縮量高的大黃素。

- 在中醫的觀點中，蘆薈性質偏寒，因此除孕婦外，正值生理期的女性，也應暫時停止服用蘆薈相關產品。易腸胃不適的民眾也應暫停攝取，或於飯後再服用，與食物混合吸收，減低蘆薈直接對胃部的刺激。

小知識 栽種觀賞用的蘆薈不能吃

蘆薈的品種共有兩百多種，但並不是每一種都能夠食用，目前只有少數幾個品種是衛生署核可能夠去皮食用的。其他的蘆薈，例如常在花市中當作小盆栽來觀賞販賣、花紋深且葉肉薄的蘆薈，就屬於觀賞用的蘆薈，不能食用。民眾應注意不要隨意採食路邊或來路不明的蘆薈，以免誤食不可食用的品種，反而造成身體不適。

▼
留意產品的製造，
避免過量大黃素吃下肚

- 因為蘆薈葉中有刺激性的大黃素，所以選購蘆薈相關的保健食品時，首先要注意的是廠商去除大黃素的技術。尤其是膠囊算是最濃縮的型態，更要注意產品中有否大黃素的殘留。民眾可以選擇有完整處理蘆薈葉經驗的廠商（有的廠商會在官方網頁說明產品製作流程，或是特別註明已完整去除蘆薈表皮，所以沒有大黃素殘留），看清標示與說明（有些細心的廠商會標明產品中的大黃素濃度極低，以證實其去除大黃素的技術成熟），且應遵照建議攝取量服用，切勿過量攝取，以免殘留的大黃素引起腹瀉。

- 有些蘆薈保健產品為了添加風味及口感，而與蜂蜜或釀造醋等複方一起製作，其中的蘆薈成分相對較低，但相對的較不易因食用了受大黃素汙染的葉肉而產生身體不適的現象，食用量也較無限制。不過因每人體質不同，前述的蘆薈禁忌族群仍應盡量避免食用。除此特殊情形，民眾若欲達到明顯保健效果，仍建議選用濃縮的蘆薈產品，效果較有保障。

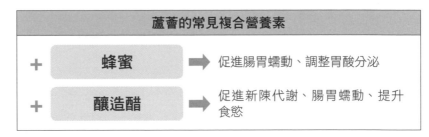

蘆薈的常見複合營養素	
＋　蜂蜜	➡ 促進腸胃蠕動、調整胃酸分泌
＋　釀造醋	➡ 促進新陳代謝、腸胃蠕動、提升食慾

木瓜酵素 Papain

參見 P.48

　　木瓜酵素為目前已知作用最強的蛋白質水解酵素，食用木瓜酵素保健食品可幫助食物中的蛋白質分解，能促進體內的消化作用，例如木瓜酵素可以分解容易導致過敏的麩質，改善消化道的不適症狀。並因木瓜酵素具有分解蛋白質的特性，能釋出其中的精胺酸（arginine），而精胺酸可提升人體泌乳激素的分泌量，因此對女性而言具有豐胸效果。木瓜酵素也能讓人體免受蛋白質毒素和腸道寄生蟲的危害、分解血管中的小血塊，預防心血管疾病的發生。另外，木瓜酵素還能促進子宮收縮，幫助產後惡露的排除，因此特別適合產後的婦女食用。

　　木瓜在熟成的過程中，木瓜酵素的含量會減少，所以未成熟青木瓜的木瓜酵素含量遠高於成熟的紅木瓜，吃紅木瓜補充木瓜酵素的效果不佳，若是將青木瓜燉煮食用，木瓜酵素在高溫之下活性已破壞殆盡，因此食用木瓜酵素保健食品是補充木瓜酵素最佳的選擇。

基本資料	
常見型態	錠劑、膠囊、粉末、液態飲品。
常見複方組合	鳳梨酵素、澱粉水解酵素、益生菌。
常見添加物	硬脂酸鎂、澱粉、纖維素（賦型劑）、植物纖維（膠囊原料）、木瓜香料（風味劑）。
製造方式及來源	方式：萃取純化青木瓜的乳液；原料：青木瓜。
保存方式	室溫陰涼乾燥處或存放於 4℃冰箱保存。
一般攝取量	一般建議的攝取量是每天 150 ～ 300 毫克。
副作用	● 攝取過量可能會造成嘔吐和腹瀉。 ● 為過敏原之一，可能會引起過敏。

益防癌抗癌

降膽固醇

保養關節

抗老化

提升精力

木瓜酵素 保腸胃

護眼

增強免疫力

控制體重

美容

調節賀爾蒙

器官養護

基礎營養

【使用時機】

▼ 幫助消化，改善消化道不適

- 容易消化不良的人，攝取木瓜酵素保健食品，可協助小腸的胰蛋白酶（trypsin）分解食物中的蛋白質，幫助消化。

- 麩質敏感性疾病患者對麩質（俗成麵筋）過敏，導致腹瀉等腸胃道問題，而木瓜酵素可以分解麩質，改善患者消化道不適症狀。

- 木瓜酵素可間接提升人體分泌泌乳激素，也可分解血管中的小血塊，因此欲豐胸改善體態者以及欲預防心血管疾病者，可服用木瓜酵素保健食品來達成目標或做為平日保健之用。

- 木瓜酵素還能促進子宮收縮，特別適合產後的婦女服用，以助產後惡露的排除。

【該怎麼吃】

▼ 搭配40℃以下冷開水服用，維持酵素活性

- 木瓜酵素活性以 PU（papain unit）做單位，1 毫克純化的木瓜酵素大概等於 6000PU。一顆木瓜酵素錠劑或膠囊大概含 300000 ～ 600000PU（50 ～ 100 毫克），三餐後服用一顆，如果需要加強保健效果可一次服用兩顆。服用時要配合冷開水或溫開水一起服用，不過要注意溫度不能超過 40℃，以免破壞酵素活性並殺死益生菌。

- 成人每天不能服用木瓜酵素超過 7200000PU（1200 毫克），每次不能超過 2400000PU（400 毫克），攝取過量會造成嘔吐、腹瀉等症狀。嬰幼兒的消化系統尚未發育完全，不適合吃木瓜酵素保健食品。小腸營養吸收功能受損的吸收不良綜合症（malabsorption syndrome）患者，服用木瓜酵素會加速病情惡化。木瓜酵素有促進子宮收縮的作用，所以懷孕婦女食用可能會導致流產，切勿食用。

- 木瓜酵素是過敏原之一，皮膚會對植物性乳液過敏、或是食用木瓜、鳳梨、奇異果等蛋白質水解酵素含量高的水果會過敏的人，食用木瓜酵素也容易產生過敏反應，應避免食用。

- 木瓜酵素會將凝血作用中生成的纖維蛋白分解，具抗凝血作用，有凝血疾病的人例如血友病患者，不能吃木瓜酵素；另外有在接受抗凝血治療，服用華法林（warfarin，商品名稱為可邁丁錠 Coumadin）等抗凝血藥物的心血管疾病患者，切勿服用木瓜酵素保健食品，否則容易引起出血。

益防癌抗癌

降膽固醇

保養關節

抗老化

提升精力

木瓜酵素 保腸胃

護眼

增強免疫力

控制體重

美容

調節賀爾蒙

器官養護

基礎營養

【選購重點】

▼ 選擇膠囊及錠狀產品，確保酵素有效發揮功用

- 市售的木瓜酵素保健食品有錠劑、膠囊、粉末三種。但由於胃部的胃酸跟胃蛋白水解酵素會破壞木瓜酵素的活性，所以外層有包覆的錠劑和膠囊型態為較佳的攝取選擇，才能確保攝取的木瓜酵素不會在胃部被破壞，能進入到弱鹼性的小腸，才釋出木瓜酵素供人體利用。

- 通常會添加可共同促進消化的澱粉水解酵素、鳳梨酵素與其他蔬菜水果酵素、嗜酸乳桿菌（簡稱 A 菌，Lactobacillus acidophilus）、比菲德氏菌（簡稱 B 菌，Bifidobacterium bifidus）、乾酪乳酸桿菌（簡稱 C 菌，Lactobacillus casei）、乳鏈球菌（簡稱 SL 菌，Streptococcus lactis）等益生菌做成複合配方的保健食品，更全面性地維持腸道健康，因此複方產品多半比單方效果更佳。

- 選購木瓜酵素保健食品時，要注意產品所含的 PU 有效單位，以計算一天能攝取的木瓜酵素劑量，購買適合自身需求的產品劑量，例如欲做為平日保健，每日僅需攝取 1 顆含 50 ～ 100 毫克的木瓜酵素膠囊或錠片，便應避免購買 1 顆就超過此劑量的產品，但若想加強保健功效，增量食用時仍不可超過服用上限，以免引發不良反應。

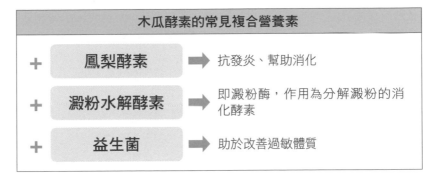

木瓜酵素的常見複合營養素

＋	鳳梨酵素	➡ 抗發炎、幫助消化
＋	澱粉水解酵素	➡ 即澱粉酶，作用為分解澱粉的消化酵素
＋	益生菌	➡ 助於改善過敏體質

小知識 **木瓜酵素如何分解纖維蛋白？**

木瓜酵素（Papain）又稱木瓜蛋白酶，由 212 個胺基酸，三對雙硫鍵構成。木瓜酵素分解蛋白質的基本原理，即剪切蛋白質分子間的胜肽鍵。運作機制如下：

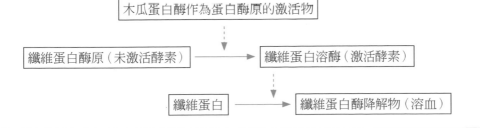

木瓜蛋白酶作為蛋白酶原的激活物

纖維蛋白酶原（未激活酵素）　→　纖維蛋白溶酶（激活酵素）

纖維蛋白　→　纖維蛋白酶降解物（溶血）

鳳梨酵素　Bromelain

參見 P.49

　　鳳梨酵素可分成植物莖部的鳳梨莖酶和果實部分的鳳梨果酶兩種，為一群酵素的統稱，主要成分都為蛋白酶。由於莖部的鳳梨酵素其成分、濃度、品質都比果實的鳳梨酵素來得好，因此鳳梨酵素保健食品主要是由鳳梨的莖部萃取，再經過生物技術濃縮精製而成。鳳梨酵素主要是能促進蛋白質食物的分解，幫助消化，以提高蛋白質食物在小腸的吸收率，並且也能增加細胞和組織的通透性，具有消除水腫並提升抗生素吸收率的功效。除此之外，鳳梨酵素還可減輕過敏性呼吸道疾病、強化人體免疫系統，以及減輕關節炎和氣喘的症狀，具有消炎止痛的功效。前些年的臨床研究也發現鳳梨酵素能分解癌細胞外表的纖維酵素保護層，促使白血球對抗癌細胞，以及抑制與癌細胞分裂相關的核因子κB（簡稱 NF-κB）活性，導致癌細胞無法增生，因此具有治療癌症的功效。然而直接食用鳳梨來取得鳳梨酵素常因酸性過高造成嘴破，或是空腹吃易傷害胃壁的情形，再加上鳳梨酵素在胃部環境會失去活性，因此透過鳳梨酵素保健食品來補充鳳梨酵素會是最佳的選擇。

基本資料	
常見型態	錠劑、膠囊、粉末。
常見複方組合	木瓜酵素、澱粉水解酵素、乳酸菌、醋酸菌。
製造方式及來源	方式：主要從鳳梨植物根部萃取純化，少數從果實萃取純化。 原料：鳳梨植物根部或鳳梨果實。
保存方式	室溫陰涼乾燥處。
一般攝取量	一般建議的攝取量是每天 500 ～ 2000 毫克。
副作用	●攝取過量可能會產生噁心、嘔吐、腹瀉、心跳過快等現象。 ●鳳梨酵素為過敏原之一，可能會引起蕁麻疹等過敏現象。

益防癌抗癌

降膽固醇

保養關節

抗老化

提升精力

鳳梨酵素 保腸胃

護眼

增強免疫力

控制體重

美容

調節賀爾蒙

器官養護

基礎營養

【使用時機】

▼ 鳳梨酵素能幫助消化 也能減輕過敏症狀

- 容易消化不良的人可攝取鳳梨酵素保健食品，協助小腸的胰蛋白酶分解食物中的蛋白質，幫助消化。

- 有外傷或發炎症狀者可服用鳳梨酵素，以降低與發炎反應有關的嗜中性白血球活性和激素濃度，具有消炎止痛功效，幫助皮膚傷口癒合，並能減輕關節炎和氣喘症狀。

- 患有過敏性呼吸道疾病者可服用鳳梨酵素來降低血液中 T 淋巴球與嗜酸性白血球的數目，減輕因攝取雞蛋卵白蛋白所引起的過敏症狀。

【該怎麼吃】

▼ 過敏體質者應避免食用

- 鳳 梨 酵 素 活 性 以 GDU（gelatin dissolving unit） 或 MCU（milk clotting unit）做單位，1 公克純化的鳳梨酵素大概等於 2000MCU 或 1333GDU。德國天然藥草研究委員會建議，若以幫助消化為目的，則每天應攝取 500 毫克，可切分於三餐飯後食用；若是想減輕關節炎的疼痛，則需增加劑量到每天 500 ～ 2000 毫克。服用時要配合冷開水或溫開水一起服用，注意水溫度不能超過 40℃，以免破壞酵素活性或殺死保健食品中的有效複方乳酸菌與醋酸菌。

- 一般成人每天不能服用鳳梨酵素超過 3000 毫克，攝取過量可能會造成噁心、嘔吐、腹瀉、心跳過快等症狀，也因此患有胃潰瘍、十二指腸潰瘍、心血管疾病者應避免食用鳳梨酵素。

- 鳳梨酵素為過敏原之一，食用木瓜、鳳梨、奇異果等蛋白質水解酵素含量高的水果會過敏的人，食用鳳梨酵素也容易產生蕁麻疹等過敏反應，應避免食用。

- 由於鳳梨酵素會將凝血作用中生成的纖維蛋白分解，而無法止血，因此有凝血疾病的人例如血友病患者，或是在接受抗凝血治療，服用華法林（warfarin，商品名稱為可邁丁錠 Coumadin）等抗凝血藥物的心血管疾病患者，應避免食用鳳梨酵素保健食品，否則容易引起出血。

- 由於鳳梨酵素會增加血管通透性，所以剛動完手術的病人跟生理期女性不宜食用，否則容易造成大量流血或經血過多的現象。

▼
複合多項酵素的產品，
保健效用較好

- 市售的鳳梨酵素保健食品大致有錠劑、膠囊、粉末三種，由於胃部的胃酸跟胃蛋白水解酵素會破壞鳳梨酵素的活性，所以選購外層有包覆的錠劑和膠囊產品較佳，以確保攝取的鳳梨酵素保健食品不會在胃部被破壞，一直到進入弱鹼性的小腸，鳳梨酵素能完好地釋出供吸收。

- 鳳梨酵素保健食品中通常會添加可共同促進消化的澱粉水解酵素（amylase）、木瓜酵素、乳酸菌、醋酸菌等成分，使產品更全面性地維持腸道健康，民眾可依自身需求購買。

- 有添加澱粉水解酵素和木瓜酵素等分解食物成分的綜合水解酵素，比單一鳳梨酵素的效果更好。但選購時要注意產品所含的鳳梨酵素單位GDU 或 MCU，以便計算一天能攝取的鳳梨酵素劑量，避免過量。

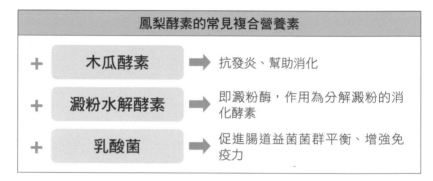

鳳梨酵素的常見複合營養素

+	木瓜酵素	➡	抗發炎、幫助消化
+	澱粉水解酵素	➡	即澱粉酶，作用為分解澱粉的消化酵素
+	乳酸菌	➡	促進腸道益菌菌群平衡、增強免疫力

褐藻醣膠 Fucoidan

　　褐藻糖膠是一種水溶性膳食纖維，萃取自昆布、裙帶菜等褐色海藻表面的黏滑液體，亦為藻類特有的生理活性物質。化學成分為以「硫酸岩藻糖」為主的多醣體，其硫酸岩藻糖是由 L- 岩藻醣 (fucose) 和硫酸酯基團 (sulfate ester group) 的醣類物質所構成。由於褐藻醣膠是高分子多醣體，所以不易被胃酸分解而會直達小腸，免疫系統中的巨噬細胞會將褐藻多醣體判定為異物，傳遞訊息刺激免疫 T 細胞釋放出細胞激素，激活自然殺手細胞、巨噬細胞、T 細胞、B 細胞，最後促進全身淋巴球製造，

達到強化身體免疫系統。透過這樣的機制，褐藻醣膠除了能夠提升身體免疫力以外，還具有抗發炎、抑制腫瘤、修復胃黏膜、以及抑制幽門桿菌並保護腸胃等功效。褐藻醣膠是從大量海藻萃取而來的高單位濃度多醣體，只從飲食中攝取海藻，食入多醣體的含量並不足以發揮保健功效，因此需要額外補充。市售產品多為萃取粉末充填於膠囊，選購時須注意褐藻醣膠的原料來源和萃取純度。不同的加工萃取方法會影響褐藻醣膠的粉末品質 (溶劑殘留量等)，純度愈高其功效愈顯著。

基本資料	
常見型態	錠劑、膠囊
常見複方組合	酵母發酵物、冬蟲夏草菌絲、麥芽糊精
常見添加物	鹿角菜膠、二氧化鈦、氧化鉀、氧化鐵
製造方式和來源	萃取方法分為一般萃取與溶劑萃取。一般萃取是將褐藻清洗後加以粉碎，經過物理與酵素作用，破解褐藻纖維質，製成濃縮產品。濃縮產品的褐藻醣膠含量約為 10 ～ 15%。溶劑萃取則是用有機酸或有機鹼等溶劑直接萃取，由於萃取速度快，成本相對低。但是仍有溶劑殘留的疑慮。此外，使用冷水萃取則不會有溶劑殘留問題
保存方式	置陰涼處避免高溫潮溼
一般攝取量	成人每日攝取量約為 1 ～ 2 克
副作用	研究發現褐藻醣膠會抑制凝血 (M.S. Pereira, 1999)，因此避免與抗凝血藥物一同服用

益生防癌抗癌　降膽固醇　保養關節　抗老化　提升精力　褐藻醣膠 保腸胃　護眼　增強免疫力　控制體重　美容　調節賀爾蒙　器官養護　基礎營養

【使用時機】

▼ 強健免疫系統

- 經臨床證實褐藻醣膠具有抑制癌和腫瘤血管新生與平衡免疫機制。研究同時發現餵食罹患肺癌的小鼠，隨著餵食劑量愈高，抑制腫瘤增生的效果愈好。但是，相關作用機轉仍在科學實驗階段，因此建議在與醫師門診指示下服用。

- 褐藻醣膠可抑制幽門桿菌達到保護腸胃。運作機制為幽門桿菌必須吸附於硫酸基，所以當褐藻醣膠進入胃後，幽門桿菌便會附著在褐藻醣膠所含的硫酸基上，經由腸胃蠕動將吸附於褐藻醣膠的幽門桿菌順利排出體外。一般人使用可提升免疫機能。此外，由於幽門螺旋桿菌是導致胃潰瘍、十二指腸潰瘍、急性胃炎、慢性胃炎的病源菌，所以也適合胃潰瘍、十二指腸潰瘍、胃炎患者使用。

- 褐藻醣膠具有包覆胃黏膜，甚至刺激黏膜細胞新生的作用，所以能夠改善胃發炎症狀。適合胃潰瘍、十二指腸潰瘍、胃炎患者使用。未有任何疾病者服用可提升免疫力。

- 由於尚未有任何褐藻醣膠研究資料證明對胎兒安全無害，因此建議婦女懷孕時期不要服用。

- 由於褐藻醣膠含碘，根據台灣衛生署〈國人膳食營養素參考攝取量〉資料，成人每日的碘攝取量約為 140 毫克。因此患有甲狀腺亢進的成人須注意產品中的碘含量，每日攝取量最好不要超過上限值 1000 毫克。

【該怎麼吃】

▼ 空腹服用易吸收

- 褐藻醣膠屬於水溶性纖維，建議空腹使用或加入流質食物一同服用，更容易被腸胃吸收。

- 褐藻醣膠為天然食物纖維，能促進腸胃蠕動，減少糞便在腸道停留的時間，改善便祕等問題。由於每個人的腸道耐受性不同，攝取期間有軟便仍屬正常現象，只要停用，軟便情形就會消失。因此受便祕所擾的人可服用褐藻醣膠改善便祕情形。

- 一般成人每日攝取 1～2 克，足以維持免疫機能。癌症患者則至少分三餐服用 3～6 克的量，因為化療期間人體的免疫力會下降，服用褐藻醣膠能改善胃發炎並強化免疫系統。惟疾病的狀況不同，實際用量仍需要遵照醫師指示。

益防癌抗癌

降膽固醇

保養關節

抗老化

提升精力

褐藻醣膠 保腸胃

護眼

增強免疫力

控制體重

美容

調節賀爾蒙

器官養護

基礎營養

【選購重點】

▼ 純度愈高效果愈彰顯

- 由於褐藻糖膠的純度檢驗標準尚未經過官方定義或全球統一，但研究發現純度 80 ～ 85% 的效果最佳，因此建議選購純度高的產品。

- 褐藻必須生長在乾淨水域，對人體安全才沒有重金屬汙染危害疑慮。建議選擇通過有機認證的褐藻醣膠產品，以確保原料品質。

- 市售產品琳瑯滿目，最常見為錠劑和膠囊。選購時可多加留意褐藻醣膠的來源和純度。褐藻醣膠的純度與其保健功效成正比。

- 褐藻醣膠也會添加同樣具有提升免疫力功效的成分，例如冬蟲夏草菌絲具有調節免疫功能，能夠抗疲勞、調解免疫力、護肝。此外，添加酵母發酵物則能夠促進新陳代謝。

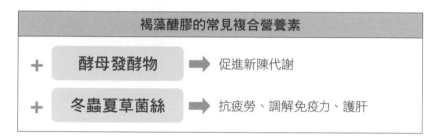

褐藻醣膠的常見複合營養素

+ 酵母發酵物 ➡ 促進新陳代謝

+ 冬蟲夏草菌絲 ➡ 抗疲勞、調解免疫力、護肝

護眼

台灣近視人口逐年提升，學生熬夜讀書加上長時間接觸電腦，造成視力提早退化，若無適當保養眼睛，攝取足量維生素A，容易使眼睛疲勞且乾澀，甚至發展為退化性眼睛疾病如白內障、老年性黃斑症、夜盲症等。退化性眼睛病變，主要是因為眼部細胞的養分供應量降低，紫外線和自由基破壞了眼睛細胞，造成水晶體混濁或黃斑部組織受損。臨床研究發現使用葉黃素和玉米黃素補充劑可以提升黃斑部的色素密度，預防黃斑部病變；花青素可以減少自由基對於血管的傷害，強化微血管的彈性並促進血液循環，維持正常眼壓，改善眼睛疲勞；胡蘿蔔素或維生素A，具有促進眼內感光色素生成的能力，並能預防夜盲症、加強眼睛的辨色能力。視力一旦退化後無法恢復，更需要好好保養，建議工作之餘時讓眼睛向遠處看，以放鬆眼部肌肉；戶外活動要配戴能阻擋掉UV-A、UV-B等不同波長紫外線的眼鏡；平日多食用富含葉黃素、胡蘿蔔素、維生素A、C、B群的食物，使眼睛獲得充分的營養素。

關於保健食品，你知道嗎？

山桑子 Bilberry
參見 P.64

參見 P.64

| 同類製品 | 山桑果花青素錠 |

　　山桑子即為山桑果，又稱做歐洲藍莓，主要產地為北歐、美國北方、加拿大。山桑子含有多種營養物質，包含醣類、維生素 C、維生素 B 群、胡蘿蔔素、花青素（OPC，oligomeric proanthocyanidins complexes）、礦物質。山桑子中特有的花青素，是一種強力的抗氧化劑，能促進血液循環，保持正常的眼壓，讓眼球獲得良好的營養補充，並促進視紫質產生，讓眼睛在黑暗中也能保持敏銳的視力；山桑子中的胡蘿蔔素也可以在體內轉為維生素 A，因此具有預防夜盲症的功效。

基本資料	
常見型態	膠囊、錠劑。
常見複方組合	葉黃素、維生素 C、維生素 E、鋅、胡蘿蔔素、枸杞萃取。
常見添加物	明膠（膠囊原料）、純水（膠囊原料）、微晶纖維素（粉末賦型劑）、純植物硬脂酸鎂（抗結塊劑）。
製造方式及來源	方式：濃縮萃取；原料：山桑子。
保存方式	避免日光直射、高溫及潮濕。
一般攝取量	依照產品指示。
副作用	目前未有山桑子副作用報告。

益防癌抗癌

降膽固醇

保養關節

抗老化

提升精力

保腸胃

護眼 山桑子

增強免疫力

控制體重

美容

調節賀爾蒙

器官養護

基礎營養

【使用時機】

▼ 促進眼部血液循環，維持正常功能

- 眼睛受損後不一定可以藉由手術完全治癒，因此選擇適當的護眼保健品事先預防很重要，一般人平時可食用山桑子來保養眼睛，預防老化。而大部分的人眼睛老化是因為眼睛過度使用，尤其電腦工作者、銀行員、開車族、飛行員等，建議可以服用山桑子來保護眼睛細胞，增強夜晚視覺敏銳度。

- 高度近視者、老花眼、視力退化、夜盲症、青光眼、老年性白內障、糖尿病引發視網膜病變的患者，也可以透過山桑子的補充，保護眼部血管，促進其血液循環，避免病情更為嚴重。

【該怎麼吃】

▼ 避免高水溫破壞前花青素

- 以 25% OPCs 標準山桑子萃取物來講，建議民眾每日服用 80 毫克，就可以達到保養眼睛的效果。長期看電腦導致視力不佳的孩童，服用劑量為成人的一半，建議每日補充 40 毫克。對於視力衰退的年長者，可將劑量提升至 160 毫克。也因各家廠牌的萃取比例不同，服用劑量應按照產品的指示。

- 因為山桑子為水溶性成分，為避免受食物中其它成分的干擾而影響吸收，加上高溫易破壞前花青素的效用，山桑子萃取物應於飯後搭配不超過 50℃的溫開水服用。

【選購重點】

▼ 標示 OPCs 百分比的產品濃縮量高，效益較明確

- 市面上山桑子品質良莠不齊，民眾可以依據產品標示是「濃縮比例」和「前花青素 OPCs 百分比」來判斷。前者產品濃度較低，且 OPCs 濃縮物未定量，產品品質無從判斷；後者若以 25%前花青素來講，大約是以 100 公斤的山桑子濃縮提煉成 1 公斤的萃取物，屬於高濃度濃縮產品，製作成本高，價格也較昂貴，需求量高且欲達明顯效益者，建議選用這類產品，有效服用量亦較為明確。

- 天然山桑子含有不多的花青素，而標準萃取物通常是用百倍濃縮，也就是 100 公斤的山桑子萃取出 1 公斤的活性山桑子萃取物，這樣濃縮萃取物產品中能含有 25%花青素，建議民眾選擇此種有標示萃取比例或 OPCs 含量的山桑子產品，以確保產品中有效成分濃度足以達成保健目的。

● 山桑子萃取物可以協助眼中視紫質再生，維護視網膜功能，並且改善白內障、夜盲症、乾眼症、視網膜病變等，因此複方產品中多額外添加胡蘿蔔素、葉黃素、枸杞萃取物等同樣擁有強大護眼能力的營養素，以及維生素和礦物質增進其吸收力，使護眼功效更為完善。

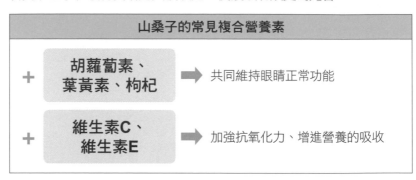

山桑子的常見複合營養素
＋　胡蘿蔔素、葉黃素、枸杞　➡　共同維持眼睛正常功能
＋　維生素C、維生素E　➡　加強抗氧化力、增進營養的吸收

小知識 山桑子產品品質的簡易檢測法

　　山桑子產品標示和成分是否一致，可以酸鹼值來辨別山桑子的深紫色是否來自人工色素。民眾可準備三個杯子約裝滿 300c.c. 的水（300 毫升的水），其中一杯加入 3 匙白醋（酸性），另一杯加入 1 匙的小蘇打粉（鹼性），接著再打開膠囊中山桑子粉末加入杯子。花青素在酸性環境中，會變成較淺的桃紅色，在鹼性時則會變成深紫色。若產品添加人工色素，其酸鹼的對比顏色變化也會比較小。

金盞花　Marigold flower
參見 P.45

參見 P.45

同類製品	葉黃素膠囊

金盞花屬於菊花科多年生植物，含有天然葉黃素、玉米黃素（zeaxanthin）、花青素、維生素、礦物質等，這些營養素均無法在人體中自行合成，必須從日常飲食中攝取。葉黃素及玉米黃素屬於類胡蘿蔔素，集中在視網膜的黃斑部，具有吸收光害自由基的能力，減少紫外線和短波長藍光的傷害，提升水晶體的抗氧化能力；花青素可以促進視紫質產生，使眼睛在黑暗中保持敏銳的視力，因此可以抗紫外線輻射以保護眼部細胞，預防老化性黃斑病變、白內障、夜盲症的發生。金盞花是目前含天然葉黃素和玉米黃素最豐富的植物，除了被當作烹調及花草茶飲用以外，萃取後大多應用於化妝品和健康營養品。

基本資料	
常見型態	膠囊。
常見複方組合	紅景天、藍莓萃取物、枸杞、維生素 C、硒、鋅、維生素 E。
常見添加物	明膠（膠囊原料）、甘油（膠囊原料）、純水。
製造方式及來源	方式：低溫萃取；原料：金盞花花蕾。
保存方式	請置陰涼乾燥處及嬰幼兒無法取得處，避免陽光直射。
一般攝取量	每日葉黃素攝取量不得高於 30 毫克，每日玉米黃素攝取量不得高於 1 毫克，應依產品標示服用。
副作用	長期服用過多會造成肝臟的負擔。

益防癌抗癌　降膽固醇　保養關節　抗老化　提升精力　保腸胃　護眼 金盞花　增強免疫力　控制體重　美容　調節賀爾蒙　器官養護　基礎營養

【使用時機】

▼ 蔬果不足，易缺乏葉黃素來保護眼睛

- 一般人每日攝取深綠色蔬菜或水果的量至少要 125 克以上，才能維持體內足夠的葉黃素與玉米黃素。現代人工作忙碌，多為外食者，無法攝取足量蔬果，且隨著年紀增長，眼部受到光害而老化的程度越高，建議 30 歲以上族群更需補充此類產品。

- 長時間使用電腦者，或是年長者均適合服用金盞花營養品，來維持眼睛的健康，延緩眼球水晶體老化。研究已經指出，補充葉黃素可以提升黃斑色素密度，而有效預防老年性黃斑部病變。

- 特殊族群如高度近視者或是嚴重性乾眼症者，也可透過長期服用金盞花保健品來改善。

【該怎麼吃】

▼ 每日服用葉黃素 5～10 毫克，維持眼睛健康

- 金盞花保健品各家劑量不同，服用方式依照產品指示，搭配溫開水飯後服用。一般民眾若是想要保護眼睛健康，葉黃素每日服用建議量為 5～10 毫克。特殊症狀族群，如嚴重近視者或乾眼症者，才須提高補充量至 20 毫克以上，因此民眾要注意產品的葉黃素劑量，攝取過多反而會對肝臟產生負擔。

- 葉黃素為脂溶性維生素，建議飯後食用，因為食物中的油脂會促進膽汁分泌，增進葉黃素的吸收效率。

- 對花粉過敏或哮喘者如果對金盞花敏感，則容易發生過敏的副作用，民眾要先評估自己的身體狀況再行服用，若仍欲改善眼睛疲勞、維持眼睛健康可改服用由山桑子萃取的葉黃素產品。

- 懷孕婦女生理狀況與一般人不同，服用前務必先向醫師或營養師諮詢。

【選購重點】

▼ **留意葉黃素含量，才具足夠的效用成分**

- 市面上補充葉黃素的保健品琳瑯滿目，許多標榜萃取自金盞花的葉黃素保健品，通常成分濃度標示不明。雖是由金盞花萃取出的護眼產品，不過金盞花萃取物的劑量並不等於葉黃素的劑量，金盞花中的葉黃素純度為 5%，也就是説 240 克的金盞花可以萃取出 12 毫克的葉黃素。而產品含葉黃素的成分愈高，產品價格就愈昂貴。購買前應先了解產品標示的葉黃素含量及其百分比，並確定濃度符合自身所需才買。

- 護眼複方品有些會標示含有 30 毫克葉黃素，這和產品原料有關係，目前衛生署核可的最高葉黃素濃度為 30 毫克，民眾若看到產品上標示超過 30 毫克，則要檢視產品中的成分是否為純的葉黃素濃度，還是另有混合其他物質。另外要注意產品製造時所用的萃取技術是否為 FloraGlo 或是 Xangold，透過這兩種專利技術萃取出的葉黃素產品，在人體中吸收率較高，欲更具補充效益可選購這類產品。

- 金盞花護眼保健品通常會添加紅景天、枸杞萃取物、藍莓萃取物，提升產品中葉黃素和玉米黃素含量，或是與維生素 C、維生素 E 或礦物質製成複方，可以提升護眼營養素的吸收效率，共同達到視力保健的效果，民眾可視需求選購相關產品。

金盞花的常見複合營養素	
＋ 紅景天、藍莓、枸杞 ➡	提升產品中葉黃素和玉米黃素含量，共同達成視力保健的效果
＋ 維生素 C、硒、鋅、維生素 E ➡	促進護眼營養素的吸收效率

魚肝油 Cod-liver oil

參見 P.44

　　魚肝油為一種黃色或橙色的透明油狀液體，萃取自深海魚類如鱈魚的肝臟。魚肝油含有豐富脂溶性維生素 A 和維生素 D，維生素 A 可以幫助眼睛的感光色素形成，維持夜間的視覺能力，也能維持上皮組織的機能，使細胞保持濕潤，預防乾眼症或夜盲症；維生素 D 可以增加腸黏膜吸收鈣，促進骨骼鈣化，幫助孩童生長發育。魚肝油內含脂溶性維生素 A 和 D，應按每日維生素 A 和 D 的建議攝取量取用，但若長時間大量攝取容易在體內囤積。因此平時若能從飲食中攝取維生素 A 與 D 的人，就不一定需要補充，並且應避免長期過量服用以免造成肝腎功能受損的現象，進而引發毛髮脫落、皮膚乾燥、食慾不振等魚肝油中毒現象。

基本資料	
常見型態	膠囊、滴劑、軟糖。
常見複方組合	多為單方產品（海魚油萃取物）。
常見添加物	天然維生素 E（抗氧化劑）、小麥胚芽油、葡萄糖（甜味劑）、檸檬酸（酸味劑）、食用人工色素、食用香料、甘油（膠囊原料）、純水。
製造方式及來源	方式：天然萃取提煉；原料：深海魚肝臟。 將深海鮫魚（鯊魚）肝臟中的脂肪油提煉出來，其含有大量的不飽和碳氫化物鯊烯（squalene），在低溫下不會凝固，可利用此特性將提煉出來的油在 0℃下脫去固體脂肪而得到富含維生素 A 和維生素 D 的魚肝油。 方式：人工合成；原料：植物油、維生素 A、維生素 D。
保存方式	請保存於陰涼乾燥處，避免陽光直曬。
一般攝取量	按每日維生素 A 和 D 的建議攝取量食用： 每日維生素 A 建議攝取量為 500 微克 R.E，約 1500 國際單位。 每日維生素 D 建議攝取量為 10 微克，約 400 國際單位。
副作用	若食用過多可能會有魚肝油中毒的現象，如食慾不振、噁心、皮膚過敏乾燥、嘔吐。

【使用時機】

▼魚肝油中含有維生素Ａ，能維持夜間視力

- 魚肝油含有天然維生素Ａ，是維持眼睛夜晚視力的營養素，適合各年齡層服用，以預防夜盲症、乾眼症等。

- 上班族平日忙碌少運動曬太陽，容易造成維生素Ｄ缺乏，導致鈣吸收不良而有鈣缺乏的症狀，引發軟骨症或骨質疏鬆，可藉由補充魚肝油保健品增加鈣的吸收力，以維持骨骼健康。

- 嬰兒出生時體內存有少量維生素Ｄ，隨著生長發育逐漸耗盡，若體內維生素Ｄ不足則造成缺鈣的症狀，進而導致嬰兒發育緩慢，因此會建議嬰兒出生半個月後可以開始補充魚肝油，由於每個寶寶的健康狀況不同，補充前可請教醫師或營養師。

【該怎麼吃】

▼不足量的維生素Ａ和Ｄ，可透過魚肝油補充

- 平時若可從飲食中攝取足量的維生素Ａ和Ｄ（每日維生素Ａ建議攝取量為 500 微克 R.E.，每日維生素Ｄ建議攝取量為 10 微克 R.E.）就不需額外再補充魚肝油，以免過量引發副作用。可從平時攝取含維生素Ａ的天然食物來計算一日攝取是否足量，例如一天已攝取 100 克的紅蘿蔔即含有 9980 微克 R.E. 的維生素Ａ，便已達人體一日所需的維生素Ａ，不需再額外補充。

- 目前並無文獻指出魚肝油的有效劑量，服用魚肝油保健品時可依照產品指示。因魚肝油屬脂溶性應在餐後搭配溫開水來服用。

- 魚肝油開瓶後會接觸空氣中的氧氣而發生氧化作用，其所含的維生素Ｄ容易因此而失去效用，建議使用魚肝油滴劑可以每個月換新，並清楚了解配方中維生素Ａ和Ｄ的含量，以免食用過量，危及孩童健康。

- 因魚肝油富含維生素Ｄ，會促進腸膜對鈣和磷的吸收，可能會造成血液中的鈣或磷過多而發生尿結石，因此體質虛弱或尿結石者不適合服用魚肝油，避免加重結石情況。

- 孕婦不宜服用魚肝油，避免攝取過量維生素Ａ或維生素Ｄ，造成胎兒畸形，建議多到戶外走動或從天然飲食攝取為宜。

- 嬰兒在 2 歲以前可以依照醫生的指示補充魚肝油，但 2 歲以後已經能走路，可以透過戶外太陽照射來自行合成維生素Ｄ，不需要特別服用魚肝油。然而需要注意的是，有些新生兒可能對魚肝油產生過敏反應，因此在服食魚肝油的過程中，要持續觀察孩子的大便，如果發現有消化不良的情況，應該適當減少魚肝油用量，等恢復正常後再逐量增加，回復使用。

【選購重點】

維生素A：D＝3：1，才符合魚肝油的每日攝取量

- 民眾選購魚肝油時，要注意不同魚肝油中維生素A和D的含量和含量比例。目前市面上的魚肝油產品繁多，主要可分為維生素A、D的2：1型、3：1型和10：1型，其中以10：1型若服用不當最容易造成維生素A中毒，建議民眾最好選擇3：1型的產品，符合每日建議攝取量的比例，且在體內有較佳的吸收率。

- 魚肝油和魚油是兩種不同的產品，民眾選購時要注意包裝上的成分名稱避免買錯，魚肝油會標示「Liver Oil」的字樣；魚油則是標示「Fish Oil」的字樣。魚肝油的成分標示是以維生素A、維生素D為主；魚油則會以EPA和DHA含量為主。

- 目前市場上販賣的魚肝油大多是將植物油混合人工合成的維生素A、維生素D而製成，由於此類製品屬於人工合成的維生素A、D油，產品所含的脂溶性維生素劑量較高，適合缺乏維生素A或D的患者服用，一般人不宜長期食用。

- 鱈魚肝油含有豐富維生素A、維生素D、Omega-3脂肪酸（如DHA、EPA），為大腦與視網膜中重要的營養成分，其分子結構較小，適合被嬰幼兒的腸胃吸收，並除了眼睛的維護外，同時也幫助骨骼和大腦發展。由於這類油脂製品容易因為接觸氧氣而被破壞，消費者購買時要注意產品的出廠日期，不要購買出廠日期超過二年的製品。鱈魚肝油保健品若無標示出DHA、EPA含量，建議消費者不要購買。

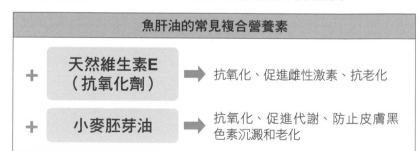

魚肝油的常見複合營養素

＋　**天然維生素E（抗氧化劑）**　➡　抗氧化、促進雌性激素、抗老化

＋　**小麥胚芽油**　➡　抗氧化、促進代謝、防止皮膚黑色素沉澱和老化

小知識　魚油和魚肝油有什麼差別呢？

　　魚油是萃取自魚類的脂肪，主要成分為多元不飽和脂肪酸Omega-3脂肪酸，例如DHA、EPA；魚肝油則是從深海魚的肝臟萃取而來，主要成分為維生素A和維生素D，兩者的健康保養目的完全不同。民眾要小心不要錯把魚肝油當成魚油保健品來服用，一旦攝取過量反而會中毒，而危害健康。

藍莓 Blueberry

參見 P.64

藍莓為越橘屬的藍色漿果開花植物，產地為美國北部與加拿大，隨後發展至歐洲。藍莓含有豐富膳食纖維、維生素、礦物質、類胡蘿蔔素、花青素等。這些營養分當中又以花青素最廣為人知，其為一種植物色素且在水果中含量高，會使蔬果表皮呈現深紫紅色，在護眼上有很多功效，可以加速視網膜內視紫質的合成與再生，以及促進眼睛血液循環，維持正常血球壓力，增進眼睛健康並預防近視、視網膜退化、夜盲症、老年白內障。天然藍莓萃取物不易對人體產生副作用，各年齡層族群皆適合食用，選購保健品時，可依據藍莓的產地來源、品種、花青素含量來判斷藍莓萃取物的品質。

基本資料	
常見型態	膠囊、錠劑。
常見複方組合	金盞花、維生素 B、類胡蘿蔔素。
常見添加物	羥丙基甲基纖維素（膠囊原料）、純水（膠囊原料）。
製造方式及來源	方式：濃縮萃取；原料：野生藍莓。
保存方式	請存放在陰涼乾燥處。
一般攝取量	25%藍莓萃取物補充品的建議攝取量為 80 毫克。
副作用	目前尚未有副作用報告。

益防癌抗癌

降膽固醇

保養關節

抗老化

提升精力

保腸胃

藍莓 護眼

增強免疫力

控制體重

美容

調節賀爾蒙

器官養護

基礎營養

【使用時機】

▼ 藍莓能提供眼睛營養，防止近視加深

- 現代人多長時間看電腦、電視螢幕，眼睛長期處於緊繃的狀態而容易導致眼壓過高、近視等不適症狀，尤其上班族、經常熬夜看書的學生、職業駕駛者、老花眼的銀髮族、孩童與戴眼鏡者，均適合食用藍莓保健品來維持眼睛的健康。

- 欲改善近視、夜盲症、老年白內障者，可補充藍莓萃取物來減緩病情。美國研究發現藍莓中的抗氧化物質，可以增進視覺敏銳度，促進眼睛血管的血流活動，並供給外眼肌血管營養，因此可以防止近視再加深，以及夜盲症和白內障形成。

【該怎麼吃】

▼ 足夠的花青素，才具保健效益

- 市售最常見的 25％藍莓萃取物補充品，一般人每日建議攝取 80 毫克；孩童每日建議攝取量則是在 40 ～ 80 毫克之間。年長者或視力退化者，建議服用量可提升至 200 毫克，加強保健效果。也由於各家廠牌的萃取比率不同，所含的花青素劑量也不一樣，服用時應依照產品包裝上的指示。

- 為食用安全考量，心臟、肝臟或腎臟病患者、癌症患者、糖尿病患者、低血糖症者、孕婦及哺乳中婦女等等，服用前必須要請教醫師或營養師。

- 因為藍莓萃取物含有水溶性花青素，此種營養成分空腹時吸收率較好，若有添加脂溶性葉黃素或類胡蘿蔔素的產品，則適合在飯後隨消化的食物一起吸收。雖然花青素本身為水溶性物質，即使攝取過多也會隨著尿液排除，但仍須仰賴體內代謝排除，為避免造成身體的負擔，建議消費者仍須遵守產品的指示劑量服用。

- 許多藍莓相關的保健品並未清楚標示產品中含有多少花青素，如果沒有足夠的含量，就不易達成預期的效用，只能算是一般的食物，保健效力薄弱。若以新鮮藍莓果中的花青素含量來計算，一天必須攝取 120 ～ 250 毫克才具保健效益。因此採用濃縮製成的保健食品，足量補充藍莓萃取物是較為便利的選擇。

益防癌抗癌

降膽固醇

保養關節

抗老化

提升精力

保腸胃

藍莓 護眼

增強免疫力

控制體重

美容

調節賀爾蒙

器官養護

基礎營養

【選購重點】

▼花青素的濃縮量達 25％以上，品質較佳

- 藍莓萃取物的品質必須依據原料品種、產地、濃縮萃取比例和花青素含量來判斷。藍莓原產地是北美大陸，即今日美國北部與加拿大，後來才發展到歐洲，但並非每種藍莓都含有高量花青素。一般而言，野生藍莓的花青素含量比栽種品種多出 10 倍以上，也就是説生長在北歐地區的山桑子是含花青素最多的藍莓品種。而消費者無須擔心的是，目前市售的藍莓保健品多萃取自花青素含量高的野生藍莓，品質佳；某些以北歐藍莓為原料的廠商，其成分會標示為山桑子或歐洲越橘，民眾可依自身需求選購不同成分的產品。

- 然而藍莓萃取物中除了花青素，還包含有酚酸、丹寧、黃酮醇等成分。因此市售產品中若只標示出每粒重量多少毫克，或有些產品則標示每粒含多少克藍莓萃取濃縮物，就無法確知有效成分花青素的實際含量，建議民眾在購買時應選擇確實標示有花青素劑量的產品，其花青素的濃縮量應達 25％以上，且劑量達 80 毫克，才是品質良好、具保健效益的產品。

- 市面上某些標註有 Antho50 的藍莓保健品，其是將藍莓多酚的有效成分萃取率提高至 50％，並以專利的生物發酵方式去除妨礙花青素吸收的醣莖，建議民眾可選購此類擁有藍莓萃取專利技術的產品，效用更有保障。

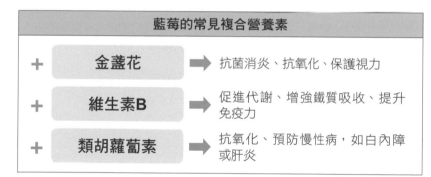

藍莓的常見複合營養素

＋	金盞花 ➡	抗菌消炎、抗氧化、保護視力
＋	維生素B ➡	促進代謝、增強鐵質吸收、提升免疫力
＋	類胡蘿蔔素 ➡	抗氧化、預防慢性病，如白內障或肝炎

小知識 歐洲原料才具護眼功效

　　某些藍莓保健品價格低廉，很可能是因為用了中國越橘而非歐洲野生藍莓為原料，選購時應注意認明歐洲的野生藍莓才是臨床證明有護眼效果的藍莓品種。

黑醋栗 Blackcurrant

參見 P.64

　　黑醋栗又稱黑加侖，為一種黑色果實，生長於南太平洋，當地特殊的氣候和充足的陽光促使其產生許多抗氧化活性物質和維生素，如花青素、維生素 C、胡蘿蔔素、維生素 B 群、鉀、鋅、硒等。黑醋栗中的花青素為植物水溶性色素，屬於酚類物質，可以增進眼睛視網膜附近血管的暢通，減緩眼睛的睫狀肌僵硬，舒緩眼睛疲勞，改善假性近視。臨床實驗發現人體攝取黑醋栗後，尿液排出的花青素量不到 1%，表示人體極易吸收黑醋栗中的花青素，因此被當做重要的視力保健品。

基本資料	
常見型態	軟糖、膠囊、口嚼錠。
常見複方組合	葉黃素（例金盞花）、山桑子、鋅、杜沙藻萃取物、維生素 B、維生素 C。
常見添加物	羥丙基甲基纖維素（膠囊原料）、純水（膠囊原料）、二氧化鈦（膠囊原料）、香料、砂糖、濃縮果汁、天然色素、檸檬酸、香料。
製造方式及來源	方式：濃縮萃取；原料：黑醋栗。
保存方式	避免日光直射、高溫及潮濕。
一般攝取量	每日建議攝取量為 170 毫克。
副作用	目前尚無副作用報告。

【使用時機】

▼ 舒緩眼睛肌肉緊繃、消除疲勞

- 黑醋栗含有多種酚類，具有清除自由基的功能，增加眼睛的視網膜附近血管的通透性與血液流通，適合一般人做為平日保養服用。
- 黑醋栗具有紓緩眼睛疲勞，抑制水晶體退化的功效，適合長期使用電腦的上班族、長時間念書的學生，以及經常看電視的老年人。當長時間用眼睛盯著銀幕時，眼睛的睫狀肌會處於緊繃的狀態，長時間下來就會疲乏而產生假性近視。

益防
癌抗
　癌

降膽
固醇

保
養
關
節

抗
老
化

提
升
精
力

保
腸
胃

護
黑眼
醋
栗

增
強
免
疫
力

控
制
體
重

美
容

調
節
賀
爾
蒙

器
官
養
護

基
礎
營
養

【該怎麼吃】

▼ 黑醋栗屬脂溶性型產品，飯後吃吸收好

- 目前並無相關研究定義黑醋栗的有效攝取量，建議可依各產品指示服用量來取用。例如歐洲原料商建議，黑醋栗多酚萃取物每日建議攝取量為 170 毫克。而日本研究發現，每日服用 50 毫克黑醋栗花青素萃取物的人，黑暗中的視力能比一般人更佳，欲達同樣保健效用者，可參考此服用量。

- 黑醋栗膠囊保健品大多萃取自黑醋栗種子的純黑醋栗油，屬於脂溶性型產品，因此建議隨餐服用或是餐後 30 分鐘內配合溫開水服用，以隨著消化道中的食物吸收，達到最大吸收效率。

【選購重點】

▼ 足量的黑醋栗多酚才有效

- 市面上的黑醋栗品質不一，民眾可注意黑醋栗的產品原料來源，以紐西蘭黑醋栗 BenArd 品種來講，其花青素含量遠比其他品種多，選購時也要注意黑醋栗多酚的單位量是否達到該有的品質，應符合建議攝取劑量，保健效益較有保障。

- 市售黑醋栗保健品類型多樣化包含軟糖、膠囊、口含錠。軟糖產品除了含有黑醋栗萃取物、金盞草萃取物、β- 胡蘿蔔素外，通常會添加砂糖、麥芽糖、柑橘果膠或葡萄汁濃縮果汁來增加風味，好讓小朋友更容易接受。然而此類產品添加較多人工色素和風味劑，黑醋栗萃取物含量也較低，建議一般民眾可選購含量達 170 毫克的黑醋栗多酚膠囊保健品或口服錠，才能足量補充，達到護眼的目的。

- 黑醋栗保健品多會添加金盞花萃取物、山桑子、杜莎藻等組合成複方，提供類似天然蔬果的類胡蘿蔔素和葉黃素，或是添加維生素 B、維生素 C 和鋅來幫助葉黃素吸收，共同達到最好的視力保健效果。欲達更全面性的養護目的，民眾可選購這類複方產品。

- 黑醋栗也會與桑椹、巴西莓、蔓越莓等含花青素的成分組合成複方，訴求美容抗老，主要提供養顏保健者選購。

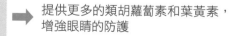

黑醋栗的常見複合營養素

+ 金盞花、山桑子、杜莎藻 ➡ 提供更多的類胡蘿蔔素和葉黃素，增強眼睛的防護

+ 維生素B、維生素C和鋅 ➡ 增強葉黃素的吸收，使營養補充更有效率

增強免疫力

免疫力就是身體抵抗疾病的能力。免疫細胞能偵測入侵者，並進行清除。也能攻擊受感染或癌化的身體細胞，阻止疾病惡化。免疫功能是可以被調節的，低下的功能能夠被提高，而過剩的反應也可以被抑制而趨緩。細胞激素（cytokines）是免疫系統的調控因子之一，免疫細胞接受細胞激素的刺激後會增殖與增強活性，以抵禦疾病侵襲，如T淋巴細胞的活性、自然殺手細胞的攻擊性、與B淋巴細胞分泌抗體的能力，都可透過這個機制來調節，是身體消滅細菌病毒與清除癌細胞的重要免疫功能。另一方面，免疫細胞收到細胞激素的訊息後，有時則會抑制與減緩某些免疫作用，避免身體損傷，如過敏、發炎與自體免疫等反應。

研究發現天然物的特殊成分能促進細胞激素產生，幫助免疫系統運作。例如靈芝多醣、蟲草多醣、乳鐵蛋白、蜂膠的類黃酮、人蔘皂苷、紅景天苷與紫錐花萃取物等。而除了作用於免疫系統，有些保健成分又具直接殺菌的能力，如蜂膠與蜂王漿；有些則是富含免疫系統所需的營養成分，如花粉與明日葉，能供應充足營養與能源，以維護免疫系統運作良好。

關於保健食品，你知道嗎？

啤酒酵母 Brewer's yeast

參見 P.50 ～ 52

　　啤酒酵母是釀造啤酒的過程中過濾掉的產物，將這些產物洗淨並乾燥加熱，成為不含酒精的啤酒酵母，並在乾燥的過程中破壞了酵母細胞壁，使人體能吸收到酵母中的營養素。啤酒酵母中含有豐富營養素，包含蛋白質、維生素 B 群、膳食纖維、鉻、多種礦物質等，能提升人體免疫力。蛋白質和纖維素可以維持血糖穩定，加速腸胃蠕動，排除腸道裡的脂肪和毒素；鉻和維生素 B 群有助於新陳代謝，有助於降低血液中的膽固醇和脂肪酸，協助胰島素加快血糖代謝，是目前最受歡迎的低熱量飲食補充品，除了減重外，內含的營養素也可供勞累的上班族、課業繁重的學生、體質虛弱的人增強體力。啤酒酵母發酵時受到啤酒花的影響，會有特殊的苦味，建議可將酵母粉拌入牛奶、果汁、優格中混合食用。選購時消費者可以比較各家廠牌的啤酒酵母營養成分，並注意保存日期，以確保品質。

基本資料	
常見型態	錠片、粉末、膠囊。
常見複方組合	辣椒素。
常見添加物	玉米澱粉（增稠劑）、二氧化矽（抗結塊劑）、硬脂酸鎂（黏合劑）、山梨醇（甜味劑）。
製造方式及來源	方式：發酵；原料：酵母菌、大麥、小麥。
保存方式	請密蓋並置於陰涼乾燥處，避免陽光直射。
一般攝取量	成年人平均每天建議攝取量為 2 ～ 10 克。
副作用	無副作用。

【使用時機】

▼想補充營養、控制體重的人都適合

- 啤酒酵母富含酵素可促進食物消化吸收，改善胃口，加快腸胃蠕動，並使排便順暢，一般人可以多攝取當做平時保養，維持健康，尤其長時間久坐的上班族或學生更適合取用。

- 孕婦和授乳期的婦女為提供胎兒發育所需的營養，因此比平常更需要營養，啤酒酵母含有促進胎兒發育和母體健康所必需的完全蛋白質、維生素 B 群、礦物質等，能強化免疫力，是孕婦幼兒及體質衰弱者的最佳補充品。

- 維生素 B 群多存在於動物性食品中，素食者往往容易缺乏，可選用啤酒酵母做為營養補充。

- 啤酒酵母中的纖維素吸收水分後，會在小腸黏膜形成薄膜，阻礙腸道吸收食物中的葡萄糖，加上纖維素也可以增加飽足感，減少食物熱量的攝取，適合想要控制體重的人。

【該怎麼吃】

▼蛋白質和磷含量高，小心別過量

- 一般成人每日建議攝取量為 2～10 克，攝取過多會從尿液中排除，不會造成身體的負擔。對於欲控制體重者，則建議每餐可補充 2 克，1 天分 3 次食用，吸收效果較佳。

- 啤酒酵母可於早晨空腹時服用，吸收效果佳。

- 可將粉末狀的啤酒酵母保健品調配於開水、牛奶、果汁、優格、優酪乳中一起食用（沖泡水溫不超過 75℃），調和啤酒酵母的苦味，較容易入口。

- 啤酒酵母中的蛋白質和磷含量高，攝取過量磷會造成鈣質流失，因此建議服用啤酒酵母時，也要多攝取鈣質，尤其嬰幼兒的鈣磷攝取最好要達 1：1，才能確保骨骼正常發育，兒童若要補充啤酒酵母，必須事先諮詢營養師或醫師。

- 啤酒酵母含有高量核酸和蛋白質，不適合痛風、尿結石、腎臟病患者，服用前須先諮詢營養師或醫師。

小知識 啤酒酵母的真面目

　　啤酒釀造的過程中，通常會添加酵母菌做為發酵菌種，然而隨著發酵作用進行，環境溫度會逐漸升溫，最後酵母菌逐漸衰亡而成為死菌，這些死菌營養豐富，含有蛋白質、維生素 B 群、膳食纖維、鉻、多種礦物質等，經過加工乾燥後便成為市售的啤酒酵母產品。

益防癌抗癌

降膽固醇

保養關節

抗老化

提升精力

保腸胃

護眼

增強免疫力 啤酒酵母

控制體重

美容

調節賀爾蒙

器官養護

基礎營養

▼ 注意產品中的磷含量，調整鈣的攝取

- 市面上某些啤酒酵母是利用加工方法製作，以玉米糖漿或蜂蜜為基質來培養酵母並大量繁殖，這類酵母沒有苦味且營養豐富，但卻不含鉻，不具有傳統啤酒酵母的完整功效。另外也為了改善啤酒酵母的天然苦味，廠商會添加其他物質如玉米澱粉，將原本純啤酒酵母濃度稀釋以降低苦味，這類添加物對人體無害，卻降低啤酒酵母產品的純度，價格因此也比較低。但仍建議消費者選購時，要注意產品成分及來源，盡量選擇純度高的啤酒酵母產品，品質較好，保健效益也較佳。

- 若人體內的鈣質不足又攝取過多啤酒酵母（含磷），加上持續疏於補充鈣質，就可能會導致骨質疏鬆。因此購買啤酒酵母保健食品時應多加注意其成分中的磷營養素含量，以調整攝取營養的比例。或是市面上也已生產有去磷啤酒酵母，民眾可直接選購這類產品，免除鈣質流失的問題。

- 啤酒酵母產品多為粉末或是錠劑，錠劑在加工過程中會依照一定原料比例，添加賦型劑如硬脂酸、硬脂酸鎂，再用高壓的方式打錠成型，對身體有潛在負擔，因此建議在選購上以天然酵母粉為佳。

- 辣椒素和啤酒酵母的功用類似，可以刺激副交感神經，促進腸胃蠕動幫助消化，有些廠商會添加辣椒素在啤酒酵母產品中，使之具有雙倍新陳代謝效率，民眾可依自身需求選購。但也因辣椒素有促進血液循環的功效，會致使心跳加快，患有心血管及甲狀腺疾病者應避免服用，並且因促進消化而對胃的高度刺激性，易導致腹瀉，不適合慢性胃炎及胃潰瘍患者，選購時也應避免。

啤酒酵母的常見複合營養素
＋　**辣椒素**　➡　刺激副交感神經，促進腸胃蠕動幫助消化，新陳代謝效率加倍

大蒜萃取物 Garlic extract

參見 P.79

　　大蒜含有豐富維生素和礦物質，並具有消炎、殺菌、抗病毒的作用，可以抑制食品腐敗菌的生長。當大蒜受到外力如菜刀、湯匙壓碎破壞時，存於大蒜中的酵素會釋放出來，將大蒜中原有的成分蒜氨酸（alliin）轉變為大蒜素（allicin）也稱做大蒜油，是一種具刺激香辣味的活性硫化合物，而一般稱為「大蒜精」的產品，成分其實是一樣的，只是通常大蒜精中的活性硫化物是由萃取過大蒜油的大蒜渣中再度提煉出來的，保健功效仍一樣。大蒜素不僅可以抑制膽固醇、三酸甘油酯、脂肪酸的合成，預防血栓和高血壓，也能增進腸胃道消化酵素的作用，促進消化並增加食慾。大蒜剝開或搗成蒜泥後，內含的硫化物與空氣接觸就會失去活性，在高溫烹調下也會被破壞，若非生食大蒜，民眾不易從中取得完整大蒜素。目前市面上的大蒜保健食品是利用高科技萃取方式保留大蒜中的活性硫化物，而製成膠囊、錠片等型態讓大蒜素的攝取更為容易。

基本資料	
常見型態	膠囊、錠片、粉末。
常見複方組合	鋅、蜂膠、維生素 B 群、牛磺酸、維生素 C、鈣、鎂。
常見添加物	維生素 E（抗氧化劑）、大豆沙拉油。
製造方式及來源	方式 1：溶劑萃取、水蒸氣蒸餾萃取；原料：大蒜。 方式 2：天然發酵；原料：大蒜。
保存方式	置於陰涼處，避免受潮和陽光照射。
一般攝取量	成年人大蒜濃縮萃取物平均每天 10 毫克。
副作用	食用過多會有嘔吐、腹痛的現象。

【使用時機】

大蒜能促進體內循環、強化免疫力

- 不敢生吃大蒜、欲保健身體者可服用大蒜的保健食品，使血液循環順暢，強健免疫系統。
- 喜好肉食、高油食物者容易從飲食中攝取過多油脂，造成血液含有過多低密度脂蛋白和膽固醇，欲預防心血管疾病者，可藉由服用大蒜保健品降低血液中膽固醇的濃度，預防動脈硬化及心血管疾病。

【該怎麼吃】

蒜油產品飯後吃，吸收效果好

- 民眾平日可食用 3 ～ 5 公克的新鮮大蒜，尤其生大蒜比起熟大蒜更能保留活性物質，攝取到的營養素較為完整。大蒜相關保健食品部分，成人每日活性大蒜濃縮萃取物（大蒜素）的建議攝取量為 10 毫克。
- 特別愛吃肉又缺乏運動的人，罹患心血管疾病的機會及血脂肪濃度通常比較高，補充大蒜濃縮萃取物不只可以降低膽固醇及血栓形成還能抗癌，建議每天可補充一般健康人的 1.5 ～ 2 倍劑量的大蒜濃縮萃取物，約為 15 毫克。
- 目前市售大蒜油產品每顆約含蒜油 3 ～ 5 毫克，每日可補充 2 ～ 4 粒。建議民眾攝取大蒜補充品時，要在飯後半小時服用，隨著食物中的油脂一起吸收效果較好。
- 大蒜保健食品含有刺激性硫化物，孕婦或哺乳女性服用前必須諮詢醫師，以免傷及影響胎兒及嬰幼兒發育。

【選購重點】

蒜油硬膠囊較軟膠囊具效用保障

- 大蒜保健品的萃取製程，以大蒜油為例，將大蒜去皮，洗淨後搗碎，利用乙醇、苯、乙醚等有機溶劑萃取大蒜油，再用蒸餾方式分離溶劑，最後得到大蒜油。製備產品過程中會添加其它維生素、天然抗氧化劑以維持大蒜油的穩定性，但有化學溶劑殘留的疑慮。前些年風行日本的酵素黑大蒜則是利用新鮮的帶皮生蒜，放入高溫高濕的發酵箱，發酵約2～3個月，製造過程天然完全沒有添加其他物質，對人體較安全，消費者可選購這類產品來補充營養，更有保障。

- 蒜油膠囊是目前最常見的產品類型，一般來講，1000 克的生大蒜可以萃取出 2 克的蒜油，抽取出的蒜油添加苦茶油或大豆油稀釋，再充填製膠囊內。市售的蒜油膠囊依型態又分為軟膠囊和硬膠囊兩類型，一般來説，蒜油硬膠囊含有 1.3％的活性大蒜素，例如：300 毫克蒜油硬膠囊可釋出 3900 微克大蒜素；蒜油軟膠囊除了摻拌其它植物油（如大豆沙拉油、苦茶油），將蒜油濃度稀釋到 10％以下，製造過程中往往超過 65℃，造成使大蒜素失去活性，使活性蒜量下降，因此建議民眾在選購上以選擇效果較顯著的硬膠囊蒜油產品較佳。

- 維生素 B1 和大蒜素結合可以生成蒜硫胺素，增進維生素 B1 的吸收利用，以增進腸胃蠕動，降低疲勞，增強體力。也因此大蒜保健食品中，常會額外添加牛磺酸、維生素 B 群、維生素 C、鈣或鎂等營養成分，參與能量代謝，減少身體的疲憊感，維持骨骼健康以及肌肉和神經的正常運作，提升此類保健食品的效益，民眾可視自身需求選購。

- 大蒜相關保健品皆會添加植物油（大豆沙拉油），這是因為純大蒜素或大蒜油濃度過高，會刺激腸胃道，不適合長期服用，因此必須添加一些油質來稀釋大蒜素濃度，降低每顆（片）所含的大蒜素劑量。

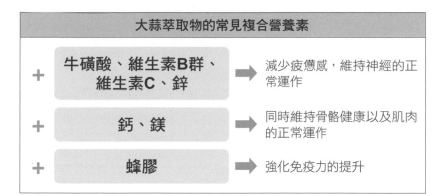

大蒜萃取物的常見複合營養素

+	**牛磺酸、維生素B群、維生素C、鋅**	➡ 減少疲憊感，維持神經的正常運作
+	**鈣、鎂**	➡ 同時維持骨骼健康以及肌肉的正常運作
+	**蜂膠**	➡ 強化免疫力的提升

小知識 什麼是「植化素」？

　　「植化素」又稱為「植物化學因子」（Phytochemicals），是植物中天然的活性物質，能提供植物顏色、香味和自然抵抗疾病的作用，在人體中無法製造。例如番茄中的茄紅素、胡蘿蔔中的胡蘿蔔素、菠菜中的葉黃素、葡萄中的花青素與大蒜中的蒜素等，都是常見含植化素的食物來源。許多科學研究發現，不同的植化素提供的生理功用也不同，除了抗發炎、抗自由基、提高免疫力外，還能抗癌與輔助身體的營養素吸收。這些原本不為人知的植物化學因子，因為如此多重的生理效果，已經成為炙手可熱的營養保健成分。

益防癌抗癌

降膽固醇

保養關節

抗老化

提升精力

保腸胃

護眼

大蒜萃取物 增強免疫力

控制體重

美容

調節賀爾蒙

器官養護

基礎營養

人蔘 Panax ginseng

同類製品	紅蔘精華

　　人蔘為五加科多年生草本。自古被視為補藥中的珍品，能大補元氣，益血補脾。《神農本草經》紀載人蔘為上品，能補五臟、安精神、定魂魄、止驚悸、除邪氣、明目、開心、益智、久服輕身延年。而根據現代藥理學研究結果，人蔘能預防和治療動脈硬化和高血壓，預防和治療腫瘤，消除精神疲勞，防止老化，與增強性功能。

　　人蔘以製法分為白蔘與紅蔘，白蔘是採收後未經處理原樣，紅蔘則為蒸煮過再經曬乾的人蔘，產於韓國的高麗蔘與中國的吉林蔘（或長白蔘）大多為紅蔘。粉光蔘與花旗蔘同屬西洋蔘，產於北美，與人蔘的品種與藥性都不同，屬於滋陰的藥材。人蔘適用於氣虛與血虛者，體質燥熱、容易上火的人不適宜服用，但可改用西洋蔘。

基本資料	
常見型態	膠囊、錠劑、粉劑、茶包、藥酒、液態飲品。
常見複方組合	蟲草、靈芝、酵素、蜂蜜、雞精、十全藥材。
常見添加物	澱粉（賦型劑）、硬脂酸鎂（賦型劑）、二氧化矽（賦型劑）、環狀糊精（賦型劑）、蘋果汁（增加甜味）、檸檬酸（酸味劑）。
製造方式及來源	野生人蔘或園生人蔘直接製作或濃縮萃取。
保存方式	開瓶後置於陰涼乾燥處，避免陽光直射。
一般攝取量	一般成人每日 200 毫克人蔘萃取物即足夠平日的保健所需。
副作用	一般保養服用仍有些人會產生失眠、腹瀉、陰道出血、乳房疼痛等反應。

【使用時機】

▼ 疲勞、體弱者的營養補給

- 人蔘萃取物對於消除疲勞與舒緩身心壓力很有幫助，能為工作緊張忙碌的現代人補充體力，緩解壓力引起的不適。
- 服用人蔘萃取物能促進紅血球生長，適合貧血的人做為營養的補給。
- 對於記憶力減退、注意力不集中與反應遲鈍的人，人蔘有促進腦神經功能、提升思考力、注意力、與工作效率的效果。
- 體質虛弱、欲提升免疫力者，可補充人蔘萃取物調養身體。人蔘多醣具有提升免疫的效果，服用人蔘萃取物能增加免疫力，減少疾病感染機率。
- 人蔘具有刺激血液流動的功效，並可強化心臟收縮與舒張的能力。血液循環不佳，手腳冰冷者，服用人蔘可改善這些症狀。
- 欲預防或治療心血管疾病者，可在醫師指導下，服用人蔘來改善。人蔘能降低血脂，預防血栓發生。對於血壓具有雙向調節的作用，能降低高血壓，並提高低血壓，以恢復正常血壓值，對於心血管疾病具有防治的效用。
- 工作生活多勞累者，欲維護肝臟健康，可補充人蔘來養護肝臟。衛生署核發人蔘相關健康食品認證功效為：「降低血清中 GOT、GPT 含量和增加血清中白蛋白含量」。

【該怎麼吃】

▼ 早上空腹服用效果好，不失眠

- 研究建議平時保健，每日服用人蔘萃取物 2 次，每次服用 100 毫克（5：1 標準化萃取物），並於飯前服用，吸收力佳。但必須注意，長期大量（每日 3 ～ 15 克）服用人蔘也會引發「人蔘濫用綜合症」，症狀包括興奮、高血壓、神經質、失眠、皮疹、晨間腹瀉、水腫和月經困難等。因此建議連續服用人蔘萃取物 15 ～ 20 天後，應中斷 1 ～ 2 個星期再服用。
- 未經萃取的人蔘粉末，建議每日服用 0.6 ～ 2 克，通常於早晨服用。夜晚與睡前不宜服用人蔘，以免精神亢奮而造成失眠。
- 經常面紅身熱、大小便不通、尿少、失眠煩躁等均屬實熱者，不宜服用人蔘。感冒發熱、夏日炎熱等，或腹脹腹痛、急性腹瀉者，肝火旺者皆不宜服用人蔘。

益防癌抗癌｜降膽固醇｜保養關節｜抗老化｜提升精力｜保腸胃｜護眼｜增強免疫力 人蔘｜控制體重｜美容｜調節賀爾蒙｜器官養護｜基礎營養

- 人蔘會刺激子宮收縮，增加血流量，女性於經期間應暫停服用。孕婦不宜自行使用人蔘，虛弱的孕婦使用人蔘前需諮詢醫師。產婦分娩後不可隨即使用人蔘，以免大量出血。應於產後調養期在醫師指導下服用。

- 人蔘會與降血糖藥物與抗凝血藥物發生交互作用，服用上列藥物者應避免使用人蔘。

- 食用人蔘會影響維生素 C 的吸收，不宜同時服用。

- 因人蔘會刺激性腺分泌，兒童服用過量會造成性早熟，干擾正常發育機制，如欲取用人蔘應先向醫師諮詢。

【選購重點】

▼ 皂苷總含量是品質優劣的指標之一

- 人蔘的活性物質人蔘皂苷，其濃度也是選購人蔘產品的重要指標。一般而言，人蔘粉末中的人蔘皂苷總量要達到 1.5% 以上，人蔘萃取物中的人蔘皂苷總量要達到 3% 以上，才能算是品質好的人蔘保健製品。

- 人蔘的種類也是選購的重點之一。亞洲蔘著重於強效滋補，一般服用者對於其效果大都有明顯與快速的感受。而西洋蔘藥性偏涼，屬於滋陰的藥材，較適合火氣大使用，消費者可視自身體質來選擇。

- 人蔘在種植過程裡，常有被重金屬或農藥汙染的疑慮。選購人蔘產品時，認明是否通過重金屬與農藥的殘留量檢驗，安全性才有保障。

- 以往在選購人蔘時，人蔘的年分是一重要指標。而許多人蔘保健食品也標榜其原料人蔘的年分。一般狀況下，種植人蔘 4～5 年後可以採收，種植 6 年的人蔘皂苷含量最豐富，皂苷種類也最平均，品質最佳。但 6 年以上的人蔘已老化，藥性價值大打折扣。

- 人蔘與靈芝、冬蟲夏草的複方組合，主要訴求為增強免疫力。與蜆精、雞精的組合，則強調提高體力、消除疲勞、與護肝的功效。消費者可以依自身需求來選擇。

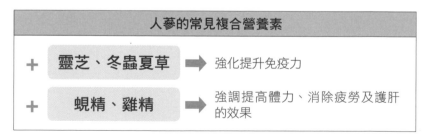

人蔘的常見複合營養素
＋ 靈芝、冬蟲夏草 ➡ 強化提升免疫力
＋ 蜆精、雞精 ➡ 強調提高體力、消除疲勞及護肝的效果

冬蟲夏草 Cordyceps sinensis

參見 P.74

　　冬蟲夏草簡稱為蟲草，是由冬蟲夏草菌（真菌類）於冬季進入蝙蛾幼蟲體內寄生發育，使幼蟲體僵化，夏季再由僵蟲頭部生出棒狀子實體。一般而言，由野地採集的蟲草，就是冬蟲夏草菌子實體與幼蟲屍體的複合物。而市面上保健食品中的蟲草原料，多是由發酵法大量培養的冬蟲夏草菌的菌絲體。冬蟲夏草是著名的滋補強壯藥，傳統中醫藥典籍紀載蟲草性甘、溫平、無毒，能補肺益腎，化痰止咳。常用以治療久咳虛喘，產後虛弱、陽痿陰冷等屬於「虛症」的症狀。經由現代科學化的臨床實驗，證明冬蟲夏草具有十項功效：調節免疫功能、抗腫瘤功能、提升體力抗疲勞、保護心臟、保護肝臟與抵抗病毒性肝炎、擴張支氣管與平喘止咳、增進造血功能、降血脂、以及調節中樞神經系統功能。但是野生蟲草數量稀少價格昂貴，大量的市場需求促使野生蟲草的偽品氾濫。一般消費者應避免自行購買野生蟲草，可改用發酵量產的蟲草菌絲體製品以保障食用安全及效益。

基本資料	
常見型態	膠囊、錠劑、粉劑、液態飲品。
常見複方組合	人蔘、紅景天、靈芝、黃金蜆、雞精。
常見添加物	澱粉（賦型劑）、硬脂酸鎂（賦型劑）、二氧化矽（賦型劑）。
製造方式及來源	方式1：液態發酵槽培養菌絲體濃縮萃取。 方式2：農場培養子實體濃縮萃取。 方式3：採集野生蟲草濃縮萃取。
保存方式	開瓶後置於陰涼乾燥處，避免陽光直射。
一般攝取量	一般健康者每日可攝取 600 毫克蟲草萃取物。
副作用	目前無副作用反應報告。

益防癌抗癌

降膽固醇

保養關節

抗老化

提升精力

保腸胃

護眼

增強免疫力 冬蟲夏草

控制體重

美容

調節賀爾蒙

器官養護

基礎營養

【使用時機】

▼ 除增強體力，也能維持呼吸道功能

- 一般體質者，若想增強體力、保護肝臟、提升免疫力、維護心血管與呼吸系統功能，可以服用冬蟲夏草做為日常保養。

- 對於長期疲勞、體力不佳與精神不濟者，冬蟲夏草具有抗疲勞的功效。

- 傳統中醫認為冬蟲夏草特別對於呼吸道疾病功效良好，常以蟲草治療氣喘與久咳不癒疾症，此類患者可在中醫師指導下服用。

- 中醫療法中，蟲草也用於增進男性性功能，有此類需求的人亦可向中醫師詢求服用指導。

- 產後虛弱的婦女，經中醫師指導服用蟲草，以恢復元氣並緩解不適（產後不可立即服用，以免大量出血）。

【該怎麼吃】

▼ 長期服用，效果才顯著

- 蟲草保健食品所含的蟲草成分大多為菌絲體粉末，一般常見的純化技術之下，蟲草萃取物的活性成分多醣體約占 15%，甘露醇（蟲草酸）約 7%。此條件下健康成人可訂每日攝取基本量為 600 毫克的蟲草萃取物，來做為日常保健。

- 老年人、身體虛弱者、心肺疾病患者、心衰竭患者、腎病患者、肺炎或肝炎癒後、氣喘或久咳等呼吸道疾病患者、以及癌症患者化療後，可由合格中醫師指導，每日服用 1200 ～ 2000 毫克的蟲草萃取物，促進身體修復機能並補充體力。

- 蟲草萃取物與大多數藥物並無交互作用，但與藥物服用的間隔需 2 小時以上。

- 冬蟲夏草是透過調節身體機能來提升防禦疾病的能力，此種效力通常不是服用後立即顯現。一般而言，持續服用冬蟲夏草大約一個月之後，才能較明顯地感受其效用。隨著服用的時間增加，效果就越顯著。

- 冬蟲夏草屬於滋補的藥材，上火與正在感冒者不宜服用。

- 服用蟲草萃取物後，血流速率會增加，因此拔牙或手術前後者、懷孕或經期的婦女忌服，以免大量出血。

- 蟲草具有凝聚血小板的功能，服用抗凝血藥物或凝血機制異常者，不宜服用蟲草萃取物。

- 對真菌類如香菇、金針菇等過敏者，不宜服用蟲草萃取物。

- 孩童服用蟲草萃取物前，需先諮詢中醫師，服用時務必遵照醫師指示。

【選購重點】

▼ 了解活性成分及菌種才能選購所需

- 坊間的冬蟲夏草保健食品絕大多數以發酵法量產菌絲體為原料。由於此法不能產生子實體，也不會有真菌與蟲體共生的型態，與傳統野生蟲草已有相當的差異，因此衛生署規定此類產品必須標明為「冬蟲夏草菌絲體」，與天然蟲草區分開來。而目前關於天然蟲草與發酵菌絲體的功效是否有差別，仍未有定論，但為了保障食用效益和安全性，民眾在選購時應注意不論是菌絲體或子實體的製品，其包裝上都應標示有活性物質含量或活性測定結果。

- 目前衛生署核可冬蟲夏草健康食品的功效認證包括：護肝功效認證、免疫調節功能認證、與抗疲勞功能認證。經由活性測試實驗結果等資料經過衛生署專家審核後，才發與健康食品認證。因此消費者購買時，可優先選擇具有健康食品認證的蟲草保健食品產品，其功效才能有保障。

- 傳統中醫藥學中，被稱為蟲草的藥材多達 300 多種，但稱為冬蟲夏草的只有一種，因此行政院衛生署已於民國 100 年公布「冬蟲夏草菌絲體食品標示相關規定」，內容包括：1. 食品的品名標示為「冬蟲夏草菌絲體」者，應標示清楚所使用的菌株或相關菌株。2. 冬蟲夏草菌的無性世代為中華被毛孢，其使用中華被毛孢為原料時，應備有該菌株的鑑定證明。3. 使用中華被毛孢以外的菌株為原料時，業者應備有該菌株分離自冬蟲夏草的來源證明、詳細加工製程、規格及食用安全性等相關證明文件，及提報備查的程序。根據以上規定，衛生署認定中華被毛孢才是冬蟲夏草菌種，購買時應認明其品種證明。至於中華被毛孢以外菌種製品，均不可標示為冬蟲夏草，例如臨床實驗與成分分析報導也十分完整的伴生菌種 Cs4。民眾在購買這類產品時，應注意品種的鑑定標示，以及食用安全性與功效證明等標示，才能明確選購所需。

- 市面上常見冬蟲夏草與滋補藥材如紅景天、人蔘、刺五加或黃金蜆組合的複方產品，主要訴求為補充元氣與增強體力。此外，蟲草多醣體具有調節免疫的功能，也常與靈芝、牛樟芝等以多醣體著稱的藥材組合，產品著重於提升免疫力。消費者可依自身需求做選擇。

冬蟲夏草的常見複合營養素

紅景天、人蔘、刺五加、黃金蜆 ➡	補充元氣與增強體力
靈芝、牛樟芝 ➡	提高多醣體成分，強化免疫力的提升

益防癌抗癌

降膽固醇

保養關節

抗老化

提升精力

保腸胃

護眼

增強免疫力 冬蟲夏草

控制體重

美容

調節賀爾蒙

器官養護

基礎營養

明日葉 Angelica keiskei

參見 P.76

　　明日葉是原產於日本八丈島的芹科植物，據說是天皇的養生祕方。前些年由日本引進台灣，大多種植於南投地區。明日葉的特殊成分 chalcone 具有抗發炎、抗過敏、抗氧化與抗菌的活性，未來可望用於治療慢性發炎的疾病。明日葉含大量的有機鍺，能清除體內自由基，保護細胞；也有抗癌的效果，又能促進 T 淋巴細胞生成與自然殺手細胞的活性，提升免疫力。此外，明日葉還含有豐富的葉酸，能參與造血過程，補血；還含有充足的維生素、礦物質與膳食纖維，是良好的營養補充品。目前已知明日葉的功效還包括有：促進食慾、增進熱量代謝、抗老化與促進消化與維護腸道健康等，可稱做多功能的保健食品。

基本資料	
常見型態	膠囊、粉末、乾燥葉片茶包、綜合穀粉（精力湯）。
常見複方組合	五穀類、堅果類、枸杞、黃耆、山藥、益生菌。
常見添加物	澱粉（賦型劑）、蔗糖（甜味劑）。
製造方式及來源	明日葉採收，經冷凍乾燥後再製成各類產品。
保存方式	密封狀態可保存 2 ～ 3 年，開封後需置於陰涼處或冰箱冷藏。長期保存也應置於冰箱冷藏。
一般攝取量	目前尚無定論，建議依產品所標示的建議量服用。
副作用	無副作用反應報告。

益防癌抗癌

降膽固醇

保養關節

抗老化

提升精力

保腸胃

護眼

增強免疫力
明日葉

控制體重

美容

調節賀爾蒙

器官養護

基礎營養

【使用時機】

▼ 除了免疫提升，還能緩解胃不適

- 欲增強抵抗力者，可取用明日葉保健品來提升或維持良好的免疫機能。明日葉含有機鍺，能激活 T 細胞與自然殺手細胞等免疫細胞；以及含有特殊成分 chalcone 能調節過敏與發炎等免疫反應。

- 有抗老需求者，可服用明日葉達成保健目的。明日葉中的有機鍺能清除自由基，保護細胞免於損傷而老化。

- 明日葉適合疲勞、虛弱、精神不濟的人服用，其中所含的豐富葉酸，有助改善貧血，還有維生素 B 能促進熱量代謝，提升體力，維護神經系統的健康。

- 明日葉能增進食慾，大量膳食纖維能幫助消化，又含多種維生素與礦物質，是良好的營養補充品。

- 欲維護心血管機能者，可透過明日葉保健品達成保健功效。研究指出明日葉能降血脂，有助維護心血管健康。

- 明日葉能緩解緊張性胃痛、胃酸過多與胃潰瘍，適合胃部不適者取用。

- 適合飲酒後欲解酒的人取用。據研究，飲酒後食用明日葉具有解酒的效果。

【該怎麼吃】

▼ 自少量逐漸增量服用，以免不適

- 明日葉的每日服用劑量目前仍未明訂。但是，因為明日葉具有促進腸道蠕動的效果，大量服用可能會引起腹瀉，建議服用時務必遵照產品的指示。明日葉膠囊、顆粒、茶包等單方產品，通常是冷凍乾燥後直接製粉，未經其他濃縮過程，且濃度與劑量也未能確實定義。為避免因服用過量而腹瀉，建議可由少量開始服用或先選用茶包，待身體適應後再改用膠囊、顆粒等濃度較高的產品或增量粉末的使用。

- 明日葉尚無與藥物交互反應的報告。為了安全起見，服用時間最好與藥物間隔 2 小時。

- 明日葉可在飯前或飯後服用，一般而言，服用時間無特殊限制。粉末產品可用溫開水或蜂蜜水泡開，增加適口性。中醫認為明日葉屬性偏涼，建議沖泡明日葉時，可加數片薑片一起泡，以中和涼性。

- 目前根據使用者經驗報告，明日葉對於孕婦與兒童無不良影響，但為安全食用，孕婦與兒童若要食用明日葉來保養，建議可先尋求醫師指導。

- 雖然明日葉的保健價值極高，相關病患可服用明日葉來保養身體，但仍不應將其當做治病的藥物使用，建議相關病症患者服用前先請教醫師，切勿自行增量食用。

▼注意所含糖分和熱量，避免肥胖

- 明日葉產品以單方型態較多，複方產品較常見的有明日葉精力湯，為明日葉與五穀類、堅果類、與枸杞、黃耆等常見食補藥材的混合粉狀物，另有添加益生菌的產品，則是多了維護腸道健康的功能。但這些天然成分仍含有糖分和熱量，選購時要注意產品的含糖量與熱量，以免食用過多造成肥胖問題。另外，精力湯粉末易受潮或孳生細菌，購買時需留意包裝是否完整與保存期限，以免不新鮮的產品引發腸胃疾病。

- 製造明日葉保健品所使用的明日葉是經由農地栽培而收成，非野生採集。因此選購無農藥與肥料，天然栽培的明日葉來源為佳，並且產品上附有農藥與重金屬檢驗結果者更為優良的選擇。

- 膠囊、顆粒的濃縮劑量可能要比粉末、茶包來得高，建議剛開始服用的民眾可先選購低含量的產品來服用，待確認身體適應後，再考慮直接吞服膠囊或顆粒態等較高含量的產品。

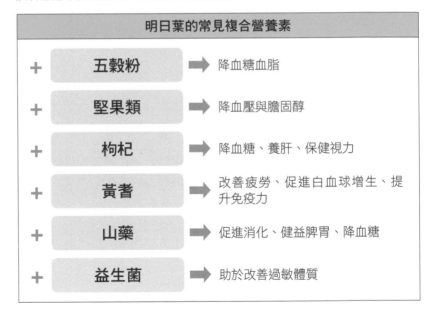

明日葉的常見複合營養素

＋	五穀粉	➡	降血糖血脂
＋	堅果類	➡	降血壓與膽固醇
＋	枸杞	➡	降血糖、養肝、保健視力
＋	黃耆	➡	改善疲勞、促進白血球增生、提升免疫力
＋	山藥	➡	促進消化、健益脾胃、降血糖
＋	益生菌	➡	助於改善過敏體質

紅景天 Rhodiola rosea

　　紅景天是生長於高原地區的一種植物，其根與莖是入藥的部位。西藏高原的居民使用紅景天已有千年的歷史，用來抵抗高原寒冷氣候，增強體力與耐力。60 年代，蘇聯科學家發現紅景天具有「適應原樣」作用，也就是能提升身體機能，增強身體適應性，使身體能對抗外在環境的種種刺激因素，因此而廣用於保健強身。而後在臨床研究中，也發現紅景天具有下列功效：1. 提升耐力與抗疲勞：提升肌肉細胞運動耐久性，並縮短疲勞恢復時間。2. 抗缺氧作用：能增加冠狀動脈血流量，並免缺氧性心肌壞死。其作用甚至高於人蔘與刺五加。3. 調節血壓：使高血壓或低血壓回復正常。4. 抗腫瘤：在細胞實驗中，紅景天萃取物能抑制血癌白血球生長，抑制乳癌細胞並誘使其死亡。抑制肺癌細胞生長與擴散。5. 提高抗壓性：調節神經傳導物，使思路敏銳與抗憂鬱。6. 平衡荷爾蒙：使女性月經週期規律。可見其保健應用及藥用價值極高。

基本資料	
常見型態	膠囊、錠劑、粉劑、液態飲品。
常見複方組合	黃耆、刺五加、靈芝、人蔘、四物、鋅、維生素 B 群。
常見添加物	澱粉（賦型劑）、硬脂酸鎂（賦型劑）、二氧化矽（賦型劑）、環狀糊精（賦型劑）、蘋果汁（增加甜味）、檸檬酸（酸味劑）。
製造方式及來源	濃縮萃取經基源鑑定的野生紅景天。
保存方式	開瓶後置於陰涼乾燥處，避免陽光直射。
一般攝取量	一般成人每日 200 ～ 300 毫克紅景天萃取物。
副作用	目前無副作用反應報告。

益防癌抗癌

降膽固醇

保養關節

抗老化

提升精力

保腸胃

護眼

增強免疫力
紅景天

控制體重

美容

調節賀爾蒙

器官養護

基礎營養

【使用時機】

▼ 舒緩壓力，提升睡眠品質

- 一般成人在疲勞、精神不繼、身心壓力大時，可補充紅景天。因其提升體力、增加注意力，與舒展心神的功效顯著，可協助快速地舒緩不適。

- 紅景天能顯著提升體力與耐力，調節生理適應劇烈的環境變化，適合運動員、飛行員、航海工作者、潛水夫、軍人、登山者等勞動強度大或環境特殊的工作者，做為保健品。

- 身心壓力大，睡眠品質不佳者，服用紅景天產品可以緩解壓力所引起的症狀與避免憂鬱。臨床實驗發現紅景天具有改善心理狀態，提升睡眠品質的效果，並能促進血液循環，平衡內分泌與血壓，降低憂鬱及焦慮的情形。

- 紅景天被視為婦科良藥，能調節女性荷爾蒙，維持月經週期規律。此外，服用紅景天能改善血液循環，增加血液攜氧量，幫助女性維持健康氣色。

- 紅景天應用於老年人疾病效果甚佳，臨床上顯示可改善老年性心臟機能衰竭、自律神經失調與血壓失調等症狀。有上述疾病的長者，可在醫師指導下，服用紅景天產品做為日常保養。

【該怎麼吃】

▼ 適合白天吃，精神好也睡得好

- 紅景天標準萃取物為 3 倍濃縮，也就是將 3 公斤的紅景天濃縮成 1 公斤的萃取物。此條件下，一般體質的成人，每日可服用 200 ～ 300 毫克紅景天萃取物做為平時保健。

- 欲改善體質虛弱、體力差、精神不濟、調節血壓與內分泌者以及體力消耗量大的工作者，每日可服用 600 ～ 800 毫克紅景天萃取物。

- 食用紅景天最好是在空腹的時候，人體較易吸收，並且服用後間隔半小時以上再吃東西。

- 服用紅景天後，血清素濃度會快速提高，在白天吃，正好能增進精神體力。但血清素在晚上會轉變為助眠因子，使睡眠品質良好。若是睡前或晚間服用紅景天，效果則恰好相反，會使得晚上精神太好而無法入眠，應避免。

- 雖然紅景天無禁藥成分，無成癮性，可適合長期服用。但在正常健康的情況下，生理機能平衡穩定時，紅景天無法發揮其效用，所以不易感受到服用後有什麼變化，因此建議一般健康者不需規律地服用，有疲勞或精神不繼等感受時，斟酌補充即可。

- 兒童、孕婦、授乳婦女、慢性疾病患者，服用前請先諮詢醫師，並遵照醫師指示服用。

- 紅景天在中藥分類中屬於補藥，藥性上較偏躁熱，因此正在發燒、咳嗽、發炎的人必須暫時停止服用。

益防癌抗癌

降膽固醇

保養關節

抗老化

提升精力

保腸胃

護眼

增強免疫力
紅景天

控制體重

美容

調節賀爾蒙

器官養護

基礎營養

【選購重點】

▼ 活性物質達標準，預期效果好

- 標準紅景天萃取規格為 3：1，其萃取物含活性物質 salidroside 濃度大致在 0.8%～1%的範圍。另一重要的活性物質 rosavins 濃度約為 3%。消費者選購紅景天產品時，應注意活性物質濃度是否達到標準。一般而言，沒有標示活性物質濃度的產品，通常是未經濃縮而直接製粉，其活性物質含量可能極低，食用後無法達到預期的效果。

- 目前應用於臨床試驗且功效良好的紅景天品種為大花紅景天與薔薇紅景天。消費者可選擇此兩類品種的製品，效果較有保障。

- 大多數紅景天產品標榜增強體力與消除疲勞，常見與刺五加、靈芝、人蔘、鋅、維生素 B 群等同類功效者組成複方。購買時除了依據自己偏好之外，仍須注意活性物質含量與品種，購買功效較好的產品。

- 紅景天能調節女性生理週期，與四物搭配的液態飲品，強調能改善女性生理機能並舒緩經期不適。紅景天略帶玫瑰氣味，亦能增加飲品適口性。

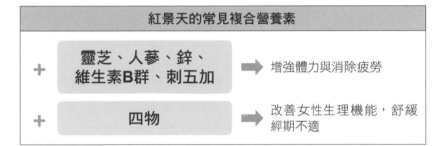

蜂膠 Propolis

參見 P.76

　　蜜蜂將採集到的樹脂交給內勤蜂，內勤蜂將樹脂與唾液和蜂蠟混合而成蜂膠，用來填補蜂巢的隙縫與孔洞。蜂膠具有強烈的殺菌功能，能使蜂巢保持無菌狀態，可稱為天然的抗生素。類黃酮素是主要的活性成分，蜂膠內含有 20 多種類黃酮素，多種活性能提供身體絕佳的保護效果，包括：促進 T 淋巴細胞增殖，有效提高免疫力；能有效殺死病原菌，如金黃色葡萄球菌、膿桿菌、結核菌、大腸桿菌等，有效預防膿瘡、尿道感染、陰道感染、敗血症、心包膜炎、肺炎、腸胃炎等感染性疾病；能抵抗某些流行性感冒病毒、鼻病毒與帶狀皰疹病毒；能抑制引起蛀牙的鏈球菌，幫助預防齲齒；還能清除體內自由基，防止細胞受損而老化。但蜂膠具有腐蝕性，使用時必須格外注意濃度，以免受傷。

基本資料	
常見型態	膠囊、錠劑、滴劑、液態飲品。
常見複方組合	黑嘉麗、冬蟲夏草、花粉。
常見添加物	酒精（溶劑）、甘油（溶劑）、植物油（溶劑）。
製造方式及來源	採集自蜂巢，溶於溶劑，經濃縮後再製成各類產品。
保存方式	保存於陰暗處，保持瓶口緊閉，避免溶劑揮發。
一般攝取量	一般成人每日 75 毫克以內。
副作用	無毒性，但有些人仍會產生過敏反應，取用前應先經過敏測試。

【使用時機】

▼ 促進免疫細胞增生，抵抗感冒

- 免疫力差、經常感冒的人，可規律性的長期服用蜂膠，以提升免疫力，減少生病機率。統計資料顯示，常服用蜂膠的人很少感冒，且蜂膠能提高 T 細胞數目使免疫力增強。

- 感冒時，服用蜂膠能減緩喉嚨痛、鼻塞等症狀，並且抑制感冒病毒，加快復原速度。

- 抗老化，服用蜂膠能清除體內自由基，防止氧化作用對細胞的損傷。希望保持青春的人士，可服用蜂膠做為日常保養。

- 蜂膠能修護皮膚細胞、抗皺、除色斑，是愛美女性護膚的好選擇。

- 欲維護肝功能者，服用蜂膠能降低肝功能指數 GOT 與 GPT，並能修復因肝炎而損傷的肝細胞。此外，實驗證實蜂膠能使肝癌細胞凋亡，具有輔助肝癌治療的效果。

- 欲戒菸者，能取用蜂膠輔助戒煙。蜂膠能調整自律神經系統，降低煙癮反射。服用蜂膠後吸菸，也會覺得煙味變得淡薄。蜂膠在戒菸方面已看到不錯的輔助效果。

- 有陰道或尿路感染困擾的婦女，服用蜂膠可減少感染機率。蜂膠殺黴菌效果顯著，能抑制陰道滴蟲與多種陰道黴菌，也能去除尿道感染的細菌，預防婦科疾病。

- 將數滴蜂膠滴入水中漱口，可以抑制口腔細菌孳生，幫助去除牙菌斑，預防齲齒，維持牙齦健康。

【該怎麼吃】

▼ 每日以 75 毫克為限，安心無副作用

- 根據蜂膠的毒性測試結果，每天每個人每公斤體重可服用 4000 毫克，此高劑量仍對人體無害，因此可說蜂膠是很安全的天然物。但高劑量的蜂膠會引起腹瀉或血壓的輕微下降，因此建議一般成人每日劑量為 75 毫克以內。由於蜂膠產品濃度差異範圍大，服用時須按照產品使用說明，勿任意增量。

- 蜂膠滴劑產品大多以酒精為溶劑，直接食用易使口腔黏膜受傷，因此服用滴劑應先將蜂膠滴於 40℃ 以下的水中再服用。

- 約有 0.01％ 的人會對蜂膠過敏。因此取用蜂膠前，可先將數滴蜂膠滴劑以 100c.c. 冷水稀釋，塗抹於手腕內側，測試過敏反應，若 24 小時內有出現紅腫現象，則為對蜂膠過敏的體質，不論內服或外用都不適合。此外，對於花粉過敏者也不適合使用。

- 蜂膠具有些微刺激性，因此一歲以下嬰幼兒不適合使用。對於孕婦目前無報告顯示絕對安全，使用前須先諮詢醫師。

- 為避免激發免疫反應，自體免疫疾病患者如紅斑性狼瘡、類風溼性關節炎，使用前應先向醫師諮詢。
- 開車前勿使用含酒精的蜂膠產品，以免影響酒測值。

【選購重點】

▼ PFL值達15品質佳

- 市面上有些蜂膠產品濃度標示在 80 ～ 90% 之間。事實上，70% 的蜂膠液就已接近固態，類似瀝青狀且幾乎無法流動。因此可以判定濃度 70% 以上是不實的標示，選購時要注意並避免。合理的蜂膠產品最高濃度的標示應為 65%。
- 蜂膠製成產品之前，通常會先經過濃縮，成為 5 倍、3 倍或 2 倍的濃縮萃取物原料，再製成膠囊或滴劑等產品。5 倍濃縮是目前最高的標準，雜質最少。以 5 倍濃縮萃取物為原料者，品質較佳。有些蜂膠產品會標示出原料的濃縮比例，算是比較實在的標示法。舉例來說，含 13% 的 5 倍濃縮萃取物相當於含有 5×13% =65% 的蜂膠原液。
- 市面上有許多蜂膠產品是標示重量而非標示濃度。通常若為蜂膠膠囊每粒 500 毫克，但沒有標示濃縮比例，表示每粒膠囊內含相當於 500 毫克未純化的蜂膠。若為液態蜂膠產品每毫升有 400 毫克，但沒有標示濃縮比例，表示每毫升含有相當於 400 毫克的純化的蜂膠。由於未純化的蜂膠含有雜質，沒有標示濃縮比例的產品，無法判別其濃度品質，且目前對於重量標示也尚無一定的標準規範。民眾購買時，盡量選擇包裝標示有濃縮比例或 PFL 值的產品，品質較有保障。
- 蜂膠的活性成分黃酮素，其含量最能代表產品的活性品質。選購蜂膠產品時，可參考蜂膠的類黃酮指數 PFL（propolis flavonoids），此比濃度或重量更具參考價值。PFL15 代表每個建議服用量含有 15 毫克的類黃酮。一般而言，PFL15 就已經有很好的活性了。
- 複方的蜂膠產品較不常見，通常複方產品中蜂膠濃度較低，且若希望得到明顯食用蜂膠的效果，仍建議選擇單純的蜂膠產品。

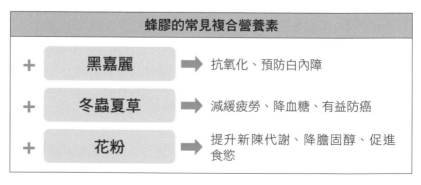

蜂膠的常見複合營養素		
＋	黑嘉麗 ➡	抗氧化、預防白內障
＋	冬蟲夏草 ➡	減緩疲勞、降血糖、有益防癌
＋	花粉 ➡	提升新陳代謝、降膽固醇、促進食慾

花粉 Pollen

　　花粉是植物花朵中雄蕊上的粉狀物，也就是植物的雄性生殖細胞。花粉所含的營養素能促進各項生理機能：1. 蛋白質：含量比例達 24%。一半以上是以游離胺基酸的形式存在，容易被人體吸收，且其中包括人體所需的 8 種必需胺基酸，是優質的蛋白質來源。2. 核苷酸：花粉的核苷酸含量相當高，每 100 公克含 2120 毫克的核苷酸，有助於細胞修復，延緩老化。3. 豐富的維生素與礦物質：維生素 A 與 C 能參與免疫作用，也可維持皮膚彈性，促進美白與肌膚光澤；鐵為血紅素的原料；銅、錳、鋅、維生素 C、B6、B12 也都與造血有關，能預防貧血；維生素 B 群能促進代謝，提振精神；鈣與鎂有助安定神經，幫助睡眠並穩定情緒；維生素 P 能增強血管壁張力，維護心血管；鈣、磷、鎂與維生素 D_2 有助強化骨質。花粉體積雖小，營養成分卻相當豐富且十分均衡，是飲食失衡的現代人補充營養的好選擇。

基本資料	
常見型態	膠囊、錠劑、花粉原粒。
常見複方組合	蜂王乳、靈芝。
常見添加物	澱粉（賦型劑）、蔗糖（甜味劑）。
製造方式及來源	取自蜂巢後封存於容器，或冷凍乾燥後製成膠囊與其他形式的產品。
保存方式	長期保存應置於冰箱冷藏。
一般攝取量	一般成人每日 10 ～ 25 克。
副作用	目前無副作用反應報告。

益防癌抗癌

降膽固醇

保養關節

抗老化

提升精力

保腸胃

護眼

增強免疫力
花粉

控制體重

美容

調節賀爾蒙

器官養護

基礎營養

【使用時機】

▼改善虛弱、緩解疲勞及焦慮不安

- 花粉適用於發育中的兒童，能強健體質與增加食慾，對於疾病的抵抗力也會隨之提高。

- 欲預防感冒者，可食用花粉藉由其中富含的維生素 C，提升免疫力，達成預防目的。

- 貧血者常體力不濟，氣色蒼白，且抵抗力差，花粉含有鐵質與造血功能相關的維生素 B6 及 B12，可改善貧血相關的症狀，改善虛弱體質。

- 花粉具有調節神經系統的功能，對於失眠與憂鬱患者的臨床實驗顯示，花粉對於神經衰弱者具有良好的效用。經常失眠者，服用花粉可改善睡眠品質，對於疲勞與焦慮不安等現象都有緩解的效果。

- 對於經常性便祕患者的臨床研究上說明，以花粉來輔助改善便祕的情形效果不錯，經常便祕者服用花粉有助於排便順暢，改善慢性便祕。

- 花粉中的維生素 B 群能協助熱量代謝，減肥者食用花粉可輔助減肥效果。維生素 B 也有助於預防口角炎與腳氣病，而缺乏維生素 B 群的人也可透過食用花粉來做補充。

- 花粉能提高人體中超氧化物歧化酶（SOD）的活性，可清除自由基，對抗老化。

- 臨床上，花粉有助於治療前列腺炎，患者可經醫師指導使用。

【該怎麼吃】

▼平時飯後10～25克，維持身體防護力

- 一般成人做為平時保健用，每日食用花粉 10 ～ 25 克，兒童則減半。若想要有效地改善症狀，可加量到每日 20 ～ 35 克。

- 為避免刺激腸胃，花粉最好於飯後 1 小時內服用。

- 花粉帶有些微辛辣味，不適應者可以用 40℃以下的蜂蜜水或溫水調和搭配服用。

- 花粉如同蜂蜜，可能夾帶自然環境中的肉毒桿菌孢子，三歲以下幼兒免疫系統尚未成熟，應避免服用。

- 花粉屬於過敏原之一，過敏體質者欲使用前應先向醫師諮詢。

- 花粉含單糖量高，糖尿病患者不宜服用。

益防癌抗癌

降膽固醇

保養關節

抗老化

提升精力

保腸胃

護眼

增強免疫力
花粉

控制體重

美容

調節賀爾蒙

器官養護

基礎營養

【選購重點】

▼ 玫瑰花粉養顏美容，茶花粉強健好體力

- 選購花粉產品時，應選擇破壁的花粉。花粉壁對於腸胃道有很強的刺激性，食用後會引起腸胃道不適。加上人體的消化系統很難分解花粉壁，使得花粉營養素無法被完全吸收，因此經過破壁處理的花粉是比較好的選擇。

- 選購花粉產品時，也應選擇低溫殺菌的花粉。花粉常會帶有自然界裡的細菌，必須經過殺菌處理。然而高溫殺菌或 γ 射線會破壞花粉活性物質，所以冷凍乾燥與低溫滅菌的花粉是較佳的選擇。

- 花粉的主成分大致相同，但隨著花粉源的不同，功效上各有特長。例如：益母草花粉補血，玫瑰花粉美容，松花粉補氣，而台灣盛產的茶花粉胺基酸含量最高，補充體力效果佳。市面上亦有多種花粉混合的產品，強調功效更加完整。此外，花粉源也影響了香氣與甜味，民眾購買時可以依自己的需求與喜好來挑選。

- 台灣許多農場出品的花粉與蜂蜜會定期經由 SGS 檢驗，在包裝上可看到農藥、重金屬、甚至肉毒桿菌孢子的檢測數據。消費者應選購通過檢驗的花粉產品，安全較有保障。

- 花粉原粒與膠囊錠劑等製品，效果差異不大，只是原粒容易受潮或滋生細菌，不易保存，開封後一定要放置於冷藏並盡速用完。

- 花粉產品以單方較為常見。坊間有花粉與靈芝一同服用效果加倍的說法，目前尚未有明確的證據。由於花粉有致敏性，使用複方產品，過敏時不易判斷是花粉或其他成分所致，因此建議有過敏疑慮者使用單方產品較為安全。

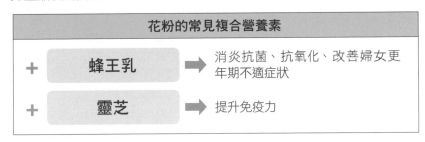

花粉的常見複合營養素	
＋　蜂王乳 ➡	消炎抗菌、抗氧化、改善婦女更年期不適症狀
＋　靈芝 ➡	提升免疫力

紫錐花萃取物 Echinacea extract

參見 P.78

紫錐花是原產於北美的菊科植物，為印第安人的傳統草藥。自從紫錐花的成分功效被深入的研究後，便成為北美家庭常備的治療感冒輔助品。紫錐花的活性成分包括多醣體、alkamides、phenylpropanoid 與 cichoricacid 等。能刺激免疫系統產生干擾素，增加白血球吞噬能力，與提高 T 淋巴細胞活性。紫錐花的主要功效在於提升免疫力，能幫助身體對抗病毒或細菌的侵襲。紫錐花對於感冒症狀，特別是緩解喉嚨發炎疼痛，有很好的效果，對上呼吸道感染、皮膚病、關節炎等也有預防與輔助治療的效果。紫錐花能抑制胃幽門桿菌，又助於胃潰瘍的預防與緩解。然而，報告指出長期服用紫錐花可能會導致無效，持續服用時間最長為 6 ～ 8 週。並且不可用紫錐花來取代治療疾病的藥物，相關疾病患者應先諮詢醫師，並在醫師指導下服用。

基本資料	
常見型態	膠囊、粉劑、錠劑、糖漿、滴劑。
常見複方組合	蜂膠、初乳奶粉、維生素 C、蔬果萃取物。
常見添加物	澱粉（賦型劑）、果汁（調味劑）。
製造方式及來源	紫錐花全株或根部濃縮萃取。
保存方式	置於陰涼乾燥處。
一般攝取量	一般成人每日 100 ～ 500 毫克。
副作用	服用期間可能會有輕微頭痛或口乾的現象，以及腸道菌相改變、腸道不適的現象發生。

【使用時機】

▼ 防治細菌感染，降低疾病發生率

- 感冒初期是服用紫錐花最適合的時候，紫錐花可以緩解喉痛、喉嚨發炎、流鼻水等上呼吸道症狀。臨床研究也顯示，服用紫錐花能加速感冒痊癒。

- 臨床研究上，紫錐花輔助治療細菌感染效果不錯，例如，陰道念珠菌感染、細菌性肺炎、眼部披衣菌等。患者使用前請先諮詢醫師。

- 紫錐花適合在免疫力較差時服用，能提升抵抗力，抵禦病毒細菌攻擊，減少疾病發生機率。

【該怎麼吃】

▼ 應按短期與較高劑量的服用方式

- 紫錐花與一般免疫調節的成分不同，長期低劑量使用有可能無效。一般成人於免疫力較差時，每日可服用紫錐花 100 ～ 500 毫克來改善不適症狀，持續一週即可停用。

- 紫錐花適當的使用方式為短期與較高劑量，服用高劑量紫錐花效果迅速而明顯。感冒前 3 天每天可服用紫錐花 3600 毫克，分 3 次於飯後 1 小時服用。第 4 天則降為每日 2400 毫克，服用至第 7 天後即可停止。

- 紫錐花對於兒童的影響研究有限，亦有報告指出紫錐花對於兒童上呼吸道症狀無效，因此建議給予兒童服用前最好先諮詢醫師。此外，用於孕婦的安全性也尚未明確，因此仍建議孕婦忌服。

- 免疫失調、自體免疫患者、腎臟病與肺結核患者，其治療藥物與紫錐花有拮抗作用，不可服用。

▼ 紫錐花萃取濃度需達有效量，效用才明顯

- 大多數的紫錐花產品以 4 倍濃縮的標準萃取物為原料。而有機認證的產品卻通常沒有標示濃縮比例，選購時須注意濃度說明，每粒膠囊或每毫升滴劑所含的毫克數，每次建議服用量需達到 100 毫克以上，才能發揮效用。

- 部分紫錐花產品經實驗測試證實具有功效，並獲得美加等國的專利，此類產品在效果上較有保障。

- 紫錐花的複方產品很常見。成分組合包含多種維生素或蔬果萃取物，這些成分同樣能提供人體豐富的營養，有助提升免疫力，使人能恢復活力。另有添加蜂膠的產品，強調抵抗感染的效果更佳，而能更有效地提升免疫力。但若以營養補充為訴求的產品，通常沒有標示紫錐花濃度，其含量可能很低，食用後可能達不到預期的效果。紫錐花適當的使用方式為短期與較高劑量，因此建議消費者選擇濃度標示清楚，服用方法說明詳細的產品較佳。

- 紫錐花常製成感冒糖漿或滴劑。雖然無報告顯示糖漿或滴劑的效果較佳，許多患者仍感覺糖漿與滴劑對於喉部的症狀緩解效果較好。其實只要服用濃度足夠，就能有明顯的效用，消費者都可依自己的使用習慣來選購。

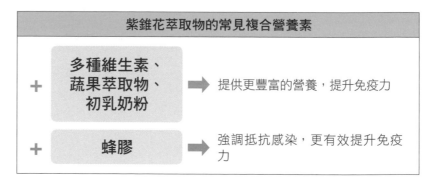

紫錐花萃取物的常見複合營養素
＋　多種維生素、蔬果萃取物、初乳奶粉　➡ 提供更豐富的營養，提升免疫力
＋　蜂膠　➡ 強調抵抗感染，更有效提升免疫力

靈芝 Ganoderma lucidum

參見 P.74～76

靈芝是一種為人熟知的藥用蕈類，其最大的特點是具有可將低下的身體機能補正，或是將亢奮的身體機能調回正常狀態的雙向調節功能。靈芝能啟動多種人體與生俱來的調節機制，使得體內各系統、器官與細胞運作良好，身體便有能力抵抗各類的疾病。目前已知靈芝中的活性成分包括靈芝多醣體、三萜類化合物與腺苷，而其中最負盛名的就是靈芝多醣體，將靈芝多醣體視為一種具有主幹與分枝的龐大結構，主幹的部分是 β-glucan（β 葡聚醣），本身不具有活性，而構造尚未明確的分枝部分，才是活性分布的所在，其結構有如鑰匙，而細胞上的受器如同鑰匙孔，分支的結構若與細胞受器相符而結合，便開啟了連續性的調節作用。目前已經確定靈芝是透過這個機制來達到提升免疫力的效果，抵禦外來感染性疾病，並抑制體內癌化細胞，因此市售的靈芝保健品多標榜含有靈芝多醣體。而靈芝的另一重要成分三萜類化合物，對於抑制癌細胞生長也有顯著的功效，因此也是選購靈芝產品的參考指標之一。

基本資料	
常見型態	粉末、膠囊、顆粒、錠劑、液態飲品。
常見複方組合	人蔘、冬蟲夏草、水果醋、益生菌、雞精。
常見添加物	澱粉（賦型劑）、硬脂酸鎂（賦型劑）、乳糖（甜味劑）。
製造方式及來源	方式 1：液態發酵槽培養菌絲體濃縮萃取。 方式 2：農場培養子實體濃縮萃取。 方式 3：靈芝孢子破壁後冷凍乾燥。
保存方式	開瓶後置於陰涼乾燥處，避免陽光直射
一般攝取量	每日兩次，每次 200～500 毫克的靈芝抽出物。
副作用	無毒無副作用，少數人服用時有瞑眩反應。

益防癌抗癌　降膽固醇　保養關節　抗老化　提升精力　保腸胃　護眼　增強免疫力 靈芝　控制體重　美容　調節賀爾蒙　器官養護　基礎營養

【使用時機】

▼ 多重功效，健康、美容全面養護

- 目前已知靈芝的保護作用很多，一般人若想要增進免疫力、提升體力、保護肝臟、維護心血管健康、抗老化、安定心神，甚至有美容需求者，皆可服用靈芝來達到保養的目的。

- 目前已證明靈芝對於腫瘤、肝炎、慢性支氣管炎、過敏性氣喘、糖尿病、高血壓、高血脂、失眠、神經衰弱、自律神經失調、經期不適、更年期、紅斑性狼瘡等疾病具有療效，這類患者可在醫師指導下適量服用靈芝，改善症狀。

【該怎麼吃】

▼ 每日 200 ～ 500 毫克靈芝萃取物，保健康

- 一般而言，未純化濃縮的靈芝，健康成人一天可攝取 10 ～ 30 克。市售的靈芝產品大多數為純化濃縮後的產品，每錠（每粒或每包）所含的靈芝抽出物重量範圍在 200 毫克～ 500 毫克之間。然而，由於純化技術不同，使得靈芝產品的濃度差異甚大，所以建議按照產品說明中的用量來使用。

- 服用靈芝而產生瞑眩反應者最好向合格中醫師尋求服用指導，不要輕易聽從販售者的加量建議。曾經服靈芝且瞑眩反應過強以致無法承受者，可以由少量開始逐漸增加。

- 服用靈芝並不會隨即見效，通常要 3 ～ 5 天之後才會感受到效果，少數人則需要 10 天。服用靈芝獲取輔助治療疾病的效果與服用期長度有關，基本上，需服用約 2 ～ 3 個月，有的人則需要 6 ～ 12 個月才具明顯的效果，視不同的身體狀況來長期服用，可向醫師諮詢服用。

- 妊娠期或哺乳期婦女、嬰兒與兒童、特殊過敏症患者以及服用免疫抑制劑者，建議服用前先向醫師諮詢。

- 靈芝有提高血液流量的效果，服用抗凝血藥物者、手術前後的患者、經期或產後婦女不宜服用。

- 有極少數的人對靈芝過敏，此類人士也不宜服用靈芝，也提醒初次服用靈芝者，應先少量取用，觀察身體是否有不良反應，以確認體質的合適性。初次服用可由一日 200 毫克萃取物的劑量開始試驗，服用 24 小時內若有腹瀉，全身性紅疹、發燒、呼吸困難的情形，則極可能是過敏反應，應予停止服用立即就診，由醫師評估是否適合繼續使用靈芝。

益防癌抗癌

降膽固醇

保養關節

抗老化

提升精力

保腸胃

護眼

增強免疫力 靈芝

控制體重

美容

調節賀爾蒙

器官養護

基礎營養

小知識 什麼是暝眩反應？

中醫療法過程中，患者有時會有暫時性的不適或症狀加重的現象，稱為暝眩反應，被視為身體排毒與治療發揮功效的徵兆。暝眩反應不是副作用，並且會隨著療程的持續而逐漸消失。服用靈芝者大約有三成左右的人有暝眩反應，且大多數都非常輕微。服用靈芝常見的暝眩反應有嗜睡、口乾、暈眩、顏面或四肢輕微浮腫、潰瘍處疼痛、皮膚出疹或長痘、流鼻血或痔瘡出血等，症狀與強度因人而異。

【選購重點】

▼ 活性經實驗鑑定，效果有保障

- 許多人誤以為標榜純天然的野生靈芝比較好，事實上靈芝有 130 種，只有數種可以食用，其中又以赤芝的藥用價值最高。沒有經過品種鑑定的野生靈芝，是否可食用或是否有毒都不能確定，不建議使用。人工培養的靈芝通常以經過種類鑑定，確認為可食用的靈芝，其安全性較高，民眾在選購相關保健食品時應多加注意其成分來源。

- 許多市售靈芝產品標榜多醣體含量高，但單憑此項訊息不一定代表產品的效用就好。有許多知名品牌產品都委由實驗室或國家級研究單位做效用的測試，並獲得國家健康食品認證或國際專利。目前經國家認證的功效包括免疫調節功效，例如促進 T 細胞活性、促進自然殺手細胞活性、促進抗體產生等；護肝效果，例如降低血清 GOT、GPT 值、增加肝臟蛋白質含量等。而獲得美國專利的有靈芝多醣的免疫調節功效與抗腫瘤功效。消費者在選購靈芝保健品時，可參考產品標示的認證或專利，才能更有保障買到具有功效的產品。

- 靈芝三萜類化合物（例如靈芝酸）其功效大致與含量成正向相關，選購靈芝產品時，可比較三萜類化合物的含量，含量較高者品質較好（一般靈芝三萜類含量約在 1 ～ 3%之間）。

- 常見靈芝產品的原料有下列幾種：經由發酵方法大量製造而得的菌絲體（絲狀幼體），太空包培育的子實體（蕈狀成體）直接製粉或經純化濃縮，或以破壁靈芝孢子為主成分，有些產品則會混和以上兩種甚至三種原料。雖然目前尚未有定論哪一種服用效用較佳，但選購時可注意靈芝的品種、產品成分組成、重金屬含量、活性成分含量與活性測定、國家認證或國際專利等標示，來確保自己購買的靈芝產品基本上是安全且具效益的。

- 市面上最為常見的靈芝複方產品是靈芝蟲草與靈芝人蔘。與靈芝多醣體相似，蟲草多醣體對於免疫調節也有顯著的功效，靈芝蟲草複方產品主要的功效多為提升免疫力。而人蔘與靈芝在中藥典籍中，同屬滋補固本之類，因此其複方產品，主要訴求多在於增進體力。消費者可依自身需求來選購複方產品，並選購標註已經活性測定的產品，更具功效保障。

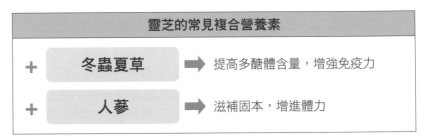

靈芝的常見複合營養素

+ 冬蟲夏草 ➡ 提高多醣體含量，增強免疫力

+ 人蔘 ➡ 滋補固本，增進體力

小知識 靈芝保健食品的生產

　　靈芝的菌絲體是靈芝的幼體，蕈狀的子實體由菌絲體生出，子實體成熟後產生孢子，孢子隨風落在腐木或土壤之上，又生出菌絲體，開啟了下一個靈芝的生命循環，三者均可為保健食品的來源，經人工培育靈芝菌絲體可大量生產，而子實體也可種植於木屑與米糠之上，種植到採收通常需 100 天，若已呈老化木質狀態的子實體就無藥用價值了。靈芝孢子具有一層後壁，產品製造都必須經過破壁處理，其有效成分才能被人體所吸收。

乳鐵蛋白　Lactoferrin

參見 P.77

乳鐵蛋白存在於初乳中，牛初乳是指小牛出生三天內，母牛所分泌的乳汁。初乳中的初乳蛋白組成可以分為四個主要部分：乳鐵蛋白、免疫球蛋白、生長因子、以及 Proline-rich polypeptides（PRPs）。乳鐵蛋白是其中最被看好、相關產品最多的成分。乳鐵蛋白是一種先天的免疫物質，能保護出生嬰兒免於感染，主要功能除了運輸鐵離子之外，還有很強的防護作用：1.抗菌，能直接破壞細菌細胞壁，也能提升免疫細胞殺菌功能。2.對抗病毒感染，如腸病毒71型、小兒麻痺病毒、輪狀病毒、皰疹病毒等。3.調節免疫功能，抑制過敏與發炎反應。4.維護腸道菌相平衡。乳鐵蛋白能通過胃酸而不受損，口服就能有不錯的效果。然而，初乳中有很高的泌乳激素，兒童食用過量恐造成性早熟，阻礙正常發育。使用時須注意用量，並諮詢醫師或專業人士。

基本資料	
常見型態	嚼錠、粉劑、顆粒、膠囊。
常見複方組合	初乳蛋白、乳清、乳酸菌、螺旋藻、寡醣、維生素、礦物質。
常見添加物	澱粉（賦型劑）、硬脂酸鎂（賦型劑）、葡萄糖（甜味劑）、香料。
製造方式及來源	由牛初乳中萃取純化。
保存方式	開瓶後置於陰涼乾燥處，避免陽光直射。
一般攝取量	一般成人每日 250 毫克，兒童依體重與 60 公斤的比值計算。
副作用	目前無副作用反應報告。

益防癌抗癌

降膽固醇

保養關節

抗老化

提升精力

保腸胃

護眼

增強免疫力　乳鐵蛋白

控制體重

美容

調節賀爾蒙

器官養護

基礎營養

【使用時機】

▼ **腸道好免疫，病毒難入侵**

- 兒童可補充乳鐵蛋白，減少腸病毒 71 型感染的機率。經長庚醫院研究證實，乳鐵蛋白有助對抗腸病毒 71 型，效果顯著。

- 採用配方乳哺育的嬰兒、免疫力較弱的兒童與成人、手術後抵抗力較弱者、過敏體質者，可適時補充乳鐵蛋白以提升免疫力。人的免疫系統有 70％位於腸道，且研究顯示，乳鐵蛋白的受器位於腸道中，有助腸道免疫正常化，除了提升免疫細胞的活性（如自然殺手細胞、巨噬細胞、Ｔ淋巴細胞等），還能調節過敏反應。

- 腸道經常生病的人，益生菌數量較不足，腸道細胞也容易受損，可由醫師指導，補充乳鐵蛋白與益生菌來改善。乳鐵蛋白的另一重要功效是維護腸道菌叢生態，修補腸道細胞，保持腸道健康。

【該怎麼吃】

▼ **免疫力較差時或病癒後，免疫效果最明顯**

- 成人每日補充乳鐵蛋白建議量為 250 毫克，兒童的劑量依照兒童體重與 60 公斤的比值來計算，例如：10 公斤的幼兒用量約為 40 ～ 50 毫克（250 毫克 ×10 ／ 60）左右。

- 乳鐵蛋白於飯前或飯後均可食用，粉劑或顆粒沖泡時需使用 60℃的溫水，避免高溫破壞活性。

- 乳鐵蛋白加工過程通常已脫去鐵質，不必擔心含鐵量過高造成身體負擔，一般體質者都可使用乳鐵蛋白，且乳鐵蛋白分子本身並不會引起乳糖不耐症，因此患有乳糖不耐症者也適用。

- 初乳製品可能含有較高的性荷爾蒙泌乳激素，過量恐造成性早熟。因此發育中的兒童使用時須注意劑量，持續服用時間的長短需由醫師建議。

- 乳鐵蛋白在免疫系統未臻成熟的孩童身上，能發揮良好的功效。但在健康的成人身上，乳鐵蛋白的保護力並無明顯的幫助，因此，大部分的醫師都會建議成人不必持續每日補充乳鐵蛋白。而免疫力較差時或病癒後使用，則可以輔助免疫系統，防止疾病侵襲。

益防癌抗癌

降膽固醇

保養關節

抗老化

提升精力

保腸胃

護眼

增強免疫力
乳鐵蛋白

控制體重

美容

調節賀爾蒙

器官養護

基礎營養

【選購重點】

▼ 注意乳鐵蛋白含量，而非只是初乳蛋白

● 乳鐵蛋白是牛初乳蛋白的組成之一。由牛初乳當中提煉出乳鐵蛋白，需要使用大量的牛初乳，成本相當高。因此，許多標榜乳鐵蛋白的產品，實際上是以牛初乳蛋白（colostrum）為原料而非純乳鐵蛋白（lactoferrin），其乳鐵蛋白的含量可能只有 2 ～ 3%。選購乳鐵蛋白產品時，應注意標示中確實註明乳鐵蛋白的毫克數，確定每日服用劑量可達到建議量：成人 250 毫克，兒童依體重與 60 公斤的比值計算，才算是有效的產品。

● 乳鐵蛋白在製程中，常會損失大量活性。常見的噴霧乾燥法容易破壞乳鐵蛋白的活性，而使用冷凍乾燥法，能保留的活性較為完整，使用冷凍乾燥的產品通常會特意標示出來，民眾可選擇這類製造方式的產品，活性與效果較佳。

● 某些乳鐵蛋白產品曾被檢出含有三聚氰胺，此後乳鐵蛋白產品常會主動標示三聚氰胺與塑化劑的檢驗結果。消費者選購時多留意檢驗數據標示，購買安全的產品。

● 乳鐵蛋白產品常與多種維生素、礦物質或奶粉等，組合成為營養補充品。若乳鐵蛋白含量足夠，很適合做為增加營養與提升抵抗力的日常保養品。另外，添加初乳免疫球蛋白或螺旋藻的產品，則能在調節免疫的功能上更加完整，民眾可依需求來選購。

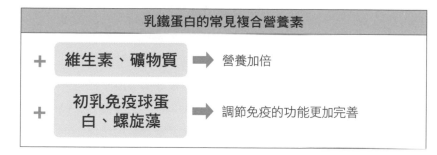

乳鐵蛋白的常見複合營養素	
＋ 維生素、礦物質 ➡	營養加倍
＋ 初乳免疫球蛋白、螺旋藻 ➡	調節免疫的功能更加完善

控制體重

良好的體重控制，是維護健康的基礎，當體重大於理想體重20%者稱肥胖症，肥胖症往往跟高血壓、高血脂與高血糖等三高呈正相關。位居國人十大死因中的心臟病、糖尿病及高血壓等疾病，幾乎都可以透過適當的減重來減緩這些症狀，可見體重控制的重要性。市面上輔助減重產品大概分為四大類，一為減少體內吸收油脂與糖分，例如利用甲殼素的吸附力來吸附飲食中的油脂，或使用白腎豆中的澱粉酶抑制劑來降低澱粉的分解；二為降低體內的脂肪，例如共軛亞麻油酸（CLA）可以降低內生性脂肪的合成，而藤黃果可以促進體內脂肪的氧化燃燒，茶花萃取物可以減少內臟脂肪；三為促進新陳代謝，例如肉鹼可以幫助敞開粒線體大門讓脂肪酸的燃燒更加快速，唐辛子具有刺激腎上腺髓質的功能，促進產熱、發汗與脂肪酸的分解；四為抑制食慾與促進排便，例如寒天的膳食纖維與蘋果醋具抑制食慾的功效，武靴葉可以讓含糖的食物吃起來有苦澀的滋味，以減少並抑制含糖食物的攝取，馬黛茶可以促進腸蠕動改善便祕等。均衡的飲食、適當的運動、規律的生活是維持標準體重的不二法門，但隨著時代進步，工作型態的改變，人們往往無法遵循飲食、運動與生活原則，加上隨年齡增長而相對變慢的新陳代謝便容易使標準體重失守。忙碌的現代人不妨嘗試市面上已認證通過具維持體態、控制體重相關的保健食品，來輔助保健目標的達成。

關於保健食品，你知道嗎？

共軛亞麻油酸 CLA

共軛亞麻油酸（Conjugated linoleic acid，CLA）是一種天然對人體有益處的脂肪酸，因為兼具有脂肪酸的順式與反式結構，所以稱為共軛，共軛亞麻油酸可以從反芻食草動物的肉類、乳汁與油脂中得到，例如牛肉、羊肉、牛奶與乳製品，另外植物油中如紅花籽油與向日葵油也含有少量的共軛亞麻油酸。據研究，共軛亞麻油酸可降低人體體脂肪與增加瘦肌肉組織，繼而避免因反覆減重所造成的溜溜球效應（yo yo syndrome），其機轉可能跟抑制人體脂蛋白脂解酶活性，增加體脂的燃燒與啟動脂肪分解功能有關。另外也發現共軛亞麻油酸可抗粥狀動脈硬化、前列腺癌與大多數的乳腺癌，因此有益於健康。但現在的牛、羊等家禽多改以穀類代替青草來飼養，若加上平時飲食中食用肉類和奶類的比例較低，攝取到的共軛亞麻油酸更為有限，可透過目前已自紅花籽油或向日葵油中萃取共軛亞麻油酸製成的保健食品來補充，便利又具效益。

基本資料	
常見型態	軟膠囊、糖漿。
常見複方組合	棕櫚酸、硬脂酸、肉鹼、瓜拿那、綠茶萃取物。
常見添加物	明膠（賦型劑）、純水、維生素 E（抗氧化）、甘油（乳化劑）、卵磷脂（乳化劑）。
製造方式及來源	天然紅花籽油或向日葵油萃取提煉出共軛亞麻油酸，一般製成約含 78～84％共軛亞麻油酸的保健食品，但目前已有少數可提煉到 95％共軛亞麻油酸的保健食品。
保存方式	避免陽光直射與高溫，置於通風乾燥處，過期絕對不可食用。
一般攝取量	一般成人一天 2～3 克。
副作用	因為是油質的膠囊，有些人會因此消化不良、腹脹、打嗝有油味、噁心感與排油便。

【使用時機】

▼ 維持身材，不複胖

- 體重超出標準、有體脂過高的現象，欲改善身型、降低體脂肪與增加體內瘦肌肉組織的人，可服用共軛亞麻油酸保健食品。據研究，共軛亞麻油酸可減少腹部脂肪、將鬆軟的肚圍轉變成比較結實的狀態，相當適合欲改善身型比例的人。

- 對於常常反覆減重造成人體新陳代謝變低，體脂比率愈來愈高、但瘦肌肉組織相對減少，變成愈減愈肥的「溜溜球效應」的人，可以利用共軛亞麻油酸保健食品來輔助預防此狀況。

- 根據研究，共軛亞麻油酸可減少復胖發生率，因此對於已達理想體重想維持體態者，可利用共軛亞麻油酸來維持身材。

- 欲保養心血管及預防腸道發炎不適，可服用共軛亞麻油酸產品為保健之用。根據研究，共軛亞麻油酸可以抑制因發炎所造成的粥狀動脈硬化與腸炎，並有抗乳癌與前列腺癌的效果。

【該怎麼吃】

▼ 搭配深海魚及亞麻籽，平衡體內脂肪酸

- 共軛亞麻油酸保健食品成分屬油溶性，因此適合飯後服用，吸收效果更佳。根據研究，每日攝取 3.2 克以下的共軛亞麻油酸可以達到最好減脂效果，所以建議量為每日 2 ～ 3 克。假設 1 顆 1000 毫克的膠囊，其共軛亞麻油酸純度為 80%，則可攝取到的共軛亞麻油酸為 800 毫克，因此一天攝取 3 顆即達建議量。

- 根據研究，共軛亞麻油酸產品在服用四週後才慢慢開始發揮最大效果，因此建議至少連續使用 12 週。

- 對於過度肥胖者（BMI > 35），因本身體內胰島素的反應功能較體重正常者差，服用共軛亞麻油酸保健食品可能會更降低其胰島素的活性，因此容易導致糖尿病，建議服用前先向醫師諮詢。另也因此患有冠狀心臟疾病、糖尿病者不建議使用。

- 據研究，共軛亞麻油酸可能增加膽汁中膽固醇濃度，造成膽結石的風險，且本身對油脂無法消化吸收良好的人，服用共軛亞麻油酸保健食品容易對身體產生負擔，產生腹脹、噁心感與腹瀉，因此不建議有膽結石體質者與脂肪吸收不良者服用。

- 使用共軛亞麻油酸保健食品可能造成體內 Omega-6 的脂肪酸比率偏高，建議在服用共軛亞麻油酸保健食品期間應多攝取富含 Omega-3 的深海魚類、新鮮蔬果、核桃與亞麻籽來平衡體內油脂攝取，維持正常生理所需。

益防癌抗癌

降膽固醇

保養關節

抗老化

提升精力

保腸胃

護眼

增強免疫力

控制體重
共軛亞麻油酸

美容

調節賀爾蒙

器官養護

基礎營養

【選購重點】

▼ **含80％以上的 CLA 產品，品質佳**

- 在國外，共軛亞麻油酸產品分膠囊與糖漿兩種，根據實驗比較，糖漿的減脂效果優於膠囊，但在國內不易買到。而市售的共軛亞麻油酸軟膠囊大約分三種，即純共軛亞麻油酸軟膠囊、添加其他脂肪酸軟膠囊與添加複方成分軟膠囊，其中添加棕櫚酸、硬脂酸等其他脂肪酸者，主要用以增加共軛亞麻油酸的活性，而添加如瓜拿那、肉鹼、綠茶萃取物者則是用以增加體脂的分解與代謝功能，無論如何，建議在選購時將共軛亞麻油酸的含量與純度列為重點，選購純度高、含量符合所需，且不過量的產品；至於相關的複方產品，民眾則可依自身額外的需求來選購。

- 市售的共軛亞麻油酸膠囊中共軛亞麻油酸的含量並非百分之百，所以購買時要看清楚每顆膠囊中共軛亞麻油酸的含量，確定購買到的共軛亞麻油酸為 80％以上者為佳，純度較高，例如 1 顆 500 毫克膠囊，純度為 80％，實際上只含有 400 毫克的共軛亞麻油酸，因此 4 顆就含有 1600 毫克的共軛亞麻油酸，以此類推，民眾可依自身需求按實際含量計算服用。

- 共軛亞麻油酸膠囊為質地清澈透明的琥珀色，若是發現不明沉澱或因保存不佳而氧化變色，絕對不可服用，以免有害健康。由於曾經發生以沙拉油假扮共軛亞麻油酸事件混入市面，建議消費者看清楚產地來源，並注意標示，以免購買到偽品與劣質品。

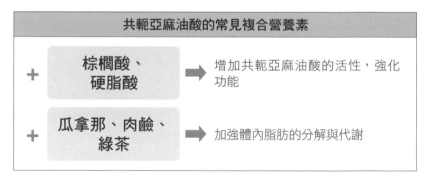

共軛亞麻油酸的常見複合營養素	
＋ 棕櫚酸、硬脂酸	➡ 增加共軛亞麻油酸的活性，強化功能
＋ 瓜拿那、肉鹼、綠茶	➡ 加強體內脂肪的分解與代謝

小知識 身體質量指數（BMI）如何計算

BMI（body mass Index）＝體重（kg）/ 身高的平方（m×m）
理想體重（公斤）＝ 22× 身高的平方（m×m）
理想體重範圍為 ±10％

甲殼素 Chitosan

甲殼素來自自然界中的甲殼類動物蝦、蟹、昆蟲等的外殼，與菇蕈類的細胞壁中，一般我們所攝取的甲殼素保健食品多由蝦、蟹殼萃取而來，但近來也有來自菇蕈類的甲殼素產品供素食者選擇。未經加工處理的蝦、蟹殼成分對人體並無助益，必需經過稀強酸與稀強鹼去除其中的蛋白質與碳酸鈣得到幾丁質，再經由去乙醯化過程來萃取得到人體能吸收的多醣類成分―甲殼素，才能當保健產品服用。甲殼素又稱幾丁聚醣、甲聚醣、殼胺醣，為一種動物纖維，其在人體分解產物為葡萄糖胺，葡萄糖胺為人體原本就存在且為合成透明質酸的原料，故與人體細胞的親合力高、安全性高，也可當做間接補充葡萄糖胺提供關節營養。甲殼素為帶正電荷的陽離子集團，可吸附油脂、膽固醇與金屬毒素，具輔助降低膽固醇、預防心血管疾病及減少體脂肪形成的功效；市面上所販售的甲殼素產品主要分為輔助體重管理與心血管保養兩大類，消費者可依自己需求選購合適的產品。

基本資料	
常見型態	軟膠囊、硬膠囊、錠。
常見複方組合	綠咖啡豆、覆盆莓、酵母鉻、唐辛子、山渣萃取物、維生素 C、藤黃果萃取物、天然仙人掌抽出物、白腎豆抽出物、武靴葉抽出物、芽孢型乳酸菌、維生素 B2、葫蘆巴、精胺酸、鯊魚軟骨、維生素 D。
常見添加物	磷酸鈣、硬脂酸鎂、纖維、二氧化矽、麥芽糊精（賦型劑）、蘋果酸（調味劑）。
製造方式及來源	天然蟹殼或蝦殼經稀強酸與稀強鹼處理後，再經去乙醯化而得，1 公斤的蟹殼或蝦殼可得到約 250 公克的甲殼素，高緯度地區使用蟹腳較多，熱帶地區以蝦殼為主，品質上無重大差異。
保存方式	置於陰涼乾燥通風處，避免陽光直曬或高溫潮濕的場所，開封後盡早食用完畢。
一般攝取量	每次 500 毫克，一天三次。
副作用	因甲殼素為動物纖維，會吸附水分與造成腸胃蠕動增加，故有些人會有脹氣與飽脹感，胃腸功能弱者容易感覺不適。另外，服用期間水分攝取不足者也容易造成便祕，且長期使用也易導致脂溶性維生素的缺乏。

益防癌抗癌　降膽固醇　保養關節　抗老化　提升精力　保腸胃　護眼　增強免疫力　控制體重 甲殼素　美容　調節賀爾蒙　器官養護　基礎營養

【使用時機】

▼ 不僅吸附油脂，也吸附毒素

- 現代人生活忙碌，外食的比例很高，但一般外食為求口味大眾化，食物中多半添加較多的調味料和油分，以致無形中攝取了過多的油脂，為了滿足口腹之慾又想做好體重管理，可利用甲殼素吸附油脂的功效，在用餐前服用甲殼素，來達到體重控制的目的。

- 甲殼素的吸附能力極強，優於植物纖維僅次於活性碳，並且安全無毒，與重金屬場所接觸的人員如加油站工作者、油漆塗料業、電子業、鞋業、裝潢業、烤漆業、焊接、下水道、化糞池工作者等體內可能重金屬的含量會高於一般人，可以透過攝取甲殼素來吸附，將之排出體外，以減少重金屬囤積在體內，危害健康。

- 農藥接觸人員以及消毒公司人員可以透過服用甲殼素來吸附脂溶性毒素，並排出體外。根據成大醫院與新竹工業研究院合作的動物實驗中，發現甲殼素可用來治療因煙塵引發的氣管炎等過敏症狀，因此對於不得不長時間待在有二手煙場所的人或是汽修場工作者，可補充甲殼素來保護氣管。

- 有研究顯示，腎衰竭的洗腎患者服用甲殼素四週後，血清中的尿素氮與肌酸酐的濃度有顯著降低，並且使血紅素升高；在動物用藥上，也有使用以甲殼素為主要成分的藥物來輔助治療動物腎衰竭，因此推測甲殼素產品可以保護腎臟，但為用藥安全，腎臟病患者服用甲殼素前須先與醫師討論，謹慎評估後再服用。

【該怎麼吃】

▼ 卵磷脂及水溶性維生素，有助甲殼素吸收

- 若是想要做體重管理者，依照每個人自身條件與對甲殼素接受度劑量的不同一天可取用 1500 ～ 3000 毫克，若以吸附毒素為目的的人，一天約食用 1500 毫克就足夠。

- 甲殼素保健食品應於飯前 30 分鐘服用，並且每天至少必須補充 5 ～ 8 大杯水（約 2000c.c.），以預防便祕，但若便祕情形持續，必需考慮減量服用。

- 甲殼素會吸收油脂，造成脂溶性維生素的缺乏，因此若持續服用甲殼素產品 2 星期以上，必須額外補充脂溶性維生素，兩者服用時間需間隔 2 小時。

- 甲殼素的吸附能力可能影響多種藥物的吸收，建議避免和藥物一起使用。

- 豆類、奶類與蛋黃中的卵磷脂及水溶性維生素可幫助甲殼素的吸收，因此服用甲殼素保健食品時可以考慮與豆漿、豆腐、牛奶、雞蛋、深綠色蔬菜及水果一起食用以促進吸收，對於少數蝦殼類過敏者可能服用甲殼素會有過敏反應，請小心低劑量服用，若有過敏現象應馬上停止服用。

- 不建議發育時期的兒童、青春期體重正常的青少年、懷孕與哺乳中的女性使用甲殼素，避免營養不良，影響發育與健康；腸胃功能較弱者與痔瘡發作患者服用甲殼素可能造成不適感加劇，應謹慎使用。

- 因甲殼素屬高纖食物，消化性潰瘍（胃潰瘍、十二指腸潰瘍）患者取用易加重病症，因此不建議服用甲殼素。

小知識 甲殼素在人體好吸收嗎？

　　雖然甲殼素因構造之故（與植物纖維結構類似，為 β-1,4 鍵結）對人體來說不易吸收，但卻可被胃酸分解，人體可利用體內的溶菌酶（lysozyme）將分子量非常大的甲殼素分解成分子量較小的甲殼素，而存在於植物（蔬菜）中的天然抗菌成分─幾丁質分解酶（chitinase）也可以在體內繼續幫助甲殼素分解，再透過牛奶、雞蛋中的卵磷脂與維生素 B 與維生素 C 幫助人體吸收甲殼素。

【選購重點】 ▼ 甲殼素保健品不應有腥味

- 選購甲殼素膠囊，可打開膠囊檢視，若為食品級甲殼素為白色或淡黃色，以接近白色最佳，含到口中有澀味與咬舌感，並產生凝膠狀，品質應為無味無臭，若有腥味、蝦蟹味或蝦紅素殘留，應屬不純產品。

- 市面上有販售平均分子量更小的水溶性甲殼素產品以利人體消化吸收，但實際上人體的胃酸即可水解甲殼素，並非水溶性甲殼素才可被消化吸收，一般消費者無需刻意選購這類特性的商品，同樣具有效用。

- 甲殼素保健食品的複方成分如綠咖啡豆、酵母鉻、唐辛子、山渣萃取物、藤黃果、仙人掌抽出物、白腎豆抽出物、武靴葉抽出物、葫蘆巴等主要是協助體重的控制，適合想要維持體態的人。添加有維生素 C、維生素 B 與乳酸菌的成分主要是訴求能更好吸收，對於腸胃功能不佳的消費者可以選擇有添加類似配方的產品。而添加有精胺酸的甲殼素產品則是能與甲殼素一同養護心血管，精胺酸則可以擴張血管，與甲殼素一同達成降血壓的目的。另外添加有鯊魚軟骨、維生素 D 的甲殼素產品主要是共同強化關節的保養；鯊魚軟骨含粘多醣，可以防止關節退化，維生素 D 則幫助鈣質吸收，讓鈣質沉降至骨頭中。民眾可依自身的需求選購。

益防癌抗癌　降膽固醇　保養關節　抗老化　提升精力　保腸胃　護眼　增強免疫力　控制體重 甲殼素　美容　調節賀爾蒙　器官養護　基礎營養

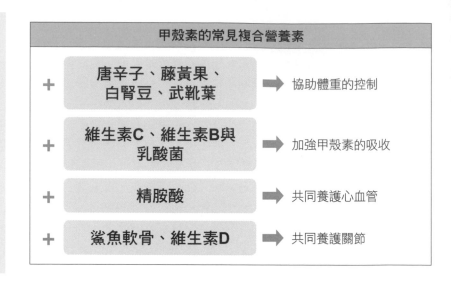

甲殼素的常見複合營養素
＋ 唐辛子、藤黃果、白腎豆、武靴葉 ➡ 協助體重的控制
＋ 維生素C、維生素B與乳酸菌 ➡ 加強甲殼素的吸收
＋ 精胺酸 ➡ 共同養護心血管
＋ 鯊魚軟骨、維生素D ➡ 共同養護關節

白腎豆 White kidney bean

參見 P.56

白腎豆為一種天然食材,含有 α 澱粉酶抑制劑可以抑制食物中的澱粉被分解成葡萄糖,並減少糖分進一步被人體吸收,因而有減重效果,並經實驗證實,在餐前 30 分鐘服用白腎豆萃取物連續 30 天,能使體重、身體質量指數(BMI)、身體脂肪比率與腰臀腿圍明顯降低,使其成為現今熱門減重產品的成分之一。另外,白腎豆中的 α 澱粉酶抑制劑也可用在輕度的糖尿病人身上,輔助降低血糖。但因生的白腎豆對人體有許多有害成分,會引起腹瀉、嘔吐等副作用,因此透過白腎豆萃取物的保健食品是,安全且便利的途徑。

基本資料	
常見型態	膠囊、錠狀、飲品。
常見複方組合	唐辛子、藤黃果、武靴葉、甲殼素、鉻離子、苦橙萃取物、肉鹼、乳酸菌、蘆薈、墨角藻、山茶花。
常見添加物	明膠、阿拉伯膠、二氧化矽(抗結塊劑)、硬脂酸鎂(賦型劑)、天然植物纖維(填充劑)。
製造方式及來源	天然白腎豆除去有毒物質,並在 60℃ 以下利用生化技術萃取得到澱粉酶抑制劑製成保健食品。
保存方式	避免高溫與日光直射,置於通風乾燥處。
一般攝取量	每次 500 毫克,一天 2～3 次,依照每人身體狀況與攝食澱粉質食物的情況增減。
副作用	因白腎豆萃取物會改變人體對澱粉食物的吸收型態,故可能會有脹氣、排氣增加與腹瀉的情形。

益防癌抗癌

降膽固醇

保養關節

抗老化

提升精力

保腸胃

護眼

增強免疫力

白腎豆 控制體重

美容

調節賀爾蒙

器官養護

基礎營養

【使用時機】

▼適合愛吃澱粉類食物的減重者

- 飲食上無法達到均衡且偏重於澱粉類食物的人往往會攝取過多糖分而造成體重上的失控，可透過白腎豆萃取物的保健產品來輔助避免體內吸收過多糖分。

- 正在進行減重的人，若其體質特別容易因食入澱粉食物而造成體重的起伏，可以利用白腎豆萃取物來輔助欲達成的減重效果。

- 人體正常空腹血糖值為 80 ～ 110mg ／ dl（毫克／毫升），飯後兩小時為小於 140mg ／ dl，有些人的數值會高於正常值但尚未達到糖尿病的標準（此稱葡萄糖耐受力較差），除了注意飲食並積極運動外，亦可以利用白腎豆來輔助減少糖分的吸收。

【該怎麼吃】

▼吃了白腎豆，有排氣反應才有效

- 白腎豆萃取物的功效在於抑制澱粉被分解以減少吸收，因此必須餐前 30 分鐘服用才可達到效果，依照個人攝食澱粉的多寡與身體狀況，通常一次為 500 毫克，建議量一天為 2000 毫克以下。

- 白腎豆萃取物並無抑制糖分被吸收的效果，因此服用期間仍必須注意調整飲食習慣，例如少喝含糖飲料，水果的食用量也不可過多，對於想減重的人才可達到最佳效果。

- 由於白腎豆萃取物會抑制澱粉被分解吸收，因此澱粉食物由小腸進入大腸時更容易被細菌發酵而產氣，故食用後會有輕微排氣的現象，但因每人狀況不同而異，通常食用劑量愈高可能排氣狀況也會隨之增加，若無法忍受可以減低劑量或配合乳酸菌服用。但若是服下的白腎豆萃取物無產生排氣現象，則表示此產品並無發揮效果，應改換其他合適的產品。

- 對一般人來說，澱粉是人體重要的能量來源，每天仍須攝取，供應維持活力所需。因此對於營養需求高的孕婦、哺乳婦、生長發育中的青少年與體質虛弱者不建議服用白腎豆萃取物。

益防癌抗癌

降膽固醇

保養關節

抗老化

提升精力

保腸胃

護眼

增強免疫力

控制體重
白腎豆

美容

調節賀爾蒙

器官養護

基礎營養

【選購重點】

▼ 選擇 500 毫克以下的製劑，取用方便不過量

- 白腎豆萃取物的保健產品有膠囊、錠狀與飲品三種，不過市面上大多以複方膠囊為主，民眾可視其自身的需求選購，達成多重效用。錠狀則只有單方成分，目前在國內不易買到。而飲品中則多添加有能促進新陳代謝與排便順暢的墨角藻、山茶花、藤黃果，除了適於不便吞服錠劑的人，也適合體質易水腫的人選購。

- 因白腎豆萃取物每次的服用量不可超過 500 毫克，建議選購時注意每錠或每顆膠囊的含量為 500 毫克以下，以便於每次服用，避免過量。

- 白腎豆的複方產品中常添加有可以增加產熱、促進發汗的唐辛子、輔助增加脂肪燃燒與有飽足感的藤黃果、減少腸道吸收糖分子的武靴葉、幫助吸附油脂的甲殼素、能穩定血糖減少暴飲暴食的鉻離子、增加體內產熱效應與基礎代謝率的苦橙萃取物、促進脂肪燃燒的肉鹼、增加體內優勢菌叢的乳酸菌或是可幫助排便的蘆薈。因此以肥胖體質來說，嗜吃澱粉質，本身代謝又慢的消費者適合添加有唐辛子與苦橙萃取物的配方，對於想要完全針對減少澱粉吸收者可選擇添加武靴葉與鉻離子配方；想要同時減少澱粉與油脂吸收者，可以選擇添加藤黃果、甲殼素、肉鹼的產品；排便不順者可以選擇添加乳酸菌、蘆薈、墨角藻的配方，消費者可以依自身狀況來選購。

白腎豆的常見複合營養素
+ 唐辛子與苦橙萃取物 ➡ 適合愛吃澱粉且代謝差的人
+ 武靴葉與鉻離子 ➡ 加強減少澱粉的吸收
+ 藤黃果、甲殼素、肉鹼 ➡ 同時抑制澱粉和油脂的吸收
+ 乳酸菌、蘆薈、墨角藻 ➡ 額外具有排便順暢的功效

肉鹼 Carnitine

　　肉鹼是人體可自然合成的一種胺基酸化合物，存在於各個細胞之中，如肝、腎、腦與神經組織、心臟、肌肉與睪丸等，肉鹼是由人體消化食物所吸收的甲硫胺酸及離胺酸合成的，可幫助無法直接進入粒線體膜的長鏈脂肪酸進入粒線體基質內進行 β - 氧化作用來產生能量，因此能增加體內脂肪的新陳代謝，並有助於運動後肌肉內的脂肪燃燒，而能幫助控制體重，此外也能減少乳酸堆積，避免肌肉過度疲勞。肉鹼也可與乙醯基（acetyl）結合，轉變成乙醯 -L- 肉鹼，幫助人體產生重要的神經傳遞物質——乙醯膽鹼，對人體腦細胞非常重要，據研究，肉鹼可移除粒線體內堆積的毒素，並維持神經細胞膜的穩定，因此可減緩老人癡呆症的記憶喪失。除此之外，肉鹼還能幫助增加停經後婦女的骨鈣密度、保護心肌與血管免受氧化壓力破壞，改善氣喘、預防糖尿病患者周邊神經病變與增進男性生殖功能等多項功效。目前透過生技方式以胺基酸合成肉鹼製成的保健品，更便於需要補充肉鹼的人選購服用。

基本資料	
常見型態	硬膠囊、膜衣錠、軟膠囊、液體飲品。
常見複方組合	鉻離子、藤黃果、輔酵素 Q10、α - 硫辛酸。
常見添加物	明膠（賦型劑）、硬脂酸鎂（賦型劑）、二氧化矽（賦型劑）、纖維（賦型劑）、山梨糖醇（矯味劑）。
製造方式及來源	取自牛羊肉、乳品、蛋黃、穀類、黃豆、酪梨等食物中的離胺酸與甲硫胺酸，經生技技術合成肉鹼製成保健食品。
保存方式	肉鹼保健食品容易受潮變色，開封後請置於冰箱冷藏或是置於通風乾燥無濕氣處。
一般攝取量	一次 500 毫克，一天三次。
副作用	服用較高劑量會造成噁心、反胃，腹瀉、過敏，有些人覺得身上有魚味。

【使用時機】

▼維持體態，又養護心血管

- 欲控制體重的人可以利用肉鹼來幫助加速體內脂肪的燃燒，並配合飲食、運動，讓目標達成更順利。尤其是水腫型肥胖或中年後肥胖的人，因為肉鹼可以促進粒線體的活化，增加心臟功能，促進周邊血液循環，所以可以改善鬆弛的體態，看起來較為緊實。

- 在運動前、中也可補充肉鹼，讓肌肉中的脂肪快速代謝產生更多能量來維持體能，也避免因無氧運動時產生過多的乳酸，造成肌肉疲勞與痙攣。練健美者也可補充肉鹼來輔助降低體內體脂肪比例。

- 欲保養心血管者，可透過補充肉鹼來保護心肌與血管內皮細胞免於受氧化破壞。研究顯示，肉鹼可以減少心絞痛，改善運動後的胸痛與心跳節率不正常，也可以預防冠狀動脈硬化。

- 欲減緩老人癡呆症及延緩更年期骨質流失者，可透過肉鹼改善因老化後腦中神經傳導物質的功能失常，也可減少糖尿病人的周邊神經病變，並且能增加更年期婦女血中的骨鈣蛋白濃度，延緩骨質流失。

- 據研究，肉鹼也可改善男性生殖功能、對抗甲狀腺機能亢進，輔助治療地中海型貧血，可在醫師的指示下補充，改善症狀。

【該怎麼吃】

▼Omega-3 脂肪酸可強化肉鹼活性

- 想要減重的人一大劑量為 1000 ～ 2000 毫克，遇到減重停滯期可增加到 3000 毫克，肉鹼服用的最佳時間為早餐前與午餐前，以肉鹼輔助減重，最好的方法是搭配低澱粉飲食、攝取必需脂肪酸、足夠的蛋白質與膳食纖維，並且規律的運動訓練，才能達到最好的效果。

- 欲減緩因退化而導致的記憶喪失以及維護心臟功能者服用肉鹼保健食品的劑量為 250 毫克。

- 肉鹼在美國醫師手冊（PDR）登載為長時間使用無毒性，因此基本上在適當的服用量下，民眾可安心取用。

- 服用肉鹼期間也可多補充魚油與亞麻仁油等含 Omega-3 脂肪酸的食品，以加強肉鹼的活性，更能發揮其功效。

- 肉鹼會干擾抗癌藥物、抗癲癇藥物、維生素 A 酸與甲狀腺藥物功能，因此服用有相關藥物者以及甲狀腺機能低下者不建議使用肉鹼保健食品。

益防癌抗癌

降膽固醇

保養關節

抗老化

提升精力

保腸胃

護眼

增強免疫力

控制體重 肉鹼

美容

調節賀爾蒙

器官養護

基礎營養

> **小知識 L 型肉鹼才具有保健效益**
>
> 　　肉鹼存在兩種型式，具有生物活性的為 L 型肉鹼，而 D 型肉鹼則是不具生物活性，D 型肉鹼會造成肌肉衰弱，為不安全型式，因此市面上販售的皆是 L 型肉鹼。

【選購重點】

▼乙醯‧L‧肉鹼更有助提升記憶力

- 肉鹼產品分軟膠囊、硬膠囊、膜衣錠與液態飲品，以台灣多濕的氣候來說，選擇膜衣錠、軟膠囊或是液態飲品型態較佳，通常液態飲品的單位劑量比較高（15 毫升含 1500 毫克肉鹼），適合患有慢性病、體弱的老年人。

- 肉鹼保健食品又分有 L- 肉鹼與乙醯 -L- 肉鹼兩種，若是想要幫助記憶的人選擇乙醯 -L- 肉鹼比較適合。另外，添加 α- 硫辛酸的複方產品主要是強化抗氧化力，以同時保養心血管；而添加鉻離子可以促進胰島素功能，幫助體內血糖的穩定，添加藤黃果則具有抑制脂肪合成與抑制食慾功效，可與肉鹼共同輔助減重；另外，因輔酵素 Q10 能活化心肌細胞的正常能量運轉而保護心血管系統，添加輔酵素 Q10 的肉鹼產品可適用於運動後容易胸痛心悸的人。

- Omega-3 脂肪酸如魚油與亞麻仁油可以增加肉鹼的活性與功能，讓肉鹼在體內發揮更大的作用，可以考慮額外選購來搭配。

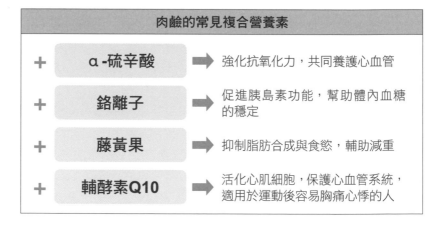

肉鹼的常見複合營養素	
＋ α-硫辛酸 ➡	強化抗氧化力，共同養護心血管
＋ 鉻離子 ➡	促進胰島素功能，幫助體內血糖的穩定
＋ 藤黃果 ➡	抑制脂肪合成與食慾，輔助減重
＋ 輔酵素Q10 ➡	活化心肌細胞，保護心血管系統，適用於運動後容易胸痛心悸的人

唐辛子 Capsaicin

　　唐辛子就是常說的「辣椒」，辣椒中的辣椒素為天然的產熱物質，可以促進腎上腺與正腎上腺素分泌，進而分解脂肪酸以產生熱能供人體利用，並且促進發汗，另外也可以抑制食慾，所以有輔助減重的功效。在日本小型的人體實驗中已發現，唐辛子與高熱量或高脂肪的食物一起服用可以增加脂肪或醣類的氧化燃燒，並在動物實驗中亦發現，唐辛子可以降低因高油脂飲食引起的血清中三酸甘油酯的濃度，預防血脂過高，維護心血管。不過即使辣椒素可以用來輔助減重，但一天必須吃下 25 ～ 28 克大量的辣椒粉，對一般人來說並不容易也可能對人體有害，因此對於想利用辣椒來輔助減重的人，建議選購唐辛子膠囊較為安全且有效率。

基本資料	
常見型態	膠囊、錠狀、膜衣錠。
常見複方組合	瓜拿那、苦橙萃取物、綠茶萃取物、茶花萃取物、葡甘露聚醣、生薑、馬黛、褐藻素、藤黃果、白腎豆、鉻酵母、蒔蘿、薄荷。
常見添加物	蔬菜纖維（賦型劑）、明膠（賦型劑）、二氧化矽（賦型劑）、硬脂酸鎂（賦型劑）。
製造方式及來源	天然紅辣椒種子中提煉乾燥成粉後製得。
保存方式	置於通風乾燥處，避免陽光直曬，小心置放，避免兒童誤食。
一般攝取量	與餐服用，每餐 6 ～ 10 克，依個人狀況不同而調整。
副作用	唐辛子會刺激胃黏膜造成胃酸分泌，對於正在使用制酸劑的人，若又服用較大劑量的唐辛子可能影響制酸劑的制酸效力而降低治療效果。大量服用也會增加痔瘡發作的風險與引起過敏。

益防癌抗癌

降膽固醇

保養關節

抗老化

提升精力

保腸胃

護眼

增強免疫力

控制體重 唐辛子

美容

調節賀爾蒙

器官養護

基礎營養

【使用時機】

▼ 適合血液循環差的減重者

- 長時間待在冷氣房環境的工作者，無法透過毛細孔正常發汗以調節體溫，導致血液循環與血管彈性逐漸變差，又常吃重口味的飲食，造成營養不均衡、代謝不良、肌肉痠痛並造成下肢水腫型的肥胖，唐辛子可以促進發汗與產熱，幫助血液循環，增加體內水氣的排除，進而輔助減重。

- 不喜歡運動、但又偏好肉類、海產等酸性食物的肥胖者，容易造成脖頸僵硬、肩膀沉重，又因暴飲暴食造成消化不良，排便不順與睡眠不良的人，可以利用唐辛子與綠茶素的配方來改善。

- 體質虛弱、血液循環不良、常常因氣候變換就容易偏頭痛的人，也可以選擇唐辛子膠囊來保健。

【該怎麼吃】

▼ 少量的唐辛子可改善消化不良

- 據研究文獻，每天每餐餐後服用 6～10 克的唐辛子可以輔助減重，但因市售的唐辛子膠囊大多一顆為含量 500 毫克，也就是說每餐就得吃上 12～20 顆膠囊，吞服實在不容易，因此建議欲透過唐辛子減重者，仍應搭配飲食控制，再輔以適量的唐辛子保健食品，斟酌服用可接受的分量，但勿超過 20 顆（10 克），不完全依賴，是較容易實踐且達成減重目的的方法。

- 對於想改善飯後消化不良所造成的脹氣、悶痛，可以在餐後搭配 500 毫克少量的唐辛子膠囊來改善。但若是本身有腸胃疾病症狀如胃食道逆流、胃酸過多、胃潰瘍與十二指腸潰瘍者，則不建議服用。

- 唐辛子對人體黏膜有刺激性，因此比較適合飯後或是與餐同時服用，唐辛子膠囊可以打開混入綠茶或咖啡中一起服用，更有效輔助減重。

- 唐辛子的辣度會經由母乳被嬰兒吸食，因此不建議哺乳婦食用，而孕婦、兒童、有消化道潰瘍症狀者與痔瘡發作期的患者也不建議使用唐辛子。

- 唐辛子會影響解熱鎮痛劑、抗生素與鎮定劑的藥效，並增加茶鹼的功效，建議有使用藥物的患者先向醫師諮詢。

- 根據研究，對酪梨、奇異果、栗子、香蕉過敏者，也可能對唐辛子過敏，安全考量下應避免取用，建議改採其他保健食品來達成目標。

益防癌抗癌

降膽固醇

保養關節

抗老化

提升精力

保腸胃

護眼

增強免疫力

控制體重 唐辛子

美容

調節賀爾蒙

器官養護

基礎營養

【選購重點】

▼ 發熱係數 40000 以上的產品，產熱效果較好

- 選購單方的唐辛子膠囊時，除考慮每顆膠囊的劑量外，另一重點是「發熱係數」，建議選擇發熱係數 40000 以上者產熱效果較好，欲達成減重目標者，可注意產品包裝上所標示的發熱係數。

- 唐辛子保健產品多為複方，添加有瓜拿那、綠茶萃取物與茶花萃取物者，是強調幫助分解食物中脂肪酸、刺激腸道蠕動與促進排便的效果，適合飲食偏好肉類的人。添加枳實（苦橙萃取物）是因其可刺激腎上腺功能，增加產熱作用並提升基礎代謝率，可加強唐辛子輔助減重的功能，適合代謝不良缺乏運動的消費者。添加葡甘露聚醣（glucomannan）是因其具有增加飽足感與促進腸蠕動的效果，可加強抑制食慾與促進排便，適合幫助想減低食量的人。綠馬黛根據研究可燃燒脂肪，褐藻可以增加體內水分的排除，生薑可以促進循環，薄荷中的薄荷油可以興奮中樞神經系統，使皮膚毛孔擴張，有發汗解熱的效果，蒔蘿為芹菜科，在輔助減重上可能跟幫助排除水分有關，因此添加綠馬黛、褐藻、生薑、薄荷、蒔蘿配方的膠囊，合適於容易水腫體型的人。藤黃果可以促進脂肪燃燒與降低食慾，白腎豆可以抑制澱粉被吸收與促進排便，鉻酵母可以幫助穩定血糖，因此添加白腎豆、藤黃果與鉻酵母配方者，較適合經常暴飲暴食的人。民眾可依自身需求選購合適的唐辛子複方產品。

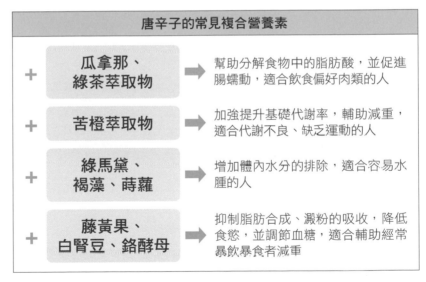

唐辛子的常見複合營養素

+ 瓜拿那、綠茶萃取物 ➡	幫助分解食物中的脂肪酸，並促進腸蠕動，適合飲食偏好肉類的人
+ 苦橙萃取物 ➡	加強提升基礎代謝率，輔助減重，適合代謝不良、缺乏運動的人
+ 綠馬黛、褐藻、蒔蘿 ➡	增加體內水分的排除，適合容易水腫的人
+ 藤黃果、白腎豆、鉻酵母 ➡	抑制脂肪合成、澱粉的吸收，降低食慾，並調節血糖，適合輔助經常暴飲暴食者減重

茶花萃取物 Camellia sinensis extract

　　茶花產於日本、中國、印度與斯里蘭卡，研究證實，茶花萃取物除與茶葉有共同營養成分如兒茶素、芸香素（rutin）、�皮素（quercetin）外，另含有主要有效的皂苷成分 Floratheasaponin 與茶花皂苷（chakasaponin），日本的人體實驗顯示，每天攝取茶花萃取物 100 毫克有減重的功效，而動物實驗也證實空腹給予茶花萃取物在 7 ～ 15 小時後體內血清中的三酸甘油酯能明顯地下降。茶花萃取物也可以降低飯後血清中的三酸甘油酯、血糖與降低內臟脂肪的囤積，另外也有保護胃黏膜、促進腸蠕動、去除自由基與抗過敏的功效。也因茶花萃取物具有降血脂與體脂雙重效果，因此有助預防三高症狀，更是容易產生代謝症候群的中年人不錯的保健食品。

基本資料	
常見型態	飲品、膠囊。
常見複方組合	食物纖維、玉米可溶性纖維、唐辛子、綠茶萃取物、山苦瓜、苦橙萃取物、綠咖啡豆萃取物、仙人掌萃取物、菊糖（菊苣纖維）、蘆薈萃取物、武靴葉、藤黃果、紫花苜蓿、玉米鬚抽出物、維生素 C。
常見添加物	天然香料、微晶纖維素（賦型劑）、硬脂酸鎂（賦型劑）。
製造方式及來源	萃取自茶花的花片後，再經由乾燥得到茶花萃取物，製成相關保健食品。
保存方式	• 膠囊置於通風乾燥處，因產品極易吸濕不可存放於冰箱，開瓶後務必緊蓋。 • 飲品常溫儲存，避免高溫或陽光照射，開瓶後未飲用完需冷藏並盡快飲用完畢，以確保產品品質。
一般攝取量	平時保養一天 100 毫克。
副作用	茶花萃取物經動物實驗證實有助於腸蠕動，因此消化道功能虛弱者可能會有拉肚子的情形。

【使用時機】

▼ 加速腸蠕動，促進油脂代謝

- 茶花萃取物適合想減重的人做為輔助體重控制的產品。根據日本小規模的人體實驗證實，每天攝取 100 毫克的茶花萃取物連續一個月，平均有 1.7 ～ 2.5 公斤的降幅，並且腰圍、腿圍、腹圍皆有減少。

- 對於飲食偏重大魚大肉、暴飲暴食者可在餐前服用茶花萃取物做為日常保健。茶花萃取物可以抑制體內胰脂解酶的作用減少脂肪被人體吸收，並減少體內三酸甘油酯的合成，以及加速腸蠕動促進油脂的代謝。

- 茶花萃取物中的有效皂苷成分 Floratheasaponin 可以降低飯後血糖值，因此可以用來輔助穩定血糖起伏，另外此有效皂苷成分經實驗證實可以保護胃黏膜避免胃壁受到損害，並且茶花萃取物中的咖啡因含量比茶葉低，因此適合喝茶會心悸並且腸胃不適的人用做取代飲品。

- 想要延緩老化、保健心血管者可補充茶花萃取物做為平日保健。茶花萃取物含有天然抗氧化成分、多酚類與皂苷，有助對抗氧化、維持血管彈性，預防動脈硬化、減少內臟周圍過多的脂肪，以及減少鼻充血與過敏症狀。

【該怎麼吃】

▼ 搭配水溶性纖維，更易達成目標

- 若是想要輔助體重控制者，茶花萃取物的食用量為每天 100 ～ 300 毫克，最高至 1000 毫克，可根據自身的體質與狀況不同來增減，並輔以較低熱量的飲食。對於想要降低三酸甘油酯與降血糖者，因目前茶花萃取物仍在動物實驗階段，因此建議配合飲食控制、運動，平時適量補充茶花萃取物（不超過 1000 毫克），不完全依賴，輔助體重控制，較易於達成目標。

- 茶花萃取物可促進胃排空與腸蠕動，因此使用茶花萃取物來輔助減重可以配合水溶性纖維，水溶性纖維可加強茶花萃取物的功能並吸收水分增加飽足感，更易達成減重目標。

- 雖然茶花萃取物飲品中的咖啡因含量通常要一般茶品低，但仍建議不要在晚上飲用，以免因飲品中的咖啡因而影響睡眠。

- 為食用安全，不建議懷孕婦女、哺乳婦、兒童與於生理期間的女性使用茶花萃取物，對於消化道功能弱容易拉肚子者也不建議使用。

▼唐辛子複方更提升代謝

- 目前市面上的茶花萃取物產品主要分為單方膠囊、複方膠囊與飲品三類,單方膠囊主要訴求其純度,價格可能較一般複方膠囊價格稍高,而複方膠囊主要針對茶花萃取物的功能做補強並配合其他有效成分,例如添加唐辛子與苦橙萃取物,唐辛子可以促進發汗,苦橙萃取物可以提高新陳代謝率與產熱,因此此配方合適不愛運動新陳代謝差的消費者;添加綠咖啡豆萃取物、藤黃果,綠咖啡豆中的綠原酸可以抑制脂肪與糖分吸收,藤黃果可以促進脂肪燃燒,因此適合喜愛高油炸、高糖與高熱量飲食,欲控制體脂肪的人;添加山苦瓜、武靴葉是因山苦瓜可以增加胰島素功能,而武靴葉可以減少腸道吸收糖分,因此適合愛暴飲暴食與嗜吃零食的人;添加有紫花苜蓿與玉米鬚則因兩者皆有排水利尿效果,適合水腫型減重者;而仙人掌萃取物、菊糖(菊苣纖維)可以增加排便順暢,並可加強茶花萃取物的去油功能,合適愛吃肉食但排便不順的減重者;飲品部分則是提供不易或不習慣吞服錠劑者另一種選擇,民眾可依自身需求來選購。

- 同時欲美容保養及控制體重者可選購市面上添加有可溶性纖維與綠茶的飲品。其中的可溶性纖維具有延緩糖分被人體吸收的效果,又可加強茶花萃取物的降低體脂功能,而綠茶中的兒茶素則可幫助茶花萃取物共同達成抗氧化的效果。

- 建議想採用茶花萃取物來減重的人可選購其單方膠囊,因單方膠囊成分單一比較容易認知與定量,例如 1 顆 100 毫克的膠囊可依自身需求的情形來決定要吃 100 毫克、300 毫克或是 1000 毫克。

- 因為茶花萃取物極易吸濕,因此粉末變色、凝結、斑點等現象仍屬於正常,但開封後仍務必盡速食用完畢。選購時也建議注意包裝上的保存期限,日期以離到期日愈久愈好。

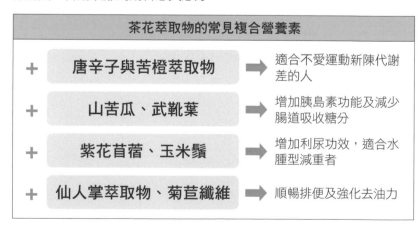

茶花萃取物的常見複合營養素	
＋　唐辛子與苦橙萃取物	➡ 適合不愛運動新陳代謝差的人
＋　山苦瓜、武靴葉	➡ 增加胰島素功能及減少腸道吸收糖分
＋　紫花苜蓿、玉米鬚	➡ 增加利尿功效,適合水腫型減重者
＋　仙人掌萃取物、菊苣纖維	➡ 順暢排便及強化去油力

小知識 茶花與山茶花的不同點

　　茶花的學名為 Camellia sinensis，而山茶花的學名為 Camellia japonica，兩者為不同種類的植物，茶花萃取物在降體脂與血脂的效用研究上，目前有較為明確成果，但山茶花則尚無明確的研究資料，因此建議想要達到保健效果者，選購茶花萃取物製成的保健食品較佳。

益防癌抗癌

降膽固醇

保養關節

抗老化

提升精力

保腸胃

護眼

增強免疫力

控制體重
茶花萃取物

美容

調節賀爾蒙

器官養護

基礎營養

藤黃果 Garcinia gamboge
參見 P.56

藤黃果是產在東南亞區藤黃屬的一種水果，口感酸，常用於食物料理中，傳統療法上也當做瀉劑，其外皮含有一種成分稱 HCA（hydroxycitric acid），根據動物實驗證實，HCA 可與體內代謝循環中的檸檬酸競爭抑制三磷酸腺苷檸檬酸裂解酵素（ATP-citrate lyase），減少脂肪的生合成作用，具有減重的功效。另一方面，因 HCA 為檸檬酸的類似物質，在高濃度的情形下，會抑制醣解作用中的磷酸果糖激酶（phosphofructokinase），而促進體內的醣質新生作用合成醣分來穩定血糖，因此可以降低食慾，使體重控制更容易達成。藤黃果是一種天然提取物，也由動物實驗證實安全無副作用，市面上以藤黃果來做成的減重產品名稱很多，例如 garcinia cambogia、hydroxycut、super cambogia 與橘橼酸（citrimax）；通常也會添加其他具保健功效的成分如白腎豆、乳酸菌等製成複方產品，以兼具多重效用同時滿足多種保健目標。

基本資料	
常見型態	錠片、膠囊、粉末、飲品。
常見複方組合	微量元素鉻離子、綠咖啡豆萃取物、綠茶萃取物、瓜拿那、仙人掌萃取物、武靴葉萃取物、白腎豆、乳酸菌、纖維酵素、乳糖酵素、決明子、山楂、芭樂葉、辣椒萃取物與維生素 B 群。
常見添加物	麥芽糖糊精（增稠劑）、硬脂酸鎂（賦型劑）、二氧化矽（賦型劑）、乳糖（調味劑）、果汁粉（調色劑）、食用香料、山梨醇（調味劑）、微晶纖維素（賦型劑）。
製造方式及來源	乾燥藤黃果果皮提取其中有效的減重成分 HCA 製成。
保存方式	置於通風乾燥、避免潮濕與陽光直射處，開封後盡早服用完畢。
一般攝取量	一次 500 毫克以下，一天 2～3 次，一天不可超過 1500 毫克。
副作用	• 長期使用可能會造成體內脂溶性維生素吸收率下降，因此建議在服用期間應注意維生素的補充。 • 服用期間會使脂肪酸氧化速率較快，可能造成體內酸性毒素增加，因此建議要補充大量水分以減少疲倦等不適感。

益防癌抗癌

降膽固醇

保養關節

抗老化

提升精力

保腸胃

護眼

增強免疫力

控制體重
藤黃果

美容

調節賀爾蒙

器官養護

基礎營養

【使用時機】

▼ 適合體重正常但體脂偏高的人

- 藤黃果的藥理特性主要是在減少脂肪酸的合成，因此減少體脂的效果大於減輕體重，對於體重正常但體脂偏高的人可以使用藤黃果保健食品來達到減少體內脂肪合成的目的，但對於體重超出標準欲達減重目的的肥胖者則還需要併用其他的減重方法如使用代餐、飲食控制與增加運動等才能有效達成。

- 對於必須控制體脂比率的人，例如健身教練、舞蹈老師、運動員、模特兒等特殊需求者，可利用藤黃果產品輔助其需求。

- 經實驗證實，服用藤黃果粉狀保健食品與番茄汁一起服用後，可以減少熱量的攝取約達 25%，因為藤黃果具有穩定血糖，增加飽足感的特性，服用後可減低食慾，尤其是甜食點心，因此很適合難以控制食慾的人來服用。

- 藤黃果有排氣輕瀉的作用，對於消化不良、排便習慣不佳者有輔助效果。

【該怎麼吃】

▼ 食用藤黃果要多喝水

- 藤黃果適合在餐前 30 分鐘服用，單方藤黃果產品一天最高劑量為 1500 毫克，而且建議服用期間每日必須要攝取約 2000 毫升的水，以稀釋體內因脂肪酸氧化而產生的酸毒素，並且須額外補充脂溶性維生素。

- 使用藤黃果來減重必須配合飲食控制、運動，較易達到滿意的結果。

- 感冒藥等藥物與藤黃果合併使用可能產生效用衝突，建議服用藥物期間停止使用藤黃果。

- 脂肪酸是人體組織重要的組成分，也是重要的養分，不能過多卻也不可少，尤其正值養分需求高的孕婦、哺乳中的婦女、生長發育中的兒童與青少年不建議使用。

▼
複合白腎豆配方，同時阻斷糖的吸收

- 藤黃果保健食品型態可分錠劑、膠囊、粉劑與飲品，基本上膠囊與錠劑的吸收率差不多，可依個人吞服習慣來選購，若是不太會吞服顆粒者，可以選擇粉狀或飲品。

- 國內市面上的藤黃果保健食品大多數是複方產品，單方產品則以國外進口居多，國內不易買到。由於藤黃果本身是屬於效果比較溫和需要長時間攝取的減重保健食品，因此通常會添加其他的減重配方使減重與保健效果更為顯著。例如添加鉻離子，幫助穩定血糖，以減少因低血糖而造成的暴飲暴食；添加武靴葉萃取物，以阻止腸道吸收糖分；添加白腎豆，抑制澱粉分解成葡萄糖，阻斷糖類吸收；添加仙人掌萃取物：含有非水溶性纖維，促進脂肪排除與增加飽食感；添加瓜拿那，刺激中樞神經與分解脂肪；添加綠茶萃取物增加基礎代謝率，以及抗氧化；添加乳糖、纖維酵素、決明子與藤黃果協同促進排便，減少宿便造成身體的負擔。對於喜愛吃澱粉食物想減重的消費者，可以挑選添加鉻離子、白腎豆、武靴葉的配方來幫助減重；對於喜愛吃高油肉食的減重消費者，可以挑選添加瓜拿那、綠咖啡豆萃取物、山楂、綠茶萃取物等配方的保健食品；對於有暴飲暴食習慣的消費者，可以挑選含鉻離子、仙人掌萃取物、與藤黃果產品來輔助減重；對於全身代謝不良、排便不順、不易流汗的消費者，可以挑選含有辣椒萃取物、維生素 B 群、乳酸菌、決明子、乳糖酵素等配方來輔助減重。

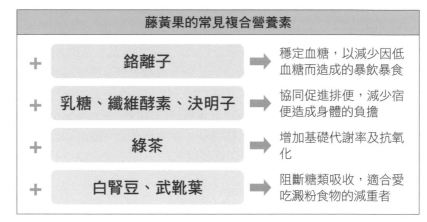

藤黃果的常見複合營養素	
＋ 鉻離子 ➡	穩定血糖，以減少因低血糖而造成的暴飲暴食
＋ 乳糖、纖維酵素、決明子 ➡	協同促進排便，減少宿便造成身體的負擔
＋ 綠茶 ➡	增加基礎代謝率及抗氧化
＋ 白腎豆、武靴葉 ➡	阻斷糖類吸收，適合愛吃澱粉食物的減重者

蘋果醋 Apple cider vinegar
參見 P.47

蘋果醋是指將蘋果打成混有果泥的果汁，其中的糖分被酵母菌與細菌分解發酵成酒精（第一次發酵），之後再加入醋酸菌，將其發酵成醋（第二次發酵）。蘋果醋不經過濾與殺菌，顏色為淺黃棕色，瓶底含有沉澱物，稱為醋母，此沉澱物的主要成分為醋酸菌，因為經過二次發酵的關係，蘋果醋除了含有豐富的酵素，以及源自於蘋果的礦物質、胺基酸、微量維生素與果膠，也含有醋酸、乳酸、檸檬酸與蘋果酸。而蘋果醋中的蘋果酸為參與體內醣分、脂肪、蛋白質氧化成能量的途徑—檸檬酸循環中的成分之一，因此可以幫助身體新陳代謝，在商業上被認定具有輔助減重效果而被單獨做成減重產品販售。

基本資料	
常見型態	液態飲品、錠劑、膠囊。
常見複方組合	蘋果醋錠：武靴葉、辣椒粉、薑根粉末、藤黃果萃取物、鳳梨酵素、木瓜酵素、綠茶萃取物、葡萄柚皮。 蘋果醋液：異麥芽活寡醣、果糖、西印度櫻桃萃取物、左旋 C。
常見添加物	硬脂酸鹽、蔬菜纖維、二氧化矽（賦型劑）。
製造方式及來源	有機蘋果汁經過二次發酵後做成蘋果醋液，或是將蘋果醋乾燥成粉末狀後製成錠劑或裝入膠囊中。
保存方式	開瓶後蓋妥置於暗處存放，避免光照與高熱，並在保存期限內盡速用畢。
一般攝取量	● 蘋果醋液：一次約 10c.c.，一天 2～3 次，（通常與水稀釋比例為 1 比 5～8 倍，但可依照個人接受度與廠家品牌不同做調整），也可與蜂蜜或果汁混合使用。 ● 蘋果醋錠：一天 2 顆。
副作用	● 蘋果醋為高酸性，可能誘發胃酸過多，使胃潰瘍、十二指腸潰瘍患者症狀加重。 ● 未稀釋直接飲用易傷害牙齒琺瑯質、喉嚨黏膜組織甚至食道組織。 ● 蘋果醋錠可能造成嗆鼻，吞服不當時可能會導致喉嚨與食道的灼傷。

益防癌抗癌　降膽固醇　保養關節　抗老化　提升精力　保腸胃　護眼　增強免疫力　控制體重蘋果醋　美容　調節賀爾蒙　器官養護　基礎營養

【使用時機】

▼ 多重效益，輔助體重的控制

- 現代人生活忙碌緊張，作息與飲食均不正常，常常熬夜且攝取蔬菜水果不足而容易形成酸性體質。據研究酸性體質容易造成身體能量缺乏、黏膜過度增生、易感染、焦慮、易怒、頭痛、喉嚨痛、過敏反應與增加關節炎、痛風的罹患率，蘋果醋喝起來是酸的，但進入血液中呈鹼性可以調和人體血液的酸鹼值（維持正常的 pH 值 7.35 ～ 7.45），故可取用蘋果醋做為日常保健補充，平衡血液酸鹼，維持身體機能。

- 新陳代謝不佳、容易肌肉痠痛且好吃肉類者、喜愛高油脂食物者與暴飲暴食者可服用蘋果醋保健食品來輔助減重。主要是因為：一、酸性的蘋果醋可能刺激胃酸增加，減緩胃的排空時間，因此可以耐餓。二、蘋果醋中含有鉻離子可以幫助食後血糖質的平穩，減少暴飲暴食。三、蘋果醋中含有蘋果酸能參與體內重要的產能路徑檸檬酸循環，而加速體內代謝。

- 在 2005 年的小型研究中，發現蘋果醋與麵包一起食用可以增加飽足感，麵包為高油脂與高熱量食物，對於愛吃麵包但往往無法節制的人，可以考慮搭配稀釋蘋果醋水一起吃，做為體重控制的參考。

- 疲憊或睡眠不足時，可喝一點蘋果醋提振精神，蘋果醋內的酸類（蘋果酸、檸檬酸、醋酸）皆是體內生化代謝循環的成分之一，特別是蘋果酸可以幫助預防體內氧氣不足的現象，所以可以改善疲勞，對於一些勞動後因氧氣不足而引起的肌肉疼痛，也可嘗試喝一些蘋果醋來緩解。

- 根據 2007 年「糖尿病照護」文獻的研究指出，第二型糖尿病人在睡前食用 30c.c. 的蘋果醋，發現隔天晨起血糖控制良好（降幅為 4％～6％），原因可能跟蘋果醋內含鉻離子可以幫助穩定血糖與可增加腸胃吸收營養素，減輕其負擔有關。但糖尿病患者於服用前應注意蘋果醋上的糖分標示，並且須與醫師討論，以免跟藥物產生交互作用。

- 食慾不振者可在飯前或飯中喝點蘋果醋來提振食慾，蘋果醋也可以用來做為生菜沙拉與糖醋魚等菜餚的調味料，或加在湯中飲用增加營養素吸收。

小知識 喝蘋果醋可解酒嗎？

　　雖然從化學反應上來看蘋果醋內的醋酸（乙酸）遇到酒精可與酒精進行酯化反應生成酯類而減少酒精對人體的作用，但實際上酯化反應在人體內進行速度非常緩慢，因此解酒效果並不理想。

【該怎麼吃】

▼ 胃酸過多者，不宜空腹飲用

- 為了幫助消化，增加營養素的吸收，蘋果醋可以在飯前或飯中來飲用，對於喝蘋果醋後會引起胃酸過多的人應避免空腹飲用。蘋果醋可跟蜂蜜或果汁混合，也可單以開水稀釋，可冷飲亦可溫飲，但不宜熱飲以免破壞其中酵素。

- 一般建議飲用蘋果醋一次 10c.c.，一天三次，稀釋比例各廠家產品皆不同，請以個人接受度與廠家建議來稀釋，一般比例是蘋果醋：水為 1：5～8；或是一天取用兩顆蘋果醋錠。

- 蘋果醋即使不添加糖分，由蘋果釀造後本身就具有熱量及糖分，所以對於想要減重與血糖控制的人必須注意標示上的熱量與糖分，不宜飲用過多。

- 國外新聞報導曾有一位澳洲人每天飲用 250c.c. 的蘋果醋連續六年，發現身體血鉀濃度與骨質密度皆有降低現象，所以除了不宜飲用過量，也不建議長時間高劑量的飲用。

- 蘋果醋可能會跟糖尿病藥物、心臟病藥物、胰島素、利尿劑與瀉劑產生交互作用，建議使用這些藥物的人必須與醫師討論後再飲用。

- 因為蘋果醋為高酸性，因此對於一些胃部不適的患者，如胃食道逆流、胃潰瘍與十二指腸潰瘍不建議使用（蘋果醋液與蘋果醋錠皆不建議）。

- 蘋果醋即使製造成錠片狀遇水溶解後，仍具有高酸性，吞服錠片時應搭配冷開水，小心吞服，避免卡於喉嚨與食道而造成灼傷。

【選購重點】

▼ 蘋果醋液調飲方便且吸收快

- 蘋果醋的保健食品主要製成液態飲品，若只是想要幫助消化、並當做飲料的方式食用的人，蘋果醋液是最佳的選擇，因為液態蘋果醋保留完整的酵素，對體弱者、胃酸較少的老年人比較好，而且吸收也比較快。但若不便於調飲蘋果醋，則可選用濃縮蘋果醋而製成的錠劑或膠囊。蘋果醋膠囊易吞服，但是多半為單方產品，若欲達成多重功效，則建議選用添加有其他複方成分的蘋果醋錠。

- 由於市面上蘋果醋產品很多，品質差異也大，購買前最好多比較，建議選擇比較熟識的品牌與店家，比較有保障。

益防癌抗癌

降膽固醇

保養關節

抗老化

提升精力

保腸胃

護眼

增強免疫力

控制體重

蘋果醋

美容

調節賀爾蒙

器官養護

基礎營養

- 好的蘋果醋有幾個特點：
  1. 包裝乾淨明亮，標示清楚。
  2. 應為發酵型的蘋果醋（可以上網查該公司的製作方式與企業標準）。
  3. 色澤呈金黃色，通透度佳。
  4. 開瓶後有濃濃發酵味但不嗆鼻，有點香味但並不厚重。
  5. 搖晃後泡沫不易消失。
  6. 有懸浮物但顆粒不大。
  7. 讓蘋果醋垂直順紙流下成一條線，過些時間可感覺有黏度，此可反應出蘋果醋中蘋果汁的濃度，愈黏表示濃度愈高。

- 蘋果醋的複方產品成分有：添加武靴葉，能防止腸道吸收糖分，穩定血糖，適合經常暴飲暴食的人；添加藤黃果與辣椒粉，可以促進人體新陳代謝，與體重控制有關，適合不愛運動的減重者；添加薑根粉末、鳳梨酵素與木瓜酵素，可以幫助消化，與提振食慾，適合腸胃功能較弱者；添加西櫻桃萃取物與左旋C，好喝又養顏美容，民眾可依需求選購相關的複方產品。

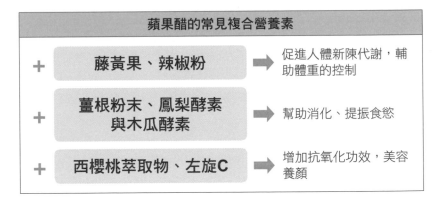

蘋果醋的常見複合營養素	
＋ 藤黃果、辣椒粉 ➡	促進人體新陳代謝，輔助體重的控制
＋ 薑根粉末、鳳梨酵素與木瓜酵素 ➡	幫助消化、提振食慾
＋ 西櫻桃萃取物、左旋C ➡	增加抗氧化功效，美容養顏

小知識 蘋果醋不一定含高鉀

　　雖然有些市售的蘋果醋包裝上強調含高鉀，但因蘋果並非高鉀水果，搾成果汁後鉀離子更是只剩下原本的三分之一，再加上市面上各種蘋果醋中蘋果汁含量稀釋的濃度不同，通常鉀離子含量應該不會太高。民眾購買時仍應注意成分表上鉀的比例，才能正確選購所需的產品。

寒天 Agar

寒天為紅藻門真紅藻綱的龍鬚菜、石花菜或鹿角菜等製成的藻膠，與同樣能製成膠凍狀、外觀上相似的洋菜是屬於同門同綱但是不同目的珊瑚藻，只有在膳食纖維含量與凝結溫度上有些許差異。寒天具有吸水力強、高膳食纖維的特點，也含有鈣、鎂、鉀、磷、鈉、鐵、鋅等礦物質，是一種低熱量的營養保健食品。膳食纖維可以幫助身體降低體脂比率、促進排便、減少食慾，讓減重效果更加顯著；學理上更可以降低膽固醇、減少有毒物質停留體內時間，以預防大腸癌與增加腸道有益菌等的好處，因此善加利用寒天具膳食纖維的特性來輔助減重，也能讓自己更加健康。

基本資料	
常見型態	錠狀、膠囊、粉劑。
常見複方組合	洋車前子、啤酒酵母、鉻酵母、覆盆子、各種纖維、藤黃果萃取物、菊糖（菊苣纖維）、維生素 B 群。
常見添加物	維生素 C（抗氧化劑）、檸檬濃縮汁（調味劑）、二氧化鈦（遮光劑）、明膠（賦型劑）。
製造方式及來源	天然紅藻門的珊瑚藻經萃取、加工製成寒天食品。
保存方式	置於通風乾燥處，開封後確實密封，並盡速服用完畢。
一般攝取量	以輔助減重為目的，粉狀膠囊一天 1～3 公克，依個人狀況不同而做調整。
副作用	平時很少吃膳食纖維的人最好循序漸進慢慢增加用量，以免因腸道蠕動增加而導致脹氣，引起不適感，另外因為寒天會吸水增加胃的飽足感，也有可能導致胃部脹撐的感覺。

益防癌抗癌 降膽固醇 保養關節 抗老化 提升精力 保腸胃 護眼 增強免疫力 控制體重 寒天 美容 調節賀爾蒙 器官養護 基礎營養

【使用時機】

▼ 增加飽足感，不貪吃

- 對於想控制體重的人來說，寒天可以增加飽足感，並且促進腸蠕動使排便更加順暢，也可以減少體內油脂的吸收，是一個非常方便又安全的保健品。

- 根據調查，國人的膳食纖維建議攝取量為每天 25 ～ 35 克，但對三餐外食的上班族而言非常難以達到。寒天含有豐富的膳食纖維，可以做為平日餐與餐間的營養補充品，來攝取足夠的膳食纖維。對於腸道蠕動功能比較慢的老年人，也可以利用寒天中的膳食纖維，加強腸道蠕動，幫助排便順暢。

- 寒天含有豐富的鈣質，固體狀 100 公克的寒天約含有 250 毫克的鈣，可以當做補充鈣質的保健品，也可以把它做成好吃的果凍點心，幫助偏食的小朋友補充營養。

- 寒天的膠質也有保護胃壁的效果，因忙碌而無法正常吃飯的時候，可以先以少量寒天填腹，減少發生因過餓而胃痛，並且導致暴飲暴食的可能。

【該怎麼吃】

▼ 餐前吃，才能減少食量

- 寒天不能取代正常飲食，以寒天為主要飲食來源易造成營養不良，只能將寒天視為減重和營養補充的輔助品，以免影響健康。

- 對於想利用寒天來輔助體重控制者，可以在餐前 30 分鐘吞服 500 ～ 1000 毫克的寒天膠囊，並配上約 300 毫升的水，以利用寒天的特性提升飽足感而減少食量。也可以將膠囊打開混在熱飲或熱水中，待冷卻凝結成塊後，當成餐前點心食用。

- 寒天約含有 80％的膳食纖維，因此若一天攝取 3 公克寒天則人體可得到 2.4 公克的膳食纖維。透過寒天補充膳食纖維者，為避免影響正餐食慾，建議可於餐後或是餐與餐之間服用寒天保健食品。

- 平時很少攝取纖維質的人，不適合一下子服用過高單位的寒天保健品，易因腸胃敏感而不適，建議可從半顆膠囊或半包粉末狀開始吞服，或是將寒天粉混在溫熱的液體中慢慢喝，以避免不適。

- 寒天粉也可以拿來做果汁凍飲、小點心與涼拌菜，也可混入湯汁中做芶芡，更便於攝取寒天中的營養。

益防
癌抗
癌

降膽
固醇

保養關節

抗老化

提升精力

保腸胃

護眼

增強免疫力

控制體重
寒天

美容

調節賀爾蒙

器官養護

基礎營養

【選購重點】

▼ 複合鉻離子產品還能穩定血糖

- 選購時注意條碼標示，一般日本進口條碼開頭為 45 或 49，而台灣產品條碼開頭則為 471。日本厚生省有規定，凡是販售寒天相關產品的商社一定要出具不含人工甘味劑、螢光增白劑、硼砂和鉛的相關證明，消費者可以放心選購；而購買台灣代理的寒天食品，則需注意相關的檢驗證明，避免產品添加其他不必要甚至危害健康的成分。

- 寒天飲品因膳食纖維含量非常少，不具保健食品功效，因此可歸類為一般食品。

- 寒天保健食品主要有膠囊、粉狀和錠劑等型態，因為膠囊可以打開混入水中，所以效用跟粉劑差不多，而錠劑在體內需要崩散再吸收水分，效率上較差，選購時建議以膠囊與粉劑型態的產品較佳。粉劑通常為複方成分，因此可以加入更多的其他膳食纖維來增強效果，這樣不但能加強補充更多的膳食纖維，也攝取到更多的營養素。雖然膠囊無法像粉劑一樣混合很多其他配方，但攜帶方便，也是補充上便利的選擇。

- 市面上複方的寒天膠囊中常添加有：1. 覆盆子，因覆盆子粉具有甜味，而且打開膠囊倒入飲品中，看起來更加可口，覆盆子也是種水溶性果膠，同時也是抗氧化劑、甜味劑，使寒天產品更容易入口。2. 洋車前子、菊糖（菊苣纖維）與各種纖維，洋車前子含水溶性與非水溶性纖維，菊糖（菊苣纖維）亦為水溶性纖維，同時可提供天然寡醣，做為益菌生長的基質，因此此配方目的在加強寒天的膳食纖維功能與促進腸蠕動。3. 啤酒酵母、鉻酵母、藤黃果萃取物，啤酒酵母含豐富胺基酸與鉻離子，可以幫助穩定血糖與增加飽足感，藤黃果萃取物可以促進脂肪燃燒與抑制食慾，因此此配方主要在增強飽足感，輔助體重的控制。另外，維生素 B 群可以提供腸道益菌營養，也可以促進新陳代謝。

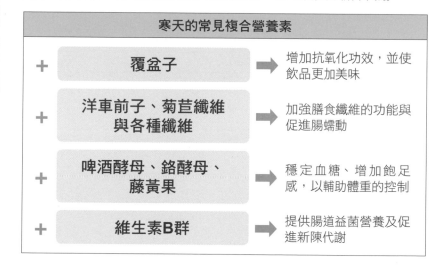

寒天的常見複合營養素

+	覆盆子	➡	增加抗氧化功效，並使飲品更加美味
+	洋車前子、菊苣纖維與各種纖維	➡	加強膳食纖維的功能與促進腸蠕動
+	啤酒酵母、鉻酵母、藤黃果	➡	穩定血糖、增加飽足感，以輔助體重的控制
+	維生素B群	➡	提供腸道益菌營養及促進新陳代謝

武靴葉　Gymnema sylvestre

　　武靴葉產於熱帶雨林區的印度與亞洲，含有皂苷、配醣體等多種成分，武靴葉中的武靴葉酸（gymnemi cacid）與gurmarin成分可以阻斷人類味蕾上對甜味的感覺受體，故攝取武靴葉後再吃甜食只能感受苦澀味，無法感受甜味，因此可用來克制想吃甜食的慾望。此外，武靴葉還能減少腸道吸收糖分，而有輔助減重。根據研究，武靴葉能修復胰臟分泌胰島素的正常功能、促進葡萄糖進入細胞與降低肝臟合成肝醣的效果，因此可以降低血糖值，並可在醫師的監督之下用來輔助糖尿病的治療。武靴葉幫助輔助降低血糖的效果是和緩的，因此一般人血糖正常者並不易受影響，但也因武靴葉只能減少糖分的攝取與吸收，常見的減重保健食品便多半會與白腎豆、甲殼素等相關成分一同製成複方，來強化減重效益。

基本資料	
常見型態	錠、膠囊、茶包。
常見複方組合	甲殼素、白腎豆、茶花萃取物、藤黃果、蘋果醋、桑葉、芭樂葉、香椿、柑橘果膠。
常見添加物	明膠（賦型劑）、硬脂酸鎂（賦型劑）、二氧化矽（賦型劑）、蔬菜纖維（賦型劑）。
製造方式及來源	萃取自印度中南部熱帶雨林的天然武靴葉，製成保健食品，通常含武靴葉酸約 25%。
保存方式	置於通風乾燥處。
一般攝取量	一天 400 毫克。
副作用	有些人可能會有腸胃不適的症狀。

【使用時機】

▼杜絕甜食，減重不困難

- 武靴葉是阻斷糖分吸收的殺手，對於想要減重，但又受不了甜食誘惑的人，可以利用武靴葉的特性讓身體減少吸收糖分，以達減重的效果，特別是有些女性在生理期前間因荷爾蒙的改變，克制不了吃甜食的慾望，容易攝取過多的熱量而造成肥胖，取用武靴葉保健食品，可讓體重控制較為容易。

- 甜食、含糖飲料不但具有熱量，長期食用也影響健康，可以利用武靴葉讓甜食飲料吃起來失去風味，而產生一種對甜食的心理制約，打破原本對甜食的美好感覺，藉此改變嗜吃甜食、飲料的習慣，達到體重控制的目的，也避免影響健康。

- 血糖值較正常人偏高，但未達糖尿病標準，是所謂葡萄糖耐受力較差的人，特別是中年以後身體代謝功能較慢，胰島素容易不正常分泌的人，可在飯前 15 分鐘食用武靴葉保健品來減少糖分吸收。

- 欲降低血糖者，可向醫師諮詢，透過武靴葉保健品輔助改善糖尿病現象。

【該怎麼吃】

▼餐後服用，減少非正餐飲食

- 剛開始取用武靴葉者，一次以 100 毫克為宜，而武靴葉的一般使用量為一天 400 ～ 600 毫克，依個人狀況不同而調整。

- 武靴葉保健食品能幫助減少糖分的攝取與吸收，但若持續攝取高熱量、高脂肪的食物仍然會造成肥胖，因此使用武靴葉來輔助減重應需配合較低熱量、低脂肪的均衡飲食，並且規律運動，才可以達到最好的減重效果。

- 欲降低血糖的正常人，武靴葉保健食品宜在餐前 15 分鐘使用，以減少糖分的攝取與吸收，但若是想減少零食與甜食攝取者，則建議在餐後服用，以避免吃完正餐還想吃其他點心的習慣。不過武靴葉影響味蕾感受甜味的效果約只有兩小時，因此建議想要達到體重控制目的者，應雙管齊下，搭配運動及飲食的控制，不可過度依賴保健品或過量服用，以免影響健康。

- 武靴葉有降低血糖的效果，十八歲以下、孕婦與哺乳婦、手術後以及容易低血糖體質者不建議使用。為避免與藥物產生交互作用，造成顫抖、冒汗、表達不清等低血糖症狀，糖尿病患者欲取用武靴葉應先向醫生諮詢。

- 少數人服用武靴葉仍可能有過敏或腸胃不適的狀況，建議這類體質敏感者欲服用，應先向醫生諮詢。

益防癌抗癌

降膽固醇

保養關節

抗老化

提升精力

保腸胃

護眼

增強免疫力

控制體重
武靴葉

美容

調節賀爾蒙

器官養護

基礎營養

▼ 武靴葉酸含量達 25％ 以上的產品效果好

- 市面上武靴葉的單方產品多半來自進口，建議選購武靴葉酸含量達 25％以上的產品，例如一顆 400 毫克膠囊含 100 毫克（400 毫克×25％）的武靴葉酸，以有效抑制糖分攝取與吸收。

- 武靴葉茶含桑葉、芭樂葉與香椿等複方成分，桑葉在動物實驗上有降低血糖的效果，芭樂葉則富含維生素 C，其多酚類可以輔助降低飯後血糖，至於香椿則有降低血糖、血脂、膽固醇與血壓的功效，因此市面上的武靴葉複方茶都是強調預防慢性病的保養與中年後的健康養生。

- 添加柑橘果膠（citrus pectin）的武靴葉保健品，因果膠為水溶性纖維，可延緩醣類的吸收，因此可用來輔助武靴葉降低血糖的效果，而果膠也可以增進飽足感與促進排泄，消費者可視需求選購。

- 甲殼素可以吸附油脂，白腎豆有抑制澱粉分解減少糖分被人體吸收的效果，茶花萃取物可以減少內臟脂肪的形成，藤黃果可以促進脂肪燃燒與抑制食慾，蘋果醋中的鉻離子可以穩定血糖，並中和體內酸鹼平衡，上述保健成分常見與武靴葉共同調和製成複方保健品，以提升控制體重的效益。

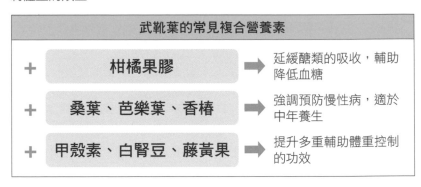

武靴葉的常見複合營養素	
＋　柑橘果膠	➡ 延緩醣類的吸收，輔助降低血糖
＋　桑葉、芭樂葉、香椿	➡ 強調預防慢性病，適於中年養生
＋　甲殼素、白腎豆、藤黃果	➡ 提升多重輔助體重控制的功效

馬黛 Yerba mate

参見 P.57

　　馬黛產於南美洲，利用馬黛葉所製成的茶為南美洲如阿根廷等國家非常普遍的飲料，馬黛茶只含 0.7 ～ 1.7%的咖啡因，低於茶葉與咖啡，因此可說是具有提神醒腦功效但並無高咖啡因副作用的產品。馬黛中的甲基黃嘌呤類（methylxanthine）如咖啡因與可可鹼在學理上可抑制磷酸二酯酶（PDE），增加脂肪水解酶的活性，促進體內三酸甘油酯的分解與代謝，而馬黛中的綠原酸（chlorogenic acid）可以抑制葡萄糖六磷酸酶（glucose-6-phosphatase），降低葡萄糖釋放到血液中以減少脂肪的合成，因此被視為具輔助減重的功效。馬黛還含有多種維生素、礦物質與多酚類，具改善疲勞、利尿、抗發炎、抗氧化、抗過敏、抑制食慾、增強免疫力、促進消化、改善便祕、鎮定神經、降低血壓、減緩疲勞引起的頭痛等功用，臨床上也證實可降低血清中低密度脂蛋白（LDL）、預防粥狀動脈硬化與保護心血管。馬黛茶可說是一種西方國家的營養飲料，自從國內漸漸流行後，使馬黛萃取物更常見於市售輔助減重的保健品中。

基本資料	
常見型態	膠囊、茶包。
常見複方組合	瓜拿那、透納、鉻酵母、藤黃果、綠花椰菜萃取物、綠茶萃取物、啤酒酵母、薑黃、褐藻素、唐辛子。
常見添加物	明膠（賦型劑）、二氧化矽（賦型劑）、硬脂酸鎂（賦型劑）。
製造方式及來源	南美洲亞熱帶地區馬黛葉經乾燥、研磨後製成保健食品。
保存方式	置於通風乾燥處，避免潮濕與陽光直曬。
一般攝取量	馬黛茶每日 3 克，依每人狀況不同調整濃度。
副作用	過量有導致心悸、顫抖、冒冷汗的可能。

益防癌抗癌

降膽固醇

保養關節

抗老化

提升精力

保腸胃

護眼

增強免疫力

控制體重 馬黛

美容

調節賀爾蒙

器官養護

基礎營養

【使用時機】

▼ **馬黛低咖啡因，少副作用**

- 愛吃大魚大肉的人可透過馬黛茶達到去油解膩的目的。馬黛中的咖啡因與可可鹼可以幫助體內三酸甘油酯的分解，並抑制食慾，在配合運動與低油飲食的情況下便能輔助減重。

- 欲提振精神且不適合喝咖啡或茶等含高咖啡因飲品的人，可以改喝馬黛茶。馬黛茶的咖啡因含量低，不易產生咖啡因的副作用。而想戒除喝大量咖啡因飲料的人也可以馬黛茶來取代。

- 馬黛茶具有多種維生素、礦物質、多酚類，具有抗氧化、抗過敏、保護血管、與降低低密度脂蛋白的功效，很適合平日保養飲用；特別是對於中年以後代謝功能變差的男女，可用來預防膽固醇過高所造成的粥狀動脈硬化。

- 馬黛茶中的甲基黃嘌呤類會促進腸蠕動，產生通便效果，因此長期便祕者可嘗試飲用馬黛茶來幫助改善。

- 馬黛中的甲基黃嘌呤類在腦部，會使腦血管收縮，促進血流，因此對於一些過度疲勞引起的偏頭痛有改善的效果。

- 馬黛能擴張腦部以外全身的血管、促進利尿，因此有輔助降血壓的功效。

【該怎麼吃】

▼ **飯中飲用可促進消化**

- 目前仍未有研究指出馬黛萃取物的有效攝取量，服用膠囊產品者應按產品標示來服用。而依據歐盟食品科學專家委員會的評估，每人每日的咖啡因攝取量建議在 300 毫克以下，因此一般建議馬黛茶的攝取量為一天 3 克（約含 30 毫克咖啡因），以 90℃以下熱水沖泡成約 300 毫升的茶水飲用，做為一般保健，但可按照每人狀況的不同自行增減飲用量或者調整濃淡。

- 若欲抑制食慾，馬黛萃取物應於飯前食用，而馬黛茶具有促進胃酸分泌的效果，可在飯中飲用來幫助消化，但腸胃敏感的人則應在飯後飲用，以免腸胃不適。

- 馬黛茶因含有微量咖啡因，因此有消化性潰瘍、焦慮症患者、兒童與睡眠品質不好的老年人不建議飲用馬黛茶，也不建議一般人於睡前飲用，以免影響睡眠品質。

【選購重點】

▼ 複合綠茶萃取物，提升抗氧化

- 市面上關於馬黛的保健食品主要有馬黛茶與含馬黛萃取物的減重複方產品，因馬黛多為進口產品，選購前可先於網路上搜尋相關廠商資料，確認為合格的進口商，產品較有保障。

- 馬黛萃取物的複方保健品中，瓜拿那與馬黛類似皆含有咖啡因，但是瓜拿那含量更高，可以加強體內脂肪的分解，而透納葉則可促進排便，因此馬黛、瓜拿那與透納葉三者合一的配方是以增加脂肪分解、促進排便與提升精力為主要訴求。

- 鉻酵母可以輔助抑制對醣類食物的食慾，藤黃果也可以抑制食慾並促進脂肪燃燒，啤酒酵母則是含豐富胺基酸可以產生飽足感而抑制食慾，以上三項與馬黛組合的複方產品則以抑制食慾為主要訴求。

- 綠花椰菜萃取物可以抗氧化，並含有高纖，能促進腸道蠕動，加強代謝；綠茶萃取物不僅具有抗氧化功效，還能分解脂肪，添加有這兩成分的馬黛複方則是在減重訴求下，同時提供了抗氧化、抗老化的效用。

- 褐藻素能促進新陳代謝，改善水腫；唐辛子能增加體內產熱、分解脂肪酸，而提升體內代謝；薑黃則是可以促進血液循環。若欲加強提升代謝力，消費者便可選擇含有褐藻素、唐辛子及薑黃的馬黛複方產品。

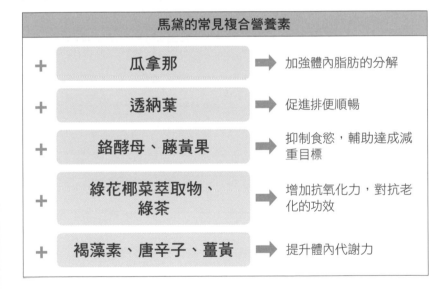

馬黛的常見複合營養素

+	瓜拿那	➡	加強體內脂肪的分解
+	透納葉	➡	促進排便順暢
+	鉻酵母、藤黃果	➡	抑制食慾，輔助達成減重目標
+	綠花椰菜萃取物、綠茶	➡	增加抗氧化力，對抗老化的功效
+	褐藻素、唐辛子、薑黃	➡	提升體內代謝力

乳清蛋白 Whey Protein

乳清蛋白存在於牛奶、羊奶、起司等食物。牛奶成分中含有 80% 的酪蛋白和 20% 的乳清蛋白兩種蛋白質,從牛奶製成乾酪過程中就可將乳清蛋白分離出來。原理是當 pH 值降到 4.6 時,酪蛋白會凝固沉到底部,酪蛋白凝固後剩餘的液體就是乳清蛋白。蛋白質是構成人體的組織器官和免疫系統(例如內臟、免疫球蛋白等等的主要成分),其中,乳清蛋白特別是構成人體肌肉組織的單位,能夠修復受損組織、促進肌肉生長。人體在活動、運動時會耗用大量能量,若能量不足,肌肉組織內的蛋白質會裂解產生能量供給人體使用;因此,必須攝取足量的蛋白質,才能供應體內蛋白質進行合成,並有餘裕以備緊急時轉換為能量所需。乳清蛋白含有豐富的胺基酸,比其他蛋白質更容易被人體吸收,進入人體約 30 分鐘後就能降解為胺基酸小分子進入肌肉組織,因此被視為有效建造人體肌肉組織的蛋白質來源。

基本資料	
常見型態	粉末。
常見複方組合	香草口味乳清蛋白粉。
常見添加物	調味粉,例如香草、抹茶、香蕉等。
製造方式及來源	牛奶在製成乾酪過程中,當 pH 值降到 4.6 時酪蛋白會凝固沉至底部,酪蛋白凝固後剩餘的液體則為乳清蛋白,爾後經過噴霧乾燥加工製成粉末。
保存方式	置於陰涼乾燥處。
一般攝取量	根據台灣衛生署公布〈國人膳食營養素參考攝取量〉蛋白質每日攝取量建議,成年男性約 60 公克、女性為 50 公克。
副作用	服用每日攝取建議量並不會產生副作用,惟攝取過量時才會出現噁心、疼痛、胃脹氣、腹瀉等症狀。

益防癌抗癌

降膽固醇

保養關節

抗老化

提升精力

保腸胃

護眼

增強免疫力

控制體重
乳清蛋白

美容

調節賀爾蒙

器官養護

基礎營養

【使用時機】

▼ 快速有效修復肌肉組織，促進肌肉生成

- 正在進行肌力訓練的人需要高蛋白飲食，修補因重量訓練而破損的肌肉組織，在不斷破損與修補過程中，使肌肉組織重新堆疊肌肉，形成更大且精實的肌肉。乳清蛋白不僅吸收快也易被吸收，很適合肌力訓練者搭配使用。

- 平時少攝取肉類和運動量少的年長者，常因為蛋白質攝取不足，造成鞏固骨骼用的肌肉量減少和強度變弱，身體機能每況愈下，導致跌倒或失能風險增加。適量的乳清蛋白能有效補充蛋白質。

【該怎麼吃】

▼ 溫水沖泡效果最佳

- 根據美國研究指出，運動前 1 小時至 2 小時、以及運動後的 30 分鐘內攝取，更能快速將蛋白質消化為胺基酸小分子進入肌肉細胞，促進肌肉組織生成。

- 蛋白質的攝取量應隨年齡而增加，建議年長者在運動後攝取 10 ～ 20 公克，幫助維持肌肉重量。

- 服用乳清蛋白粉最理想的的沖泡方式是使用冷水或牛奶。若想用溫水沖泡，水溫不宜超過攝氏 36 度，因為溫度過高的話會破壞蛋白質結構，導致蛋白質營養流失。

- 乳清蛋白屬於蛋奶素，不適合素食者或對蛋白質過敏者使用。

▼ **注意乳清蛋白的含量**

- 依據不同加工方式，可將乳清蛋白分為三種：1. 濃縮乳清蛋白（whey protein concentration），從牛奶或大豆萃取，其中蛋白質含量約在 30〜90%，亦有少量脂肪、乳糖、碳水化合物，為最普遍的乳清蛋白形式。2. 分離乳清蛋白（whey protein isolate），蛋白質含量高達 90〜95%，由於未含脂肪、乳糖，所以適合乳糖不耐症者食用。3. 水解乳清蛋白（whey protein hydrolysate），蛋白質含量約 80%〜90%。水解乳清蛋白就是小分子胜肽，人體吸收快，因此價格相對貴。市售的乳清蛋白粉產品中的蛋白質含量大多為 80%，選購哪種加工形式的乳清蛋白則依照個人需求。

- 患有乳糖不耐症者，建議挑選不含乳糖成分的分離乳清蛋白或水解乳清蛋白的產品。

- 乳清蛋白的複方產品中多添加具有調整體內代謝、提升免疫力、促進傷口癒合、降低疲勞等作用的綜合型胺基酸。此外，添加有助於肌力增長的肌酸，也能達到減緩腦部神經衰退的作用。

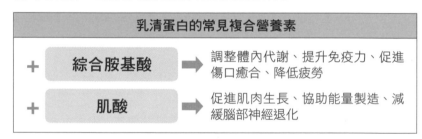

乳清蛋白的常見複合營養素	
＋ 綜合胺基酸 ➡	調整體內代謝、提升免疫力、促進傷口癒合、降低疲勞
＋ 肌酸 ➡	促進肌肉生長、協助能量製造、減緩腦部神經退化

益防癌抗癌

降膽固醇

保養關節

抗老化

提升精力

保腸胃

護眼

增強免疫力

控制體重
乳清蛋白

美容

調節賀爾蒙

器官養護

基礎營養

美容

蛋白質是構成皮膚的重要物質，其中的主要成分—膠原蛋白與養顏美容、維持肌膚彈性息息相關。年輕的皮膚能合成足夠的膠原蛋白來提供支撐力並幫助鎖住水分，所以平滑且充滿彈性；隨著年紀增長，膠原蛋白合成的能力會逐漸降低，當體內膠原蛋白的合成趕不上分解的速度，就會使皮膚逐漸乾皺缺水且失去彈性，甚至伴隨著血管彈性降低、關節疼痛等老化不適的狀況。除了膠原蛋白之外，皮膚依賴各種微量營養素（包含維生素與礦物質等）來完成正常的生長代謝，但一般人在進入中壯年時期後常處於充滿各種壓力的環境中，需要更多的微量營養素來平衡體內的代謝，相較之下比其他時期都更容易因忙碌或應酬而無法均衡攝取這些微量營養素，或是因為菸酒、應酬、熬夜等不良生活習慣，造成微量營養素過度消耗，影響肌膚正常代謝而加速老化。雖然老化是人體的正常現象，但是想要延長肌膚彈性的保鮮期限，平時除了均衡飲食、充足營養與水分攝取、養成運動習慣、注意防曬與平日保濕，適時適量地補充養顏美容相關保健品也能同時助你一臂之力。

關於保健食品，你知道嗎？

- 膠原蛋白使肌膚緊致，有彈性。
- 同時攝取維生素C，膠原蛋白好活性。

- 薏仁搭配珍珠粉，強化美白力。

- 愈細緻的珍珠粉，愈好吸收。
- 維生素C能幫助吸收珍珠粉中的鈣質，夜夜好眠，美容效果up。

- 燕窩屬動物性蛋白質食品，易腐壞，應盡快食用完畢。
- 透光度佳才是天然好品質的燕窩。

膠原蛋白 Collagen

參見 P.45

膠原蛋白是人體內含量最豐富的蛋白質，具有很強的伸展性，所以能夠讓肌膚富有彈力。除了皮膚之外，軟骨、血管壁、肌腱許多臟器都由膠原蛋白來提供支撐力。隨著年紀變大，體內膠原蛋白的合成能力會逐漸下降，使得流失比合成快，並且膠原蛋白也會硬化，使得肌膚失去彈性，產生皺紋與鬆弛，並可能造成血管壁缺乏彈力、關節疼痛等老化現象。膠原蛋白是目前當紅的營養補充品，主要訴求即為使肌膚光滑緊緻，降低肌膚年齡。市售膠原蛋白補充品多為動物來源，具有特殊的氣味，為了增加民眾對其口味的接受度，有些廠商會添加香料、糖分以及酸味劑，更好入口，但相對的可能會增加身體的負擔；想要追求健康的民眾應睜大眼睛看清標示，選擇自己容易服用且最符合自己健康條件的產品，並多食用含維生素 C 等抗氧化物的新鮮蔬果，幫助體內膠原蛋白合成與修補，才能夠讓吃進肚子裡的膠原蛋白發揮最大的效用。

基本資料	
常見型態	飲品、膜衣錠、粉末。
常見複方組合	維生素（如 C、E、B1、B2 等）、輔酵素 Q10、蘋果多酚、乳酸菌、鈣。
常見添加物	麥芽糊精（增稠劑）、香料（風味劑）、乳化劑、蔗糖（甘味劑）、檸檬酸（酸味劑）、色素（著色劑）。
製造方式及來源	方式：天然萃取；原料：動物來源（如魚、豬等）。
保存方式	常溫保存並維持乾燥，避免潮濕變質或陽光直射的高溫處。開封後應儘速服用完畢。
一般攝取量	廠商建議量為成人平均每天 2000 ～ 6000 毫克。
副作用	過量服用可能因糖分或麥芽糊精攝取過多而造成肥胖；香料色素等添加物或過量蛋白質攝取可能造成肝腎負擔。

益防癌抗癌

降膽固醇

保養關節

抗老化

提升精力

保腸胃

護眼

增強免疫力

控制體重

膠原蛋白　美容

調節賀爾蒙

器官養護

基礎營養

【使用時機】

▼ 隨年齡增長，膠原蛋白會逐漸減少

- 膠原蛋白的成分與魚肉豆蛋等蛋白質食品的成分一樣是胺基酸，所以從均衡飲食中就可獲得身體合成膠原蛋白的原料。豬腳、雞爪、牛筋等食物是膠原蛋白含量相當高的食物，但在大量攝取的同時，可能也會一起吃下過多的脂肪或膽固醇而造成肥胖及心血管疾病。因此若因忙碌而平時不易從食物中取得足夠的蛋白質，或是擔心發胖及血管硬化的民眾，不妨透過膠原蛋白保健食品來補足。

- 人體內的膠原蛋白會隨年齡增長逐漸減少，而膠原蛋白和維持肌膚彈性息息相關，因此愛美的人應多注意膠原蛋白的補充，來減少肌膚皺紋與鬆弛。

- 膠原蛋白更是關節軟骨的主要成分，因此年長者也應足量補充膠原蛋白，勿讓膠原蛋白的流失，造成關節磨損或關節炎。

- 膠原蛋白是人體自然存在的一種蛋白質，除了老化之外，作息不正常、抽煙、熬夜、過度的曝曬太陽以及飲食不均衡，更是破壞膠原蛋白的兇手。有這些習慣的人都是膠原蛋白流失的高危險群，需要特別注意且適量補充。

【該怎麼吃】

▼ 搭配維生素 C 的補充，促進膠原蛋白合成

- 膠原蛋白保健食品在食用上並無特殊的限制，隨餐或飲料服用、空腹食用皆可。若民眾選擇飲品方式的膠原蛋白補充品，應注意其口味是否過酸，胃腸不佳者即不適合空腹飲用；過甜的口味則可能添加太多甘味劑而容易發胖，應留意。飲品多為一次飲用份量，開封後要儘早喝完，以免內容物變質。

- 我國目前並未訂定出膠原蛋白的每日建議攝取量。但根據衛生署公告的每日飲食指南，建議成人一天共攝取 3 ～ 8 份魚肉豆蛋類（一份含蛋白質 7 公克，為一顆蛋或半個手掌大小的雞胸肉或豬里肌肉），因此若服用膠原蛋白補充品，應依其產品中蛋白質的含量適度減少平時飲食中其他蛋白質的攝取，以免造成蛋白質攝取過量。

- 雖然膠原蛋白本身不容易對身體造成副作用，但在產品的製程中多少會使用外來的添加物，為了食用安全，懷孕、哺乳期間的婦女、兒童或正在服用其他藥物者，服用前仍應先詢問醫師意見再使用。

- 膠原蛋白和所有的蛋白質一樣，都會在吃進肚子裡以後被腸胃道消化成小分子的胺基酸，而合成膠原蛋白所需要的必需胺基酸（人體無法自行製造，必須由食物獲得的胺基酸）很少，所以一般來說，若能均衡地攝取蛋白質食品，不需刻意補充膠原蛋白，身體即可獲得合成膠原蛋白的原料。此外，這些被腸胃道分解的小分子胺基酸都需要經過肝臟與腎臟的代謝，因此若肝腎功能不佳，需注意攝取量，以免加重肝腎負擔。

- 目前在醫學界並沒有確切的證明使用膠原蛋白補充品後，究竟有多少比例的胺基酸會被送到皮膚，並且再度被合成為膠原蛋白。不過可以確定的是，維生素C能幫助體內膠原蛋白的合成與修復。因此體內必須保持足夠可合成膠原蛋白的原料及膠原蛋白的基本含量，供維生素C進行合成及修護，以維持體內膠原蛋白的活性。

- 維生素C（參見 P.427）是幫助維持體內膠原蛋白活性的大功臣，若在飲食中沒有攝取維生素C，會降低膠原蛋白在體內的合成與修復功能，使得膠原蛋白的補充事倍功半。因此欲補充膠原蛋白者，亦應多攝取像芭樂、奇異果、橘子等富含維生素C的新鮮蔬果，來促進膠原蛋白有效合成，使補充更有效益。

【選購重點】

▼ 選擇含有維生素 C 的複方產品，補充更有效率

- 市售的膠原蛋白保健食品型式相當多種，包括飲品、粉末、膜衣錠等，一般而言，飲品及粉末的吸收速度快於膜衣錠。飲品型式的膠原蛋白補充品是最好入口的，但多有添加糖分以增加口感，易造成肥胖。粉末狀補充品可以加在豆漿牛奶等飲品中食用，但可能有特殊氣味，民眾需留意包裝說明。膜衣錠需搭配開水服用，缺點是對一些民眾而言不易吞服。不同型式的補充品各有優缺點，可依自身習慣來做挑選，才不會有買了卻不吃，或吃了卻造成身體負擔的窘境。

- 為了符合忙碌的現代人較難充分攝取維生素C的情形，有些廠商會在膠原蛋白補充品中直接添加維生素C製成複方產品，幫助膠原蛋白在體內更容易被利用，使膠原蛋白補充品能發揮更大的效果。除此之外，有的廠商還會額外添加具抗氧化力的輔酵素Q10或蘋果多酚，以及能幫助腸胃消化功能的乳酸菌等製成複方產品。民眾亦可考慮自身額外的需求來選購相關的複方產品。

- 膠原蛋白補充品是否真的有效，目前其實是有爭議的。醫師及專家普遍認為吃膠原蛋白補充品的效果就跟吃肉和吃豆腐一樣，身體合成膠原蛋白的原料從一般蛋白質食品即可取得，無須另外花錢去購買補充品。但許多實際吃過膠原蛋白補充品的民眾，會覺得自己皮膚變得更好更有彈性，這樣的感言也俯拾皆是。比較中立的觀點是，一般人在服用膠原蛋白補充品的同時，有可能會對飲食習慣及心理產生一些改變，例如：為了吞服膜衣錠或粉末而增加水分的攝取、因為使用有添加維生素 C 的補充品而增加了每天維生素 C 的攝取量、為了加倍抗老而有意識地多吃新鮮蔬果、原本蛋白質攝取量不足的人因為使用膠原蛋白補充品而讓身體得到合成膠原蛋白的材料、甚至是因為對產品有信心而相由心生的容光煥發等，這些可能是讓皮膚變好的真正原因。所以，只要有正確的心態，選擇適合自己且評價良好的產品，適當服用即可。

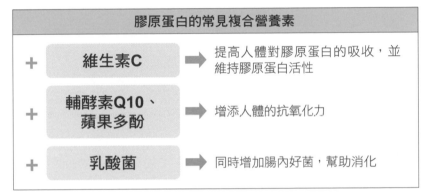

膠原蛋白的常見複合營養素

＋ 維生素C ➡ 提高人體對膠原蛋白的吸收，並維持膠原蛋白活性

＋ 輔酵素Q10、蘋果多酚 ➡ 增添人體的抗氧化力

＋ 乳酸菌 ➡ 同時增加腸內好菌，幫助消化

益防癌抗癌
降膽固醇
保養關節
抗老化
提升精力
保腸胃
護眼
增強免疫力
控制體重
膠原蛋白　美容
調節賀爾蒙
器官養護
基礎營養

薏仁 Job's tears

薏仁不只是一般所吃的點心食物，也是一種溫和的中藥材。其除了廣為流傳的消除水腫、維持肌膚白皙彈性的功效讓愛美女士趨之若鶩外，近來醫學研究也指出薏仁具有降低血糖、血脂肪以及對抗癌症的潛力，因此目前市面上已可見多種由薏仁製成的保健食品，成為美容且養生的聖品之一。但薏仁在中醫的說法上屬性偏寒，孕婦、正值生理期的女性以及身體虛寒者忌服用；並且因薏仁所含醣分的黏度較一般穀類高，所以食用過多也有可能造成腸胃消化不良，食用上仍應謹慎適量。保存不當的薏仁易產生油耗味甚至發霉產生毒素，反而傷身，所以民眾在購買薏仁產品時，應選擇信譽優良的廠商，才能吃得安心。

基本資料	
常見型態	飲品、茶飲、粉末、膠囊。
常見複方組合	多與其他食品或穀物如：牛奶、燕麥、糙米、黃豆、山藥等一起製成飲品或研磨成粉；也會與荷葉、決明子、玄米等一起製成茶品；或添加其他保健食品，如：珍珠粉、膠原蛋白等。
常見添加物	糖（甜味劑）、香料（風味劑）。
製造方式及來源	方式：天然萃取；原料：薏仁原粒。
保存方式	飲品與茶品需盡快飲用完畢。粉末及五穀米常溫保存並維持乾燥，避免潮濕變質或陽光直射的高溫處。開封後儘速食用完畢，或依指示放入冰箱冷藏。
一般攝取量	欲達保健功效的建議攝取量為成人平均每天乾貨重量 50 ～ 100 公克的薏仁（此處指未經加工的薏仁原粒）。
副作用	中醫觀點指出，薏仁具有促進子宮收縮的作用，孕婦（尤其懷孕初期或懷孕狀況不穩定者）不宜使用。薏仁易使身體冷虛，生理期間婦女或身體虛寒的民眾也應避免過量食用。薏仁所含的醣分較黏，過量食用可能妨礙消化。

益防癌抗癌

降膽固醇

保養關節

抗老化

提升精力

保腸胃

護眼

增強免疫力

控制體重

美容薏仁

調節賀爾蒙

器官養護

基礎營養

【使用時機】

▼ 吃薏仁，肌膚白皙、有彈性

- 薏仁是穀類的一種，也是常見的中藥材，和米飯一樣含有豐富的澱粉，所以是少數的保健食品中，一般人可以拿來當做主食、提供碳水化合物的食物。

- 欲保健腸道、預防心血管者疾病者，可以適量食用含有豐富水溶性膳食纖維的薏仁，幫助促進腸胃蠕動，並延緩血糖及血脂肪的上升。薏仁所含豐富的不飽和脂肪酸，對於降低血脂肪也有一定功效。

- 欲美容養顏者可適量攝取薏仁，薏仁同時含有相當多的蛋白質、維生素 B1、B2 等以及鈣磷鐵等礦物質，能幫助皮膚白皙有彈性，促進身體水分排除，消除水腫。

【該怎麼吃】

▼ 適量取用，以免胃腸不適

- 吃薏仁原粒要達到保健效果，一般建議的攝取量為成人一天 50 ～ 100 公克（乾貨重量）。雖然每天攝取的分量如果不足，能達到的保健效果是有限的，但薏仁所含的醣份較黏，攝取過多也可能引起腸胃不適，所以勿三餐皆以薏仁當做主食或過量攝取薏仁製品。

- 薏仁相關保健食品因為成分溫和，均適合一般民眾使用，保存得當，就無須擔心其食用安全性。目前也沒有研究顯示在飯前或飯後服用薏仁有不適的症狀，因此民眾可在不過量的情形下隨時補充。

- 薏仁粉多為薏仁原粒研磨製成，且薏仁中的有效成分並不易受高溫破壞，因此可加入開水或牛奶，透過「喝薏仁」來補充營養。

- 若選擇飲品式的薏仁產品，好處是民眾取得及飲用都很方便，但缺點是較難依上述標準得知自己究竟喝進了多少薏仁成分。更須注意部分薏仁飲會添加甜味劑來增加口感，卻容易導致發胖，應斟酌飲用。

- 若選擇茶品式的薏仁產品，優點一樣是方便，並且因為健康訴求，大部分含薏仁的茶品是無糖的，對身體的負擔較小。但因為薏仁茶品可能會與綠茶或烏龍茶做調和，對咖啡因敏感的民眾要注意產品標示中咖啡因的含量，以免引發副作用。

- 女性是薏仁食品的消費大宗，但卻是吃薏仁最容易有禁忌的族群。薏仁對子宮平滑肌有刺激收縮的作用，可能會誘發流產，所以孕婦（尤其是懷孕初期或是懷孕狀況不穩定的婦女）要特別留心，避免食用。中醫指出薏仁性偏寒，女性生理期間與身體虛寒者，也應避免食用。

【選購重點】

▼複合珍珠粉，提升美白潛力

- 薏仁性質溫和，常與其他成分一起製成複方產品以達到相輔相成的效果。例如與含豐富蛋白質的牛奶製成飲品，或是與含豐富微量營養素與膳食纖維的燕麥、糙米、黃豆、山藥等共同研磨成穀物粉，都能更增添產品的口感與保健價值。含薏仁的茶品多主打促進水分代謝，因此也常與具有相關效果的荷葉（減少水腫）、決明子（利水通便）、玄米（也就是糙米，含豐富的維生素與礦物質）等成分共同調和而成。珍珠粉（具美白潛力）與膠原蛋白（維持肌膚彈性）等成分也常與薏仁一起添加於美容相關的保健食品中，民眾可視需求選購。

- 白色薏仁是由紅薏仁（又稱糙薏仁）去除麩皮而成，市售的薏仁製品多用白色薏仁製成，若保存不當容易產生油耗味，甚至發霉產生毒素。若民眾是自行採買薏仁來食用，比較容易分辨其品質；但若要購買市面上的薏仁相關製品，看不到的薏仁品質就較難掌控了。民眾在選購時最好認明有信譽的廠商，除了其產品品管較嚴格之外，產品原料的保存也會較謹慎，對健康更有保障。

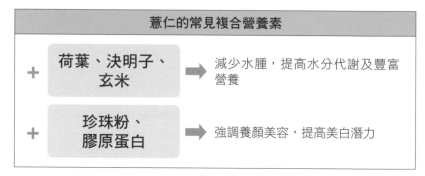

薏仁的常見複合營養素		
+	荷葉、決明子、玄米	➡ 減少水腫，提高水分代謝及豐富營養
+	珍珠粉、膠原蛋白	➡ 強調養顏美容，提高美白潛力

小知識 紅薏仁具有抗癌的潛力

　　未去除麩皮的紅薏仁，其麩皮中因含有薏仁酯（coixenolide），在近代臨床醫學的研究中發現其具有對抗腫瘤的潛力，不過在人體中的有效作用量還需進一步的研究。

珍珠粉　Pearl powder

益防癌抗癌

降膽固醇

保養關節

抗老化

提升精力

保腸胃

護眼

增強免疫力

控制體重

美容 珍珠粉

調節賀爾蒙

器官養護

基礎營養

從古至今，包括慈禧太后、埃及豔后、許多女藝人及愛美女性都將珍珠粉視為美容聖品，盛讚其美容效果。珍珠粉是由珍珠研磨製成的粉末，而珍珠是因細沙進入蚌類動物殼內，刺激含大量鈣質的珍珠質包覆細沙而成的產物，其中主要成分為碳酸鈣（約占90%），並含有微量營養素如鎂、鐵、銅、鋅等及胺基酸，可以調整因飲食不當而造成的微量營養素缺乏，並幫助增加睡眠品質，進而對美容產生作用。珍珠粉的市價高昂，民眾在選購時不能一味追求便宜，以免吃進劣質珍珠粉，花錢傷身更不划算。

基本資料	
常見型態	粉末、飲品。
常見複方組合	粉末：多為珍珠粉單方。 飲品：常與膠原蛋白、燕窩、水果萃取物（多為提供維生素C）等組合成複方。
常見添加物	冰糖或果糖等（甜味劑）、香料（風味劑）、檸檬酸（酸味劑）。
製造方式及來源	方式：天然萃取；原料：動物來源。
保存方式	常溫保存並避免陽光直射。粉末尚未食用完畢的部分應保存於乾燥陰涼處，避免受潮；飲品在開封後應儘速食用完畢。
一般攝取量	目前國內無訂定明確的有效攝取量。民眾應依產品指示來取用。廠商建議，珍珠粉末約一天1～2公克，飲品則約一天一瓶。
副作用	● 珍珠粉性質偏寒，有些人服用後可能容易有腹瀉的情形。 ● 飲品過量服用可能因糖分或香料等攝取過多而造成身體負擔。

【使用時機】

▼ 同時補充鈣質，睡好覺，美容效果更佳

- 自古以來，珍珠粉最廣為流傳的功效就是美白肌膚，適合愛美人士服用。以現代科學的觀點解釋，應是因為珍珠粉中含有多樣化的微量營養素，能夠幫助肌膚維持正常新陳代謝的緣故。

- 珍珠粉含有豐富的鈣質，民眾可藉其補充所需的鈣質。另外也有研究發現，鈣質能夠強化神經系統的傳導，放鬆緊張的神經並穩定情緒，進而幫助睡眠，這也是美容的關鍵，容易失眠的民眾也可以食用。

- 雖然珍珠粉中的微量營養素含量並不高，但長期服用也可以幫助矯正飲食中缺乏微量營養素的狀況。

【該怎麼吃】

▼ 同時補充維生素 C，幫助鈣質的吸收

- 珍珠粉通常建議於睡前或晚餐後服用，一來是因為夜間睡眠時皮膚修護代謝功能較旺盛，珍珠粉正好能在夜間發揮作用，二來是鈣質能放鬆神經，幫助睡眠。

- 珍珠粉中的碳酸鈣是人體相對不容易吸收的鈣質，所以應搭配其他營養素來幫助其吸收。例如維生素 C 能夠增加人體對鈣質的利用率，可從新鮮水果或含維生素 C 的保健品中取得；維生素 D 能刺激小腸對鈣質的吸收，可從蛋黃、動物肝臟及含維生素 D 保健品中獲得，或是照射陽光後人體自然合成。相反的，過量的蛋白質、鹽分、酒精、咖啡因等則會降低身體對鈣質的吸收率。因此取用珍珠粉來補充鈣質的民眾，應注意其他飲食成分的搭配，才能事半功倍。

- 珍珠粉服用方式有許多種，例如可以先將適量珍珠粉放在舌下，讓珍珠粉隨唾液慢慢吞服至胃中，或是搭配溫或冷開水吞服；也可將珍珠粉倒在裝有溫或冷開水的杯中一起飲用，只是珍珠粉容易殘留在杯緣而造成浪費。並且也不建議服用珍珠粉時搭配熱水，因為珍珠粉中的養分較易受熱破壞。

- 珍珠粉搭配果汁一起服用，可讓果汁中的維生素 C 幫助人體吸收珍珠粉中的鈣質；而牛奶本身就有豐富的鈣質，也可以與珍珠粉一同服用，更增加了鈣質的攝取。

- 在中醫的觀點中，珍珠粉性質偏寒，不過每次服用的份量很少，所以基本上不會有太大的影響。然而正值生理期或生理痛嚴重的民眾，最好先暫停服用；體質偏寒、容易腹瀉或軟便的民眾，服用前也應先向醫師諮詢，以免造成不適。

- 有腎臟代謝疾病的民眾，因為對鈣質等礦物質的代謝可能變差，不建議食用珍珠粉，以免增加腎臟負荷。

【選購重點】

▼ 愈細緻的珍珠粉，愈好吸收

- 好的珍珠粉必須研磨成像麵粉一樣細緻，若是顆粒粗大，在手臂上摩擦後會有粗糙刺痛感，這樣內服也無法吸收，更可能傷身。現在的製造技術已能將珍珠粉磨成奈米等級的大小，讓民眾更容易服用與吸收，選購時可多加留意產品包裝說明。

- 珍珠的來源與後置處理，關係到珍珠粉的食用安全與功效。購買時，應選擇有相關認證的廠商（如 GMP、SGS 等），證明廠商的珍珠粉製程成熟、珍珠來源可靠、以及珍珠粉沒有重金屬或其他有毒物質殘留。因為珍珠粉價格高昂，所以市面上有不少假貨或劣質品試圖魚目混珠，民眾選購前應先認清有信譽有認證的商家，才能保障自己的權益。

- 從挑選珍珠到研磨成珍珠粉的過程，都需要專業技術，所以民眾不應自行購買來路不明的珍珠研磨成粉食用，以免珍珠中的有害物質殘留，或是顆粒過粗反而對身體造成負擔。

- 目前市面上已有珍珠粉相關飲品，不過珍珠粉本身是不易溶於水的，所以廠商會將珍珠粉進行後製處理，例如增加其水溶性，或直接萃取珍珠粉中的水溶性胺基酸等；雖然增加了食用的方便性，但珍珠粉中有效成分的比例也會相對降低，民眾可視需求程度選購。

- 珍珠粉常與其他有美容潛力的成分一起製成複方飲品，如膠原蛋白及燕窩，皆能增加皮膚彈性，或是具抗氧化力及提高人體對珍珠粉的吸收力的維生素 C，提供了民眾更多元的保健選擇。

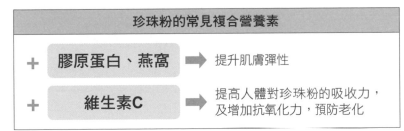

珍珠粉的常見複合營養素

+ **膠原蛋白、燕窩** ➡ 提升肌膚彈性

+ **維生素C** ➡ 提高人體對珍珠粉的吸收力，及增加抗氧化力，預防老化

小知識 適量攝取鈣質，反而能預防結石

　　常聽到「吃太多鈣質會造成腎結石」的說法，事實上，造成腎結石的元凶是草酸。當過量食用草酸含量高的食物，或是過量攝取維生素 C（超過 5 公克），會增加尿液中的草酸濃度，進而與尿中的鈣結合形成草酸鈣結石。若再加上水分攝取不足（衛生署建議每日飲水 2000 毫升），更無法稀釋造成結石的成分。有研究顯示，具結石體質的民眾適量攝取鈣質，反而能中和腸胃道中的草酸，使其由糞便排出，進而降低尿液中的草酸含量，幫助降低結石機率。

益防癌抗癌

降膽固醇

保養關節

抗老化

提升精力

保腸胃

護眼

增強免疫力

控制體重

珍珠粉 美容

調節賀爾蒙

器官養護

基礎營養

燕窩 Swallow's nest

可食用的燕窩指的是特定燕種（如金絲燕）由唾液構築而成的窩巢；一般在屋簷下由泥土、樹枝等築成的家燕燕窩是不能吃的。約從明朝開始，燕窩就被中國人視為滋補美顏的食材，且因取得不易，所以價格高昂。目前燕窩除了可以選擇傳統的乾貨回家自行燉煮外，市面上也有飲品型態的即食燕窩，讓民眾方便食用。市場上的燕窩品質參差不齊，品質不佳的燕窩不但花了冤枉錢，更可能會傷害身體，民眾在選購時要多加費心。

基本資料	
常見型態	飲品、乾貨（乾燥製品）。
常見複方組合	雪蛤、膠原蛋白、珍珠粉、輔酵素 Q10、維生素 C、人蔘。
常見添加物	冰糖（甜味劑）、香料（風味劑）、結蘭膠（增稠劑）。
製造方式及來源	方式：天然萃取；原料：動物來源（主要為燕子的唾液）。
保存方式	飲品存放於陰涼處，或依商品標示冷藏；食用不完的燕窩應冷藏並於一週內食用完畢。
一般攝取量	目前並無研究指出具體的建議用量，民眾應按產品標示來服用。
副作用	過量服用可能因糖分或增稠劑攝取過多而造成肥胖；香料色素等添加物攝取過多可能造成肝腎負擔。

【使用時機】

▼ 營養豐富，滋補養生

- 欲加速傷口癒合、美容保養者，可取用燕窩，其所含的上皮生長因子（epidermic growth factor，簡稱 EGF）在細胞與動物實驗中具有促進傷口癒合、皮膚及血管再生的潛力。

- 燕窩的成分除上皮生長因子外，還有蛋白質、碳水化合物以及鈣、磷、鐵、鉀、鋅等微量營養素，所以也適合大部分想要滋補養生的民眾食用。

【該怎麼吃】

▼ 空腹服用燕窩，吸收好

- 民眾購買燕窩乾貨自行燉煮，或是選購較高含量的燕窩保健品，建議一天吃1～2湯匙，多食無益。因燕窩為動物性蛋白質食品，較易腐壞，為確保新鮮，吃不完的燕窩應存放於冰箱冷藏，並儘速食用完畢（建議於一週內食用最新鮮）。

- 飲品型即食燕窩因各個廠商的燕窩含量不同，取用時應依產品標示來服用，且應於開罐後立即飲用完畢，以免成分變質。

- 一般建議在飯前空腹時食用燕窩，吸收效果較佳；若要飯後服用，則需距離用餐時間約一個半小時以上。燕窩早晚皆可服用，也有廠商建議可在夜間 11 點至睡前服用，增加人體吸收能力。

- 許多人相信燕窩的功效就是來自上皮生長因子。以營養學的觀點來看，燕窩中的蛋白質、碳水化合物、礦物質等營養成分由一般食物也可獲得，並非只有燕窩才有，因此營養價值有限；而在科學研究中雖然上皮生長因子能促進細胞及血管再生，但燕窩所含的上皮生長因子在烹煮過程及人體消化後所剩餘的活性多寡，仍尚待證實。另一方面，許多服用燕窩的民眾的確感覺到皮膚狀況改善或免疫力提升，因此燕窩中是否具明確保健效用的成分，仍待進一步的研究。大部分民眾將燕窩視為一般食品來攝取仍安全，只要注意適量食用勿過度依賴即可。

- 有研究指出上皮生長因子會促進癌細胞增生，因此癌症患者應避免食用燕窩，以降低刺激癌細胞生長的可能性；患有婦科疾病或更年期婦女因是罹患婦癌的較高危險群，服用燕窩前，應先向醫師諮詢。

- 有些民眾會將燕窩燉爛給嬰幼兒服用，但因燕窩是動物性蛋白質，容易引發過敏，所以4～6個月以內的嬰兒應避免食用燕窩產品。

- 若無過敏或不適症狀，一般而言懷孕或哺乳中的婦女也可適量服用燕窩。市面上販售的冰糖燕窩糖分較高，容易增加熱量攝取而導致發胖，所以怕吃太甜的婦女可以改以糖分較低的烹調方式（如以鮮奶燉煮）來熬製燕窩。但若服用燕窩後反而感到疲倦，例如可能是總蛋白質攝取量過多或是體質不適應，或有不舒服例如起紅疹、反胃等，則應暫停服用。

▼ 避免選購異常白淨的不良燕窩

- 直接取下的完整燕窩（稱為燕盞）多呈碗型或匙型；寬度大的燕盞售價較高，但與寬度小的燕盞營養成分是相似的。若以燈光照射天然的燕盞，透光度佳；人工合成的假燕盞（如豬皮、白木耳、膠質等）在燈光照射下則透光度不佳甚至不透明。

- 天然的燕窩乾貨條狀構造顯著，呈現米黃色或象牙色，有些顏色不均的現象，可能夾雜小幼毛；若燕窩異常白淨，則有可能是經過化學漂白處理，不只破壞其營養價值，更對健康不利，應避免購買。浸泡燕窩乾貨後的水應是透明無色，且泡開的燕窩會比乾燥時膨脹約4～6倍；若乾燕窩泡開後膨脹的程度不大，則可能是廠商將未完全乾燥的燕窩用膠質等成分覆蓋以保持水分，增加其重量，從中獲取不當利潤，選購時可多加留意。

- 在氣味方面，天然燕窩在完全乾燥時是無味的，泡水後則應有淡淡的腥味或口水味，而非漂白水或化學氣味。

- 許多廠商將燕窩處理為絲狀（稱為燕絲）並製成飲品，優點是方便直接食用，不過就沒辦法像燕盞般能直接觀察品質。民眾可以選擇合格的產品製造廠商（例如有 HACCP 或 GMP 標章認證者），以及察看產品標示上有否說明燕窩含量，以保障產品品質。

- 燕窩飲品中其他常見的複方成分還有雌蛤蟆的輸卵管組織雪蛤，據說能潤膚養顏、膠原蛋白能維持肌膚彈性、珍珠粉具美白肌膚的功效、輔酵素 Q10 能對抗老化、維生素 C 具抗氧化力以及人蔘能補充元氣等，民眾可依自己的需求來選購。

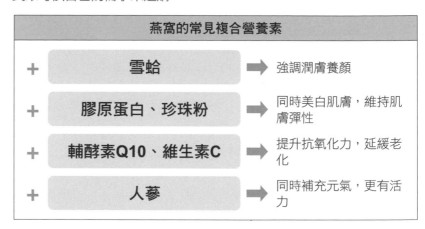

燕窩的常見複合營養素	
＋ 雪蛤 ➡	強調潤膚養顏
＋ 膠原蛋白、珍珠粉 ➡	同時美白肌膚，維持肌膚彈性
＋ 輔酵素Q10、維生素C ➡	提升抗氧化力，延緩老化
＋ 人蔘 ➡	同時補充元氣，更有活力

小知識 小心劣質的血燕燕窩

　　血燕燕窩呈現紅色，是因為燕子築巢的地方或是進食的食物剛好有特別豐富的礦物質，並不是因為燕子吐血。血燕燕窩產量少，在市面上較少見；也因物以稀為貴，所以 2011 年在中國出現假血燕燕窩（以鳥糞燻製燕窩），不僅不衛生，燻製過程所產生的亞硝酸鹽更會致癌，對人體毒性很強。事實上血燕燕窩中的礦物質分子量較大，尚未証實可被人體吸收，若民眾必須購買血燕燕窩，務必要找信譽優良可靠的商家，以免吃到假貨，花錢傷身。

益防癌抗癌

降膽固醇

保養關節

抗老化

提升精力

保腸胃

護眼

增強免疫力

控制體重

美容 燕窩

調節賀爾蒙

器官養護

基礎營養

調節賀爾蒙

人體的內分泌腺為很小的內臟器官，其功能為製造荷爾蒙，荷爾蒙能在人體內分別行使不同的功能，例如甲狀腺所分泌的甲狀腺素能促進新陳代謝、生長激素能促進骨端軟骨生長、褪黑激素則與睡眠有關、胰島素與升糖激素可以調控血糖；而性腺能分泌與生殖有關的荷爾蒙，如睪固酮、黃體素、孕烯醇酮、雌激素等。荷爾蒙是由腦下垂體及其上方間腦的下視丘所調控，除了壓力、生活的變化及精神方面的打擊會影響腦下垂體與下視丘調控荷爾蒙外，隨著年齡增加，器官功能慢慢失調，荷爾蒙的分泌量也會隨之減少。所謂女性更年期是指從卵巢功能開始衰退後，到停經的這段期間，平均年齡約為45～55歲，這段時間由於雌激素分泌變少，往往伴隨如熱潮紅、盜汗、心悸、憂鬱、睡不安穩等不適症狀，另外有些18歲以上年輕女性也可能因為飲食或其他原因可能造成體內前列腺素E1的轉換率不佳而造成月經前燥鬱、消化功能失常、感覺水腫等症狀，但這些症狀會在經後消失。現今已可透過一些已被證實能輔助改善經前症候群與更年期症候群的保健食品如月見草油、大豆異黃酮等，來減輕女性生理上的負擔，為女性族群的一大福音。

關於保健食品，你知道嗎？

大豆異黃酮   Soybean isoflavone

參見 P.53

　　黃豆中的胚軸、種皮與子葉含有大豆異黃酮（isoflavone），大豆異黃酮為一種植物性雌激素，其構造與人體雌激素相似，因此可與雌激素競爭受體的接受位置，調控體內雌激素的正常分泌，但另一方面，也能增加體內原有的雌激素的活性功能，改善因雌激素下降所造成的不適症狀。據研究，大豆異黃酮可以改善婦女更年期症候群如熱潮紅、盜汗、心悸、無法安眠等症狀，並可預防骨質疏鬆症、乳癌、子宮內膜癌、前列腺癌等疾病；在心血管保養方面，可以抑制血栓形成，減少動脈硬化發生機率、改善高血壓、降低血清總膽固醇數值等。天然黃豆與黃豆製品可攝取到大豆異黃酮，1 公克的黃豆約含有 2 毫克的大豆異黃酮，但因黃豆製品的品種、產地與製程的不同，很難定量其真正含量，而且容易脹氣體質的人也不合適大量攝取豆製品，建議可以市售的大豆異黃酮保健食品做為另一補充的選擇。

基本資料	
常見型態	錠劑、軟膠囊、硬膠囊。
常見複方組合	珍珠粉、蜂王漿、白高顆、琉璃苣油、蔓越莓、葡萄籽萃取物、胎盤素、月見草油、檸檬酸鈣、維生素 D、膠原蛋白。
常見添加物	乳糖（填充劑；賦型劑）、麥芽糊精（黏著劑；賦型劑）、硬脂酸鎂（賦型劑）、明膠（賦型劑）、甘油（乳化劑）、純水、二氧化鈦（遮光劑）。
製造方式及來源	天然黃豆的胚軸、種皮與子葉中萃取出大豆異黃酮，製成保健食品。
保存方式	置於通風乾燥與避熱處，避免產品劣變。
一般攝取量	更年期婦女每日 50 毫克。
副作用	尚未停經的女性服用後可能造成經期紊亂，停經後的女性服用月經可能再次出現，體質敏感者服用較高劑量大豆異黃酮可能感覺身體水腫，體重增加。

益防癌抗癌

降膽固醇

保養關節

抗老化

提升精力

保腸胃

護眼

增強免疫力

控制體重

美容

調節賀爾蒙
大豆異黃酮

器官養護

基礎營養

【使用時機】

▼ 更年期調養及防禦泌尿道感染

- 我國女性更年期的平均年齡為 45 ～ 55 歲，更年期意指卵巢功能開始衰退，造成體內的雌激素分泌變少，因而產生一些如熱潮紅、關節疼痛、消化功能變差、盜汗、睡不安穩等症狀，可以補充大豆異黃酮來輔助改善。

- 有些中年婦女因更年期卵巢功能的下降造成容易水腫型的肥胖，也可以補充大豆異黃酮來輔助減重。

- 對於完全喪失卵巢功能的中老年女性，容易因缺乏荷爾蒙而造成泌尿道感染與陰道乾燥不適，也可以透過補充大豆異黃酮等植物性荷爾蒙來輔助改善。

- 更年期後，因缺乏雌激素，容易造成膽固醇附著血管壁而造成心血管疾病的危險，並且尿酸的代謝也會變差，可能導致血中尿酸質較高而有罹患痛風的風險，可補充大豆異黃酮保健品來養護。

- 一些不常吃豆類食品或是體質不適合吃豆類食品的女性，可以直接使用大豆異黃酮保健食品來保養。

- 停經前後的女性，欲維持骨密度可透過服用大豆異黃酮保健品來養護。大豆異黃酮可以抑制破骨細胞作用，協助體內保留較多鈣質，避免骨質疏鬆症。

- 對於想養顏美容的人，可以補充大豆異黃酮來增進皮膚彈性。大豆異黃酮可調控與促進雌激素的分泌，而增加體內膠原蛋白的含量，並促進玻尿酸的合成，因此具有增加皮膚彈性、保濕與抗皺的效果。

【該怎麼吃】

▼ 提早補充，緩和更年期不適更有效

- 一般 45 ～ 55 歲的更年期女性，大豆異黃酮的保養建議量為 50 毫克，但因每個人狀況不同，所需要的攝取量也可能有差異，建議症狀嚴重者服用前先向醫生諮詢。

- 女性 35 歲後卵巢功能即開始漸漸變差，因此建議 35 ～ 45 歲女性提早補充 35 毫克的大豆異黃酮，效果較佳。完全停經的中老年婦女，仍建議每天補充 50 毫克的大豆異黃酮來預防泌尿道感染。

- 一般若無特殊需求者，每日攝取一份豆製品如一杯 240 毫升的豆漿與一塊約 100 克豆腐即可滿足一天人體所需量，不需額外補充大豆異黃酮保健品。

- 大豆異黃酮保健品建議可在睡前服用，以增加植物荷爾蒙的保健效果。

- 醬油與大豆沙拉油的大豆異黃酮含量非常少，使用量也少，因此在一天的攝取量上可以忽略不計。

- 兒童、男性與 18 歲以下的女性皆不可服用大豆異黃酮保健食品，除了影響發育，男性若服用則可能產生女性性徵。子宮、卵巢、乳房方面有疾病者，也不建議直接補充大豆異黃酮保健品，應先向醫生諮詢。

> **小知識 大豆異黃酮保健品不一定要選擇去醣基型式**
>
> 　　雖然有些文獻指出，去醣基的大豆異黃酮保健品吸收率會快一些，但是其實人類的腸道中有許多益菌可將大豆異黃酮的配醣基去除，而能在小腸有效的吸收，並且已有相關研究指出，停經後的婦女服用配醣基的大豆異黃酮保健品，經代謝後，其血漿中的有效濃度與食用去醣基產品者並無差異，因此選購時無須刻意挑選這類產品。

【選購重點】

▼ 複合珍珠粉，還能美容養顏

- 1 公克的生黃豆約含有 2 毫克的大豆異黃酮，因此在家自製豆漿等豆類製品者可以自行計算所攝取的大豆異黃酮含量，但在外購得的豆類製品因製程的不同比較難以定量，因此可考慮服用大豆異黃酮保健食品。

- 大豆異黃酮保健食品一般多為複方居多，較有品質的廠商在大豆異黃酮的含量上會標明百分比，例如 100 毫克的大豆含 40% 大豆異黃酮，所以膠囊或錠內的大豆異黃酮含量為 40 毫克，讓消費者更容易定量。另外，有些產品也會特別標明為去醣基的大豆異黃酮，這類產品適合腸道吸收功能較差的人選用。

- 目前大豆異黃酮保健品有多種複合配方。白高顆含有天然植物性雌激素，具有豐胸效果，膠原蛋白可以增加皮膚彈性，胎盤素含有豐富營養與各種生長因子，琉璃苣油可增加體內類荷爾蒙成分，月見草油可維持荷爾蒙正常分泌，因此添加有這些成分的產品主要強調除調整女性荷爾蒙外，還有豐胸效果。珍珠粉含豐富胺基酸，蜂王漿含多種營養成分，並活化卵巢功能，葡萄籽萃取物可以抗氧化，添加有這三項配方的產品是多強調了美容養顏。而維生素 D 可以協助小腸對鈣質的吸收，因此添加有維生素 D 的產品則除了調節荷爾蒙外，也具提升鈣質的吸收與補充的效用，以預防骨質疏鬆症。消費者可以參考包裝盒上的劑量與配方，選購合適自己的保健產品。

大豆異黃酮的常見複合營養素	
+ 白高顆、琉璃苣油、月見草油	➡ 除調整女性荷爾蒙外，還有豐胸效果
+ 珍珠粉、蜂王漿、葡萄籽萃取物	➡ 強調美容養顏功效
+ 維生素D	➡ 同時提升鈣質的吸收，預防骨質疏鬆

月見草油 Evening primrose

參見 P.54

月見草又名晚櫻草，源自於北美洲，其種子含有 γ - 次亞麻油酸（Gamma linolenic acid；GLA）與亞麻油酸，GLA 可增加體內 DGLA（dihomo- γ -linolenic acid）的製造，而 DGLA 可轉變成前列腺素 E1 型，具有抗發炎、抗凝血、舒張血管與免疫調節等功效。而亞麻油酸是人體必需脂肪酸，可以強化細胞膜與微血管的結構，避免皮膚疾病；並且能降低血清中膽固醇指數，預防心血管疾病。據研究，月見草油可改善女性經前與更年期症候群、緩和女性經前的乳房脹痛、對抗濕疹與皮膚炎，稀釋皮脂腺以預防青春痘、減緩類風濕性關節炎的關節被破壞與紅斑性狼瘡，降低糖尿病人的周邊血管病變等功效。GLA 可由人體飲食中的亞麻油酸轉換而來，但因個人的飲食習慣（如亞麻油酸攝取不足）與身體轉換率的不同，可能造成某些人體內 GLA 不足而影響健康，學理上也已證實容易有經前症候群症狀者體內 GLA 含量偏低，因此可透過選購月見草油保健食品來補充亞麻油酸與 GLA，改善不適。

基本資料	
常見型態	軟膠囊。
常見複方組合	琉璃苣油、維生素 E。
常見添加物	明膠（賦型劑）、甘油。
製造方式及來源	北美月見草種子經冷壓萃取製成保健食品。
保存方式	置於通風乾燥處，避免陽光直曬與高熱，可存放於冰箱中。
一般攝取量	平時保養一天 1000 ～ 2000 毫克。
副作用	過量攝取會有噁心感、腸胃不適與排油便等反應。

益防癌抗癌

降膽固醇

保養關節

抗老化

提升精力

保腸胃

護眼

增強免疫力

控制體重

美容

調節賀爾蒙　月見草油

器官養護

基礎營養

【使用時機】

▼補足必需脂肪酸，改善肌膚問題

- 有些女性月經前因荷爾蒙的變化，容易覺得頭痛、四肢水腫、精神沮喪、胸部脹痛、嗜吃甜食、腸燥症等，與女性更年期時，因缺乏荷爾蒙導致容易盜汗、心悸、憂慮時，可以利用月見草油調節荷爾蒙的功效來改善不適感。

- 皮膚濕疹與體內缺乏足夠的必需脂肪酸有關，可以補充月見草油來輔助改善皮膚因濕疹所造成的皮膚發紅，以及產生的碎屑感。

- 皮脂腺分泌旺盛的青春期男女性或是一般成年男性，可服用月見草油來稀釋皮脂腺的濃度，減少因臉部出油導致的毛孔阻塞，預防青春痘產生。亦因月見草油含有 GLA（γ‑次亞麻油酸）與 LA（亞麻油酸）可以提供營養，維持皮膚、頭髮與指甲的健康。

- 糖尿病人因血液循環不佳容易併發神經病變，造成四肢的麻木、刺痛感，月見草油具有較弱的抗凝血效果，能增加血液的流動性，也不致引起血流不止的現象，因此可以減緩麻木、刺痛感，且若糖尿病人皮膚狀況比較差，亦可藉由月見草油的補充來增強皮膚抵抗力。

- 月見草油因具有抗發炎與調節免疫力的效果，因此臨床上用以做為輔助治療類風濕性關節炎與紅斑性狼瘡的營養品。

【該怎麼吃】

▼睡前服用，調節荷爾蒙效果好

- 月見草油為油溶性，適合飯後服用，若是使用目的為調節荷爾蒙可選擇睡前服用；並且為達較好的效果建議至少連續使用半年。

- 根據相關研究文獻指出，糖尿病患保護神經血管建議量為一天 4000 毫克，經前症候群與乳腺脹痛建議量為 2000 ～ 4000 毫克，保護皮膚功能建議量為成人 500 ～ 1000 毫克，兒童為 500 毫克以下。

- 月見草油對某些體質的人來說可能有降低血壓的效果，因此血壓偏低者需小心食用月見草油，宜取用低劑量（500 毫克以下）較為安全。

- 雖然月見草油僅有較弱的抗凝血效果，但對於患有血液疾病或是凝血功能不正常的人，與使用抗凝血、降血壓與抗精神病藥物者仍不建議使用月見草油。

- 曾有國外研究報導指出，月見草油中的 GLA 可能會加重癲癇發作，因此不建議癲癇患者使用。

- 懷孕初期體質不穩定，因月見草油有促進子宮收縮效果，為了安全起見，不建議懷孕中的女性使用。

- 月見草油可能會跟抗憂鬱藥產生交互作用，因此使用抗憂鬱藥物者應先向醫師諮詢相關服用事項。

益防癌抗癌

降膽固醇

保養關節

抗老化

提升精力

保腸胃

護眼

增強免疫力

控制體重

美容

調節智爾蒙
月見草油

器官養護

基礎營養

小知識 月見草油、琉璃苣油與黑醋栗子油所含的 GLA 有何不同？

　　月見草油、琉璃苣油與黑醋栗子油三者的生理功能類似，皆含有 γ-次亞麻油酸（GLA），但是三者含量不相同，月見草油含 7～10％，琉璃苣油含 18～26％，而黑醋栗子油含 15～20％。

【選購重點】

▼ 含 8％以上 GLA，產品效用佳

● 市售的月見草油多半為單方產品，因此消費者在選購上需著重在月見草油中的 GLA 含量及一顆膠囊所含的總劑量。一般月見草油的 GLA 含量為 7～10％，建議挑選 GLA 含量 8％以上的產品，效用及品質較佳；再來就是選擇所需的劑量，了解產品是否清楚標明一顆月見草油膠囊的總含量、亞麻油酸（LA）與 γ-次亞麻油酸（GLA）含量，選擇所需的含量，可避免一次需服用多顆膠囊的情形，品質也較有保障。此外，某些複方產品會添加琉璃苣油，此類產品主要是要加強 GLA 的含量，因此無論是單方或複方，選購上著重在 GLA 的含量多寡，以評估自身的服用需求以及選購具有效用保障的產品。

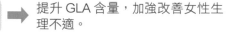

月見草油的常見複合營養素

＋ 琉璃苣油 ➡ 提升 GLA 含量，加強改善女性生理不適。

 之前市場上亦曾出現使用沙拉油填入膠囊偽裝成月見草油保健食品事件，消費者可多加注意產品標示，並選購有信譽的廠商。

琉璃苣油 Borage oil

參見 P.54

　　琉璃苣，又名 Starflower，生長在地中海區域，其種子所萃取出的油即為琉璃苣油（Borage oil），含有約 18～26%的 GLA（γ-次亞麻油酸）與約 35%的 LA（亞麻油酸），GLA 可以間接促進合成人體類荷爾蒙物質前列腺素 E1 型（PGE1），而有抗發炎、抗凝血、擴張血管與免疫功能調節等作用。LA 為人體必需脂肪酸，可以保護細胞膜與微血管的結構，幫助降低血清中的膽固醇，預防心血管疾病，也可轉換成 GLA。據研究，琉璃苣油可用來改善經前症候群（PMS），如乳房脹痛、四肢水腫與心情煩躁等情形，與更年期症候群，如熱潮紅、盜汗與睡不安穩的狀況，並減輕類風濕性關節炎疼痛、輔助治療皮膚症狀如濕疹、脂漏性皮膚炎、青春痘、修復乾燥與受損的皮膚，及降低糖尿病患者的周邊神經病變，且與 Omega-3 脂肪酸（如魚油）併用更有增進肺部功能的效果。

基本資料	
常見型態	軟膠囊。
常見複方組合	月見草油、大豆異黃酮、魚油、亞麻仁油、維生素 E、玫瑰花萃取物、鮫鯊烯。
常見添加物	明膠（賦型劑）、甘油（賦型劑）、二氧化鈦（遮光劑）、蔬菜甘油、大豆油、食用色素。
製造方式及來源	由歐洲紫草科植物琉璃苣的種子中提煉出琉璃苣油，製成保健食品。
保存方式	置於通風乾燥處，避免陽光直曬與高熱，可存放於冰箱中。
一般攝取量	平時保養，一天建議食用 500～1000 毫克。
副作用	琉璃苣油有降低血壓的效果，因此有些人食用後可能會感覺頭暈。另外，也有些人在食用後會有噁心感、排油便、腹瀉、頭痛等現象，也有少數人會造成便祕。

【使用時機】

▼ 調節經前症候群及改善皮膚問題

- 有些女性在月經前因荷爾蒙的變化，容易覺得頭痛、四肢水腫、精神沮喪、胸部脹痛、嗜吃甜食、腸燥症反應，與女性在更年期時，因缺乏荷爾蒙而容易產生盜汗、心悸、憂鬱等不適，因琉璃苣油具有調節荷爾蒙功效，可以利用琉璃苣油來改善這些不適感。

- 皮膚濕疹與體內缺乏足夠的必需脂肪酸有關，可以補充琉璃苣油來輔助改善皮膚因濕疹所造成的皮膚發紅、產生碎屑感、以減少藥膏的使用量。脂漏性皮膚炎常常長在頭皮並且反覆發作，除了藥物的使用外，也可考慮搭配補充琉璃苣油來輔助治療。

- 琉璃苣油含有較高的 GLA，可以防止皮膚表皮水分的散失，並可軟化修復受傷的角質層，因此可輔助改善因搔抓所造成的皮膚損傷，有助於皮膚炎的症狀。另外，琉璃苣油對於老化皮膚的水分散失、常在冷氣房工作者與秋冬季節容易乾燥的皮膚也有保護的效果。

- 皮脂腺分泌旺盛的青春期或是男性，可服用琉璃苣油來稀釋皮脂腺的濃度，減少臉部的出油導致的毛孔阻塞，造成青春痘產生。琉璃苣油亦可以維持皮膚、頭髮與指甲的健康。

- 糖尿病人因血循不佳容易併發神經病變，造成四肢的麻木、刺痛感，琉璃苣油具有抗凝血效果，可增加血液的流動性，因此可以減緩麻木、刺痛感，不過必須在血糖控制良好的情況下使用效果較佳，另外補充琉璃苣油也可以增強皮膚抵抗力。

- 因琉璃苣油具有抗發炎效果，可做為類風濕性關節炎輔助治療營養品。

- 琉璃苣油可以幫助降低血清中膽固醇與預防粥狀動脈硬化，因此可做為預防心血管疾病的輔助保養品。

- 據研究，琉璃苣油與魚油（EPA）併用可減少急性呼吸窘迫症候群（ARDS）在加護病房的住院天數與減少呼吸器的使用率，不過為避免與藥物產生交互作用，食用前應先向醫師諮詢。

益防癌抗癌

降膽固醇

保養關節

抗老化

提升精力

保腸胃

護眼

增強免疫力

控制體重

美容

調節賀爾蒙 琉璃苣油

器官養護

基礎營養

【該怎麼吃】

▼一天 1000 ～ 2000 毫克琉璃苣油，改善濕疹體質

- 成人一般建議量為一天 1000 ～ 3000 毫克，不建議超過 3000 毫克。欲改善濕疹建議量為 1000 ～ 2000 毫克（約含 200 ～ 400 毫克 GLA），預防糖尿病神經病變建議量為 2000 ～ 3000 毫克，乾燥受損皮膚建議量為 2000 毫克（約 360 ～ 520 毫克 GLA）。

- 琉璃苣油為油溶性，適合飯後服用，若是使用目的為調節荷爾蒙可選擇睡前服用，效果較佳；但對於有荷爾蒙相關疾病如子宮肌瘤或乳腺瘤等，則不建議使用。

- 琉璃苣油具有抗凝血效果，因此建議手術前二星期必須停止食用，對於患有血液疾病或是凝血功能不正常的人，與使用抗凝血、降血壓與抗精神病藥物者不建議使用琉璃苣油。

- 琉璃苣油可能加重癲癇發作，因此癲癇患者不建議使用。

- 琉璃苣油可能有降低血壓的效果，因此血壓偏低者食用琉璃苣油要小心，宜取用低劑量（500 毫克以下）較為安全

- 琉璃苣油可能有利尿的情形，並且有些人生理期間服用會有月經量減少的狀況，建議女性於生理期間停止使用。準備懷孕、孕婦、哺乳婦、嬰幼兒也不建議服用琉璃苣油。

【選購重點】

▼搭配魚油、亞麻仁油，平衡人體脂肪酸

- 市面上的琉璃苣油產品有單方與複方，選購單方產品時應注意：1. 一定要確認是由琉璃苣種子所萃取出的琉璃苣油，並選擇有信譽的產品來源。2. 認清琉璃苣油產品標示上 GLA（γ- 次亞麻油酸）的含量百分比，例如一顆 1000 毫克的琉璃苣油膠囊，其 GLA 含量為 24％，即等於含 240 毫克的 γ- 次亞麻油酸，消費者應看清標示以選擇合適服用的產品。

- 琉璃苣油會與魚油、亞麻仁油與油酸搭配成複方產品，形成一顆膠囊就有 Omega-3,6,9 的脂肪酸組合，這是將人體所需的脂肪酸以較好的比率做好搭配，更便於取用，減少體內脂肪酸比例失衡的情況，且據研究，含 Omega-3,6,9 的脂肪酸產品能輔助改善肺功能、氣喘、過敏等症狀。

- 大豆異黃酮具有植物性雌激素，如同人體雌激素的效果，與琉璃苣油搭配，可加強改善更年期症候群與用於女性在 35 歲後的荷爾蒙調節。玫瑰花萃取物可調氣血與抗過敏，鮫鯊烯可以活化細胞、增加體內含氧量，此兩種成分與琉璃苣油搭配，強調的功效為養顏美容，消費者可衡量自身狀況與需求選擇合適的產品。

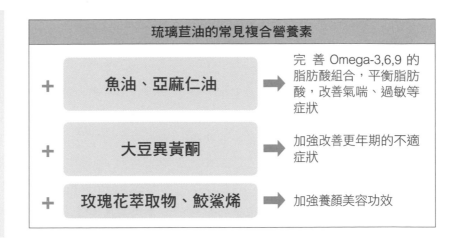

琉璃苣油的常見複合營養素
＋ 魚油、亞麻仁油　➡　完善 Omega-3,6,9 的脂肪酸組合，平衡脂肪酸，改善氣喘、過敏等症狀
＋ 大豆異黃酮　➡　加強改善更年期的不適症狀
＋ 玫瑰花萃取物、鮫鯊烯　➡　加強養顏美容功效

防癌抗癌
益

降膽固醇

保養關節

抗老化

提升精力

保腸胃

護眼

增強免疫力

控制體重

美容

調節賀爾蒙
琉璃苣油

器官養護

基礎營養

蜂王漿　Royal Jelly

參見 P.55

　　蜂王漿，亦稱為蜂王乳、蜂皇漿。蜂王漿是年輕工蜂下咽頭腺與大顎腺的分泌物，是蜂王終生唯一的食物，呈奶油狀濃稠的液體，口味略微辛辣。蜂王乳是天然的雌激素，經由科學研究證實，可直接作用於荷爾蒙中樞—間腦，間腦能調節卵巢功能，使荷爾蒙分泌平衡。臨床研究顯示，蜂王漿能使月經週期規律，紓解經前症候群與經期不適，緩解更年期症狀，延緩更年期發生。其他重要的功效包括 1. 能抑制癌細胞與調節免疫力。2. 能促進兒童發育與抵抗力。3. 強效殺菌，治療細菌感染。4. 促進皮膚細胞再生，提生肌膚彈性光澤。但蜂王漿具些微致敏性，特殊過敏體質者並不適用，特殊生理狀態者，使用前應先向醫師諮詢。

基本資料	
常見型態	膠囊、錠劑、原漿、液態飲品。
常見複方組合	大豆異黃酮、膠原蛋白、葛根、山藥、月見草油、芝麻、維生素 E。
常見添加物	澱粉（增稠劑）、乳製品（增稠劑）。
製造方式及來源	取自蜂巢後封存於容器，或冷凍乾燥後製成膠囊與其他形式的產品。
保存方式	常溫下易變質，保存於 -20℃（冰箱冷凍區），可保存兩年。
一般攝取量	一般成人每日 3 ～ 5 克原漿。
副作用	有些人剛開始服用可能產生瞑眩反應，包括口乾、輕微腹瀉、噁心等現象。

【使用時機】

▼ 體內調節、美容保養，裡外兼顧

- 蜂王漿可做為女性荷爾蒙的補充。受更年期症候群所擾的婦女，可在醫師指導下使用蜂王漿，協助改善不適。年輕女性若因女性荷爾蒙不足，會出現月經週期不規律、經前頭暈頭痛或情緒不穩、皮膚粗糙乾燥、疲倦與心情低落等現象，可在醫師指導下使用蜂王漿。

- 蜂王漿具有多重的美容功效，是愛美女性做為日常保養的好選擇。蜂王漿能促進皮膚細胞新生、抗皺，提高皮膚彈性與光澤；能補充元氣，使氣色紅潤；能抗老化，避免斑點累積。蜂王乳中含有與人體唾液腺蛋白質（paratin）相似的類唾液腺蛋白質，已證實服用後有助於皮膚細胞、肌肉細胞、軟骨細胞的再生。臨床上用於灼傷、魚鱗癬、皮膚乾燥病、脂漏性皮膚炎等患者，效果明顯。

- 對於瘦小虛弱，食慾不佳，容易感冒的孩童，給予蜂王漿可以使孩子胃口好，體重增加，免疫力提升，降低感冒機率。臨床研究中，給予兒童蜂王漿能使孩子們食慾增加、體重上升，提高對於疾病的抵抗力。但切勿長期服用。

- 服用蜂王漿後，精神體力會變好，食慾與睡眠品質會提升，適合想要消除疲勞，增加工作效率的人士，做為營養補充品。

- 免疫力差，經常生病者，可以服用蜂王漿來提升抵抗力，及預防細菌感染。蜂王乳特有的成分 10- 羥基發烯酸成分，能抑制癌細胞的擴散。也能刺激 T 淋巴細胞增殖，透過增加免疫力來對抗癌細胞。而蜂王乳中的癸稀酸成分在低濃度下能抑制細菌增殖，高濃度下則可直接殺死細菌。

【該怎麼吃】

▼ 酌量服用，避免刺激胃

- 取用保存於冷凍的蜂王漿原漿約 3 公克，至於舌下待其溶化後吞服。每日兩次，早上與睡前空腹時吃服用。若害怕蜂王漿的口味，可加少許蜂蜜，以溫水（50℃以下）調勻服用。

- 一般人做為日常保健，每日可服用原漿 3 ～ 5 克。體質虛弱者每日可服 6 克。欲治療疾病者，每日需服 20 ～ 30 克，並由醫師指導服用。

- 服用蜂王漿補充女性荷爾蒙，依個人體質與症狀，服用量與服用期皆有不同，必須經由醫師指導服用。

- 蜂王漿會刺激腸胃蠕動，建議腸胃不好勿大量服用，並應避免空腹時服用。胃潰瘍或經常腹瀉者忌服。

- 服用蜂王漿初期，少數人會有瞑眩反應，包括口乾、輕微腹瀉、噁心等症狀，這時可降低服用量，瞑眩反應大約一星期左右就會消失。

- 蜂王漿有女性荷爾蒙的作用，易刺激生殖器腫瘤增生。卵巢多囊症、子宮肌瘤、巧克力囊腫、乳房纖維囊腫等腫瘤患者忌服，一般健康的兒童也不須服用蜂王漿，以免造成性早熟。

- 蜂王漿有類似胰島素的作用，低血糖者不應服用，避免血糖過低。

- 特殊過敏體質者，使用蜂王漿前，應諮詢醫師。而對於花粉過敏者也應忌服。

【選購重點】

▼ 選用膠囊或錠劑，可避免原漿對胃的刺激

- 選購品質佳的蜂王漿可依循幾個重點：

  1. 顏色：蜂王漿的顏色大致呈乳白色到淡黃色之間，極少數因花粉源（深色花粉如蕎麥）而略帶紅色。蜂王漿顏色變深的主因是儲藏不當或過期而氧化，選購蜂王漿時，顏色是判定新鮮度的重要依據。

  2. 氣味：蜂王漿不應帶有發酵氣味或其他異味。有發酵氣味表示過期已久，已遭細菌汙染。

  3. 原漿純度測試：某些標榜百分之百原漿的產品，實際上卻參有澱粉或乳製品。以碘酒滴於少許產品上，若呈藍紫色則表示摻有澱粉。將少許蜂王漿置於食用鹼水溶液或 20% NaOH 水溶液中攪拌。若全部溶解，成黃色溶液，則為純蜂王漿。若有不溶解之懸浮物出現，則表示參有乳製品。購買前可要求店家做試驗，或要求少許樣品帶回測試，以選購純度高、品質佳的產品。

  4. 活性物質濃度：蜂王漿製品常以 10 － HAD（10-羥基發烯酸）的濃度做為品質指標之一。10 － HAD 世界指定標準為 2%，選購蜂王漿產品時，應留意 10 － HAD 需達標準，購買具有活性的產品。

- 蜂王漿產品形態除了原漿以外，還有膠囊、錠劑、與液態飲品，不同的產品型態並不會影響活性，惟原漿服用時容易對胃造成刺激，因此胃弱者可選用膠囊、錠劑或液態飲品，避免胃壁直接接觸蜂王漿而引起不適。

● 常見的蜂王漿複方組合訴求補充雌激素、恢復青春與美容。其中，大豆異黃酮、膠原蛋白、葛根、山藥、月見草油等含有天然雌激素或前驅物，長期服用恐怕增加生殖器官腫瘤的機率，使用時應諮詢醫師。另外，芝麻、膠原蛋白、維生素 E 等，則強調美膚、健髮與抗老，消費者可依自身需求選購。

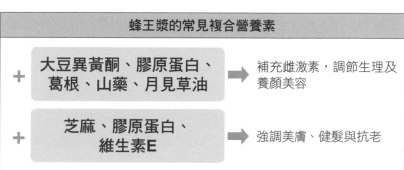

蜂王漿的常見複合營養素

+ 大豆異黃酮、膠原蛋白、葛根、山藥、月見草油 → 補充雌激素，調節生理及養顏美容

+ 芝麻、膠原蛋白、維生素E → 強調美膚、健髮與抗老

益防癌抗癌

降膽固醇

保養關節

抗老化

提升精力

保腸胃

護眼

增強免疫力

控制體重

美容

調節賀爾蒙
蜂王漿

器官養護

基礎營養

胎盤素 Placecta extract

胎盤為自母體供給胎兒氧氣與養分的傳輸器官，亦可幫助胎兒身體廢毒素的排除，並於生產之後排出體外，目前多豬、牛、羊等動物體的胎盤，經過去除血液、冷凍乾燥與生物科技萃取後製成胎盤素（Placenta）。胎盤素含有豐富的蛋白質、醣類、脂質、礦物質、維生素、黏多醣、酵素等成分，與各種生長因子如肝細胞成長因子（HGF）、上皮細胞增殖因子（EGF）等，亦含有如雌激素、助孕素（progesterone）、與促腎上腺皮質激素（ACTH）等荷爾蒙。根據研究，胎盤素具有加強免疫力、促進乳汁分泌、提升精力、護肝、促進血液循環、改善更年期症候群、與增加皮膚光澤與保濕抗皺的功效，因此許多化妝保養品亦添加胎盤素；在日本，更應用於改善自律神經失調與止痛，效用廣泛。

基本資料	
常見型態	膠囊、錠劑、飲劑。
常見複方組合	鯊魚軟骨、膠原蛋白、白高顆、血紅素、黑棗精、月見草油、珍珠粉、蜂王乳、大豆異黃酮、初乳奶粉。
常見添加物	明膠（賦型劑）、二氧化鈦（遮光劑）、二氧化矽（抗結塊劑）、食用色素、微晶纖維素（賦型劑）、檸檬酸（調味劑）。
製造方式及來源	健康動物如豬、羊、牛、鹿等胎盤經去除血液、冷凍乾燥後，以生化技術研製成粉末，再裝填入膠囊或打錠成保健食品。
保存方式	置於通風乾燥處，並避免陽光直曬。
一般攝取量	一天建議攝取量為 500 ～ 1000 毫克。
副作用	食用來源不明的胎盤粉末可能危害健康，對於罹患荷爾蒙性疾病如子宮肌瘤、乳腺瘤者使用可能影響疾病的控制；另外也有過敏的可能性。

胎盤素還能預防貧血及心血管疾病

【使用時機】

- 胎盤素含有多種荷爾蒙，能改善更年期婦女因體內雌激素的減少，所導致的熱潮紅、胸悶、心悸、心情鬱悶等不適症狀。

- 對於完全停經的婦女，常伴隨著陰道乾燥易受細菌感染與尿道感染、膽固醇容易沉積在血管壁中提高罹患心血管疾病的危機，並且因骨質流失加快，容易導致罹患骨質疏鬆症，可以利用胎盤素來輔助改善。

- 本草綱目記載，胎盤粉末可用來改善乳汁分泌過少，因此哺乳中的婦女可以利用胎盤素保健食品來增加泌乳量。

- 胎盤素含紅血球生成素，可以產生紅血球預防貧血，亦含有豐富的營養素與荷爾蒙，因此女性可服用胎盤素來改善氣色與膚質。

容易過敏、特殊患者應謹慎取用

【該怎麼吃】

- 胎盤素保健品建議一天取用量為 500 ～ 1000 毫克，不過基本上市面上的產品大多低於 500 毫克以下並且以複方販售，可安心服用，免除過量的擔憂。

- 胎盤素保健品主要用於調整荷爾蒙，建議可於睡前服用，效果好。若只是平常保養可選擇餐與餐之間服用。

- 因胎盤素中含有荷爾蒙，可能造成骨垢板的提早密合而影響發育，因此十六歲以下正於成長發育期的青少年、孕婦、使用荷爾蒙藥物、罹患荷爾蒙相關疾病者（如子宮肌瘤、乳腺瘤、乳癌）與免疫失調疾病者（如紅斑性狼瘡）、癌症患者均不建議使用。

- 胎盤素為一種外來的蛋白質來源，有些人在服用後可能會產生過敏的反應，因此若有過敏症狀產生，建議應馬上停止服用並就醫治療。

- 對於有使用荷爾蒙藥物如普力馬林，與對抗骨質疏鬆症的藥物如鈣穩者，為避免與藥物產生交互作用，欲服用胎盤素應先向醫師諮詢。

- 因胎盤素含有多種荷爾蒙，因此不合適患有荷爾蒙失調疾病者，如子宮肌瘤與乳癌或乳癌遺傳體質者。另外有些人也可能服用後造成陰道出血的狀況，若有此狀況應停止服用並馬上就醫治療。

益防癌抗癌

降膽固醇

保養關節

抗老化

提升精力

保腸胃

護眼

增強免疫力

控制體重

美容

調節賀爾蒙 胎盤素

器官養護

基礎營養

▼複合膠原蛋白、珍珠粉，養顏美容更多元

- 我國規定胎盤素產品必須出具成分來源證明文件，消費者也可致電去衛生署詢問是否為核可產品，以確保產品的安全性。

- 一般市面上的胎盤素保健品分有飲品、軟膠囊與錠狀型態，通常以飲品的成分含量最高，軟膠囊次之。另外，錠劑型態的產品有可能為遮掩胎盤素本身的腥味，而添加較多的調味劑與添加物，所以有效含量通常較低，消費者可視自身的需求程度，對應產品所標示的有效含量來選購。

- 目前市面上胎盤素產品多為複方且劑量較低，由於配方不同，訴求的功效也有所不同，添加鯊魚軟骨、初乳奶粉配方者，鯊魚軟骨可以抗發炎，初乳含有免疫因子與促進生長激素分泌，所以此配方主要強調保護膝關節與強身健體。添加大豆異黃酮、月見草油、白高顆、蜂王乳者;白高顆、大豆異黃酮具有植物雌激素，蜂王乳含有豐富的蛋白質，可能有增加精力與調節荷爾蒙效果，月見草油可以間接促進人體內前列腺素 PGE1 合成，可改善經前與更年期症候群，因此此配方主要強調女性生理的調節。而添加膠原蛋白、珍珠粉的主要訴求為養顏美容，添加血紅素與黑棗精，以中醫論點而言，黑色補腎氣，因此此配方為調養氣血與改善氣色。民眾可依自身需求選購合適的產品。

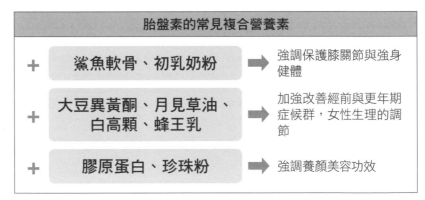

胎盤素的常見複合營養素	
＋　**鯊魚軟骨、初乳奶粉**	強調保護膝關節與強身健體
＋　**大豆異黃酮、月見草油、白高顆、蜂王乳**	加強改善經前與更年期症候群，女性生理的調節
＋　**膠原蛋白、珍珠粉**	強調養顏美容功效

益防癌抗癌

降膽固醇

保養關節

抗老化

提升精力

保腸胃

護眼

增強免疫力

控制體重

美容

調節賀爾蒙
胎盤素

器官養護

基礎營養

器官養護

細胞是人體結構最小的生理單位，主要由細胞膜、細胞質和細胞核所組成。身體由許多不同類型的細胞所組成，每一類細胞都有自身的結構和功能，在人體中扮演特定生理功能，而卵磷脂是構成人體細胞膜的主要成分，能保護細胞結構，因此為維持細胞正常功能的基礎營養。而人體內由細胞組織組成、負責重要生理功能的器官中，肝臟是最大也是功能最複雜的器官，負責各種營養素的代謝、循環、解毒和排泄等，但因肝臟沒有痛覺神經，被稱為沉默的器官，往往感到疼痛時，已經是發炎與受損情形相當嚴重的時候。現代人面臨生活與工作壓力、飲食不正常、長期熬夜、飲酒過量、吸菸皆會加重肝臟的負擔，引起肝細胞發炎、受損，長期下來肝細胞甚至有壞死可能。此外，男性隨著年齡增加，攝護腺組織開始增生，進而產生攝護腺肥大問題，影響日常生活品質；而更年期女性也因停經後更易尿道感染，因此在進入中老年以後，除維持良好生活飲食習慣、規律運動及定期進行健康檢查外，平日也可補充相關保健品，有助於維護器官機能。

關於保健食品，你知道嗎？

蔓越莓 Cranberry

參見 P.76

蔓越莓又稱蔓越橘，屬於藤蔓類植物，擁有抗氧化多酚類、抗黏附、抗菌物質，如維生素 C、類黃酮素、前花青素、兒茶素、單元不飽和脂肪酸和維生素 E 等。研究顯示蔓越莓汁能阻止尿液中的細菌附著於尿道管壁上，使引發泌尿道感染的細菌能隨尿液排出體外，對反覆尿道發炎的女性是很好的保健食品。長期食用不僅能調節生理機能，也可以維持泌尿系統和心血管的健康。純蔓越莓汁外觀鮮紅，味道極為酸澀，抗氧化效力在人體中可維持數小時，有助清除自由基並降低膽固醇。但也因蔓越莓是一種酸澀的果實，打成果汁後須適度稀釋，並添加糖或其他風味物質才適於飲用，長期下來會吃進過多糖分和不必要的人工添加物，對身體產生負擔。濃縮製成的蔓越莓膠囊保健品是另一個不錯的選擇，不僅能避開高糖熱量攝取，濃縮萃取也讓攝取更有效率。市售蔓越莓商品種類繁多，但充斥許多低成本的不明原料，或採用未經濃縮萃取的蔓越莓粉原料魚目混珠，成分標示也不夠完整，民眾應謹慎選購。

基本資料	
常見型態	膠囊、口服錠、液態飲品。
常見複方組合	維生素 C、膠原蛋白。
常見添加物	乳糖（甜味劑）、蔓越莓香料粉（食品香料）、蔓越莓果汁粉（香料調味劑）。
製造方式及來源	方式：濃縮萃取；原料：蔓越莓果實。
保存方式	避免日光直射、高溫及潮濕。
一般攝取量	目前未訂定出蔓越莓的每日攝取量，攝取時應按產品指示服用。
副作用	食用過多可能會有脹氣和腹瀉的現象。

【使用時機】

▼ 防禦尿道感染的好幫手

- 蔓越莓富含抗氧化酚類成分，一般人皆可服用此類保健食品來調節生理機能，降低體內氧化壓力和血液中膽固醇，預防糖尿病、癌症、心血管疾病等。

- 懷孕婦女和年長者容易有尿道感染的問題，可藉由飲用純蔓越莓汁降低尿道細菌感染風險。蔓越莓保健品目前無法替代抗生素治療尿道感染，但是可做為預防泌尿感染保養品，對於久坐辦公室和習慣性憋尿的工作者是一大受惠。

【該怎麼吃】

▼ 蔓越莓會減少乳酸菌的活性，不要一起吃

- 根據醫學研究，每天兩份蔓越莓（約兩個拳頭的分量）可以預防尿道感染，然而新鮮蔓越莓保存不易，冷藏可存放更久，國內沒種植蔓越莓只能由國外進口，市面上較常見蔓越莓果加工品，如蔓越莓汁、蔓越莓乾、蔓越莓保健食品等，便於消費者取用。

- 目前尚未有研究訂出蔓越莓的建議攝取量，如果只是為了一般保養，可以依照產品指示服用即可。建議預防尿道感染者可以早晚餐後每日服用劑量單位 300～400 毫克的蔓越莓保健品兩粒，也可以選擇飲用無糖蔓越莓純汁 300～500 毫升並分次飲用，使蔓越莓汁停留在體內的時間拉長。孕婦每日可藉由飲用 330 毫升蔓越莓汁取代一般含糖飲料，減少糖分攝取，避免尿道感染。

- 乳酸菌和蔓越莓不可同時服用，因為蔓越莓會減少乳酸菌的活性，兩者服用時間至少要間隔 1 小時。

- 蔓越莓濃縮萃取物會和抗凝血藥物交互作用，正在服用 warfarin（一種抗凝血藥物）的患者不可飲用蔓越莓汁。

【選購重點】

▼ 選用濃縮膠囊，避開高糖分攝取，效用又佳

- 蔓越莓保健食品型態包含錠劑、膠囊及飲品。液態飲品最容易被腸胃道吸收，但通常會添加糖以減緩蔓越莓的酸度，糖尿病患者應避免取用這類產品。錠劑在消化過程中，有效成分易受到破壞；而膠囊製品和錠劑在人體中的吸收效力相差不大，且其通常不含糖或人工添加物，因此建議消費者選擇膠囊型態補充較佳。

- 目前市面上有許多蔓越莓果汁或果乾添加很多糖分、香精或果汁粉改善口感，增加產品多樣性。但是加了糖的蔓越莓卻不僅失去其酸化作用，也增加熱量攝取，因此若要得到蔓越莓的好處，又要避開蔓越莓的酸味，建議選擇濃縮的蔓越莓膠囊。

- 蔓越莓所呈現的顏色，即為天然色素花青素所呈現的自然棗紅色，有些廠商推銷的低價蔓越莓錠劑，產品顏色為淡黃色與淡粉紅色，代表混有其他物質如香料劑、果汁粉、色素、乳酸，民眾購買時要特別注意，斟酌所添加的成分是否有必要性且不危害健康再購買。

- 市面上有許多蔓越莓產品在含量標示上為每日份劑量（perserving），易誤導消費者以為是指每粒膠囊的含量，但其實每日須服用 2 ～ 4 粒才能達到每日應服用的劑量，例如：蔓越莓複方濃縮膠囊包裝標示，蔓越莓萃取物含量達每日 300 毫克，此 300 毫克可能是指 2 粒膠囊的總含量，所以每粒膠囊僅含有蔓越莓 150 毫克。民眾在選購時務必看清楚標示，以免買到營養成分低又昂貴的產品。

- 由於蔓越莓含有抗氧化多酚類成分，市售商品多和膠原蛋白、維生素 C 結合做為美肌的產品。因為隨著年紀增長膠原蛋白會逐漸減少，造成肌膚失去彈性，而維生素 C 則可以促進體內膠原蛋白的修復和形成，可與蔓越莓成分共同對抗老化，維持肌膚年輕。

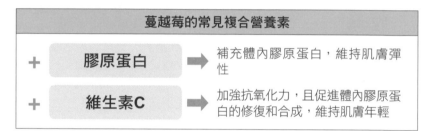

蔓越莓的常見複合營養素		
＋	膠原蛋白　➡	補充體內膠原蛋白，維持肌膚彈性
＋	維生素C　➡	加強抗氧化力，且促進體內膠原蛋白的修復和合成，維持肌膚年輕

小知識 久坐族容易引發尿道炎

　　上班族長時間久坐，少喝水加上習慣性憋尿，容易引起尿道細菌感染，尤其女性尿道較男性短，細菌每二十分鐘分裂一次，憋得越久，細菌繁殖越多，就會引起下腹部疼痛或尿道發炎等症狀。

卵磷脂 Lecithin

參見 P.46

同類製品	大豆卵磷脂

卵磷脂是構成人體細胞膜的主要成分，保護細胞結構維持正常功能，且集中於腦神經系統、心血管系統、肝臟及腎臟等重要器官。卵磷脂是由不飽和脂肪酸、膽鹼、甘油和磷脂質所組成，研究發現這些成分對於心血管與肝臟具有保護作用。飲食中卵磷脂來源廣泛，包括植物來源的穀物、小麥胚芽、花生、大豆與動物來源的蛋黃和內臟等皆含有卵磷脂，但仍以大豆與蛋黃的含量較高，為維持體內細胞結構穩定，活化細胞功能，平時可多補充含有卵磷脂的食物，對於不易從天然食物中補充的人或是有特殊保養目的者，則可選用從大豆或蛋黃所純化的卵磷脂保健食品，來補充飲食的不足。

基本資料	
常見型態	膠囊、顆粒。
常見複方組合	維生素 E、鉻。
常見添加物	麥芽糊精（增稠劑）、明膠（膠囊外殼成分）。
製造方式及來源	方式：天然提煉與純化；原料：黃豆、蛋黃。
保存方式	請置於陰涼處，避免受潮和陽光照射。
一般攝取量	一天服用每顆含量 1200 毫克的卵磷脂膠囊即足夠一般保健所需。
副作用	目前尚無臨床使用過量造成副作用的情形。

益防癌抗癌

降膽固醇

保養關節

抗老化

提升精力

保腸胃

護眼

增強免疫力

控制體重

美容

調節賀爾蒙

器官養護
卵磷脂

基礎營養

【使用時機】

▼
修復肝細胞，減低肝損傷

- 卵磷脂是構成細胞膜重要成分，為維持體內細胞正常功能，各年齡層的人都應補充卵磷脂。而長期處於飲食不正常或壓力過大等生活習慣者，細胞容易受到氧化壓力損傷，更應重視。現代人常因忙碌，以致不易從三餐飲食中足量補充卵磷脂，便可透過卵磷脂保健食品來補充。

- 懷孕婦女補充卵磷脂將有助胎兒腦細胞發育，因卵磷脂是構成大腦細胞膜的重要基礎物質。而成長中的幼童也必須攝取足夠的卵磷脂，因卵磷脂中的膽鹼和乙醯基結合所產生的乙醯膽鹼，為重要神經細胞傳導物質，補充卵磷脂有助於腦神經發展。

- 欲減少肝細胞膜損傷，尤其是酒精性肝損傷、病毒性肝炎、脂肪肝等疾病高危險族群者，可適量補充卵磷脂保健食品，透過卵磷脂來修護細胞膜的特性，減少肝細胞受到酒精或病毒損傷，維持細胞正常運作與良好功能。

【該怎麼吃】

▼
卵磷脂不可以熱水沖服

- FAO／WHO 聯合食品添加物專家委員會針對卵磷脂的每日容許攝取量並不限制，表示卵磷脂被認為是安全物質。而目前科學上對卵磷脂的有效攝取量並無特殊建議，故消費者可依照市售產品標示服用即可，一般來說會建議欲做為一般保健者，每天可取用 1200 毫克的卵磷脂膠囊 1～2 顆。

- 卵磷脂製品屬脂溶性，於餐後或隨餐添加於牛奶、豆漿、果汁、沙拉、優格和稀飯等服用有助人體對卵磷脂的吸收。

- 卵磷脂不耐高溫，忌與熱飲一同服用，應採用 50℃以下的溫開水沖服。

益防癌抗癌

降膽固醇

保養關節

抗老化

提升精力

保腸胃

護眼

增強免疫力

控制體重

美容

調節賀爾蒙

器官養護
卵磷脂

基礎營養

【選購重點】

▼ 添加維生素 E，與卵磷脂共同保護細胞

- 卵磷脂產品型式可分為膠囊與顆粒二種，通常膠囊在製造的過程中需添加油脂，所以其中所含的卵磷脂濃度低於 60%，而顆粒卵磷脂則是直接去油、噴霧乾燥形成，卵磷脂濃度可達 97%，因此攝取較多的膠囊才能獲得與顆粒一樣的卵磷脂含量，且也容易攝取過多膠囊中的食品添加劑如油脂、甘油等。若用於平時保養、攝取劑量較低者，一次不需要吃很多顆，可視自身習慣和需求選購，少量的添加物不至影響健康。但若為特殊需求、攝取劑量需較高者，則建議選購顆粒型態的產品為佳，以避免同時攝入較多額外的添加物。

- 市售卵磷脂保健食品的成分來源以大豆萃取為主，其純化容易製造成本較低，為市場上主要的產品類型。而目前研究也發現，蛋黃中的卵磷脂能將膽固醇乳化成更小的顆粒，透過血管壁被組織利用，而不增加血中膽固醇濃度，但由蛋黃萃取卵磷脂的技術成本較高，以致市售價格較為昂貴。雖然由蛋黃萃取出的卵磷脂品質較好，但其功效與大豆卵磷脂差異不大，民眾可依自身需求（如素食者、豆類過敏者）和經濟能力來選擇。

- 市售卵磷脂保健食品會與維生素 E 或鉻等製成複方產品。維生素 E 為一良好抗氧化劑，可減少細胞膜上不飽和脂肪酸氧化情形，在體內與卵磷脂有相輔相成的效果。鉻為人體所需微量營養素之一，可促進細胞對葡萄糖的利用，維持血糖恆定，對於想維持理想細胞功能且有血糖控制需求的民眾，可選擇額外添加鉻元素的卵磷脂保健食品，但鉻元素長期補充過量會對人體造成中毒等副作用，所以在食用上不可超過產品所標示的每日建議劑量。

- 卵磷脂也會添加於蜂王漿類保健食品中，補充人體所需的營養素，維持正常生理機能，以提供消費者多元的保健功效。

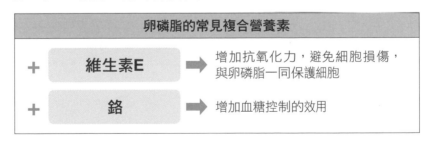

卵磷脂的常見複合營養素	
+ 維生素E ➡	增加抗氧化力，避免細胞損傷，與卵磷脂一同保護細胞
+ 鉻 ➡	增加血糖控制的效用

五味子　Schisandra chinensis

參見 P.65

五味子是木蘭科植物的成熟果實，同時具備酸、苦、甘、辛和鹹五種味道而稱之，在傳統中藥學上用於改善慢性咳、喘等呼吸道症狀，且本草綱目記載：「五味子，酸鹹入肝而補腎，辛苦入心而補肺，甘入中宮益脾胃」，即具調節體質及生理機能的功效。而現代科學研究，五味子含有多種木質素、五味子素（Schisandrin B）和五味子醇（Schisandvol）等成分，可活化穀胱甘肽還原酶和超氧化物岐化酶等抗氧化酵素，具有抗肝損傷、增強肝臟的解毒功能，但是這些成分必須經過萃取過程，去除過多不必要雜質，以發揮保肝效果，所以直接服用五味子並不能達到保健功效，建議民眾可直接購買經純化的五味子素保健食品，方便又具效用保障。

基本資料	
常見型態	錠劑、膠囊。
常見複方組合	薑黃、樟芝、朝鮮薊、芝麻素、維生素 B 群。
常見添加物	甘露醇（甜味劑）、明膠、棕櫚蠟（光澤劑）、微晶纖維素（黏合劑）、硬脂酸鎂（防止結塊劑）、二氧化矽（乾燥劑）。
製造方式及來源	方式：天然萃取；來源：五味子。
保存方式	置於陰涼乾燥處，避免陽光直接照射。
一般攝取量	五味子素每日攝取量為 0.24 ～ 0.48 毫克。
副作用	五味子對腸胃功能較差者可能會有脹氣情形發生。

益防癌抗癌

降膽固醇

保養關節

抗老化

提升精力

保腸胃

護眼

增強免疫力

控制體重

美容

調節賀爾蒙

器官養護
五味子

基礎營養

【使用時機】

▼ 修復肝細胞，維持正常機能

- 肝臟為體內負責新陳代謝的主要器官，若維持正常飲食與規律作息，一般人不需要刻意補充保肝產品。若是日常肝臟養護之用，則可將五味子以泡茶飲用或少量服用五味子保健食品。

- 對於生活或工作壓力大、應酬多、經常飲酒的人，容易使得肝臟負荷過大，導致肝功能異常，產生疲勞感，此時可選擇具有保肝功能的保健食品，甚至是經過科學驗證的健康食品，來修復受損肝細胞，維護肝臟正常機能。

【該怎麼吃】

▼ 每天適量攝取五味子素，養護肝臟

- 我國衛生署對於化學性肝損傷所核准的護肝健康食品中，有關五味子芝麻錠的攝取量，以每日攝取五味子素約 0.24 ～ 0.48 毫克和芝麻素約 9 ～ 11.8 毫克，並於餐後服用，可達到改善肝功能的功效。

- 目前科學所證實的五味子保肝功效，僅限來自化學性、酒精性所發生的肝損傷或異常，可直接清除自由基，進而抑制肝細胞脂質過氧化情形，來達到肝臟保護效果。若是因為病毒性所造成的肝臟機能不佳，如 B 型或 C 型肝炎患者，則不適合服用此類保健食品，仍應接受藥物治療。

【選購重點】

▼ 添加 B 群，更能改善疲勞、增強體力

- 五味子經萃取後所得到的產物，包含五味子素或各種木質素成分，目前經科學驗證的五味子相關保健食品為五味子素，但有些市售產品在標示上是以五味子萃取物來標示，無法確定其中五味子素的含量，建議民眾在選購前應先確認產品的成分標示，以免買到保健成分含量不足的產品，以致無法達到預期效果。

- 維生素 B 群是協助酵素代謝營養素的輔酶，可將攝取的營養素轉化為身體所需的能量，維持正常的身體機能、補充體力、減緩疲勞。對於日常因作息不正常、壓力大而有保肝需求的民眾，除選擇保肝的五味子保健食品，也可選擇合併添加有維生素 B 群的產品，來增強體力。

- 市售五味子的保健食品常與薑黃、樟芝、朝鮮薊、芝麻素或維生素 B 群等形成複方產品。薑黃中的薑黃素為一強抗氧化劑，研究發現對於酒精所造成的動物肝臟損傷現象，薑黃素具有保護作用；樟芝為台灣特有的藥用真菌，經過人工菌絲體培養，其中有效成分同樣被衛生署認定為具護肝功效的健康食品；朝鮮薊則在歐美地區被視為具有保護與恢復肝臟機能的草藥；芝麻素則被研究發現具有強抗氧化作用，可提升肝臟機能。前述幾種同樣具有保肝功能的保健素材，與五味子合併形成複方產品，可提供肝功能保健需求的民眾多元的保護。

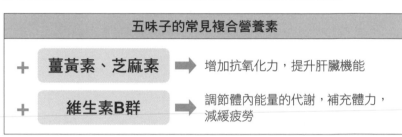

五味子的常見複合營養素	
✛　**薑黃素、芝麻素**　➡	增加抗氧化力，提升肝臟機能
✛　**維生素B群**　➡	調節體內能量的代謝，補充體力，減緩疲勞

芝麻素 Sesamin

參見 P.65

芝麻是胡麻科植物胡麻的種子，可製成點心、可榨香油、也可入藥治病，是一種用途極廣的穀物。芝麻富含維生素 B 群、維生素 E、鎂、鉀及鋅等多種微量元素，同時芝麻所含的油脂多為不飽和脂肪酸，有益於血脂調節。古籍本草綱目記載芝麻屬於能補中益氣、滋養五臟、強健筋骨、潤滑腸胃，且能益壽延年抗衰老。芝麻中所含有的芝麻素則被研究發現具有強抗氧化的作用，可降低血中膽固醇及血壓、提升肝臟機能。但芝麻素僅占芝麻含量 0.5 ～ 1.2%不等，所以單吃芝麻不容易攝取足量芝麻素達到保健功效，對於想要達到日常肝臟保健功能的人，可選擇經萃取純化的芝麻素保健食品，以便於滿足自身的養護需求。

基本資料	
常見型態	錠劑、膠囊。
常見複方組合	五味子、樟芝、朝鮮薊。
常見添加物	甘露醇（甜味劑）、明膠、棕櫚蠟（光澤劑）、微晶纖維素（黏合劑）、硬脂酸鎂（防止結塊劑）、二氧化矽（乾燥劑）。
製造方式及來源	方式：天然萃取；來源：芝麻。
保存方式	置於陰涼乾燥處，避免陽光直接照射。
一般攝取量	每日建議服用芝麻素 9 ～ 50 毫克，較易達保健目的。
副作用	芝麻具有清腸作用，腹瀉者不宜多吃。

益防癌抗癌

降膽固醇

保養關節

抗老化

提升精力

保腸胃

護眼

增強免疫力

控制體重

美容

調節賀爾蒙

器官養護
芝麻素

基礎營養

【使用時機】

▼ 芝麻素保肝又調節血壓

- 肝臟是人體最重要的代謝器官，負責所有進入人體物質的轉化、代謝與排毒的過程，所以肝臟容易受損，針對一般人的日常保健，可在飲食中多攝取經高溫炒焙過的熟芝麻，尤其一天攝取 40 公克的熟芝麻，便可提升抗氧化能力，清除體內自由基，保護肝臟等器官。

- 對於生活或工作壓力大、常熬夜、經常飲酒的人，更容易增加肝臟負荷，可選擇經萃取的芝麻素保健食品，含量較高，以有效保護肝細胞避免自由基侵襲，維護肝臟機能。

- 芝麻素經研究發現具有調節血脂、抗高血壓、抗氧化與肝臟保護的多種功效，因此對於平時有血壓或血脂異常現象，並想要保肝的民眾，可選擇芝麻素保健食品，以同時達到肝臟保健與血壓或血脂控制的多重功效。

【該怎麼吃】

▼ 餐後服用芝麻素，吸收效果好

- 目前科學所證實的護肝保健食品的功效，皆僅限來自化學性、酒精性或疲勞所發生的肝損傷或異常，若是因為病毒性所造成肝臟機能不佳，如 B 型或 C 型肝炎患者，則不在這類保健食品的功效範圍內，仍應接受藥物治療。

- 我國衛生署對於化學性肝損傷所核准的護肝健康食品中，有關五味子合併芝麻素的攝取量，以每日攝取五味子素約 0.24 ～ 0.48 毫克和芝麻素約 9 ～ 11.8 毫克，並於餐後服用，可達到改善肝功能的功效。

- 護肝的健康食品中，若是樟芝合併芝麻素的複方產品，則建議每日攝取腺苷 0.96 ～ 1.02 毫克和芝麻素 1.44 ～ 2.4 毫克，也可達到保護肝臟功能。

- 市售芝麻素保健食品多建議餐後服用，吸收效果較佳。

- 若欲透過多吃芝麻來吸收芝麻素，由於芝麻中的油脂含量高，則需注意飲食中整體的脂肪攝取量，以免攝取過多油脂，影響健康。

益防癌抗癌

降膽固醇

保養關節

抗老化

提升精力

保腸胃

護眼

增強免疫力

控制體重

美容

調節賀爾蒙

器官養護
芝麻素

基礎營養

【選購重點】

▼已認證的五味子和樟芝複方，功效較有保障

- 市售芝麻素的保健食品，常與五味子、樟芝、朝鮮薊形成複方產品，尤其是五味子合併芝麻素、樟芝合併芝麻素二種複方，皆有產品獲得我國衛生署健康食品認證，對於化學性肝損傷具有保護作用，民眾可選擇經認證具有功效的產品，以保障產品品質。

- 朝鮮薊在歐美地區被視為具有保護與恢復肝臟機能的草藥，與芝麻素合併形成的複方產品，可提供更多元的肝功能保健需求。但直接食用朝鮮薊的保健效果並不明顯，建議民眾欲達預期效益，應選購已經萃取後製成的保健食品。

芝麻素的常見複合營養素
芝麻素　+　五味子、樟芝、朝鮮薊萃取物　　共同修護肝臟損傷，維護肝臟機能

蜆仔萃取物　Clam extract

參見 P.73

　　我國自古便有「吃喇仔顧肝」的概念，喇仔即為蜆，可知蜆被視為一種有益肝臟的食品。蜆含有八種胺基酸，可被人體吸收利用，製造出所需的蛋白質，供各器官使用；蜆中另含有大量的肝醣，肝醣是細胞儲存能量的一種型式，人體內的肝醣主要儲存在肌肉與肝臟中，當身體能量不足時，肝醣便會被釋放來補充能量，而當肝醣不足時，則容易產生疲勞現象。科學研究發現，補充肝醣可保護肝臟功能，減少脂質過氧化物的產生，對於生活忙碌、應酬多、熬夜的現代人，適時補充肝醣可維護肝細胞健康與正常運作，民眾若無法從日常飲食中攝取足量肝醣，可以選用含有高含量肝醣的蜆類萃取保健品，補足身體所需。

基本資料	
常見型態	液態飲品、錠劑。
常見複方組合	冬蟲夏草、薑黃、西洋蔘萃取物、大蒜、葡萄糖酸鋅。
常見添加物	乳糖（調味劑）、澱粉（賦型劑）、硬脂酸鎂（防結塊劑）。
製造方式及來源	方式：天然萃取；來源：蜆。
保存方式	室溫儲存，避免潮濕、高溫或陽光照射。
一般攝取量	按各產品標示服用。
副作用	蜆精含大量鈉與胺基酸，服用過多可能引發痛風或血壓升高的副作用。

益防癌抗癌

降膽固醇

保養關節

抗老化

提升精力

保腸胃

護眼

增強免疫力

控制體重

美容

調節賀爾蒙

器官養護
蜆仔萃取物

基礎營養

【使用時機】

▼ 含有牛磺酸成分提神抗疲勞

- 肝臟為體內負責新陳代謝的主要器官，若維持正常飲食與規律作息，一般人不需要刻意補充保肝產品。但生活壓力大、長期熬夜、需要交際應酬等忙碌的現代人，容易加重肝臟負荷，可適量補充富含肝醣的蜆類保健食品，以減輕肝臟負擔、降低血清的 GOP 和 GPT 值，並提升體內抗氧化能力，預防肝臟受損，並補充肝臟所需營養，達到護肝的功效。

- 對於長期精神不濟工作者，可透過服用蜆類保健食品，提振精神、補充營養。蜆仔萃取物中含有牛磺酸成分，可以協助肝臟分泌膽汁，提高小腸對食物的消化能力，而牛磺酸同時也具有提神效果，可以補充體力，對抗疲勞。

【該怎麼吃】

▼ 過敏體質、腎病患者，問過醫生再服用

- 衛生署對於化學性肝損傷所核准的護肝健康食品中，有關蜆精的攝取量目前並無訂定有效的攝取範圍，加上各種液態飲品及錠劑產品的濃縮含量不一，因此建議民眾平日保養服用或即使因熬夜、飲酒等特殊情形欲加量服用，都應按產品標示來取用。

- 目前科學所證實的蜆精（錠）保肝功效，僅限來自化學性、酒精性或疲勞所發生的肝損傷或異常，若是因為病毒性所造成肝臟機能不佳，如 B 型或 C 型肝炎患者，仍應接受藥物治療。

- 餐前與餐後服用蜆精（錠）並不會影響吸收效果，依照產品標示食用即可。

- 由於蜆精含有較高的鈉與胺基酸，對於有嚴重腎病、高尿酸及痛風等病患者，使用前應先向醫師諮詢。

- 從中醫的觀點來看，蜆精性鹹寒，對於體質虛寒如怕冷、容易拉肚子、咳嗽的人，並不適合服用蜆類保健食品。

- 為食用安全，如有過敏體質、成長中兒童、孕婦、服用藥物、手術前後的人，使用蜆精前應向醫師或營養師諮詢。

▼ 留意蜆仔保健品的鈉含量，避免過量攝取

- 衛生署訂定一般人每日鈉的攝取量不可超過 2400 毫克，一般蜆精或蜆錠的鈉含量高，因此建議食用時應注意飲食中鈉的攝取量，尤其患有高血壓又欲取用蜆類保健者，則建議可改選購低鈉的蜆類保健品來補充。

- 市售蜆精或蜆錠常與薑黃、冬蟲夏草、人蔘等機能性保健成分形成複方產品。薑黃素是一種強抗氧化劑，研究發現對於酒精（飲酒）所造成的動物肝臟損傷現象，薑黃素具有保護作用，與蜆仔萃取物製成的複方產品，將對肝臟多一層保護。冬蟲夏草為富含多醣體的真菌保健品，具有調節免疫力的功效，前幾年也被發現能舒緩疲勞；人蔘同樣也具有補元氣、抗疲勞的效果，對於飲酒過量、時常交際應酬的現代人，可選擇含有冬蟲夏草或人蔘的蜆類保健食品，以同時達成維護肝臟機能、抗疲勞的多重功效。

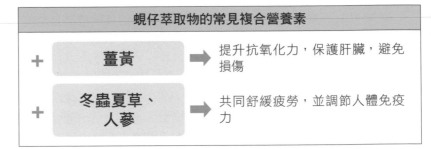

蜆仔萃取物的常見複合營養素

| + 薑黃 | ➡ | 提升抗氧化力，保護肝臟，避免損傷 |
| + 冬蟲夏草、人蔘 | ➡ | 共同舒緩疲勞，並調節人體免疫力 |

樟芝 Taiwanofungus camphoratus

參見 P.74

| 同類製品 | 牛樟芝飲 |

樟芝又稱牛樟芝、紅樟芝，是生長在牛樟木（臺灣特有的保育樹種）中空樹幹中的一種真菌，相傳喜好飲酒的原住民，在喝酒後會服用野生樟芝來減輕酒後症狀，並且減少肝炎或肝硬化等疾病的發生。樟芝因為外型與生長方式與靈芝相似，曾被視為靈芝的一種，但民間使用功效更甚於靈芝，而有「靈芝之王」的稱號。然而，野生樟芝子實體生長相當緩慢，且必須長在傾倒的牛樟樹幹心材間，隨著牛樟樹被列為保育樹種禁止砍伐後，讓野生樟芝的來源更加稀少，價格更是水漲船高。過去數十年間，科學界致力於樟芝人工栽培方法，至今已可成功量產樟芝，透過穩定的栽培管理，生產出品質均一的產品，滿足更多消費者的需求。

基本資料	
常見型態	膠囊、液態飲品。
常見複方組合	靈芝、蜆仔萃取物、冬蟲夏草、人蔘。
常見添加物	硬脂酸鎂（防止結塊劑）。
製造方式及來源	方式：發酵、萃取；來源：樟芝菌絲體、子實體。
保存方式	室溫儲存，避免潮濕、高溫或陽光照射。
一般攝取量	目前並無研究指出樟芝的有效攝取量，民眾可依產品標示來取用。
副作用	目前尚無臨床使用過量造成副作用的情形。

益防癌抗癌

降膽固醇

保養關節

抗老化

提升精力

保腸胃

護眼

增強免疫力

控制體重

美容

調節賀爾蒙

器官養護 樟芝

基礎營養

【使用時機】

▼ 樟芝具保肝、抗氧化、抗癌等多重功效

- 肝臟是人體內最大也是功能最複雜的器官，負責各種營養素的代謝、循環、解毒和排泄等功能，若能維持正常飲食與規律作息，一般人不需要刻意補充保肝產品。但現代人生活忙碌、緊張，想要減少疲勞、對抗壓力損傷、維持肝臟健康時，可選用樟芝保健食品來達到養護肝臟的目的。

- 面臨生活與工作壓力者，經常飲食不正常、長期熬夜、飲酒過量、吸菸皆會加重肝臟的負擔，引起肝細胞發炎、受損甚至是壞死。這些族群可適當透過補充樟芝等肝臟保健的食品來養護肝臟。研究發現，樟芝中含有三萜類化合物，能抑制癌細胞生長、誘導癌細胞凋亡等抗癌作用，也含有多醣體、超氧歧化酵素（SOD）和腺苷等活性成分，可降低體內自由基生成，達到抗氧化與抗發炎的效果，保護肝臟細胞。

- 樟芝有良好的解酒功效，對於需要應酬飲酒的人，可選擇樟芝來減緩飲酒後的症狀，並減輕肝臟負荷。

- 對於體質虛弱、欲提升免疫力者，樟芝中含有多醣體，可刺激體內免疫系統產生細胞激素，增強巨噬細胞的吞噬能力，提升整體免疫力，減少疾病感染機率。

【該怎麼吃】

▼ 持續食用一段時間，才能明顯感受效用

- 樟芝中含有多種活性成分，但目前科學研究仍未證實何種成分才是保肝的關鍵物質，因此目前對於樟芝的有效攝取量仍不明確，民眾可依保健品的包裝標示來補充。

- 對於樟芝攝取量，目前尚無臨床使用過量或長期食用產生副作用的情形，民眾可安心食用。此外，短時間服用樟芝保健品通常不易感受效果，需要服用一段時間，才能發揮較明顯的功效，因此欲達保健功效，建議應持續食用一段時間，較能評估樟芝保健品對自身的效益。

- 一般保養目的，對樟芝保健食品的服用時機並無限制，餐前與餐後服用並不影響吸收效果。若是有特殊需求，如需要應酬、飲酒、熬夜者，則可適時服用樟芝保健食品，以協助肝臟代謝並降低氧化壓力，減輕肝臟負擔。

- 為食用安全及避免與藥物產生交互作用，兒童、懷孕、哺乳期婦女以及在服用藥物者，食用樟芝相關保健食品前應先向醫師或營養師諮詢。

【選購重點】

▼ 成分略有不同，但效用差異不大

- 由於野生樟芝來源不易，目前市售樟芝產品多以人工栽培為主，可分為菌絲體液態發酵和子實體固態培養，由此二種方式生成的樟芝所含的成分略有不同。一般而言，人工栽培子實體與天然野生樟芝所含成分較為類似，雖然其中的活性成分含量如三萜類會有些許差異，但同樣具有保健效用，民眾無須刻意選購哪一種。而透過菌絲體發酵培養則可完全控制真菌的生長條件，所獲得的樟芝產品品質較為一致。不過無論是子實體還是菌絲體發酵培養的生產方式，所獲得的產品在功效訴求上並無差異，因此建議選購樟芝產品時，無須選用特定哪一種生產方式的產品，主要要認明已經科學實驗證實功效、經國家認證的產品，才能保障產品效用，達到預期的保健效果。

- 市售樟芝產品常與靈芝、蜆仔萃取物、冬蟲夏草或人蔘等成分搭配成複方，因為研究指出，靈芝所含的多醣體具有免疫調節和輔助調整過敏體質功能，靈芝所含的三萜類也同樣具有護肝功能，另外靈芝酸甚至有延緩衰老的效果，因此添加有靈芝的樟芝複方產品，主要強調更多元的保健功效。而冬蟲夏草也為富含多醣體的真菌保健品，具有調節免疫力、舒緩疲勞效果；蜆仔萃取物也具有護肝的功效；人蔘同樣具有補元氣、抗疲勞的效果，對於飲酒過量、時常交際應酬的現代人，可選擇這些含有抗疲勞、護肝成分的樟芝保健食品，以同時達成維護肝臟機能、抗疲勞、提升免疫力的多重功效。

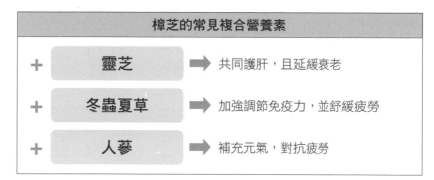

樟芝的常見複合營養素

+ **靈芝** ➡ 共同護肝，且延緩衰老

+ **冬蟲夏草** ➡ 加強調節免疫力，並舒緩疲勞

+ **人蔘** ➡ 補充元氣，對抗疲勞

小知識 「樟芝」和「赤芝」不一樣？

樟芝學名為 Taiwanofungus camphoratus，生長於台灣特有牛樟樹上，由於顏色呈現鮭紅色，又稱紅樟芝、牛樟芝、牛樟菇。赤芝學名為 Ganodermalingzhi，為靈芝的一種，外觀也為紅褐色，亦屬於傳統中藥的一種，但其成分與保健功能與樟芝不同，民眾選購時宜注意避免混淆。

益防癌抗癌　降膽固醇　保養關節　抗老化　提升精力　保腸胃　護眼　增強免疫力　控制體重　美容　調節賀爾蒙　器官養護　樟芝　基礎營養

金線連 Taiwan jewel orchid

　　台灣金線連是我國珍貴的蘭科草本植物，曾廣泛分布在海拔 500 ～ 1700 公尺的冷涼原始林蔭處，在台灣北部的北插天山、宜蘭縣棲蘭山、南投縣水社大山、嘉義縣奮起湖及南部的南仁山等地，均可見其蹤跡。民間因相傳金線連效用廣泛能治療許多疾病，所以有「藥王」、「藥虎」的美譽。現已可人工大量栽培台灣金線連，製成相關保健食品。台灣金線連最主要的成分為金線連糖苷（kinsenoside），日本研究發現其具有降血脂、降血糖、及抗脂肪組織過多症的功效，台灣研究學者則發現金線連糖苷具有肝臟保護的效果，目前已有市售金線連產品通過國家康食品護肝功效認證，可供民眾護肝的需求。

基本資料	
常見型態	膠囊、茶包。
常見複方組合	無。
常見添加物	玉米澱粉（賦型劑）。
製造方式及來源	方式：天然萃取；來源：金線連。
保存方式	室溫保存，存放於陰涼乾燥處，避免陽光直射。
一般攝取量	每日取用金線連糖苷 132 ～ 150 毫克，即足夠保健需求。
副作用	目前尚無臨床使用過量造成副作用的情形。

【使用時機】

▼ 金線連具護肝、降血脂血糖多重功效

- 一般健康的人只要飲食與作息正常，並不需要刻意補充護肝產品，若偶爾面臨生活飲食不正常的情形也可多攝取具有保肝成分的食物，如飲用金線連茶，或服用護肝保健食品，做為基礎保養。

- 因生活、學業或工作忙碌，造成飲食不正常、熬夜、加班應酬而讓肝臟產生負擔的族群，除應調整與維持規律的生活型態，還可適量補充含有金線連護肝成分的保健食品，以緩和肝臟細胞受損情形，減少疲勞現象，達到肝臟保健的目的。

- 經常熬夜、或飲酒，導致體內氧化壓力不斷上升，欲提升抗氧化力者，可食用金線連萃取物，因金線連萃取物中含有抗氧化物質生育酚及黃酮類成分，可消除自由基，降低體內氧化壓力，以延緩老化。

- 研究發現，金線連萃取物具有調節血糖與血脂，對於血糖血脂偏高且想要達到保肝目的的民眾，可透過金線連達到雙重保健目的。

【該怎麼吃】

▼ 飲用茶飲做為保養仍不宜過量

- 衛生署對於化學性肝損傷所核准的護肝健康食品中，針對金線連萃取物膠囊的使用建議為，含有金線連糖苷的產品每日建議攝取量為132～150毫克，可分為早晚各服用一次，餐前或餐後服用皆可，不影響吸收效果。

- 目前科學所證實的金線連護肝功效，僅限於化學性所導致的肝臟損傷，對於已經有肝臟疾病或罹患 B 型、C 型肝炎患者，仍應就醫接受治療。

- 國人素有食補的觀念，對於金線連茶包可用於茶飲或燉湯，但有關金線連茶包護肝的功效與攝取量目前尚未經過科學驗證，由於金線連屬於藥用植物的一種，當做日常保養服用，仍不宜攝取過量，以免造成身體危害。

- 為避免影響幼童或胎兒發育，兒童或懷孕婦女使用金線連保健食品前應先向醫師或營養師諮詢。

- 為避免與所服用的藥物產生交互作用，或因體質的差異所造成的不適，建議欲改善血脂、血糖者，服用金線連萃取物前，應先向醫生諮詢。

【選購重點】

▼
萃取金線連糖苷產品，
保健效果好

- 台灣金線連中的有效成分金線連糖苷需要經過萃取濃縮方式，才能有效被人體吸收，建議民眾選購時，注意產品標示有關產品成分與金線連糖苷含量，以免達不到預期的保健效果。

- 若將台灣金線連僅當做一般食補，建議選購原料栽種過程與來源明確，且信譽良好公司所生產的茶包，較為有保障。民眾可依照自身狀況，適時選購不同類型的金線連保健食品，以滿足肝臟保健的需求。

- 台灣金線連屬於一種藥用植物，若想要藉由攝取金線連達到肝細胞機能健康的目的，建議選擇通過國家認證的產品，其藥材來源與生產過程皆已經過查核，產品品質較有保障，並依照產品標示服用。

南瓜籽油 Pumpkin seed oil

參見 P.78

南瓜是一種瓜類蔬菜，也是傳統中藥的一種，但南瓜籽的運用則是從歐美國家開始，被視為一種保健泌尿系統的草藥，並收載於德國及美國草藥藥典中。南瓜籽中含有豐富的礦物質鋅、多元不飽和脂肪酸與植物固醇，鋅在人體屬於微量元素，參與各種生化反應與能量代謝，特別是在男性攝護腺（前列腺）中有高濃度的鋅，具有保護作用。多元不飽和脂肪酸與植物固醇則有抗發炎、調節膽固醇代謝、改善括約肌機能和增進膀胱肌肉彈性，同樣有助攝護腺的功能。南瓜籽為目前市售堅果類食品中含鋅量最高者，所以男性進入中老年以後，除維持良好生活飲食習慣和規律運動外，平日也可多食用具攝護腺保養功能的營養素或食物，如南瓜籽或牡蠣，或是選擇經過萃取的南瓜籽油，來達成保健目的。

基本資料	
常見型態	膠囊。
常見複方組合	茄紅素、鋅。
常見添加物	無。
製造方式及來源	方式：天然提煉與純化；原料：南瓜籽。
保存方式	置於陰涼乾燥處，開封後密閉保存。
一般攝取量	建議每日攝取南瓜籽油 320 ～ 480 毫克有助改善攝護腺肥大。
副作用	偶有些人出現輕微反胃現象。

益防癌抗癌

降膽固醇

保養關節

抗老化

提升精力

保腸胃

護眼

增強免疫力

控制體重

美容

調節賀爾蒙

器官養護
南瓜籽油

基礎營養

【使用時機】

▼
中老年男性保健良品，調節血脂又保健攝護腺

- 各個年齡層的現代人均可適量攝取南瓜籽或南瓜籽油，以助體內脂肪的代謝，並獲得充足微量營養素，維持體內各種器官的正常運作。南瓜籽油為南瓜籽經天然萃取獲得，其中含有不飽和脂肪酸、植物固醇與礦物質鋅等成分，屬於良好的油脂來源。

- 對於邁入中老年的男性，若是有輕微攝護腺肥大者，可選擇經過萃取的南瓜籽油，有助保健攝護腺，預防攝護腺肥大。

- 血脂異常的中老年男性，可選擇南瓜籽油保健食品，來達到血脂調節與攝護腺保養的雙重目的。南瓜籽油中含有植物固醇，其可參與體內膽固醇代謝，抑制膽固醇的吸收。

【該怎麼吃】

▼
油溶性南瓜籽隨餐服用，好吸收

- 根據國際間幾項關於改善男性攝護腺肥大的研究成果，每日攝取320～480毫克的南瓜籽油可改善攝護腺肥大問題，所以建議有輕微攝護腺肥大問題的男性，可以此為平時攝取量基準。

- 由於南瓜籽油屬於脂溶性，餐後或隨餐服用可幫助營養素的吸收。

- 為食用安全，小孩、懷孕或哺乳其間婦女及服用抗凝血藥品的病患，在使用南瓜籽油膠囊前應遵循醫師建議。

- 根據臨床研究，南瓜籽油與降血脂藥物合併使用，可有效降低高血脂患者血脂值，不過為避免過度調節血脂值，建議食用前仍應先向醫師諮詢。

益防癌抗癌

降膽固醇

保養關節

抗老化

提升精力

保腸胃

護眼

增強免疫力

控制體重

美容

調節賀爾蒙

南瓜籽油 器官養護

基礎營養

【選購重點】

▼
添加維生素 E，
防止南瓜籽油劣敗

- 市售的南瓜籽油餅乾或添加南瓜籽油的食用油，其中的南瓜籽含量可能較低，欲達成降低血脂的功效可能不顯著，但因其脂肪酸組成比例佳，對於心血管有保護作用，可適時選用，但也應避免過量攝取，以免熱量過高，而影響健康。

- 南瓜籽油中的不飽和脂肪酸容易產生氧化現象，而引起油脂劣敗，所以若產品中添加維生素 E，可達到抗氧化目的，保護脂肪酸不被氧化而維持品質，建議民眾在選購南瓜籽油保健食品時，可選擇添加有抗氧化成分的產品，以確保品質。

- 礦物質鋅具有攝護腺保健功能，南瓜籽中存在高量的鋅，但在製成南瓜籽油保健產品過程中，可能會因為加工過程而流失，額外添加鋅元素將可提升產品內鋅含量。

- 市售南瓜籽油產品常添加茄紅素組成複方，茄紅素為一種強抗氧化劑，在體內可對抗自由基以避免其對細胞與組織的傷害，預防老化現象與癌症，同時也有研究發現茄紅素可減少攝護腺癌的發生率，同樣對攝護腺功能保健有助益。民眾可依自身需求，選購含有茄紅素複方成分的南瓜籽油保健品，達到多重的保健效果。

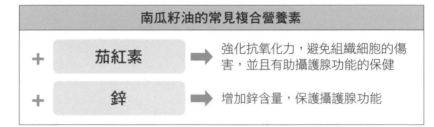

南瓜籽油的常見複合營養素	
＋ 茄紅素 ➡	強化抗氧化力，避免組織細胞的傷害，並且有助攝護腺功能的保健
＋ 鋅 ➡	增加鋅含量，保護攝護腺功能

洛神花 Roselle

　　洛神花又稱為洛神葵、洛花、洛濟葵、山茄、紅葵、紅角葵、萼葵、葵萼果，其花萼採收後可以曬乾泡茶，含有蘋果酸、維生素C與醣類（半乳糖、葡萄糖與果糖）、豐富的果膠與各種珍貴的多酚類（polyphenol）成分。據研究，洛神花萃取物中的多酚類具有抗氧化、捕捉自由基、減緩動脈粥狀硬化、降低膽固醇與三酸甘油酯等預防心血管疾病的效果；在肝臟的研究方面，洛神花萃取物更是可以協助解毒，保護肝臟免受於如乙醯胺酚（普拿疼）等類藥物的傷害，並有預防肝臟損傷與抑制脂肪肝甚至抑制肝癌的作用，另外也有研究證實具輔助抗癌藥物、降低尿酸與血糖的效果。目前已可採用低溫萃取技術保留更多洛神花中具抗發炎護肝功效的植物活性成分，因此能直接在市面上購買以洛神花製成的各式型態保健食品，更便於平日保養取用。

基本資料	
常見型態	膠囊、粉劑、液態飲品。
常見複方組合	蔓越莓萃取物、乳酸菌、珍珠粉、膠原蛋白、維生素C、百花蛇舌草、蒲公英萃取物。
常見添加物	葡萄糖、木醣醇（甜味劑）、蔓越莓果汁粉、天然香料（蔓越莓、檸檬粉）、食用色素、乳糖、二氧化鈦（膠囊裝填用）。
製造方式及來源	新鮮洛神花經過低溫萃取後得到洛神花素，一公斤的洛神花可以萃取約400毫克的洛神花素。
保存方式	置於通風乾燥避免陽光直曬處，開封後盡速食用完畢。
一般攝取量	每次取用洛神花萃取物1500毫克，一天三次，以養護心血管。
副作用	●洛神花具酸性，胃潰瘍與十二指腸潰瘍等胃部不適者飲用後症狀可能加劇。 ●洛神花性寒，腹瀉者使用後會更加不適。 ●古書上記載洛神花有促進血液循環與促進子宮收縮的效果，女性經期服用可能造成排血量增加。

益防癌抗癌

降膽固醇

保養關節

抗老化

提升精力

保腸胃

護眼

增強免疫力

控制體重

美容

調節賀爾蒙

器官養護
洛神花

基礎營養

【使用時機】

▼ 女性生理養護兼具美容養顏

- 生活忙碌壓力大、暴飲暴食、熬夜等生活型態使身體往往無法得到適當的休息，不斷加重肝臟的負擔，很可能導致肝臟發炎而不自知。洛神花萃取物中含有多種多酚類成分，可以避免肝臟發炎與損傷，可服用做為日常保健品。

- 進入中年以後，身體代謝狀況變慢，尤其缺乏運動的肥胖者，很可能伴隨著體內的高血脂，而提高了心血管疾病的危機。建議日常可服用洛神花萃取物，來預防粥狀動脈硬化、維持血管彈性、降低膽固醇與三酸甘油酯等，除了預防心血管疾病，也做為抗老化的日常保健品。

- 需要久站的工作者，特別是女性容易因下肢循環不良造成靜脈曲張，洛神花萃取物中的多酚類成分可以強化血管彈性與血液循環，減緩下肢壓力。

- 洛神花萃取物中的異黃酮素與多酚類具有補充女性荷爾蒙與抗發炎效果，可以改善女性因缺乏荷爾蒙而造成的陰道感染問題，因此市面上有針對女性生理保養方面的洛神花配方產品。

- 洛神花萃取物中含維他命 C 與礦物質鈣、鎂、鈉、鉀、磷微量鐵與微量鋅，營養豐富，適合常熬夜、睡眠不足、體力差者飲用。

- 洛神花屬於微鹼性食品，經食用消化、吸收後，可以將酸性體質轉化為微鹼性，平衡體內的血液酸鹼值，有益於身體健康。

【該怎麼吃】

▼ 性寒適合夏天飲用，體虛氣弱者不宜多吃

- 對於想要保護心血管與肝臟以及抗老化的人，宜選用單方洛神花萃取物膠囊，洛神花萃取物一般建議量為一次 1500 毫克，一天三次。

- 由於市售的洛神花茶飲品多添加糖分，應選擇低糖、半糖配方飲用，且不建議一天飲用超過 400 毫升，以免糖分過量攝取，影響體重亦危害健康。

- 洛神花茶適合在炎熱天氣飲用，一日以中午為最佳的飲用時間，且洛神花味酸不合適空腹飲用，較適合飯後服用以免傷害腸胃。

- 洛神花萃取物雖然有益人體健康，但由於性寒涼，所以體虛氣弱的人不宜多吃，也不建議過量飲用。

- 洛神花萃取物會促進血液循環與子宮收縮，可能造成女性經期血量增加，因此不建議女性於經期中飲用。

- 洛神花茶性寒、味酸,具有利尿效果,所以不建議睡前飲用,以免影響睡眠品質,特別是老年人本身睡眠品質就不佳,又因身體機能退化之故更容易頻尿。

- 孕婦與消化性潰瘍(胃潰瘍、十二指腸潰瘍)患者因為味酸的洛神花茶會刺激胃酸增加可能加重病情,因此不建議食用。

- 若擔心市售洛神花茶添加過多的調味劑,亦可自製洛神花茶,效果亦佳。例如:在鍋子中加水 1000c.c. 煮開,在水滾後加入約 12 朵的乾燥洛神花,煮 5 ～ 10 分鐘即可。或是自己動手泡洛神花茶,在茶壺中放入 5 ～ 7 朵的乾燥洛神花,再倒入 500c.c. 的熱開水沖泡約 5 分鐘即可飲用,再酌量放入冰糖或蜂蜜調味,健康又安心。

【選購重點】

▼ 單方高純度洛神花保健品,養護心血管效果好

- 目前洛神花萃取物產品大致有膠囊與粉劑兩種型態,做成粉劑產品者多半是會添加調味劑與香料,讓消費者有一種比較不像在吞藥丸的感覺,也適合具有吞服障礙的人。膠囊產品多半濃度比較高,更強調效果,民眾若無特殊偏好,建議選購膠囊產品服用效益為佳。

- 市面上有許多洛神花的相關製品如蜜餞、餅干、果醬、發酵飲料等,多半經由較多的加工手續,難以確估其中所保有的營養素含量,因此建議若欲達保健效果,仍建議選用具認證標章的洛神花保健食品為佳。

- 對於想要做心血管保養與肝臟保養的消費者,建議選擇純度較高的洛神花單方產品,效用較高。但若想要兼顧維護女性生理衛生,預防泌尿道感染者尚可挑選添加有蔓越莓萃取物的複方產品;想增加腸內好菌,提升免疫力者,可選擇添加有乳酸菌的複方產品;或是想要兼顧養顏美容的人,可挑選添加有維生素 C 或珍珠粉與膠原蛋白的配方。民眾可視自身需求購買相關複方產品,藉以達成多重保健功效。

- 採用天然洛神花製成的洛神花茶口感甘醇、顏色為自然鮮紅(可將洛神花茶倒在布上會染色且不會掉色,若是添加食用色素比較洗得掉)有自然酸味,且熱飲時不會有怪味,民眾可以嘗試比較,以選購天然的產品為佳。

- 選購洛神花保健膠囊時,注意是否有清楚標示多酚類成分(類黃酮素、花青素等與總多酚)的含量,明確了解所服用的多酚類成分,以免服用劣質品,不僅無法獲得健康,還可能造成身體的負擔。

- 欲自製洛神花茶者可選購新鮮乾燥的洛神花應選擇形狀完整沒有被壓扁,聞起來有自然酸味與甘味,沒有刺鼻味;並且應在洛神花產季十一月到隔年一月選購最為新鮮。

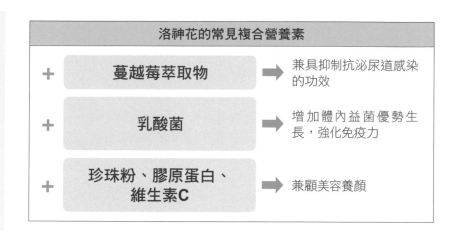

洛神花的常見複合營養素

+	**蔓越莓萃取物**	➡ 兼具抑制抗泌尿道感染的功效
+	**乳酸菌**	➡ 增加體內益菌優勢生長，強化免疫力
+	**珍珠粉、膠原蛋白、維生素C**	➡ 兼顧美容養顏

小知識 何謂多酚類成分？

多酚可以說是自然的存在於花果、樹木、蔬菜、茶葉…等會引起人體感官酸澀味道與影響植物顏色的纖維成分，例如橘子皮的主要多酚稱橘皮苷（hesperidin），可以強化毛細管，維持毛細管的滲透壓，又名為維他命 P，是中藥陳皮的主要成分。葡萄籽、松樹皮、花生皮的主要多酚稱原花青素（Proanthocyanidin），也就是一般所說的OPC（Oligomer Proanthocyanidin），具捕捉自由基與預防心血管疾病功能，可由法國人最愛的紅酒中攝取到。而葡萄皮的主要多酚稱白藜蘆醇，亦具有保護心血管的效果，為市面上單價較高的多酚類；黃豆的多酚稱大豆異黃酮，是一種天然植物性荷爾蒙，可改善更年期症候群，綠茶的主要多酚稱兒茶素，可以抗氧化與抗老化，也有人用來輔助減重，另外如藍莓、草莓、綠花椰菜、甘藍菜、芹菜、洋蔥、巧克力、蜂蜜花粉、橄欖油等亦含有豐富的多酚。目前科學界已分離出八千多種多酚類物質，而大部份的多酚類都是天然的抗氧化劑，能夠保護細胞避免氧化傷害，因此也都能保護心血管與降低癌症發生率。

洛神花所含的天然多酚類成分主要有原兒茶酸（protocatechui cacid，PCA）、花青素（anthocyanin）、類黃酮素（flavonoid）以及異黃酮素（isoflavonoid）四類，另外也有兒茶素與咖啡酸等；算是一種含多酚類非常多的植物。

牛磺酸 Taurine

參見 P.73

　　牛磺酸（Taurine）化學名為 2- 胺基乙磺酸，由於含有硫基，故也被歸類為含硫胺基酸，為一種人體所必需的重要營養素，飲食中可從魚類、肉類、蛋黃、牛奶與紫菜、海帶等食物中取得，人體亦可自行由半胱胺酸轉變成牛磺酸。牛磺酸可以與膽酸結合成牛磺膽酸，幫助脂肪乳化與消化吸收，並有助於膽固醇的排泄，避免過多的膽固醇囤積體內而危害健康。此外，也在許多生化運作上扮演重要角色，如維持細胞膜的穩定、調節滲透壓、神經訊息的傳遞、強化心肌與骨骼肌功能、預防視網膜黃斑部退化、抗氧化與幫助肝臟排除毒素等。由於嬰幼兒自行合成牛磺酸的能力微弱，如果攝取量不足可能影響腦部發育而造成智力不足，因此嬰幼兒奶粉中常添加牛磺酸來確保腦神經與視力的發育完全。另因動物實驗發現，骨骼肌與心肌缺乏牛磺酸，將會失去 80％以上的運動能力，且牛磺酸還可減緩乳酸積聚所引起的疲勞與加強心臟功能，因此常被添加在機能性提神飲料中。

基本資料	
常見型態	錠、膠囊、飲品。
常見複方組合	維生素 B 群（如 B1、B2、B3、B5、B6、B12）、五味子、啤酒酵母、朝鮮薊、芝麻萃取物、瓜拿那、紅景天、刺五加。
常見添加物	纖維素（賦型劑）、硬脂酸鎂（賦型劑）、二磷酸鈣（賦型劑）、明膠（賦型劑）。
製造方式及來源	抽取食物中的胺基酸利用生物科技方法合成牛磺酸。
保存方式	置於通風乾燥處，避免潮濕與陽光直曬。
一般攝取量	一天 500 ～ 1000 毫克。
副作用	2003 年歐洲食品安全機構發現就算每天取用每公斤體重高達 1000 毫克的牛磺酸，亦無副作用，民眾可安心食用。

【使用時機】

▼ 補充營養，強肝利膽

- 牛磺酸為人體重要營養素，特別是與心跳、腦部的化學變化與神經傳導有關，因此每個人均可以適量補充。

- 嬰幼兒自體合成牛磺酸與再吸收牛磺酸的能力較弱，因此在嬰幼兒三歲以前的配方奶粉多添加有牛磺酸。

- 長期靜脈輸液的臥床者，容易營養不良，可補充牛磺酸，補充營養，以維護人體正常生理功能。

- 嚴格素食者（不吃奶、蛋）與營養不均衡的素食者，因為缺乏飲食中牛磺酸的直接來源，又因自體合成牛磺酸的酵素活性較低，可能導致體內牛磺酸的不足，可額外補充牛磺酸，以維護健康。

- 欲養護心臟機能者，可補充牛磺酸。據研究，牛磺酸可以抑制遠脂蛋白脂解酶 B100（apolipoprotein B100）分泌，減少低密度脂蛋白（LDL）產生，預防粥狀與冠狀動脈硬化心臟病的危險，又可調控體液電解質的平衡，排除體內過多的鈉離子，降低血壓，並抗心律失常，以及有助於膽固醇的代謝，預防心血管疾病。

- 牛磺酸為膽汁中重要成分，並與膽酸結合成牛磺膽酸，有助於脂肪乳化與消化吸收，對於脂肪吸收不良並可能伴隨脂溶性維生素缺乏的人，可補充牛磺酸來改善營養不良。

- 欲護肝者，可補充牛磺酸，動物實驗指出，牛磺酸可以避免脂肪沉積於肝臟，並減低肝硬化發生的機率，具有強肝利膽的功效。

- 運動員可以利用牛磺酸來改善肌肉疲勞與增加運動表現。

【該怎麼吃】

▼ 水溶性牛磺酸，飯前服用好吸收

- 人體內可在維生素 B6 的協助下，將半胱胺酸轉變成牛磺酸，因此一般健康的成年人不需額外補充。富含維生素 B6 的食物來源為雞肉、豬肉、全穀類、黃豆、豆腐、綠豆、髮菜、花生、開心果、腰果等，而直接含有半胱胺酸的食物為小麥、燕麥、黑芝麻、花生、腰果、蓮子、豆腐、豆漿、牛肉、豬肉、雞肉與魚肉等。

- 牛磺酸可以溶於水，因此魚貝類湯與肉湯可以攝取到牛磺酸，一般含有牛磺酸的保健食品也常做成飲品，取用容易且好吸收。

- 因牛磺酸為水溶性，適合在飯前食用較好吸收。不過牛磺酸有乳化脂肪的功能，因此也可在餐中服用，幫助消化與代謝。

- 一般市面上歐美廠商所做成的單方牛磺酸保健食品約為每顆 500 ～ 1000 毫克，且根據 2003 年歐洲食品安全機構發現，就算一個人每天服用每公斤體重高達 1000 毫克的牛磺酸，對人體並無副作用，因此只要適量，就能安心服用。

- 牛磺酸的保健飲品中常添加代糖阿斯巴甜，苯丙酮尿症患者不可使用。

【選購重點】

▼ 添加維生素 B 群，更有效提升精神活力

- 市面上的牛磺酸保健食品有錠狀、膠囊與飲品等型態，因牛磺酸易溶與水，因此以飲品吸收效果較佳。

- 牛磺酸保健食品在國內市場上主要歸類為降低疲勞與振作精神，因此常與能幫助營養素代謝產生能量、降低疲勞、振作精神的維生素 B 群合併，讓保健效果更加提升。

- 刺五加與紅景天可以增加細胞含氧量、增加耐力、抗氧化、抗疲勞；瓜拿那含有咖啡因可以提振精神、增強耐力；朝鮮薊可以加強肝臟機能與促進膽汁分泌；五味子可以平衡神經系統，並對肝臟有保護作用；芝麻含有豐富維生素 B 群與礦物質，也含有較高的半胱胺酸，上述配方皆能與牛磺酸相輔相成達成保健目的，因此常組合成複方產品，消費者可依需求來選購。

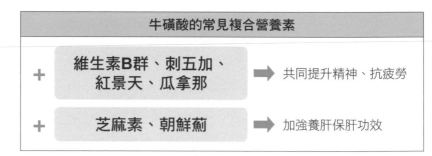

牛磺酸的常見複合營養素		
+	維生素B群、刺五加、紅景天、瓜拿那	➡ 共同提升精神、抗疲勞
+	芝麻素、朝鮮薊	➡ 加強養肝保肝功效

魚油 Fish oil

參見 P.72

魚油裡頭有豐富的 EPA 與 DHA 二種 Omega-3 多元不飽和脂肪酸，屬於人體必需脂肪酸，但人體無法自行合成，必須從食物中獲得。EPA 與 DHA 能降低體內三酸甘油酯濃度、抑制血栓形成，進而預防心血管疾病，而 DHA 還可直接通過血腦屏障進入腦細胞，做為神經突觸生長的主要成分，因此不論是何種年齡層，適時補充 DHA 可維持腦神經細胞間正常訊息傳遞，活化腦細胞、增加記憶、反應與學習能力。雖然植物油中的 α- 亞麻油酸可以在人體內轉換成 DHA，但轉換效率低，因此服用深海魚類或魚油保健食品為補充 DHA 更好的方法。

基本資料	
常見型態	膠囊。
常見複方組合	無（我國衛生署訂定魚油產品必須為單一配方）。
常見添加物	維生素 E（為抗氧化劑；抑制脂肪酸氧化）。
製造方式及來源	方式：天然提煉與純化；原料：深海魚類。
保存方式	置於陰涼乾燥處，開封後密閉保存。
一般攝取量	成人每日攝取 250 毫克的 DHA，即足夠平日腦部運作所需。（每日攝取 Omega-3 脂肪酸至少 1 克，有助達到預防心血管疾病的保健目的。）
副作用	攝取過量可能會有拉肚子、出血、免疫力下降等副作用。

益防癌抗癌

降膽固醇

保養關節

抗老化

提升精力

保腸胃

護眼

增強免疫力

控制體重

美容

調節賀爾蒙

器官養護
魚油

基礎營養

【使用時機】

▼ 提升腦部活力，增強記憶力

- 魚油中的 DHA 為構成腦神經重要成分，因此各年齡層的人都必須攝取充足的 DHA，以提供腦部營養，維護腦部功能的發育與運作。所以在平日飲食攝取上，應多食用深海魚類，但若一般攝取量不足或考量近來海洋汙染問題造成許多深海魚肉重金屬含量偏高時，則可透過魚油保健食品來補充。

- 女性懷孕期適度補充 DHA，可提供胎兒腦細胞發育所需，而幼童發育期間，飲食中若有充足 DHA 可幫助腦神經發展，提高學習能力與記憶力。

- 魚油中的 DHA 能防止或改善失智症的症狀，中老年人應適度補充。研究發現，DHA 可提高腦部酵素活性，使腦部獲得足夠的營養，進而使神經纖維再度延伸，改善老年神經纖維萎縮現象。

【該怎麼吃】

▼ 餐後服用，DHA 好吸收

- 根據歐洲食品安全局（EFSA）的建議，成人每日 DHA 建議攝取量為 250 毫克，以維持腦部正常功能。由於魚油屬於脂溶性，所以餐後服用有助於 DHA 的吸收。

- 魚油中的 EPA 具有抑制血小板凝集的作用，進而防止血栓形成，但對於有凝血功能不全的人如血友病患者、服用抗凝血劑或降膽固醇藥物的病患，食用魚油保健產品前應先徵詢醫師意見。此外，懷孕婦女選購魚油保健食品以補充 DHA 時，應選擇 EPA 含量較低的產品，以免影響人體的凝血功能。

- 魚油中的 EPA 與 DHA 都屬於多元不飽和脂肪酸，其結構不穩定而容易被氧化，攝取進入人體內容易受到自由基的攻擊，產生脂質過氧化反應，並引發一連串的環化與裂解反應，反而產生大量過氧化物質而損傷細胞，引發如癌症、心血管疾病等。因此服用魚油除了要避免過量外，同時也要補充抗氧化食物，如新鮮蔬菜水果等，透過其中所含的抗氧化成分維生素 E、維生素 C，來降低體內氧化壓力，才能使 EPA 及 DHA 有機會發揮其效用。

益防癌抗癌

降膽固醇

保養關節

抗老化

提升精力

保腸胃

護眼

增強免疫力

控制體重

美容

調節賀爾蒙

器官養護
魚油

基礎營養

> **小知識** 藻類是素食者良好的 DHA 來源
>
> 　　事實上海水魚本身並不會製造 DHA，海洋中會生產 DHA 的生物是細菌和藻類，而魚油中的 DHA 則是透過食物鏈的方式，累積在魚類中，所以透過食用藻類保健食品也可獲得足夠的 DHA，且不屬於動物性來原，又無重金屬殘留問題，相當適合素食者、孕婦與孩童食用。

【選購重點】

▼ 添加抗氧化成分，確保魚油品質

- 魚油主要從深海魚體中萃取提煉而來，近來隨著海洋汙染問題，許多水產魚類伴隨重金屬堆積的疑慮，所以在選購魚油保健食品前，應注意包裝上是否明確註明原料產地，提具產品檢驗證明，並選擇具有信譽的製造商，以保障自身食用安全。

- 魚油的不飽和脂肪酸容易產生氧化現象，而引起油脂劣敗，故產品中添加維生素 E，可達到抗氧化目的，讓脂肪酸在體內發揮最大功效，所以民眾在選購魚油保健食品時，可選擇添加有抗氧化成分的產品以獲得最佳效果。

- 魚油中除含有 DHA 與 EPA 類的 Omega-3 脂肪酸外，亦含有飽和或其他形式脂肪酸，攝取過量對健康無益。選購魚油產品時，應選擇 Omega-3 脂肪酸純度為 30%以上、每日攝取量可達 250 毫克 DHA 的產品（每日 Omega-3 脂肪酸的攝取量可達 1 克的產品）。此外，市售的魚油產品中，Omega-3 脂肪酸型式依照結構可分為天然三酸甘油酯型式（TG form）與經加工過的乙基酯型式（EE form）二種，後者是為了從天然魚油中萃取較高濃度的 Omega-3 脂肪酸所開發出的轉化技術。但研究發現 TG form 魚油在人體吸收效率較高，而 EE form 魚油的攝取量則必須更高才可滿足人體需求，為避免攝取過量魚油中的其他成分，建議選購 TG form 魚油型式產品，較能符合一般保健的服用需求。

左旋麩醯胺酸 L-Glutamine

蛋白質是執行體內各項新陳代謝機能、以及維持生命所需的重要營養素。蛋白質是由胺基酸合成，左旋麩醯胺酸則是人體進行組織修復、胃壁黏膜組織修復等重要的胺基酸。左旋麩醯胺酸在人體中，可促進腸道通透性，使重要營養素更易被吸收，提供腸道細胞能量，因此有助於腸道細胞修復，促進胃黏膜增生，並保護胃黏膜及腸胃正常運作。對人體來說屬於非必需胺基酸，可由飲食中攝取或由人體自行製造。正常情況下，健康的身體能製造足量的左旋麩醯胺酸，供給每日所需。但當人體遭受病變時，如燒燙傷、癌症化療，血液及身體組織細胞內的左旋麩醯胺酸濃度會迅速下降，無法提供生理功能正常運作，因此可能導致口腔和黏膜發炎、胃潰瘍或胃萎縮。這時體內需要比正常狀態高出數倍的量，供給因為疾病所造成的傷害修復需求，所以必須額外補充左旋麩醯胺酸。運動或健身造成肌肉損傷時，體內的左旋麩醯胺酸也會被大量消耗，若不適時補充，修復組織的效率也會跟著下降。此外，左旋麩醯胺酸能夠促進更多肝醣儲存於肌肉組織，建造肌肉。

基本資料	
常見型態	粉末。
常見複方組合	綜合維生素、精氨酸、鋅。
常見添加物	明膠、微晶纖維素、硬脂酸鎂、麥芽糊精、香料。
製造方式及來源	玉米發酵製造。
保存方式	置於陰涼乾燥處，避免受潮變質。
一般攝取量	建議成人每日三次，每次 10 公克；孩童每日每公斤體重約 0.25 ～ 0.5 公克。
副作用	未發現副作用。

益防癌抗癌

降膽固醇

保養關節

抗老化

提升精力

保腸胃

護眼

增強免疫力

控制體重

美容

調節賀爾蒙

器官養護
左旋麩醯胺酸

基礎營養

【使用時機】

▼ 大量補充，修復受損黏膜

- 當人體遭受病變，包括燒燙傷、化療等情況時，血液及身體組織細胞內的左旋麩醯胺酸濃度會迅速下降，容易引發口腔炎、胃潰瘍等疾病，因此有必要額外補充左旋麩醯胺酸，以供給疾病所造成的傷害修復需求。但因個人病情而異，需要在主治醫生的指示下服用。

- 腸胃道經常性或長期潰瘍、容易黏膜發炎、或是腸道機能弱的人服用左旋麩醯胺酸能夠保護腸胃黏膜、促進黏膜增生，使腸胃正常運作、增強消化吸收力。

- 有健身或強健體魄目的的人補充左旋麩醯胺酸，將有助蛋白質合成，修復激烈運動後造成的肌肉損傷。

【該怎麼吃】

▼ 左旋麩醯胺酸不耐高溫，應配溫開水服用

- 當人體因為疾病而造成黏膜組織傷口時，最好額外補充左旋麩醯胺酸，幫助修復受損組織。成人攝取量不超過 40 克；十八歲以下的青少年則每公斤體重不得超過 0.65 克。若為癌症病患，經過化療後組織黏膜受損情況不一，所以必須諮詢主治醫生後再服用。

- 長期潰瘍或黏膜發炎者建議每日服用 500 毫克左旋麩醯胺酸三次，連續一個月可改善胃潰瘍和口腔炎。研究證明每日補充每公斤體重 0.5 克左旋麩醯胺酸，可增加腸道潤滑通透性，促進重要營養素吸收，以提升腸道健康與人體免疫力。有健身或強健體魄目的的人建議在運動前後補充 5 ～ 10 克，以及時補充被消耗掉的左旋麩醯胺酸。

- 左旋麩醯胺酸容易被熱破壞，服用時水溫不超過攝氏 40 度。此外，由於單方產品無色無味，添加到果汁或搭配食物一起食用也無妨。

- 麩醯胺酸存在於含有蛋白質成分的食品中，大多從玉米或大豆萃取，因此對蛋白質、乳製品或穀物食品等過敏者不建議使用。

- 針對懷孕婦女尚未訂出確切的劑量限制，基於對胎兒的健康考量下建議懷孕婦女服用前先詢問過醫師。

【選購重點】

▼應留意原料來源的安全性

- 由於左旋麩醯胺酸溶解度低，因此醫藥級產品多為膠囊粉末。市售產品有分為針對康復營養補充型以及一般健身型，康復營養補充型多適用於化療或放射線治療的癌症患者，後者則多適用於欲增加肌肉量者補充，購買前應詢問清楚。

- 有些市售的左旋麩醯胺酸會標示「非基因改造」，宣稱是由葡萄糖(Glucose) 或非基因改造的玉米天然發酵製成。選購前建議可至食藥署網頁〈食品添加物一覽表〉查詢單方「麩醯胺酸」是否通過食品藥物管理局查驗登記合格。充分了解產品的進口來源、製造工廠和進口商，更能確保所服用的麩醯胺酸之安全性。

- 左旋麩醯胺酸的複合配方有添加綜合維生素，以補充基礎營養，除了具有預防心血管疾病、白內障和增加抗壓力以外，尤其在化療或放射線治療期間需要加強補充。其他複合配方還有添加精氨酸或鋅，精氨酸具有滋補身體和提升體力的作用，因此添加精氨酸的產品適合欲健身或運動族群使用。鋅本身具有提升免疫力等作用，添加鋅的產品能夠滋補強身、增強體力，適合欲增強體力的族群使用。

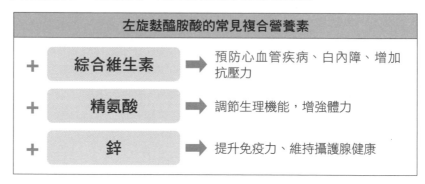

左旋麩醯胺酸的常見複合營養素	
+ 綜合維生素 ➡	預防心血管疾病、白內障、增加抗壓力
+ 精氨酸 ➡	調節生理機能，增強體力
+ 鋅 ➡	提升免疫力、維持攝護腺健康

益防癌抗癌

降膽固醇

保養關節

抗老化

提升精力

保腸胃

護眼

增強免疫力

控制體重

美容

調節賀爾蒙

器官養護
左旋麩醯胺酸

基礎營養

基礎營養

對人體來說有些營養是相當重要的，是維持生命活力、生理反應的基礎，例如：維生素A、維生素B群、維生素C、維生素E等多種維生素；以及鈣、鐵、鋅等多種礦物質，一旦飲食攝取不足或長期缺乏就會導致某些生理運作失衡或機能損壞等。這些營養或許人體能自行製造，卻也會隨著不同年齡的生理需求而有差異，必須適時適量地補充，才能維持所需。在不同的生長階段或特殊的生理狀態，隨其不同的生理需求，人體所需的營養在分量、程度上也會有所不同，掌握各種營養的建議攝取量，且以不過量為原則補充營養，就能維持健康又無負擔。

關於保健食品，你知道嗎？

綜合維生素 Multivitamin

綜合維生素涵蓋各種人體必需營養素，如維生素A、B群、C、D、E、生物素、泛酸、菸鹼酸、葉酸、礦物質等，主要功用為補充日常飲食不均衡，消除疲勞，增強免疫力，達到強健身體的效果。針對不同族群，市售的綜合維生素成分也隨之變動，例如孕婦綜合維生素配方中特別強調葉酸、鐵質、鈣質，是針對懷孕女性容易貧血而訂做。兒童維生素配方特別強調葉酸、生物素、鈣、鎂、鋅，提供孩童骨骼和肌肉發展的營養素。維生素B群含量高的綜合維生素，主要是針對肝功能差、容易疲勞者，促進代謝並增強體力，提高活力與精力。一般綜合維生素則致力於保養身體，補充飲食缺乏，降低疲勞並提升精神，適合忙碌上班族或課業繁重學生。建議消費者比較各家產品的成分含量，針對自己的需求來補充，並避免攝入過多，造成反效果。

基本資料	
常見型態	發泡錠、膠囊、口含錠、軟糖、粉末、膜衣錠。
常見複方組合	鐵、鋅、魚肝油。
常見添加物	微晶纖維素（抗結劑）、硬脂酸鎂（黏合劑）、乳糖顆粒（提供甜味）。
製造方式及來源	方式 1：化學合成；原料：石油副產物、葡萄糖等。 方式 2：濃縮萃取；原料：天然蔬果。
保存方式	開瓶後置於陰涼乾燥處，避免陽光直接照射。
一般攝取量	依照各營養素建議攝取量（參見 P.416 ～ 447）。
副作用	服用過多可能有過敏反應、頭痛、胃不適症狀。

【使用時機】

▼每個人都有多種營養需求

- 綜合維生素即含有多種人體必需的營養素，每種食物都含有不同的營養素，每天如果沒有攝取多種食物來源的飲食習慣，加上熬夜、暴飲暴食等不良作息或生活習慣，便易導致營養不良、精神衰弱等症狀，變得容易生病。尤其忙碌的上班族以及課業繁重的學生，飲食易不均衡、蔬菜和水果容易攝取不足，而缺乏多種營養素，可適度補充綜合維生素，以維持體力和精神狀態。

- 銀髮族為了養身或健康大多會控制飲食，加上腸胃道吸收力下降，食物中的營養不易吸收，容易缺乏，需要攝取更多營養素才能增加其吸收的機會，適合透過綜合維生素產品，一次補齊所有營養，並且比起不易消化的天然食物，綜合維生素錠劑能幫助其更好吸收。

- 懷孕婦女、兒童對於營養素的需求量增高，足量補充才能提供胎兒或幼童正常發育。懷孕婦女必須供給胎兒發育所需的營養素，包括鐵、鈣、碘、鋅、葉酸，透過綜合維生素的補充能幫助其一次補齊，但是若有額外補充其他營養素單方產品，就必須仔細計算攝取到的營養總量，以免過量攝取，造成身體的負擔。兒童在成長階段，需要攝取足夠的營養素才能讓大腦和骨骼發育完整，透過服用綜合維生素產品，可以確保孩童攝取到各種發育所需的營養素。

【該怎麼吃】

▼排除已經攝入的營養素，以免過量

- 補充綜合維生素時，因其中富含多種營養素，對人體來說是一次補齊，也可能已達一天所需的攝取量，因此補充前可對照各營養素的每日建議攝取量（參見 P.416～447），以避免過量攝取營養素。也例如一天中已攝取有 100 克奇異果（約拳頭大小 3 顆），其中已含有 92.7 毫克的維生素 C 或維生素 B 等，就不要再服用綜合維生素，改服用其他仍須補足的維生素單方產品。

- 水溶性維生素只需要喝水就可以吸收，但綜合維生素中尚包含有脂溶性維生素 A、D、E、K，因此建議服用綜合維生素於餐後一小時內服用較佳，讓脂溶性維生素得以隨食物中的油脂一同被人體吸收，提高其吸收率。

- 綜合維生素中含有 B 群，能讓生活充滿活力、精神充沛的成分，因此建議較適合於白天服用，而有失眠狀況者更是建議於白天餐後服用，以免影響睡眠。

- 綜合維生素中有些營養素遇熱易變質，且過熱的水易使膠囊或錠劑不易吞服，服用時應搭配溫冷水，並忌用咖啡、茶及牛奶，這些飲品將影響人體對營養素的吸收力。

- 若忘記服用時，可以等到下次服用時間到了再攝取即可，不需要追加劑量補足，以免一次補充過多劑量，造成人體無法完全吸收，也是隨尿液排出，無法發揮效用。

- 平日若有服用其他保健食品，如魚肝油、鈣片、維生素 A 等，需要特別留意綜合維生素補品內所含的營養素及其劑量為何，避免攝取過多導致肝臟負擔太大。

【選購重點】

▼ 天然成分來源好吸收、效用佳

- 市售化學合成的維生素雖然是天然維生素的同分異構體，分子結構相像但生物活性與吸收度較差，因此仍建議選購上以天然植物萃取的綜合維生素較佳。尤其為供給胎兒發育、營養需求較高的孕婦，以及相較於成人抵抗力要差的孩童，補充營養更須注意所服用的保健食品成分來源，才能保障食用安全及達成效益。

- 綜合維生素補充產品通常也包含有礦物質，如鈣、氯、鉻、銅、鐵、碘、鎂、錳、鉬、磷、鉀、硒、鋅。因礦物質在平時飲食中不一定能完整且均衡攝取，消費者可以注意產品的成分劑量是否達到每日建議攝取量來購買補充，例如衛生署公布的每日建議攝取量為鐵 18 毫克、碘 150 毫克、鋅 15 毫克等。

- 維生素或礦物質的補充品型態中，以液態產品在身體中的吸收速度最快效用最短，再來是口含錠，由於口味接受度的問題，此類產品都會添加人工甜味劑。蔗糖和果糖是最常見的甜味來源，糖尿病、肥胖者應避免選擇這類含有糖分的產品。吸收度僅次於前兩者的是膠囊，吸收速度最慢的則是錠劑，且由於膠囊的形狀及光滑的表面，比起錠劑更容易吞服。服用保健食品講究的是盡可能天然，對人體較無負擔，因此無色的膜衣或不含膜衣的裸錠，或是透明的膠囊產品，則比較理想。

- 許多人會建議每天服用綜合維生素／礦物質補充品，將各種營養素一次補充齊全。正確的方式應該是針對自己的飲食習慣，評估自己的健康狀況來選購產品。已經攝取足夠的營養素，即使加倍補充也不會被人體吸收發揮實質功效。一般沒有特殊疾病、沒有抽煙喝酒習慣、年齡在 30 歲以下，但因為工作生活模式的關係，可能經常需要外食，或有偏食習慣，自覺營養可能會有不均衡的情形，每天補充一粒營養素劑量相當於每日建議攝取量的綜合維生素就足夠了。

- 某些綜合維生素補充品會添加較多鐵、鋅、鈣或是其他營養素，是針對不同需求的特殊配方，例如魚肝油可以增強護眼的功效；鐵可以補充女性經期前後大量流失的血液；鈣可以強壯兒童骨骼肌肉；鋅可以促進細胞生長，加強免疫力。民眾可依自身需求選擇相關複方產品。

- 目前未有明確的研究可證實，哪些品牌補充品最具效果。建議消費者長期服用某一個品牌長達半年後，如果未有任何改善，則可以嘗試其他品牌。

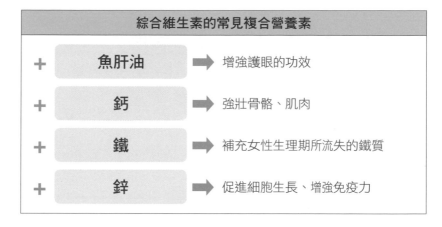

綜合維生素的常見複合營養素

+	魚肝油	➡	增強護眼的功效
+	鈣	➡	強壯骨骼、肌肉
+	鐵	➡	補充女性生理期所流失的鐵質
+	鋅	➡	促進細胞生長、增強免疫力

益防癌抗癌

降膽固醇

保養關節

抗老化

提升精力

保腸胃

護眼

增強免疫力

控制體重

美容

調節賀爾蒙

器官養護

基礎營養
綜合維生素

維生素 B 群　Vitamin B complex

參見 P.50 ～ 52

維生素 B 群為水溶性維生素，涵蓋 B1、B2、B6、B12、菸鹼素、葉酸、泛酸、生物素。飲食中維生素 B 群營養素大部分來自肉類、深綠色蔬菜、穀類，容易在烹煮過程中流失與破壞。其中維生素 B12 更只存在於蛋、肉、乳製品中，素食者往往容易缺乏。維生素 B 群可以加速蛋白質和脂質的代謝作用，促進紅血球增生，能消除疲勞增強體力，以提升工作效率，並預防神經發炎和減緩肌肉神經疼痛。但由於水溶性的維生素 B 群活性高，遇水氣容易變質變色，選購維生素 B 群保健品時最好選擇具有防潮不透光且密封的包裝產品，或是不易變質的膜衣錠、膠囊型的維生素 B 群補充品。

基本資料	
常見型態	發泡劑、口含錠、液態膠囊、粉末膠囊、膜衣錠。
常見複方組合	肌醇、膽鹼、鈣、鎂、鋅、維生素 C。
常見添加物	甘油（協助萃取）、食用色素、明膠（黏稠劑）、二氧化鈦（鈦白粉，白色原料）、碳酸氫鈉、甜味劑。
製造方式及來源	方式 1：化學合成；原料：煤焦、石油副產物。 方式 2：天然萃取；原料：天然酵母、啤酒酵母。
保存方式	開瓶後置於陰涼乾燥處，避免陽光直接照射。
一般攝取量	B1：成年男性 1 毫克、成年女性 0.8 毫克。 B2：成年男性 1.1 毫克、成年女性 0.9 毫克。 B6：成年男性 1.5 毫克、成年女性 1.5 毫克。 B12：成年男性 2.4 毫克、成年女性 2.4 毫克。 菸鹼素：成年男性 13 毫克、成年女性 11 毫克。 葉酸：成年男性 400 微克、成年女性 400 微克。 泛酸：成年男性 5 毫克、成年女性 5 毫克。 生物素：成年男性 30 微克、成年女性 30 微克。 *1 毫克＝ 1000 微克
副作用	● 長期服用過量 B 群會出現臉部發紅、皮膚瘙癢、肝損害、口腔潰瘍、神經發炎。 ● 攝取過多水溶性的維生素 B 群會隨著尿液排出，尿液呈現鮮黃色是因為維生素 B 群成分中的黃色螢光物質維生素 B2（核黃素）導致的結果，屬正常現象無須擔心。

【使用時機】

▼ 經常熬夜、疲勞者的活力來源

- 維生素 B 可以加速體內蛋白質和脂質的代謝作用，促進紅血球增生，消除疲勞並增強體力，但因多存在於多種天然食物中，平時無法均衡飲食者均可透過維生素 B 保健食品，補充人體活力所需。尤其工作忙碌或長期熬夜念書者可將維生素 B 當做一般營養補充品。

- 生活壓力大的時候，容易有自律神經失調的問題，導致疲倦、反覆口角發炎、脾氣暴躁、口乾舌燥等類似缺乏維生素 B 群的症狀。此時，所有維生素 B 群的攝取量都要增加，特別是泛酸可以幫助人體分泌抗壓力荷爾蒙以平緩緊張的心情。

- B 群成分中的 B6、B12、葉酸是預防貧血的重要成分，想要改善貧血症狀與月經失調的女性，可透過 B 群保健食品補充所需。

- 其他族群如年長者、精神萎靡者、憂鬱症患者、肝炎患者，皆可藉由服用維生素 B 群改善身體狀況。

- 特殊狀況下如精神分裂症患者因腦中的血清素和正腎上腺素失去平衡，需要補充大量的維生素 B6 和菸鹼素，以合成足量血清素，緩和焦躁的情緒；孕婦如果孕吐狀況太嚴重，食物的攝取也會受到影響，惡性循環下，營養會一直無法進入體內，此時須多補充維生素 B6，維生素 B6 可以增加神經的穩定度，減緩害喜的症狀。

【該怎麼吃】

▼ 人體需要均衡的 B 群，才具有全面性的保健效果

- 每日攝取 100 毫克的維生素 B 群有利於維持肝細胞的正常功能。維生素 B 群涵蓋眾多元素，每一個營養素的建議攝取量皆不同，可參考衛生署訂定的每日建議攝取量。一般來講，針對保養身體的民眾，依照維生素 B 群保健品產品指示服用即可，也可注意產品成分標示每項 B 群營養素含量是否超過每日建議攝取量的範圍。除了葉酸達 800 毫克以上，每種 B 群營養素達 50 毫克以上這類高劑量的維生素 B 群，必須透過醫師診斷有其他特殊疾病者如神經炎等，才需要購買藥用高劑量維生素 B 群。

- 維生素 B 群營養素必須依適當比例攝取，才能發揮作用，長時間攝取僅某特定維生素 B 會造成其他維生素 B 缺乏的現象，因此選購時要注意其成分是否均衡。

- 維生素 B 群很容易從尿液排出，可將每日分量分成三餐飯後攝取，就能持續補足體內所需的維生素 B 群，也不致過量。服用維生素 B 補充品時，最好選擇在早上服用，因為維生素 B 群具有提振精神的作用，太晚服用容易影響睡眠。

- 平日若能維持均衡的飲食習慣，可減量攝取維生素 B 群保健食品。例如每天攝取有 100 克的小麥胚芽（蔬菜水果），其中約含有 2.41 毫克的維生素 B1、0.34 毫克的維生素 B2，就可以減量攝取補充劑。

【選購重點】

▼ 天然來源是安全的選擇

- 化學合成的維生素 B 群是從工業煤焦或石油化合物中提煉而來，其含量比天然酵母萃取出的維生素 B 群高出許多倍，卻有重金屬鉛、砷、汞汙染的安全疑慮，只用於醫藥短期治療，不適合一般人食用。一般保健補充，以選購萃取自天然酵母的天然維生素 B 群產品為佳。

- 發泡錠與口含錠差別在於發泡錠可以快速溶在水中當成飲品，在體內吸收快速但效果較短，而口含錠在體內的吸收力僅次於發泡錠，若無口味或服用方式的偏好，選購時仍以產品中維生素 B 群的含量多寡來衡量選購。

- 肌醇、膽鹼主要參與人體內脂肪、膽固醇代謝，經常添加於維生素 B 群複方產品中，協助促進新陳代謝，共同保護肝臟和神經系統。有些產品也添加有幾種重要的礦物質，如可幫助提振精神的鋅以及能強健骨骼的鈣等，民眾可視自身需求購買相關複方產品，額外達成其他保健功效。

- 天然萃取的維生素 B 群補充品，原料來源為酵母，消費者也可選擇啤酒酵母營養品替代服用。

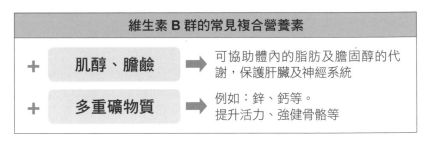

維生素 B 群的常見複合營養素		
+	肌醇、膽鹼	→ 可協助體內的脂肪及膽固醇的代謝，保護肝臟及神經系統
+	多重礦物質	→ 例如：鋅、鈣等。提升活力、強健骨骼等

小知識 該挑選綜合維生素還是 B 群呢?

　　生活忙碌者若飲食不均衡、有偏食的習慣,加上平時均攝取添加過多油脂、調味料的外食反而造成食物中重要營養素(維生素)流失,易導致營養不良,抵抗力下降而生病,適合補充綜合維生素,以補充飲食缺乏的各式維生素和礦物質,滿足一日人體運作所需,維持體力。而長期熬夜或生活壓力大者,若有疲倦、反覆口角發炎、自律神經失調等問題,可額外補充維生素 B 群,紓緩焦躁的心情。建議一般民眾擇一補充即可,通常補充綜合維生素即可一次補足一日所需的基礎營養,除非有上述的需要加強補充維生素 B 群的情形,再改換服用維生素 B 群,以免過量引發相關副作用。

益防癌抗癌

降膽固醇

保養關節

抗老化

提升精力

保腸胃

護眼

增強免疫力

控制體重

美容

調節賀爾蒙

器官養護

基礎營養 維生素 B 群

葉酸 Vitamin B9、Folic acid
參見 P.52

　　葉酸為水溶性維生素，飲食中大多存在於綠色蔬菜、全穀類、動物肝臟當中，但烹煮時容易因為加熱而破壞，不易從天然食物中補足，補充上可透過葉酸保健食品更具效益。葉酸主要負責神經細胞和血液細胞的再生與分化，並可以與維生素B12 共同協助紅血球的製造。一般來講葉酸會隨著年齡增長、細胞數量愈多，而有持續補充的需求，目前國人平均葉酸的攝取量約為 250 ～ 300 微克，這和建議攝取量 400 微克仍有一段差距，顯示出一般人營養的不足。以懷孕初期的婦女來講，若攝取不足將使胎兒無法從母體內獲取足量葉酸，以致神經管細胞發育不全，胎兒神經管缺陷。根據研究，摒除先天性家族遺傳，服用葉酸補充品可以預防 80%的神經管缺陷兒出生，因此為避免病症產生，孕婦必須補充足量的葉酸。市售葉酸產品大多從蔬果中萃取純化製成錠劑，比起食物中天然葉酸，更容易被人體吸收。民眾可以視自己的需求選擇不同劑量的葉酸保健品，但必須注意服用大量葉酸營養素時也須多補充維生素 B12，以助吸收。

基本資料	
常見型態	錠片、膠囊、膜衣錠。
常見複方組合	維生素 B12、鐵、B 群。
常見添加物	結晶纖維素（賦型劑）、硬脂酸鎂（賦型劑）、山梨醇粉（甜味劑）。
製造方式及來源	方式：天然萃取；原料：菠菜。
保存方式	開瓶後置於陰涼處避免曝曬。
一般攝取量	成年人平均每天 400 微克。
副作用	長期每日服用超過 1500 微克以上，會產生食慾不振、噁心、腹脹、腹瀉、發燒、皮膚紅疹症狀。

【使用時機】

▼
**葉酸對成年女性
有高度的重要性**

- 葉酸多存在於植物性食物中，如菠菜、芥菜、青椒等；動物性食物則主要存在動物肝臟中。菠菜每 100 克約含有 262.80 微克，若要達到每日建議攝取量，每天要吃掉兩盤菠菜（約兩個拳頭份量），若平日很少攝取足夠含有葉酸的食物，建議可透過含有葉酸的保健食品來補充，以維持人體的正常機能。

- 特定族群如長期大量飲酒者、準備懷孕的女性、懷孕和哺乳婦女、多胞胎孕婦對葉酸的需求量比一般人高，攝取不足可能會造成出血、流產、生產困難，建議額外服用葉酸補充品以提高葉酸的攝取量。

【該怎麼吃】

▼
補充葉酸需搭配維生素 B 群

- 一般民眾和孕前婦女每日建議葉酸攝取量為 400 微克。為了確保葉酸量達到人體所需的標準，通常會建議計畫懷孕的女性開始服用葉酸補充品。懷孕後的婦女需要提供胎兒生長期的需求，每日葉酸建議攝取量為 600 ～ 1000 微克。哺乳期婦女因需供應嬰幼兒奶水，會消耗大量水溶性葉酸，每日應補充 600 微克。

- 若每天攝取 100 克的牛肝含有葉酸 375.35 微克，或攝取 100 克的扁豆即含有葉酸 358.38 微克，足夠一日所需，當天就可不需要再額外補充葉酸保健食品。不過因葉酸為水溶性維生素，喝水就能將其排除，即使過量身體也會將其排除，不會囤積造成身體負擔。

- 人體內營養素代謝時，必須藉助維生素 B 群的共同合作，只補充葉酸容易造成其他維生素 B 群吸收受到抑制，例如：葉酸必須依靠維生素 B12 才能更有效吸收。若不是懷孕婦女，不要大量攝取葉酸，以免造成 B 群的缺乏，建議一般人選擇一般複合式葉酸產品，補足飲食上的攝取不足，即可發揮最大的保健功效。

- 葉酸為水溶性維生素，適合餐前服用，並且必須避免和荷爾蒙藥物、阿斯匹靈、制酸劑和酒類同時服用，以免影響葉酸的吸收效力。

- 特殊神經管缺陷疾病的高危險族群建議每日服用高劑量葉酸 4000 微克，服用前必須和醫生討論並取得處方。

- 葉酸尚具有提神的效果，晚上不易入睡的婦女可將葉酸服用時間調整為早上。

益防癌抗癌　降膽固醇　保養關節　抗老化　提升精力　保腸胃　護眼　增強免疫力　控制體重　美容　調節賀爾蒙　器官養護　基礎營養 葉酸

【選購重點】

▼平時保健以複方含量就足夠

- 根據實驗研究，天然食物中的葉酸在人體內的吸收率為 50％；添加在食品中的合成葉酸的吸收率為 85％；人工合成葉酸的空腹吸收率為 100％，因此建議選購人工合成的葉酸補充營養較有效率，尤其建議懷孕婦女選用，更能有效預防胎兒神經管缺損症。

- 市場上葉酸的補充品大多為複方產品，萃取自天然啤酒酵母或是草本植物。一般人所需的葉酸量不高，建議購買含有葉酸的複方產品即可，而孕婦則建議購買額外添加有維生素 B12 的葉酸保健食品，且劑量達 400 微克才足夠，透過 B12 協助葉酸吸收，讓補充營養更有效率。

- 維生素 B12 和葉酸都與體內紅血球製造和成熟有關，維生素 B12 可以活化葉酸，使之發揮效力，葉酸可以增進腸胃道吸收維生素 B12，兩者相輔相成發揮更大功效，鐵、葉酸、維生素 B6、維生素 B12 可以共同促進紅血球的製造，以預防貧血的發生，因此常添加於複方產品中，民眾可視自身需求購買。

- 選購葉酸保健食品時劑量愈高並非代表愈好。一般葉酸補充劑量為 400 微克，主要為補充飲食上攝取不足，適合一般人服用，而劑量高達 5 毫克的葉酸錠，通常是針對治療貧血患者，若懷孕婦女長期服用可能會對胎兒產生不良影響，選購時要特別注意，以免過量攝取。

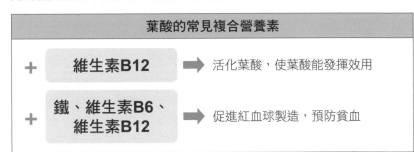

葉酸的常見複合營養素

| + | 維生素B12 | ➡ | 活化葉酸，使葉酸能發揮效用 |
| + | 鐵、維生素B6、維生素B12 | ➡ | 促進紅血球製造，預防貧血 |

維生素 C Vitamin C

參見 P.59

維生素 C 又稱做抗壞血酸，屬於水溶性維生素，具有抗氧化及合成膠原蛋白的功用，可以消除氧化壓力，促進皮膚傷口癒合、降低尿道病原菌繁殖、增進心臟血管健康及強化免疫系統，在人體中扮演重要的角色。維生素 C 必須從飲食中補充，其大部分存在於天然蔬果中，尤其是柑橘類水果。但蔬菜中的維生素 C 容易因為加熱烹煮而破壞流失，為能攝取足量人體所需的維生素 C，應多吃不過度烹調的蔬果類食物，或是透過維生素 C 保健食品來補充。市售的維生素 C 保健食品可分為化學合成和天然水果提煉兩大類，但有些產品為了讓口味多樣化，會添加較多糖分和色素，多吃不但會發胖，對健康也會有反效果，食用及選購相關產品時應多加留意。

基本資料	
常見型態	發泡錠、膠囊、口含錠、軟糖、粉末、膜衣錠。
常見複方組合	鐵、維生素 E、鈣、鎂。
常見添加物	山梨醇（甜味劑）、香料（風味劑）、造粒砂糖（甜味劑）、檸檬酸（酸味劑）、亞硫酸鹽（抗氧化劑）、環己基代磺醯胺酸鈉（甜味劑）、甜菜根粉（天然色素）、碳酸氫鈉（膨脹劑）。
製造方式及來源	方式 1：化學製造；原料：葡萄糖。 方式 2：天然萃取；原料：檸檬、柑橘、蘋果。
保存方式	開瓶後置於陰涼乾燥處，避免陽光直接照射。
一般攝取量	成人平均每天 100 毫克。
副作用	服用過多會有腸道副作用，如腹脹、排氣、腹瀉、噁心。

益防癌抗癌

降膽固醇

保養關節

抗老化

提升精力

保腸胃

護眼

增強免疫力

控制體重

美容

調節賀爾蒙

器官養護

維生素 C　基礎營養

【使用時機】

▼ 蔬果吃得少，需要額外補充維生素 C

- 現代人生活緊張忙碌、多外食，外加偏食等因素，要每天攝取五份蔬果來補足人體每日所需的維生素 C 相當不易，因此可說每個人都合適額外補充維生素 C 保健食品。

- 補充維生素 C 可以降低體內氧化壓力、增強免疫系統、預防感冒的發生，特定族群如年長者、免疫系統弱者、吸菸者、高度生活壓力者、運動員、懷孕婦女，建議特別需要補充維生素 C。

【該怎麼吃】

▼ 每次少量補充，吸收力百分百

- 如果為了平時身體的保養，服用維生素 C 可以按照衛生署的國人每日建議攝取量 100 毫克的標準來攝取，每日最多不可超過 1800 毫克。嬰兒每日建議攝取量為 40 ～ 50 毫克；7 ～ 15 歲小孩每日建議攝取量為 60 ～ 90 毫克。女性懷孕時，每日建議攝取量增加 10 毫克，即為 110 毫克。為了提供新生兒所需，哺乳女性每日建議攝取量則增加至 140 毫克。吸菸者體內氧化壓力大，每日則應攝取 250～500 毫克維生素 C。

- 飲食中少量的維生素 C 在體內吸收率可達 100%，但隨著攝取量增加，吸收率會逐漸下降，因此每次補充維生素 C 劑量不宜過高。維生素 C 的餐後吸收率大於空腹的吸收率，在體內停留 2 ～ 3 個小時後馬上隨尿液排出體外，因此維生素 C 補充品建議在每日三餐飯後服用，以增加留在體內的時間，提升吸收效果。

- 每天應攝取 100 ～ 200 毫克的維生素 C，一天攝取兩份以上的蔬果，就足夠人體一天的維生素 C 需求。例如一天攝取 100 克奇異果（約 3 顆拳頭大）和 100 克柳丁（如雞蛋丁約 5 顆），總共攝取 125 毫克維生素 C，便可減少額外補充保健品，或是補充劑量較低的保健品。

- 不論是天然萃取或化學合成，其在體內的效能差異不大。口含錠維生素 C 在體內的吸收率僅次於液狀產品，若欲達快速吸收的效能，建議選用發泡錠產品，服用時以冷水沖泡，避免熱破壞維生素 C 結構。

- 若長期服用高劑量維生素 C 補充品，突然停止不服用時，反而會出現缺乏症狀，引發壞血症。建議長時間服用高劑量維生素 C 者，可先轉為服用食品級的綜合維生素，以漸進式的方式慢慢停止。

益防癌抗癌

降膽固醇

保養關節

抗老化

提升精力

保腸胃

護眼

增強免疫力

控制體重

美容

調節賀爾蒙

器官養護

基礎營養
維生素C

【選購重點】

▼
選擇維生素 C 與維生素 E 複方產品，
強化氧化功效

- 人工合成維生素 C 是利用葡萄糖催化成為山梨醇，經過發酵後與化學物質作用成為 2-酮酯隆酸，最後用甲醇異化其結構製造出維生素 C。製造時所添加的添加物如香料、甜味劑、天然色素，是為了讓產品口味多樣化，至於膨脹劑與水接觸時可釋放出二氧化碳，因此某些產品會有發泡的效果，建議民眾購買時，注意產品標示中維生素 C 以及添加物的含量。維生素 C 軟糖中的糖分往往較高，經常食用可能會造成糖分攝取過量，而製成口含錠的維生素 C 也通常添加有甜味劑，常與牙齒接觸容易造成蛀牙風險，因此若無口味上的需求，希望更有效率攝取維生素 C，建議選擇膠囊或膜衣錠產品直接吞服為佳。

- 市售常見的維生素 C 補充品會與鐵或維生素 E、鈣、鎂形成複方，因為鐵、鈣、鎂能協助人體吸收維生素 C，而維生素 E 也具抗氧化力，民眾可選擇同時含有這些成分的複方產品，讓補充維生素 C 具有更高的效益。

- 市售的維生素 C 保健食品依照消費者的健康需求又可分為高劑量藥品級（錠劑含量為 1000 毫克以上）和一般劑量食品級，前者是針對特殊需求者如肝功能不佳、長時間處於壓力環境、生活充滿煙酒者，以強化保養之用，後者則是一般用於維持平常身體所需的補充，因此選購時應注意補充品劑量的標籤說明，針對自身需求來購買。

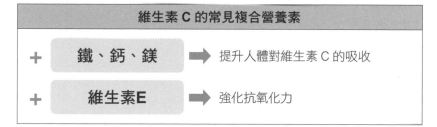

維生素 C 的常見複合營養素	
＋ 鐵、鈣、鎂 ➡	提升人體對維生素 C 的吸收
＋ 維生素E ➡	強化抗氧化力

小知識 維生素 C 並不會提高體內結石機率

　　常聽聞維生素 C 在體內代謝後的產物（草酸）會造成尿道結石，這個觀念很可能是錯誤的。許多研究都已指出每日補充高量維生素 C，無法被體內吸收的部分會以未代謝形式隨尿液排出，並不會增加草酸或尿酸結石的機率。

維生素 D（D$_3$）　Vitamin D

　　維生素 D 又名為陽光維生素，屬於脂溶性物質。陽光中的紫外線照射皮膚後會刺激體內 7- 脫氫膽固醇進行化學反應合成維生素 D$_3$（維生素 D 的前身），因此每日花 10 分鐘到戶外曬太陽是獲取維生素 D 最簡便的方法。朝九晚五工作者、哺乳或是坐月子的女性，走出戶外的機會少，額外補充維生素 D 顯得相當重要。維生素 D 是荷爾蒙的前驅物質，可以維持荷爾蒙的平衡，並且能協助鈣和磷代謝，調節血液中的鈣濃度，強健骨骼和牙齒，預防骨骼疏鬆，避免佝僂病。市售的維生素 D 保健食品依照劑量多寡可區分為食品級和藥品級，高劑量維生素 D 必須由醫生評估並開處方後才能選用。另外，維生素 D$_2$ 不易被吸收且效用不佳，購買時注意產品成分是否為維生素 D$_3$，才是補充維生素 D 最佳的選擇。

基本資料	
常見型態	膠囊、口含錠、軟糖、口服液、粉末、膜衣錠。
常見複方組合	葡萄糖胺、鈣、檸檬酸鈣、鎂、錳。
常見添加物	天然香料、天然色素、檸檬酸（酸味劑）、蔗糖（甜味劑）、碳酸氫鈉（發泡劑）。
製造方式及來源	方式 1：化學合成；原料：7- 去氫膽固醇。 方式 2：萃取純化；原料：深海魚油。
保存方式	開瓶後置於陰涼乾燥處保存。
一般攝取量	成年人平均每天 10 毫克或是 400IU。
副作用	長期服用過量會引起噁心、過度口渴、嘔吐、下痢、頻尿、皮膚搔癢、眼睛發炎。

【使用時機】

▼ 不常曬太陽，就容易缺乏維生素 D

- 早出晚歸、鮮少曬太陽的人或年長者，透過陽光製造維生素 D 的能力下降，也難以從飲食中補足，可適量透過維生素 D 的保健食品補充。

- 飲食中維生素 D 多來自動物性食品，因此全素食者容易缺乏維生素 D，可透過維生素 D 保健食品來補充。

- 酗酒者飲酒過量會使小腸吸收維生素 D 的能力下降；服用降膽固醇藥物會阻礙維生素 D 吸收，長期服用此藥物患者，也可能是維生素 D 缺乏的高危險群，因此這些人更應該多加注意維生素 D 的補充。

- 少到戶外走動的哺乳婦女，因為不常接觸陽光，身體無法合成維生素 D，母乳內便易缺乏維生素 D；而更年期婦女鈣質流失嚴重，也應額外補充維生素 D，來幫助鈣質的吸收。

【該怎麼吃】

▼ 搭配油脂食用，有更好的吸收力

- 正常成人維生素 D 每日建議攝取量為 10 毫克（400IU），每日上限攝取量不可超過 50 毫克。人體所需的維生素 D 除了來自飲食攝取外，也可藉由皮膚合成，因此是否需要額外補充視個人生活型態（每天曬太陽的時間）和飲食習慣（攝取含維生素 D 的食物）而定。

- 1 ～ 9 歲孩童體內必須維持足夠的維生素 D，以助骨骼發育，每日建議攝取量為 5 毫克；10 ～ 18 歲青少年每日建議攝取量為 5 毫克；19 ～ 50 歲年長者每日建議攝取量為 5 毫克；51 ～ 70 歲老年人和停經婦女，由於老化壓力和骨質流失，每日建議攝取量增加為 10 毫克；懷孕及哺乳女性為了提供新生兒所需，每日建議攝取量為 10 毫克。

- 維生素 D 為脂溶性維生素，搭配油脂同時取用可加強吸收，因此每天早上飯後服用較適宜。

- 一天攝取食物如 1 杯牛奶含有 3 微克維生素 D；4 盎司沙丁魚（約一條 15 公分長）含有 12.5 微克維生素 D，則可以減量或不需額外攝取維生素 D 補充品。若為素食者或不敢喝牛奶的人，可以改喝植物燕麥奶等同樣含鈣質的飲品替代。

- 婦女懷孕期間若服用維生素 D 過量，可能導致胎兒不正常，須注意不宜超過建議攝取量。

益防癌抗癌 降膽固醇 保養關節 抗老化 提升精力 保腸胃 護眼 增強免疫力 控制體重 美容 調節賀爾蒙 器官養護 基礎營養 維生素 D

▼ **選擇 D₃ 產品，吸收效率好**

- 維生素 D 補充品通常為一顆即含 400IU 的液態膠囊，另外也有口服錠，一顆（錠）就足夠一天所需；上班族或學生生活忙碌，建議購買易吞食又方便攜帶的液態軟膠囊，並選擇維生素 D₃ 製成的產品，在人體中的吸收效率較好。

- 體內維生素 D 不足時，小腸吸收鈣的能力會下降，因此通常會建議維生素 D 和鈣片一起服用。市售的鈣補充劑通常也會添加維生素 D、葡萄糖胺、鈣、錳、鎂，促進鈣質吸收利用，共同來維持骨骼的健康。民眾可選擇這些複方產品，讓維生素 D 的補充更具效益。

- 維護骨骼健康也可選擇含有豐富維生素 D 的魚肝油，但不可攝取超過上限量，以免產生中毒症狀。

- 天然的維生素 D 大多從深海魚中獲得，維生素 D 與蛋白質、脂質、碳水化合物及生物類黃酮等結合，更易被人體吸收利用；人工合成的維生素 D 通常只含有單一成分，無其他活性物質，營養補充的豐富性較低，選購上仍建議以天然萃取維生素 D 產品為佳。

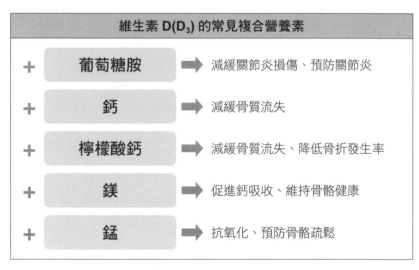

維生素 D(D₃) 的常見複合營養素	
＋ 葡萄糖胺	➡ 減緩關節炎損傷、預防關節炎
＋ 鈣	➡ 減緩骨質流失
＋ 檸檬酸鈣	➡ 減緩骨質流失、降低骨折發生率
＋ 鎂	➡ 促進鈣吸收、維持骨骼健康
＋ 錳	➡ 抗氧化、預防骨骼疏鬆

維生素 E Vitamin E

參見 P.60

飲食中的維生素 E 普遍來自堅果類和穀類食物，如核桃、杏仁、腰果、小麥胚芽等，相較於其他脂溶性維生素，維生素 E 在人體內儲存的時間較短，每日攝取量的 60%～70% 會隨糞便排出。維生素 E 又稱為生育酚，屬於脂溶性維生素，是一種很強的抗氧化劑，可以有效清除自由基，預防細胞膜病變，避免細胞組織受到氧化傷害，預防動脈硬化和糖尿病，並提升免疫力。市售的維生素 E 補充品可分為化學合成和天然提煉兩大類，天然維生素 E 的售價通常比較昂貴，但效力較強，也比較容易被人體吸收，相較於化學合成的產品是較佳的補充來源。

基本資料	
常見型態	發泡錠、膠囊、口含劑、膜衣錠、口服液。
常見複方組合	維生素 A、維生素 A 酸、維生素 C、硒。
常見添加物	山梨醇（甜味劑）、造粒砂糖（甜味劑）、果汁粉、碳酸氫鈉（膨脹劑）、檸檬酸（酸味劑）、多元不飽和脂肪酸（膠囊成分）。
製造方式及來源	方式 1：化學合成；原料：石油化工副產物。 方式 2：天然提煉；原料：黃豆、小麥胚芽。
保存方式	開瓶後置於陰涼乾燥處，避免陽光直接照射。
一般攝取量	成年男性平均每天 12 毫克。 成年女性平均每天 10 毫克。
副作用	長期服用過量會延緩傷口凝血、腸胃不適、頭昏、暈眩。

益防癌抗癌　降膽固醇　保養關節　抗老化　提升精力　保腸胃　護眼　增強免疫力　控制體重　美容　調節賀爾蒙　器官養護　基礎營養 維生素 E

【使用時機】

▼ 維生素 C 不足，維生素 E 也會不足

- 平日只要攝取足夠的維生素 C，就可將體內部分已氧化的維生素 E 還原，使其恢復功效，因此一般人很少有缺乏的症狀。但若三餐攝取不足、長期抽菸、生活壓力大，使體內維生素 C 耗損快或是無法攝取足夠的維生素 C，就必須注意維生素 E 是否攝取足夠。

- 特定族群如孕婦、心血管疾病患者、長期抽菸者、靜脈曲張者、面臨更年期婦女則特別建議補充維生素 E。婦女懷孕時，如果母體缺乏維生素 E，容易導致幼兒血球容易破裂而發生貧血，嚴重的話會間接引發黃膽症狀；而進入更年期的女性，卵巢機能衰退造成女性荷爾蒙分泌下降，維生素 E 具有調節荷爾蒙的功效，緩和因為荷爾蒙失調的各種不適症狀，如潮紅和盜汗。另外，許多研究證明每日補充 100～400IU 維生素 E，可以維護心臟血管，如果是長期抽菸者會增加兩倍需求量，每日需補充超過 400IU 維生素 E 才足夠。

【該怎麼吃】

▼ 維生素 E 攝取量愈高，吸收率愈低

- 每日維生素 E 攝取量至少要達 12 毫克，最多不可超過 1000 毫克。按照衛生署的國人每日建議攝取量，4～6 歲每日建議攝取量為 6 毫克；7～15 歲小孩每日建議攝取量為 8 毫克。成年人每日建議攝取量為 12 毫克。懷孕女性每日建議攝取量增加 2 毫克，即為 14 毫克。為了提供新生兒所需，哺乳女性每日建議攝取量則增加至 15 毫克。

- 由於維生素 E 是脂溶性，適合在飯後腸胃道已經附著油脂時服用，才會達最大效果。某些維生素 E 膠囊產品，其膠囊中已經存在一些多元不飽和脂肪酸了，所以即使不在飯後吃仍然可以吸收，也不像其他維生素，有早上吃或是晚上吃的疑慮。

- 許多炒菜或烹調食物的葵花油、青橄欖油、葡萄籽油、小麥胚芽油皆含有豐富的維生素 E，例如：100 克葵花油含有 32 毫克維生素 E，100 克葡萄籽油含有 12 毫克維生素 E，飲食中若攝取足夠便能減量或即可不需再額外補充維生素 E。

- 口服維生素 E 劑量愈高，吸收率愈低，如果不是特殊需求的狀況下如缺乏維生素 E 患者，不需要選擇高單位劑量的維生素 E 補充品。研究指出，每天服用超過 800 毫克維生素 E 可能會造成出血，影響免疫功能。此外，維生素 E 併用阿斯匹靈、非固醇類抗發炎藥物可能會增加出血機率，因此服用前須和醫師討論。

- 雖然維生素 E 比起其他脂溶性維生素較安全，目前服用過多而中毒的案例不多。但美國臨床研究指出老年人長期補充高劑量維生素 E，沒有明顯降低心血管疾病的罹患風險，反而提高心臟衰竭的可能性，因此一般健康的人最好還是避免長期過量攝取。

【選購重點】

▼ 天然萃取成分，人體利用率佳

- 市售維生素 E 補充品有脂溶性軟膠囊及水溶性錠劑可供選擇，水溶性錠劑主要是針對長青春痘者、不能消化油脂者或是油脂攝取量少的中老年人，一般民眾不需要特地服用此類型產品。

- 購買時須仔細看產品標籤上的英文學名就可辨別此產品是來自天然萃取還是化學合成。「d-alpha」- tocopherol 就是天然的維生素 E，而「dl-alpha」-tocopherol 則是合成的維生素 E，合成的維生素 E 價格只有天然維生素 E 的三分之一或二分之一不等。外觀上也可判斷其為天然或是合成的維生素 E 補充品，前者呈現琥珀色，後者則是透明的顏色。根據臨床實驗研究發現，天然維生素 E 的人體吸收利用率約為合成維生素 E 的 1.5 倍，因此建議選擇天然萃取的維生素 E 補充較佳。

- 市面上常見美白產品通常為維生素 E、維生素 A 酸、維生素 C 的複方，因維生素 E 的抗氧化性可以維持維生素 A 和維生素 C 穩定度，有效抑制皮膚中脂褐質沉澱，預防老人斑生成，民眾可視其需求選購相關複方產品。

- 過度紫外線照射往往會造成眼球過度氧化而提早老化，硒除了具有維持視網膜色素上皮層細胞的功用，也可以強化維生素 E 作用，往往和維生素 A 搭配形成護眼複方產品。因此可選購添加有硒或是維生素 A 的維生素 E 保健食品共同對抗紫外線造成的傷害，強化抗氧化效用。

- 產品標籤上若標示為 Natural vitamin E mix forms，則表示此商品並非純粹 alpha- 型維生素 E，而是混有 gamma- 型維生素 E 和 delta- 型維生素 E，欲達良好效用應避免選購。

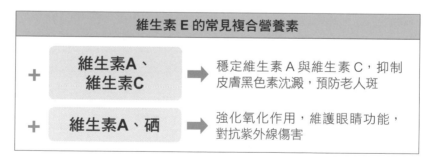

維生素 E 的常見複合營養素

+ 維生素A、維生素C ➡ 穩定維生素 A 與維生素 C，抑制皮膚黑色素沉澱，預防老人斑

+ 維生素A、硒 ➡ 強化氧化作用，維護眼睛功能，對抗紫外線傷害

鐵 Iron

參見 P.43

　　鐵是人體內重要的造血原料，主要功能為合成攜帶氧氣的紅血球和肌紅素，增進血液細胞生長，協助人體內氧氣的儲存和運送，促進氧化代謝，提升人體免疫力。飲食中鐵質含量豐富的食物有肉類、動物內臟、綠色蔬菜等，其中動物性提供的血基鐵在人體中較易被吸收。但飲食中的鐵在人體中都必須經過特定的過程轉換，成為三價鐵離子，才能被人體吸收，吸收率差。建議有額外補充需求者可選擇含有鐵質的綜合維生素，來補充飲食攝取的不足，更有效率。如果女性在月經期間有短暫貧血的問題，可以在月經前後額外服用鐵劑，緩解貧血問題。市售的鐵補充品分有化學合成、天然植物萃取、天然動物萃取，後兩者的吸收率較高，且不具副作用，是補充鐵質較佳的選擇，購買時可多加留意。

基本資料	
常見型態	膠囊、口含錠、膜衣錠、液態飲品、軟糖。
常見複方組合	維生素 C、葉酸、維生素 B 群、四物、當歸。
常見添加物	羥丙基甲基纖維素（增稠劑）、硬脂酸鎂（抗結塊劑）、二氧化鈦（增白劑）、二氧化矽（抗結塊劑）、丙二醇、乳糖（甜味劑）。
製造方式及來源	方式 1：化學製造（硫酸亞鐵、胺基酸螯合鐵）；原料：工業鐵＋硫酸液。 方式 2：天然萃取；原料：海藻、肉品、內臟。
保存方式	開瓶後置於陰涼乾燥處，避免陽光直接照射。
一般攝取量	成年男性平均每天 10 毫克。 成年女性平均每天 15 毫克。
副作用	服用過量會導致腸胃疾病如便祕、腹瀉、黑尿、黑便或紅便。

益 防癌抗癌

降膽固醇

保養關節

抗老化

提升精力

保腸胃

護眼

增強免疫力

控制體重

美容

調節賀爾蒙

器官養護

基礎營養
鐵

【使用時機】

▼ 鐵質容易流失，需要微量補充

- 一般人平常只要均衡飲食，多食用富含鐵質的食品，其實不需要額外補充鐵劑。然而現在大多提倡多吃蔬果少吃紅肉，也可能使鐵質攝取來源有限，因此建議一般民眾可評估平時的飲食習慣，選擇含鐵的綜合維生素（其中含鐵量較低）做補充即可，以預防缺鐵症狀發生。

- 缺鐵風險高的族群有嬰幼兒、達生育年齡的女性、孕婦、素食者等。懷孕期女性對鐵的需求量增加，包含用於製造紅血球，維持組織生長，彌補生產時的失血。懷孕後流失的鐵，產後不易復原，建議孕婦可與醫師討論，透過鐵劑補充不足。另外，4 個月大以後的嬰孩可以選擇添加鐵的嬰兒配方奶粉或副食品，以減少缺鐵的風險。

- 女性因為月經使得鐵質流失量高，如果無法從飲食中攝取足量的鐵，就容易有缺鐵的危險。但 50 歲以後的女性因為停經的關係，缺鐵率降低一半，則不需特別補充。

【該怎麼吃】

▼ 綜合維生素是補充鐵質好幫手

- 嬰兒由母體中所獲得鐵質儲存量大約足夠 3 ～ 6 個月使用，因此通常會建議餵嬰兒奶粉的嬰兒，可在 4 個月大時改喝添加鐵質的嬰兒奶粉或是添加鐵質補充劑，較不會有缺鐵的風險（0 ～ 6 個月的嬰兒，鐵質的建議攝取量為 7 毫克）。

- 青春期前，男女生的鐵質建議攝取量都是一天 10 毫克。19 ～ 50 歲的女性因生埋週期需要，攝取量提高為一天 15 毫克，更年期後再降為 10 毫克。懷孕第三期到哺乳期，因胎兒成長和分泌母乳會消耗大量的鐵，每天要攝取 45 毫克的鐵才足夠。

- 一般人若每天攝取有 100 克的海鮮燕麥粥就含有 24.6 毫克的鐵，或是攝取 100 克的文蛤就含有 12.9 毫克的鐵等足夠人體一日所需，便能減量或不需額外再補充鐵質。

- 除了高需求性族群如孕婦、嬰幼兒、經期貧血婦女以外，一般民眾只需要補充含鐵的複方產品即可。例如：含鐵的維生素 B 群、綜合維生素產品中鐵含量並不高，且同時含有維生素 C，可以促進鐵質的吸收利用，又不會超過建議攝取量而有副作用，較適合一般人購買。

- 鐵劑可以空腹服用或是飯後服用，腸胃道敏感者，建議餐後服用，並多喝溫開水。

- 茶葉、咖啡中的單寧酸會影響鐵的吸收，單寧酸會與鐵質結合後沉澱，使得鐵質無法被吸收。避免補充鐵劑後馬上飲用。某些藥物如四環素類抗生素會和鐵生成不溶性結合物，影響鐵質吸收，避免同時服用；兩者服用期間至少間隔三小時。

- 維生素 C 可以幫助鐵質的吸收，飯後吃富含維生素 C 的水果，例如柳橙或柑橘類，可以增加鐵質的吸收。

- 若長期服用鐵劑治療貧血，即使情況改善以後也不能立刻停藥，必須配合醫生的指示，再持續服用 3～6 個月，直到體內儲存足量的鐵，以避免貧血復發。

- 服用鐵劑時，鐵會與大腸內的硫化氫反應產生硫化鐵，導致大便顏色變為褐黑色，此時無須擔心，此屬正常現象，停用鐵劑後就會恢復正常。

【選購重點】

▼液態飲品補充容易，好吸收

- 天然萃取的鐵原料可能來自蔬果或動物內臟，其中藻類含有豐富鐵質，常被當做保健食品原料；而動物性鐵則來自動物組織中的血紅素和肌紅素，此種鐵質的型態較不易受到其他營養物質的干擾，因此在人體中吸收率比植物性鐵質佳，可斟酌選購含此種鐵質的保健食品，保健效益更佳。

- 市售人工合成的鐵劑原料來源主要有硫酸亞鐵、葡萄糖酸鐵、焦磷酸鐵等三種。硫酸亞鐵在人體中吸收率好，但是會刺激胃酸分泌，服用後通常有腹脹、噁心、便祕的現象。葡萄糖酸鐵無前述副作用，但是鐵含量低，不建議需求量高的懷孕婦女選用。磷酸鐵不僅鐵含量高也無副作用，建議懷孕初期的女性可以選購此類產品。

- 目前人工合成的胺基酸螯合鐵（例如：甘胺酸亞鐵）成本高且價格昂貴，但在人體利用率最高，通常添加在四物鐵、當歸鐵等保健飲品中，更便利於婦女經期流失鐵質的補充。也因所添加的鐵質都為胺基酸螯合鐵，為人工所合成的，因此這類產品可供不易從天然食物中攝取鐵質的素食者選用補充。

- 產品成分標示的鐵化合物並非表示產品含鐵量，可參考以下資訊：

  硫酸亞鐵（ferroussulfate）：5 毫克＝ 1 毫克的元素鐵

  葡萄糖酸鐵（ferrousgluconate）：10 毫克＝ 1 毫克的元素鐵

  焦磷酸鐵（ferrousfumarate）：3 毫克＝ 1 毫克的元素鐵

  民眾在購買市售鐵補充劑時，除了依照個人需求選擇合適的錠劑形式外，也要注意其中劑量的多寡才能真正達成補充的目的。

- 鐵補充品型態中，以液態飲品在身體中的吸收速度最快、效用最短；口含錠則通常會添加香料色素和甜味劑，要注意不要當成糖果吃過多；口服錠劑在製作過程中通常會添加化學物質讓產品賦型，外層若沒有膜衣包覆，保存不當容易被潮解；膠囊光滑的表面，比起錠劑更容易吞服，適合年紀大或不易吞嚥的人服用，民眾可視需求選購。

- 目前市面上大部分的嬰兒奶粉都已添加鐵質,購買時可以注意一下營養成分表,坊間的嬰兒配方奶粉中每公升約含 8 ～ 12 毫克的鐵質,基本上都符合衛生署、美國兒科醫學會與世界衛生組織的建議量,注意若超過這些建議量不但無法被吸收,還可能會引起寶寶腹瀉或便祕。

- 維生素 B6、維生素 B12、葉酸為構成紅血球重要的成分,主要參與紅血球的形成,維持胎兒的正常生長與發育,因此通常會添加在孕婦的鐵劑中。鐵補充品通常會添加維生素 C、B 群、抗氧化素等成分,來提升人體對鐵質的吸收和利用,想要更有效地補充鐵質,民眾可多選用這類複方產品。

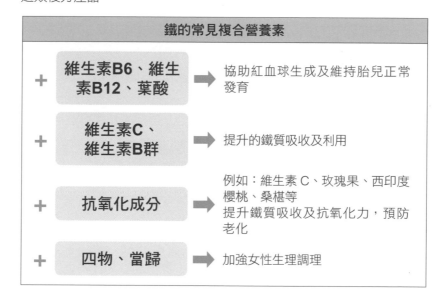

鐵的常見複合營養素

+ 維生素B6、維生素B12、葉酸	➡ 協助紅血球生成及維持胎兒正常發育
+ 維生素C、維生素B群	➡ 提升的鐵質吸收及利用
+ 抗氧化成分	➡ 例如:維生素 C、玫瑰果、西印度櫻桃、桑椹等 提升鐵質吸收及抗氧化力,預防老化
+ 四物、當歸	➡ 加強女性生理調理

益防癌抗癌

降膽固醇

保養關節

抗老化

提升精力

保腸胃

護眼

增強免疫力

控制體重

美容

調節賀爾蒙

器官養護

基礎營養 鐵

鋅 Zine

參見 P.78

鋅為一種微量礦物質，在人體中極為重要，日常飲食中的蛋類、豆類、海產食品、全穀類皆含有豐富鋅礦物質。主要功用為活化人體中的抗氧化酵素，加強免疫力，加速細胞分裂與生長，促進傷口癒合，輔助治療皮膚炎。市售的鋅保健品依照原料來源，又可分為化學合成如葡萄糖酸鋅、硫酸鋅、檸檬酸鋅，及天然發酵如酵母鋅粉（錠）等。市售的鋅補充品大多為複合於礦物質補充劑或是綜合維生素中，此類產品的鋅含量低，適合一般人選購。目前化學合成的鋅質保健食品中以胺基酸螯合的鋅吸收率較高，價格也較昂貴，在人體的吸收力佳；而天然萃取的酵母鋅亦有同樣的效力，民眾可依自身的需求，留意產品的原料來源選購。

基本資料	
常見型態	膠囊、口服錠、膜衣錠、粉末、發泡錠。
常見複方組合	綜合維生素、綜合礦物質、維生素 C、維生素 B 群。
常見添加物	羥丙基甲基纖維素（增稠劑）、食用二氧化鈦（漂白劑）。
製造方式及來源	方式 1：化學合成；原料：硫酸、鋅渣。 方式 2：發酵萃取；原料：天然酵母。
保存方式	放置於室溫的陰涼乾燥處避光儲存。
一般攝取量	男性每日建議攝取量為 15 毫克。 女性每日建議攝取量為 12 毫克。
副作用	長期服用過量會導致噁心、嘔吐、發燒。

【使用時機】

▼ 含鋅複方就足夠人體一天的鋅需求

- 建議民眾盡量從日常食物中攝取為原則，因為一般人一天所需的鋅量低，加上含有鋅的天然食物廣，少有鋅攝取不足的問題，不一定要額外補充鋅片。但天然食物中的鋅通常存在於動物肝臟、蛋、肉類，素食者或是偏食不愛吃肉者，容易有鋅缺乏的症狀，便需要額外補充。

- 兒童和青少年處於神經細胞生長階段，含鋅產品可以維持大腦健康，提升學習力。懷孕和哺乳中的女性鋅需求量提高，需適時補充以提供胎兒正常發展。

- 生活壓力大、抽菸喝酒、容易勞累者也可選擇添加有維生素 C 或 B 群的含鋅複方，維生素 B 和 C 能加速新陳代謝，並與鋅共同強化免疫力。

- 燒燙傷或是術後患者可補充鋅質，加速傷口癒合。

【該怎麼吃】

▼ 植酸、草酸、膳食纖維會抑制鋅的吸收

- 成人男性和女性每日建議攝取量分別為 15 毫克以及 12 毫克，不可超過上限量 35 毫克。嬰兒每日的鋅建議攝取量為 5 毫克，孩童每日的鋅建議攝取量為 10 毫克。隨著年齡增長，人體對鋅的需求量逐漸提升，發育期的青少年需要攝取足量鋅，確保腦神經正常發育和生長，每日建議攝取量為 15 毫克。

- 懷孕和哺乳時期的婦女，為了滿足胎兒或嬰幼兒發育所需，每日鋅建議攝取量為 20 ～ 25 毫克。

- 手術、外傷、燒傷患者需依照醫師的指示下，服用高單位劑量（30 毫克以上）。

- 單方鋅保健食品飯前或飯後服用均可，但其吸收力受飲食成分如植酸、草酸、膳食纖維等可能會抑制鋅質吸收，並加速鋅排出，造成鋅在體內的吸收利用率下降，因此建議飯前服用為佳。然而，複方鋅保健產品（如：綜合維生素），由於內含有脂溶性維生素，則建議飯後服用，隨食物中油脂一同吸收。飲食中的小魚干、牛奶含高鈣、高磷成分，會影響鋅的吸收率，不可與鋅錠一起食用。

- 可依照個人需求每日分次取用，只要不超過每日建議攝取量，並搭配溫開水服用即可。

▼含鋅複方較適合一般性補充

- 含鋅的保健食品中以口服錠、發泡錠相較於膠囊或錠劑的吸收效果好，但通常在膠囊及錠劑中的含量較高，且較無添加其他非必要的成分如甜味劑等，為達成較高的保健效益仍建議選購膠囊或錠劑的產品。

- 鋅的保健品有天然酵母錠或是化學合成葡萄糖鋅、硫酸鋅、檸檬酸鋅等。這些工業合成的鋅化合物對人體來說不易吸收。而利用酵母菌在發酵過程中，將無機鋅轉變成有機鋅的天然酵母鋅，則為人體較易吸收的型式，吸收率比人工合成鋅好，且為天然成分在食用上也較為安全，建議選購上應以天然酵母鋅成分為佳。

- 鋅保健品亦可大致分為含鋅綜合維生素、綜合礦物質以及鋅單方補充劑，前者鋅含量低，較適合一般消費者。若有較高劑量的需求，挑選單方鋅產品時，可特別留意鋅質的來源，胺基酸螯合的鋅（HVPChelate）比起硫酸鋅（ZincSulfate）、檸檬酸鋅（Zinccitrate）、葡萄糖酸鋅（ZincGluconate）在人體中的吸收度較佳，相較這些鋅質吸收率高達3～10倍，效用顯著，是較佳的選擇。

- 購買鋅保健食品時，產品劑量也要注意，有些劑量的標示是化合物，而非鋅的劑量。例如70毫克的葡萄糖酸鋅，其實只含有10毫克的鋅。又例如：劑量標示ZincGluconate70毫克，代表含70毫克的葡萄糖酸鋅，而非含鋅離子70毫克；劑量標示Zinc（Gluconate）指的就是鋅離子的劑量，括弧中的Gluconate提供鋅的原料來源，兩者字面上差異不大，但是鋅離子含量卻大大不同。因此消費者購買時可以多多比較各家產品的原料來源和劑量，以免買到低品質又昂貴的產品。

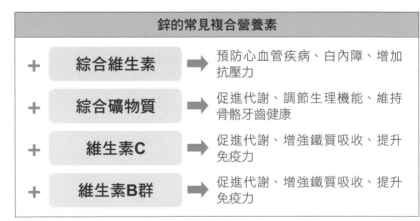

鋅的常見複合營養素	
+ 綜合維生素 ➡	預防心血管疾病、白內障、增加抗壓力
+ 綜合礦物質 ➡	促進代謝、調節生理機能、維持骨骼牙齒健康
+ 維生素C ➡	促進代謝、增強鐵質吸收、提升免疫力
+ 維生素B群 ➡	促進代謝、增強鐵質吸收、提升免疫力

鉻 Chromium

　　鉻可以促進胰島素活性，加速細胞對葡萄糖的利用，降低血液中的膽固醇和三酸甘油酯，維持醣類和脂質的正常代謝，是人體重要的血糖調節物質。鉻在天然食品中含量低，且人體的鉻含量會隨著年紀增長而逐漸下降，加上現代人偏好高糖、高油、高鹽的精緻飲食，容易引發高血壓、糖尿病、肥胖等代謝疾病，適時透過鉻的保健品補充可以調節人體的新陳代謝，改善代謝疾病的症狀。目前市面上的含鉻保健品多為減肥食品、綜合維生素、酵母類產品，其中原料來源又可分為有機鉻和無機鉻，前者的吸收利用率較佳，不過兩者皆可改善血糖的代謝。建議選購含鉻的保健食品時，選擇對人體無副作用、吸收率高且劑量低的天然酵母鉻，較不易危害人體，也避免過量服用的風險。

基本資料	
常見型態	膠囊、膜衣錠、口服錠。
常見複方組合	莓果萃取物、葡萄籽萃取、維生素 C、維生素 B 群。
常見添加物	麥芽糊精（賦型劑）、硬脂酸（賦型劑）、硬脂酸鎂（賦型劑）。
製造方式及來源	方式 1：發酵；原料：酵母菌。 方式 2：化學合成；原料：吡啶甲酸。
保存方式	務必密封並置於陰涼乾燥處，避免陽光直射。
一般攝取量	成年人平均每天建議攝取量為 50 ～ 200 微克。
副作用	服用過多會造成低血糖、頭痛、失眠、皮膚刺激、噁心、嘔吐。

益防癌抗癌

降膽固醇

保養關節

抗老化

提升精力

保腸胃

護眼

增強免疫力

控制體重

美容

調節賀爾蒙

器官養護

基礎營養

鉻

【使用時機】

▼ 少量鉻就能促進人體代謝力

- 雖然少量的鉻就能供給人體一日所需，但天然食物中的含量也極少，又加上平時少吃如全穀類食物、綠色花椰菜、魚、蛋、海鮮等含鉻食物者，更容易缺乏鉻質，可透過鉻保健食品適量補充。

- 工作繁忙者經常處於高壓力的情況下，鉻流失速度會比一般人快，可以適量補充來維持健康。

- 銀髮族、肥胖者、醣類攝取過多者，適當補充鉻質可以加速新陳代謝、降低血膽固醇和血糖。

- 第二型糖尿病患者可經由醫師指示，補充有機鉻來提高細胞對胰島素的敏感度，促進血液中葡萄糖的利用，改善血糖失調等症狀。

【該怎麼吃】

▼ 含草酸或植酸的食物要避免與鉻同時吃

- 一般保養身體，建議每日攝取 100 微克即可。7 歲以上孩童和成年人每日鉻建議攝取量為 50 ～ 200 微克，注意不要超過 500 微克。嬰兒每日鉻的建議攝取量為 10 ～ 14 微克；1 ～ 4 歲孩童每日的鉻建議攝取量為 20 ～ 120 微克。特殊情況下以治療疾病為目的，攝取量可能需達 200 微克以上，服用前需要與醫生討論。

- 鉻為水溶性微量礦物質，可直接溶於水中被人體吸收，不需要藉由食物中的油脂幫助其吸收，此外人體腸胃道的吸收效力有限，最好依照產品指示，分次於餐前或空腹服用，才能發揮最大效用。

- 富含草酸或植酸的食物如菠菜、芹菜、芥菜等，會降低鉻的吸收率，須避免與鉻錠同時取用，或間隔兩小時再取用。

【選購重點】

▼ 天然酵母鉻是平時補充的好選擇

- 鉻的產品型態多為膠囊、膜衣錠、口服錠，膠囊或錠狀產品的吸收力差別不大，至於錠劑外層包覆膜衣可以用來控制錠劑在腸胃道的溶解時間，主要是讓產品比較穩定且讓錠劑到達了胃部不會被溶解破壞，並到達腸道鹼性環境下才會崩解釋出活性成分。錠劑在打錠的過程中，必須添加較多的潤滑劑、黏著劑等人工化學成分，對身體是種負擔，因此建議民眾選擇膠囊型態含鉻補充品。

- 市售產品依照鉻的原料來源，可區分為吡啶甲酸鉻（有機鉻）、酵母鉻（有機鉻）、三氯化鉻（無機鉻）。人體試驗研究指出，吡啶甲酸鉻

的吸收利用率最佳，是由單一鉻分子與其他天然物質螯合，成為人體較容易吸收的形式，適合當做糖尿病患者的輔助治療品。酵母鉻是將酵母細胞培養在含三價鉻的培養基中，透過生物轉化將無機鉻轉變成有機鉻，進而提高鉻在人體內的吸收利用率，其原料來源天然，對身體較無負擔，是一般人平時補充鉻的好選擇。

- 市面上鉻保健品有單方鉻錠和複方含鉻產品，由於每日鉻需求量少，建議消費者購買複方產品，含量要單方低。一般民眾購買時要注意產品中吡啶甲酸鉻（鉻）的成分含量，是否在 50 毫克～ 200 毫克的範圍內，切勿自行增加服用量，以免引發副作用。

- 鉻保健品搭配天然植物萃取物如紅瓜萃取物、葡萄籽萃取物，能同時降低總膽固醇，提升高密度脂蛋白的比例，共同促進心血管健康。另外，添加至酵母鉻保健品中的維生素 C、維生素 B 群，能同時協助體內新陳代謝，增強免疫力，是常見的複方組合，民眾可視自身需求選購。

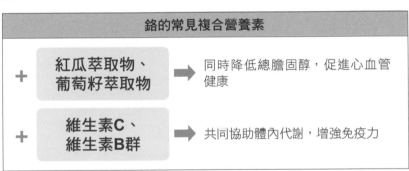

鉻的常見複合營養素

紅瓜萃取物、葡萄籽萃取物 ➡ 同時降低總膽固醇，促進心血管健康

維生素C、維生素B群 ➡ 共同協助體內代謝，增強免疫力

 肝腎功能不佳的患者，或嚴重腎衰竭患者在補充任何礦物質補充劑之前，都應向醫師諮詢。

鈣 Calcium

飲食中的鈣大部分來自乳製品和帶骨魚，如牛奶、小魚干等。鈣為人體中含量最多的礦物質，是構成骨骼與牙齒的原料，主要功用為避免骨質疏鬆，控制神經傳導衝動，幫助血液凝結以及維持正常心跳。中年之後鈣質流失率是年輕時的2～3倍，尤其以更年期以後的婦女鈣質流失量達最大。市售鈣的保健食品種類繁多可分為化學合成和天然提煉兩大類，天然鈣片是從牛骨、雞骨、牡蠣殼、珍珠粉中提煉，本身含有鎂鋅銅錳微量礦物質，但有重金屬汙染疑慮。人工合成鈣片通常在廣告上也會強調另有添加鎂鋅銅錳物質，但其實鈣片多少都有這些元素，不論是天然鈣片還是人工鈣片營養價值差異不大。最容易買到的鈣保健品有碳酸鈣、乳酸鈣、葡萄糖酸鈣、檸檬酸鈣，其吸收利用率在人體中不盡相同，根據臨床研究，檸檬酸鈣是最容易被人體吸收的鈣製劑，建議消費者選購添加有維生素D的葡萄糖酸鈣或檸檬酸鈣產品，才能讓吃進的鈣質有效吸收。

基本資料	
常見型態	發泡錠、膠囊、口含劑、膜衣錠、粉末、液態。
常見複方組合	維生素D（D$_3$）、葡萄糖胺、鎂、鋅、錳、銅。
常見添加物	山梨醇（甜味劑）、果汁粉、食用色素、檸檬酸（酸味劑）、碳酸氫鈉（發泡劑）、澱粉（增稠劑）。
製造方式及來源	方式1：天然提煉；原料：牡蠣殼、珍珠粉。 方式2：化學合成；原料：石灰石。
保存方式	開瓶後置於陰涼乾燥處保存。
一般攝取量	成年人平均每天建議攝取量為1000毫克。
副作用	服用過多可能會導致脹氣、便祕。

益防癌抗癌

降膽固醇

保養關節

抗老化

提升精力

保腸胃

護眼

增強免疫力

控制體重

美容

調節賀爾蒙

器官養護

基礎營養
鈣

【使用時機】

▼ 鈣吸收力會隨年齡遞減，應補充流失

- 鈣對各年齡層的人都很重要，其吸收率會隨著年紀增長而降低，嬰兒時期約 60%，成人約 34%，成人時期僅剩 25%。兒童和青少年處於骨骼發育階段，對鈣的需求量大，研究也證實在青春期適量補充鈣質還能預防骨質疏鬆症，青少年也應留意鈣質的補充，飲食中無法攝取 1200 毫克鈣的話，可藉由鈣的保健品補充飲食上的不足。

- 懷孕和哺乳女性更應及時補鈣，預防嬰幼兒從母體中無法獲取足夠鈣質，產生先天性佝僂病。年長者或是停經婦女體內荷爾蒙分泌不足，鈣質吸收能力下降，也應長期補充足夠的鈣質。

【該怎麼吃】

▼ 配合人體吸收，一日所需鈣量需分次服用

- 成人每日鈣建議攝取量為 1000 毫克，不可超過上限量 2500 毫克，以免影響其他礦物質吸收；青少年處於發育階段，每日鈣建議攝取量增加至 1200 毫克；懷孕或哺乳婦女，每日鈣的建議攝取量為 1100 毫克，以提供新生兒所需。停經婦女、年長者、洗腎病人、老年性骨折患者體內的鈣質流失較多，建議多注意補充鈣，每日建議攝取量為 1200 ～ 1500 毫克。

- 碳酸鈣和葡萄糖鈣需要經由胃酸分解才能釋出鈣離子，必須在飯後服用。檸檬酸鈣、乳酸鈣不需要胃酸分解即可被小腸吸收，因此任何時間服用皆可。鈣片若為一次補充一日所需的劑量，不僅人體無法吸收，未吸收的鈣離子也會隨著尿液排出，反而無法有效率地補充，因此服用時務必按照產品指示，並分別在早餐、晚餐後服用。

- 服用鈣片時雖然不需要避開慢性病藥物，但太鹹或是鈉含量高的食物應加以避開，避免鈣質無法吸收。

- 鈣片多吃無益，吃過量也會排出體外。人體單次吸收鈣的上限約為 500 毫克，一次補充太多鈣可能會引起不適，可分成兩、三次來吃，避免引起副作用。

- 鈣片不能跟大量的纖維素或富含草酸的食物如菠菜、韭菜、青椒、茄子、葡萄乾、橘子、豆腐、草莓、甘薯、茶、巧克力、可可、生啤酒等同時服用，否則鈣被腸胃道吸收前，就會隨著纖維素或草酸排出體外。建議食用這些食物時，服用鈣片的時間間隔至少兩小時。

- 鈣與維生素 D 不一定要同時服用，個別服用維生素 D 營養品和鈣片也可以產生同樣的效果。所以假若已經攝取含有維生素 D 的綜合維生素或魚肝油，就不需要再吃含維生素 D 的鈣片。

［選購重點］

▼複合維生素 D，鈣才好吸收

- 市面上的鈣保健食品型態多種包括錠劑、膠囊、發泡錠、液體等。最常見的就是錠劑，錠劑通常吞食到胃中以後就會崩解被吸收，然而容易有崩散度不良的問題、或是在消化過程中，有效成分易受到破壞；膠囊製品和錠劑在人體中的吸收效力相差不大，但吞服較為容易，適合有吞服障礙的人。液狀產品通常含有高濃度且在腸胃中吸收率最快，因此建議鈣保健食品應選擇吸收率較高的液態鈣產品最佳。

- 選購鈣片要考量生物獲得率，也就是吸收率的問題，必須注意有效鈣離子量，而非鈣鹽總量。例如碳酸鈣含有 40% 的有效鈣離子；檸檬酸鈣含有 21% 的有效鈣離子；乳酸鈣含有 13% 有效鈣離子；葡萄糖酸鈣含有 8% 有效鈣離子。因此又如一瓶鈣片含有 600 毫克的碳酸鈣，可能僅提供 300 毫克有效元素鈣，也就是說 300 毫克才是產品中真正可提供人體可吸收的鈣含量，選購時應認明產品標籤上的元素鈣含量才是實際鈣質的含量。

- 市面上許多產品標示的珍珠鈣、牡蠣鈣指的都是碳酸鈣，碳酸鈣原料豐富售價較低，市場上產品數量最多，其有效鈣離子量也最高，但是屬於非活性鈣，必須藉由胃酸活化才能吸收；檸檬酸鈣不用靠胃酸活化且吸收率最好，但是價格昂貴；而葡萄糖胺酸鈣的有效鈣離子雖然含量較低，但吸收率較佳。因此消費者若預算不高，加上沒有特殊高鈣的需求，可選擇價格較低的葡萄糖胺酸鈣離子；若有高程度的鈣需求，期待能有更顯著效用，且預算允許下，便可選購價格較昂貴的檸檬酸鈣營養補充品。

- 鈣保健品通常添加有維生素 D（D₃）、硼、鎂等元素，因為僅有單方鈣片不利於人體吸收，透過維生素 D（D₃）可以促進腸壁對鈣質的吸收；硼不僅幫助鈣質的吸收，也能防止鈣質流失；鎂是酵素作用必需的礦物質，能協助鈣和鉀的吸收。此外也有添加葡萄糖胺的鈣產品主要是用來增進骨關節的健康；葡萄糖胺負責保護關節軟骨，鈣可以增加骨質硬度，避免骨折與骨質疏鬆。民眾可盡量選購這些複方產品讓鈣質補充、強健骨骼更有效率。

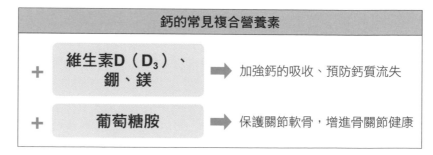

鈣的常見複合營養素	
＋ 維生素D（D₃）、硼、鎂	➡ 加強鈣的吸收、預防鈣質流失
＋ 葡萄糖胺	➡ 保護關節軟骨，增進骨關節健康

硒 Selenium

硒為人體必需的微量礦物質,也為一種天然抗氧化劑,多存在於魚類、肉類、海鮮、五穀等食物中。主要功能為防止細胞受到氧化傷害,活化免疫系統,幫助預防癌症、中風、動脈硬化、心肌病變、關節炎等。硒補充品通常可分為化學合成無機硒和天然發酵有機硒,前者用於醫藥抗癌,後者為保健食品成分,在體內吸收率較佳。市售各種硒補充品大多是複方產品,除了硒之外,多添加有維生素 E 或維生素 C 等具有抗氧化效能的維生素,這類產品強調抗氧化維生素和硒所產生的協同作用,以發揮更大的抗氧化功效,達到預防疾病和保健身體的效果。但因平時每人每日對硒的需求量不高,民眾選購保健食品時,最好事先評估自己的飲食狀況,選擇適當劑量的硒補充品,避免攝取過多,造成反效果。

基本資料	
常見型態	膠囊、膜衣錠、口服錠。
常見複方組合	維生素 A、維生素 C、維生素 E、鋅。
常見添加物	砂糖(甜味劑)、食用色素、硬脂酸鎂(賦型劑)、二氧化鈦(漂白劑)。
製造方式及來源	方式 1:化學合成;原料:金屬副產物。 方式 2:發酵;原料:酵母菌 + 硒營養素。 方式 3:天然萃取;原料:菇類。
保存方式	開瓶後置於陰涼乾燥處保存。
一般攝取量	成年人平均每天建議攝取量為 55 微克。
副作用	服用過量會造成毛髮乾燥、指甲脫落、嘔吐、腹瀉。

益防癌抗癌

降膽固醇

保養關節

抗老化

提升精力

保腸胃

護眼

增強免疫力

控制體重

美容

調節賀爾蒙

器官養護

基礎營養
硒

【使用時機】

▼ 補充硒，提高人體抗氧化力

- 台灣的土壤非處於低硒地區，硒礦物質缺乏並不普遍，一般民眾多可從日常飲食中攝取足量。以水果為例子，每 100 克（約拳頭大的一顆）的芒果、木瓜即含有硒 0.58 毫克（580 微克），每 100 克（約飯碗大小一碗）的菠菜即含有硒 1 毫克（1000 微克），每 100 克洋蔥，含有硒 0.5 毫克（500 微克），相當容易獲取。由於硒是一種天然抗氧化劑，可以減少細胞氧化，預防癌症、中風、動脈硬化、維持毛髮組織的健康等，一般人可以透過適量補充硒來改善體內代謝不良的狀況，減少血栓形成，保護心肌細胞健康，同時也能抑制腸胃道的致病菌群，修復並保護胃黏膜，提升免疫力以維持健康。

- 懷孕及哺乳的女性，硒營養素的需求量提升，應多攝取含硒的食物，若無法從飲食中獲取足量，可透過含硒保健食品補足，以免影響胎兒及幼兒發育。

- 老年人腸胃吸收能力下降，飲食攝取不均衡也容易缺乏，可透過含硒保健食品補充更為便利。

- 患有嚴重腸胃道疾病者或是切除大段小腸者，由於消化系統能力差，更會有缺硒的風險，應在醫師指示下適量補充。

【該怎麼吃】

▼ 維生素 C 與硒應隔開服用

- 台灣衛生署訂定成人每日硒建議攝取量為 55 微克，每日上限攝取量為 400 微克。7 ～ 12 歲發育孩童每日硒建議攝取量為 30 ～ 40 微克；青少年每日硒建議攝取量為 50 微克。可知人體對硒的需求量低，每天只要攝取有瘦肉、芒果、洋蔥、木瓜、柿子、蒜頭、海產、蔥、南瓜、小麥、糙米等含硒的天然食物，就可以不需要額外補充硒的保健食品，除非處於必須提升建議攝取量的生理狀態，如懷孕及哺乳中的婦女須攝取足量硒，才能強化免疫系統維持身體健康，提供胎兒良好的生長環境，每日硒建議攝取量分別提升為 60 微克和 70 微克。

- 建議於餐後半小時服用硒錠，以隨著腸胃道中的食物一同吸收。若同時服用維生素 C 保健品與硒錠時，為了確保兩者吸收率達最大，建議餐後服用兩者的時間至少間隔 30 分鐘。

益防癌抗癌

降膽固醇

保養關節

抗老化

提升精力

保腸胃

護眼

增強免疫力

控制體重

美容

調節賀爾蒙

器官養護

基礎營養
硒

【選購重點】

▼
添加有維生素 A、C、E 的含硒產品，抗氧化力加倍

- 無機硒為金屬礦的副產物如硒酸鈉和亞硒酸鈉，價格較便宜，通常用於醫藥抗癌；有機硒則是透過酵母發酵後生物轉化而來的產物，容易在人體組織內被利用，通常以此製成保健品，一般保健選用這類產品也就足夠了。

- 硒保健品中常添加有維生素 A、C、E 等成分，使之具有雙倍抗氧化效力，可防止因氧化引起的老化，保護細胞並幫助維護組織的柔軟性，預防癌症並有助於心臟疾病的預防。

- 一般消費者可從日常飲食中獲得硒，且每日人體所需的硒質量相當少，即可滿足，因此一般選購硒補充品時，只需選擇有含硒的複方保健品即可，不須刻意補充只含硒的單方產品。

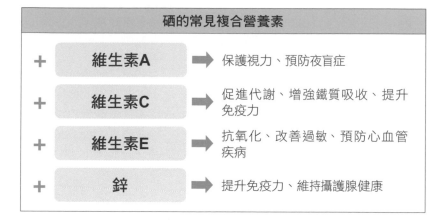

硒的常見複合營養素	
＋ 維生素A ➡	保護視力、預防夜盲症
＋ 維生素C ➡	促進代謝、增強鐵質吸收、提升免疫力
＋ 維生素E ➡	抗氧化、改善過敏、預防心血管疾病
＋ 鋅 ➡	提升免疫力、維持攝護腺健康

保健食品成分中→英索引

粗體字：保健食品名稱和主要介紹頁面
細體字：保健成分

保健食品成分英→中索引

粗體字：保健食品名稱和主要介紹頁面
細體字：保健成分

作者簡介

江省蓉　英國里茲大學食品科學與營養碩士，任職檢驗公司時曾參與水產品消費國安全制度研究。關心食品安全衛生議題，曾任醫院研究助理，另有合著《圖解身體教我的營養法則》（易博士出版社）。

汪香初　中國醫藥大學醫學營養系畢業，高考合格營養師，合氣道推廣協會會員，曾任知名瘦身機構營養師、中醫減重診所營養師、藥局營養師，對營養與健康的自然療法深具興趣。

王元媛　曾於中央研究院生化所與化學所從事研究工作，研究成果擁有美國專利。專長為中草藥與天然物純化技術，以及成分的免疫活性測定。熟悉各種中草藥與天然物效能與功效檢驗技術。

黃湘竹　中國醫藥大學營養系畢業，中興大學生化所碩士，領有營養師執照與糖尿病衛教師證照，曾擔任保健食品公司營養講師與保健食品研發，專長在保健營養、食品營養與生物化學領域。

郭孟薇　清華大學生物資訊與結構生物研究所博士，高考合格營養師，對生物科技與營養相關領域都有所研究。現職為母親與生物老師，並兼職寫作科普文章，不亦樂乎。

劉翠玲　輔仁大學食品營養所畢業，熟悉食品營養學。曾擔任保健食品研發工程師，對於保健食品市場與產業有長期分析經驗，喜愛蒐集新資訊並分享給同樣關心健康保健相關議題的人們。

林依晴　台灣大學農業化學系碩士，英國倫敦大學國王學院生活科學系博士，熟悉微生物學與生物化學，現任職於生物醫學相關領域，平日喜歡閱讀生命科技學術性文章。

鄭翰鍾　中山醫學大學營養研究所畢業，高考合格營養師並通過美國營養治療（IBALM）及美國功能醫學臨床培訓 (AFMCP) 課程，專長是體重管理、營養治療與功能分析。目前主要擔任某美商公司大中華區培訓經理。

內容架構與撰文作者

▶ 保腸胃
乳酸菌、優酪乳、寡糖、綠藻、膳食纖維、藍藻、牛蒡萃取物 ························· 黃湘竹
蘆薈 ·· 郭孟薇
木瓜酵素、鳳梨酵素 ··· 林依晴
褐藻醣膠 ··· 江省蓉

▶ 護眼
山桑子、金盞花（葉花素）、魚肝油、藍莓、黑醋栗 ·································· 江省蓉

▶ 增強免疫力
啤酒酵母、大蒜 ·· 江省蓉
人蔘、冬蟲夏草、明日葉、紅景天、蜂膠、花粉、紫錐花、靈芝、乳鐵蛋白 ······ 王元媛

▶ 控制體重
共軛亞麻油酸、甲殼素、白腎豆萃取物、肉鹼、唐辛子、茶花萃取物、藤黃果、
蘋果醋、寒天、武靴葉、馬黛 ··· 汪香初
乳清蛋白 ··· 江省蓉

▶ 美容
膠原蛋白、薏仁、珍珠粉、燕窩 ··· 郭孟薇

▶ 調節賀爾蒙
大豆異黃酮、月見草油、琉璃苣油、胎盤素 ·· 汪香初
蜂王漿 ··· 王元媛

▶ 器官養護
蔓越莓、左璇麩醯胺酸 ··· 江省蓉
卵磷脂、五味子、芝麻素、蜆仔萃取物、樟芝、金線連、南瓜籽油、魚油 ······· 劉翠玲
洛神花、牛磺酸 ··· 汪香初

▶ 基礎營養
綜合維生素、維生素 B 群、葉酸、維生素 C、維生素 D（D3）、維生素 E、
鐵、鋅、鉻、鈣、硒 ··· 江省蓉

編輯的話

保健食品是補給人體所需的營養素，具有保養或預防疾病發生、以及輔助治療的作
用，但不是治療疾病的藥物，切勿聽信謠言而延誤就醫！患有慢性疾病或生病患者，
就醫問診時應主動提出平時的保健食品服用習慣或使用疑問，幫助醫師掌握病情，
才能順利痊癒或控制病情。

國家圖書館出版品預行編目（CIP）資料

保健食品全書增修版：網羅現代人13大需求項目，從51項保健成分的作用模式到100種熱門保健食品的健康使用與購買門道，徹底解決所有疑難問題 / 江省蓉等著. -- 二版. -- 臺北市：易博士文化, 城邦文化出版：家庭傳媒城邦分公司發行, 2022.03
464面；17*23公分. -- (Knowing more)
ISBN 978-986-480-220-3(平裝)
1.健康食品

411.373   111003304

Knowing more 35

保健食品全書增修版

網羅現代人 13 大需求項目，從 51 項保健成分的作用模式到 100 種熱門保健食品的健康使用與購買門道，徹底解決所有疑難問題

作　　　者 / 江省蓉、汪香初、黃湘竹、王元媛、郭孟薇、劉翠玲、林依晴、鄭翰鍾、易博士編輯部
企 畫 提 案 / 蕭麗媛
一 版 編 輯 / 孫旻璇
二 版 編 輯 / 鄭雁聿

業 務 經 理 / 羅越華
總 編 輯 / 蕭麗媛
視 覺 總 監 / 陳栩椿
發 行 人 / 何飛鵬
出　　　版 / 易博士文化　城邦文化事業股份有限公司
　　　　　　台北市中山區民生東路二段141號8樓
　　　　　　電話：(02) 2500-7008　傳真：(02) 2502-7676
　　　　　　E-mail: ct_easybooks@hmg.com.tw
發　　　行 / 英屬蓋曼群島商家庭傳媒股份有限公司城邦分公司
　　　　　　台北市中山區民生東路二段141號11樓
　　　　　　書蟲客服服務專線：(02) 2500-7718、2500-7719
　　　　　　服務時間：週一至週五上午09:30-12:00；下午13:30-17:00
　　　　　　24小時傳真服務：(02) 2500-1990、2500-1991
　　　　　　讀者服務信箱：service@readingclub.com.tw
　　　　　　劃撥帳號：19863813　戶名：書蟲股份有限公司
香港發行所 / 城邦（香港）出版集團有限公司
　　　　　　香港灣仔駱克道193號東超商業中心1樓
　　　　　　電話：(852) 2508-6231　傳真：(852) 2578-9337
　　　　　　E-mail: hkcite@biznetvigator.com
馬新發行所 / 城邦（馬新）出版集團Cite(M) Sdn. Bhd.
　　　　　　41, Jalan Radin Anum, Bandar Baru Sri Petaling,
　　　　　　57000 Kuala Lumpur, Malaysia.
　　　　　　電話：(603) 90578822　傳真：(603) 90576622
　　　　　　E-mail：cite@cite.com.my

美 術 編 輯 / 簡單瑛設
封 面 構 成 / 簡單瑛設
製 版 印 刷 / 卡樂彩色製版印刷有限公司

■2022年03月24日 二版一刷(平裝版)
■2023年10月02日 二版3.5刷(平裝版)
ISBN 978-986-480-220-3

定價750元　HK $ 250